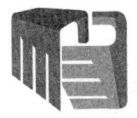"十二五"职业教育国家规划教材
经全国职业教育教材审定委员会审定
全国卫生高等职业教育规划教材

供临床医学类专业用

妇产科学
—— 第4版 ——

主　编　廖秦平

副主编　张玉娟　熊立新　王炜振
　　　　　王艳丽　田小英

编　委（按姓名汉语拼音排序）

陈　锐（清华大学附属北京清华长庚医院）　　王杏茶（承德医学院）

陈俊雅（北京大学医学部）　　　　　　　　　王艳丽（哈尔滨医科大学大庆校区）

李　奎（北京大学医学部）　　　　　　　　　温宏武（北京大学医学部）

李玉兰（首都医科大学）　　　　　　　　　　熊立新（江西医学高等专科学校）

廖秦平（清华大学附属北京清华长庚医院）　　张　岱（北京大学医学部）

牛英华（乌兰察布医学高等专科学校）　　　　张　渺（北京大学医学部）

其木格（内蒙古医科大学）　　　　　　　　　张　岩（北京大学医学部）

钱一分（衢州职业技术学院）　　　　　　　　张玉娟（承德医学院）

陶　霞（北京大学医学部）　　　　　　　　　朱丽蓉（北京大学医学部）

田小英（湖南医药学院）　　　　　　　　　　庄臻丽（保山中医药高等专科学校）

王炜振（菏泽医学专科学校）

北京大学医学出版社

FUCHANKEXUE

图书在版编目（CIP）数据

妇产科学 / 廖秦平主编. —4版. —北京：北京大学医学出版社，2014.12（2019.11重印）
ISBN 978-7-5659-0975-7

Ⅰ. ①妇… Ⅱ. ①廖… Ⅲ. ①妇产科学 – 高等职业教育 – 教材　Ⅳ. ①R71

中国版本图书馆CIP数据核字（2014）第249776号

妇产科学（第4版）

主　　编：廖秦平
出版发行：北京大学医学出版社
地　　址：(100191) 北京市海淀区学院路38号 北京大学医学部院内
电　　话：发行部 010-82802230；图书邮购 010-82802495
网　　址：http://www.pumpress.com.cn
E-mail：booksale@bjmu.edu.cn
印　　刷：北京瑞达方舟印务有限公司
经　　销：新华书店
责任编辑：宋小妹　　责任校对：金彤文　　责任印制：李　啸
开　　本：787mm×1092mm　1/16　印张：24.5　字数：621千字
版　　次：1995年8月第1版　2014年12月第4版　2017年1月修订　2019年11月第4次印刷
书　　号：ISBN 978-7-5659-0975-7
定　　价：42.00元
版权所有，违者必究
（凡属质量问题请与本社发行部联系退换）

修订说明

首先感谢前期参与"十二五"职业教育国家规划教材《妇产科学》(第4版)编写工作的所有人员。

由于近年来妇产科学知识的不断更新,国内外指南和专家共识的普及,越发显现出国内教材存在着知识点落后的问题。我们本着为广大医学生负责的态度,结合国内外的最近进展,在原有教材的基础上进行了部分修订,其中在正常分娩、妊娠期高血压疾病、女性生殖系统炎症、女性生殖系统肿瘤、妊娠滋养细胞疾病、女性生殖内分泌疾病章节有了较大篇幅的修改,并增加了特殊类型的异位妊娠、外阴上皮非瘤样病变、盆腔器官脱垂分度(POP-Q分类法),希望读者通过阅读本书,掌握最新的妇产科学的相关进展,为今后的专业提升打下良好的基础。

再次感谢清华附属北京清华长庚医院妇产科全体医师对此次的修订工作所付出的心血,感谢北京大学医学出版社所有工作人员的大力支持和鼎力相助。由于修改时间仓促,本书中可能仍存在一些不足之处,希望得到读者们的指正。

主编

全国卫生高等职业教育规划教材修订说明

北京大学医学出版社于 1993 年和 2002 年两次组织北京大学医学部和 8 所开办医学专科教育院校的老师编写了临床医学专业专科教材（第 1 版和第 2 版），并于 2000 年组织编写了护理专业专科教材（第 1 版）。2007 年同时对这些教材进行了修订再版。因这两套教材内容精炼、实用性强，符合基层卫生工作人员的培养需求，受到了广大师生的好评，并被教育部中央广播电视大学选为指定教材。"十一五"期间，这两套教材中有 24 种被教育部评为**普通高等教育"十一五"国家级规划教材**，其中 3 种入选**普通高等教育精品教材**。

进入"十二五"以来，专科教育已归入职业教育范畴。为适应新时期我国卫生高等职业教育发展与改革的需要，在广泛调研、总结上版教材质量和使用情况的基础上，北京大学医学出版社启动了临床医学、护理专业高等职业教育规划教材的修订再版工作，并调整、新增了部分教材。本套教材有 22 种入选**"十二五"职业教育国家规划教材**，修订和编写特点如下：

1. 优化编写队伍 在全国范围内遴选作者，加大教学经验丰富的从事卫生高等职业教育工作的作者比例，力求使教材内容的选择具有全国代表性、贴近基层卫生工作人员培养需求，提高适用性；遴选知名专家担纲主编，对教材的科学性、先进性把关。

2. 完善教材体系 针对不同院校在专业基础课设置方面的差异，对部分专业基础课教材实行双轨制，如既有《人体解剖学》《组织学与胚胎学》，又有《人体解剖学与组织胚胎学》《正常人体结构》教材，便于广大院校灵活选用。

3. 锤炼教材特色 教材内容力求符合高等职业学校专业教学标准，基本理论、基本知识和基本技能并重，紧密结合国家临床执业助理医师、全国护士执业资格考试大纲，以"必需、够用"为度；以职业技能和岗位胜任力培养为根本，以学生为中心，使教材更适合于基层卫生工作人员的培养。

4. 创新编写体例 完善、优化"学习目标"；教材中加入"案例""知识链接"，使内容与实践紧密结合；章后附思考题，引导学生自主学习。力求体现专业特色和职业教育特色。

5. 强化立体建设 为满足教学资源的多样化需求，实现教材立体化、数字化建设，大部分教材配套实用的学习指导和数字教学资源，实现教材的网络增值服务。

本套教材主要供三年制高等职业教育临床医学、护理类及相关专业用，于 2014 年陆续出版。希望广大师生多提宝贵意见，反馈使用信息，以逐步修改和完善教材内容，提高教材质量。

临床医学专业教材目录

说明：1."十二五"："十二五"职业教育国家规划教材（"十二五"含其辅导教材）。
2."十一五"：普通高等教育"十一五"国家级规划教材。
3."　*　"：普通高等教育精品教材。
4.辅导教材名称：《主教材名称+学习指导》，如《内科学学习指导》。

序号	教材名称	版次	十二五	十一五	辅导教材	适用专业
1	医用基础化学	4		√	√	临床医学、护理类及相关专业
2	人体解剖学与组织胚胎学	2				临床医学类
3	人体解剖学	4	√	√	√	临床医学、护理类及相关专业
4	组织学与胚胎学 *	4	√	√	√	临床医学、护理类及相关专业
5	人体生理学	4	√	√	√	临床医学、护理类及相关专业
6	医学生物化学	4			√	临床医学、护理类及相关专业
7	病原生物与免疫学	1				临床医学类
8	医学免疫学与微生物学	5	√	√	√	临床医学、护理类及相关专业
9	医学寄生虫学 *	4	√	√	√	临床医学、护理类及相关专业
10	医学遗传学	3	√	√	√	临床医学、护理类及相关专业
11	病理学与病理生理学	1				临床医学、护理类及相关专业
12	病理学	4	√		√	临床医学、护理类及相关专业
13	病理生理学	4	√	√	√	临床医学、护理类及相关专业
14	药理学	4			√	临床医学、护理类及相关专业
15	诊断学基础	4	√	√	√	临床医学类
16	内科学	4	√	√	√	临床医学类
17	外科学	4		√		临床医学类

续表

序号	教材名称	版次	十二五	十一五	辅导教材	适用专业
18	妇产科学	4	✓	✓	✓	临床医学类
19	儿科学	4				临床医学类
20	传染病学	4	✓	✓	✓	临床医学类
21	眼耳鼻喉口腔科学	2				临床医学类
22	眼科学	2	✓			临床医学类
23	耳鼻咽喉头颈外科学	2	✓			临床医学类
24	口腔科学	2	✓			临床医学类
25	皮肤性病学	4				临床医学类
26	康复医学	2	✓			临床医学类
27	急诊医学	2	✓			临床医学类
28	中医学	3				临床医学类
29	医护心理学*	3		✓		临床医学、护理类
30	全科医学导论	1				临床医学类
31	预防医学	4	✓		✓	临床医学类

全国卫生高等职业教育规划教材编审委员会

顾　　　问　王德炳
主 任 委 员　程伯基
副主任委员（按姓名汉语拼音排序）
　　　曹　凯　付　丽　黄庶亮　孔晓霞　徐江荣
秘 书 长　王凤廷
委　　　员（按姓名汉语拼音排序）
　　　白　玲　曹　凯　程伯基　付　丽　付达华
　　　高晓勤　黄庶亮　黄惟清　孔晓霞　李　琳
　　　李玉红　刘　扬　刘伟道　刘志跃　马小蕊
　　　任云青　宋印利　王大成　徐江荣　张景春
　　　张卫芳　章晓红

序

近十余年来，随着国家教育改革步伐的加快，我国职业教育如雨后春笋般蓬勃发展，在总量上已与普通教育并驾齐驱，是我国教育体系构成的重要板块。卫生高等职业教育同样取得了可喜的成绩。开办卫生高等职业教育的院校与日俱增，但存在办学、培养不尽规范等问题。相应的教材建设也存在内容与职业标准对接不紧密、职教特色不鲜明、呈现形式单一、配套资源开发不足、不少是本科教材的压缩版或中职教材的加强版、不能很好地适应社会发展对技能型人才培养的要求等问题。

进入"十二五"以来，独立设置的高等职业学校（含高等专科学校）、成人教育学校、本科院校和有关高等教育机构举办的高等职业教育（专科）统称为高等职业教育，由教育部职业教育与成人教育司统筹管理。教育部发布了**《教育部关于"十二五"职业教育教材建设的若干意见》**等重要文件，陆续制定了各专业教学标准，对学制与学历、培养目标与规格、课程体系与核心课程等10个方面做出了具体要求。职业教育以培养具有良好职业道德、专业知识素养和职业能力的高素质技能型人才为根本，以学生为中心、以就业为导向。教学内容以"必需、够用"为度，教材须图文并茂，理论密切联系实际，强调实践实训。卫生高等职业教育有很强的特殊性，编好既涵盖卫生实践所要求具备的较完整知识体系又能体现职业教育特点的教材殊为不易。

北京大学医学出版社组织的临床医学、护理专业专科教材，是改革开放以来该专业我国第二套有较完整体系的教材，历经多年的教学应用、修订再版，得到了教育部和广大院校师生的认可与好评。斗转星移，转眼间距离2008年上一轮教材修订已5年，随着时代的发展，这两套教材中部分科目需要调整、教学内容需要修订。在大量细致调研工作的基础上，北京大学医学出版社审时度势，及时启动了这两套教材的修订再版工作，成立了教材编审委员会，组织活跃在卫生高等职业教育教学和实践一线的专家学者召开教材编写会议，认真学习教育部关于高等职业教育教材建设的精神，结合当前高等职业教育学生的特点，经过充分研讨，确定了教材的编写原则和编写思路，统一了教材的编写体例，强化了与教材配套的数字化教学资源建设，为使这两套教材成为优秀的立体化教材打下了坚实的基础。

相信经过本轮修订，在北京大学医学出版社的精心组织和全体专家学者对教材的精雕细琢下，这两套教材一定能满足新时期我国卫生高等职业教育人才培养的需求，在教材建设"百花齐放、百家争鸣"的局面中脱颖而出，真正成为好学、好教、好用的精品教材。

本轮教材修订工作得到了各参编院校的高度重视和大力支持，众多专家学者投入了极大的热情和精力，在主编带领下克服困难，以严肃、认真、负责的态度出色地完成了编写任务，谨在此一并致以衷心的感谢！诚恳地希望使用本套教材的广大师生不吝提出建议与指正，使本套教材能与时俱进、日臻完善，为我国的卫生高等职业教育事业做出贡献。

感慨系之，欣为之序！

第4版前言

本书是为医学高等专科学校编写的妇产科临床教材。在2008年第3版的基础上，增加了妇产科医学发展的新内容，如产前诊断、性医学、女性盆底功能障碍等。在教材编写过程中，我们坚持"质量为本"，坚持基本理论、基本知识和基本技能并重，以"必需、够用"为度，跟进医学发展前沿，并在学习目标、内容形式、教材风格等方面进行了不同程度的改革和创新，力求专业特色明显，内容创新，编排新颖。

本教材共二十六章，介绍了女性生殖系统解剖和生理、妊娠和分娩、常见妇科疾病，以及计划生育等方面的内容。在教材内容的选择上，我们坚持以培养高等职业医学专业人才为目标，与专业核心能力相结合，紧扣国家执业助理医师资格考试大纲，以职业技能培养为根本，严格把握内容的选择及深浅度，突出了教材的职业性。在教材的编排上，适时穿插"知识链接"和"思考题"板块，有助于提高学生的学习兴趣，更好地掌握教学内容。相对于第3版，第4版增加了一些参编院校，使其能更有代表性地被全国更多院校使用。

本教材在编写工作中，得到了北京大学医学出版社领导及编辑人员的大力支持；同时得到北京大学医学部、江西医学高等专科学校、菏泽医学专科学校、哈尔滨医科大学大庆校区、首都医科大学、保山中医药高等专科学校、乌兰察布医学高等专科学校、承德医学院、衢州职业技术学院、内蒙古医科大学等院校各级领导及专家的协助，在此一并致谢。

本书虽经反复修改、审核，但因水平有限，如仍有不足、不妥之处，恳切希望同行、广大师生不吝赐教，以便再版时完善。

廖秦平

目录

第一章　女性生殖系统解剖……… 1
　第一节　外生殖器…………………… 1
　第二节　内生殖器…………………… 2
　第三节　生殖系统血管、淋巴和神经… 6
　第四节　生殖系统邻近器官………… 9
　第五节　骨盆………………………… 10
　第六节　骨盆底……………………… 12

第二章　女性生殖系统生理……… 15
　第一节　女性一生各时期的生理特点
　　　　　………………………………… 15
　第二节　月经及其周期性变化……… 17
　第三节　卵巢的功能及周期性变化… 18
　第四节　子宫内膜及其他生殖器官的
　　　　　周期性变化…………………… 22
　第五节　月经周期的调节…………… 23

第三章　妊娠生理………………… 27
　第一节　受精、胚胎及胎儿发育…… 27
　第二节　胎儿附属物的形成及其
　　　　　功能………………………… 30
　第三节　妊娠期母体变化…………… 33

第四章　妊娠诊断………………… 38
　第一节　早期妊娠的诊断…………… 38
　第二节　中、晚期妊娠的诊断……… 39
　第三节　胎产式、胎先露、胎方位… 41

**第五章　孕前检查、孕期监护及
　　　　保健**………………………… 44
　第一节　孕前检查（孕前3个月）… 44
　第二节　产前检查…………………… 46
　第三节　胎儿监护…………………… 54
　第四节　孕期卫生指导……………… 58

第六章　正常分娩………………… 62
　第一节　影响分娩的因素…………… 62
　第二节　枕先露的分娩机制………… 66
　第三节　先兆临产、临产与产程…… 69
　第四节　分娩的临床经过及处理…… 69

第七章　正常产褥………………… 79
　第一节　产褥期母体变化…………… 79
　第二节　产褥期临床表现…………… 81
　第三节　产褥期的处理及保健……… 82
　第四节　母乳喂养…………………… 84

第八章　病理妊娠………………… 86
　第一节　妊娠剧吐…………………… 86
　第二节　流产………………………… 88
　第三节　异位妊娠…………………… 92
　第四节　前置胎盘…………………… 98
　第五节　胎盘早期剥离……………… 103
　第六节　妊娠期高血压疾病………… 107
　第七节　早产………………………… 116

第八节　羊水量异常……………… 119
第九节　多胎妊娠………………… 122
第十节　死胎……………………… 127
第十一节　过期妊娠……………… 129
第十二节　妊娠合并心脏病……… 132
第十三节　妊娠合并病毒性肝炎… 136
第十四节　妊娠期糖尿病………… 141

第九章　异常分娩……………… 146
第一节　产力异常………………… 146
第二节　产道异常………………… 151
第三节　胎位异常………………… 158
第四节　胎儿发育异常…………… 166

第十章　分娩期并发症………… 174
第一节　胎膜早破………………… 174
第二节　脐带异常………………… 176
第三节　产后出血………………… 179
第四节　子宫破裂………………… 184
第五节　胎儿窘迫………………… 186
第六节　羊水栓塞………………… 188

第十一章　异常产褥…………… 192
第一节　产褥感染………………… 192
第二节　晚期产后出血…………… 195
第三节　产褥期抑郁症…………… 197
第四节　产褥期中暑……………… 199

第十二章　产科常用手术……… 201
第一节　会阴切开缝合术及会阴裂伤缝合术………………… 201
第二节　宫颈裂伤缝合术………… 205
第三节　胎头吸引术……………… 206

第四节　产钳术…………………… 208
第五节　臀位牵引术……………… 211
第六节　剖宫产术………………… 214

第十三章　妇科病史及体格检查……………………… 220
第一节　妇科病史………………… 220
第二节　体格检查………………… 221
第三节　妇科疾病常见症状的鉴别要点……………………… 224

第十四章　外阴上皮非瘤样病变及外阴瘙痒…………… 227
第一节　外阴鳞状上皮细胞增生… 227
第二节　外阴硬化性苔藓………… 228
第三节　外阴瘙痒………………… 229

第十五章　女性生殖系统炎症… 231
第一节　外阴及阴道炎症………… 232
第二节　宫颈炎症及其相关疾病… 240
第三节　盆腔炎症性疾病………… 243
第四节　女性生殖器结核………… 245

第十六章　女性生殖系统肿瘤… 248
第一节　外阴肿瘤………………… 248
第二节　宫颈癌…………………… 253
第三节　子宫肌瘤………………… 258
第四节　子宫内膜癌……………… 263
第五节　卵巢肿瘤………………… 267

第十七章　妊娠滋养细胞疾病… 276
第一节　葡萄胎…………………… 276
第二节　恶性滋养细胞肿瘤……… 279

第十八章 女性生殖内分泌疾病……283

- 第一节 功能失调性子宫出血……283
- 第二节 闭经……289
- 第三节 多囊卵巢综合征……294
- 第四节 痛经……296
- 第五节 绝经期综合征……297

第十九章 盆底功能障碍及生殖器官损伤性疾病……300

- 第一节 外阴阴道损伤……300
- 第二节 生殖器官瘘……301
- 第三节 阴道壁膨出及子宫脱垂……305

第二十章 女性生殖器官发育异常……311

- 第一节 处女膜闭锁……311
- 第二节 阴道发育异常……312
- 第三节 子宫发育异常……313
- 第四节 性分化与发育异常……315

第二十一章 子宫内膜异位症及子宫腺肌病……318

- 第一节 子宫内膜异位症……318
- 第二节 子宫腺肌病……324

第二十二章 女性性功能障碍……326

第二十三章 不孕症……329

第二十四章 计划生育……334

- 第一节 工具避孕……334
- 第二节 药物避孕……337
- 第三节 其他避孕方法……338
- 第四节 人工流产……339
- 第五节 中期妊娠引产术……343
- 第六节 输卵管绝育术……343

第二十五章 妇产科常用特殊检查……346

- 第一节 阴道及宫颈脱落细胞学检查……346
- 第二节 基础体温测定……348
- 第三节 宫颈黏液检查……349
- 第四节 常用激素测定……350
- 第五节 超声检查……355
- 第六节 诊断性刮宫与分段刮宫……358
- 第七节 输卵管通液术……359
- 第八节 子宫输卵管造影……360
- 第九节 腹腔穿刺……361
- 第十节 阴道镜检查……362
- 第十一节 宫腔镜检查……363
- 第十二节 腹腔镜检查……365
- 第十三节 羊水检查……366

第二十六章 妇女保健……368

中英文专业词汇索引……372

参考文献……376

第一章 女性生殖系统解剖

> **学习目标**
> 1. 掌握女性内、外生殖器解剖及内生殖器与邻近器官的关系。
> 2. 熟悉盆腔血管、淋巴及神经的分布,熟悉女性骨盆的形态与结构,熟悉与分娩有关的解剖特点。
> 3. 了解女性骨盆底的解剖。

女性生殖系统包括内、外生殖器官以及相关组织。骨盆为生殖器官的所在部位,其结构及形态与分娩关系密切。

第一节 外生殖器

女性外生殖器(external genitalia)又称外阴,是指女性生殖器官外露的部分,位于两股内侧,前面为耻骨联合,后面为会阴(图1-1)。

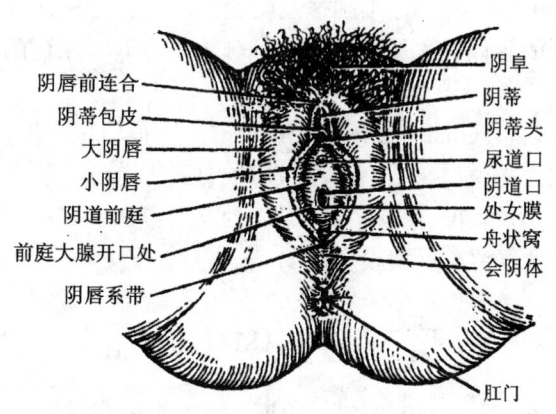

图1-1 女性外生殖器

一、阴阜

阴阜(mons pubis)为耻骨联合前面隆起的脂肪垫,青春期该部皮肤开始长阴毛,分布呈尖端向下的三角形。阴毛的疏密与色泽因人或种族而异。阴毛为第二性征之一。

二、大阴唇

大阴唇（labium majus）为两股内侧一对隆起的皮肤皱襞，起自阴阜，止于会阴，两侧大阴唇前端为子宫圆韧带的终点，后端在会阴体前融合。大阴唇外侧面与皮肤相同，内有皮脂腺和汗腺，青春期长出阴毛；大阴唇内侧面湿润似黏膜。皮下含大量的脂肪组织及丰富的静脉丛，如受伤易形成血肿。

三、小阴唇

小阴唇（labium minus）为位于大阴唇内侧的一对薄皱襞，表面湿润、色褐、无毛，神经末梢丰富，故感觉敏锐。两侧小阴唇前端相互融合并分为前后两叶，包绕阴蒂，前叶形成阴蒂包皮，后叶形成阴蒂系带。大、小阴唇的后端相会合，在正中线形成阴唇系带。此系带经产妇受分娩影响不明显。

四、阴蒂

阴蒂（clitoris）位于两侧小阴唇顶端下方，类似男性的阴茎海绵体组织，有勃起性。分为三部分，前端为阴蒂头，暴露于外阴，富含神经末梢，极为敏感；中间为阴蒂体；后部分为两个阴蒂脚，附着于各侧的耻骨支上。

五、阴道前庭

阴道前庭（vaginal vestibule）为两侧小阴唇之间的菱形区，其前为阴蒂，两侧为小阴唇的内侧面，后为阴唇系带。在此区域内，前方有尿道口，后方有阴道口，阴道口与阴唇系带之间有一浅窝，称舟状窝，经产妇受分娩影响，此窝消失。在此区域内有以下各部：

1. 前庭大腺（major vestibular gland） 又称巴氏腺，位于大阴唇后部，如黄豆大，左右各一。腺管开口于前庭后方小阴唇与处女膜之间的沟内，性兴奋时分泌黏液起润滑作用。此腺在正常情况下不能触及，若腺管口阻塞，可形成前庭大腺囊肿或脓肿。

2. 尿道口（urethral orifice） 位于阴蒂及阴道口之间，为尿道开口，略呈圆形，尿道后壁近外口处有一对并列的腺体，称尿道旁腺，其分泌物有润滑尿道的作用，但也是细菌容易潜伏的场所。

3. 阴道口及处女膜（vaginal orifice and hymen） 阴道口位于尿道口下方，前庭的后部，其形状、大小常不规则。阴道口覆盖有一层较薄的黏膜，称处女膜。膜中央有一小孔，称处女膜孔。孔的形状、大小及膜的厚薄因人而异。处女膜可因性交或剧烈运动而破裂，受分娩影响而进一步破损，产后仅留有处女膜痕。

第二节 内生殖器

女性内生殖器（internal genitalia）包括阴道、子宫、输卵管及卵巢，后二者合称子宫附件（图1-2）。

一、阴道

【功能】 阴道（vagina）位于子宫与外阴之间，为性交、月经血排出及胎儿娩出的通道。

【大体解剖】 阴道位于真骨盆腔下部中央，上宽下窄，上端包绕子宫颈，下端开口于阴

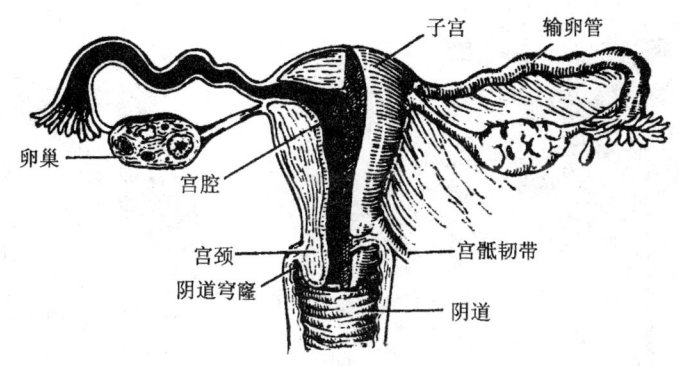

图1-2 女性内生殖器

道前庭后部。阴道前壁长7～9cm，后壁长10～12cm。环绕子宫颈的部分称为阴道穹窿，可分为前、后、左、右四个部分。后穹窿最深，与直肠子宫陷凹紧密相邻，直肠子宫陷凹是腹腔的最低部位，在临床上可经此处穿刺或引流。

【组织结构】 阴道壁由黏膜、肌层和纤维组织膜构成，有很多横纹皱襞，故有较大伸展性。阴道黏膜色淡红，由复层鳞状上皮细胞覆盖，无腺体。阴道黏膜受性激素的影响，有周期性变化。阴道内分泌物是由阴道黏膜渗出液、脱落上皮细胞和宫颈黏液混合而成。阴道壁有丰富的静脉丛，故局部受损伤易出血或形成血肿。

二、子宫

【功能】 子宫（uterus）为一个肌性空腔器官，腔内覆有黏膜，称子宫内膜。从青春期到围绝经期，子宫内膜受卵巢激素影响，有周期性改变并产生月经；性交后，子宫为精子到达输卵管的通道；受孕后，子宫为孕育胎儿的场所；分娩时，通过子宫收缩将胎儿及附属物娩出。

【大体解剖】 子宫位于骨盆腔中央，呈倒置梨形，成年人未孕子宫重约50g，长7～8cm，宽4～5cm，厚2～3cm，子宫腔容量约5ml。子宫上部较宽，称子宫体，其上端隆起部分称子宫底，子宫体两侧为子宫角，与输卵管相通。子宫的下部较窄，呈圆柱状，称子宫颈。子宫体与子宫颈的比例因年龄而异，青春期前为1∶2，育龄期为2∶1，绝经后为1∶1。子宫腔为一上宽下窄的三角形。在子宫体与子宫颈之间形成最狭窄的部分，称子宫峡部，在非孕期长约1cm，其上端，因解剖上狭窄，称解剖学内口；峡部下端，因为黏膜组织在此处由子宫内膜转变为子宫颈内膜，又称组织学内口。妊娠期子宫峡部逐渐伸展变长，妊娠晚期可达7～10cm，形成子宫下段，成为软产道的一部分，也是剖宫产的入口。子宫颈内腔呈梭形称子宫颈管，其下端称为子宫颈外口，宫颈下端伸入到阴道内的部分称宫颈阴道部，阴道以上的部位称宫颈阴道上部（图1-3、图1-4）。未产妇的子宫颈外口呈圆形，经产妇子宫颈外口变成横裂状，而分为前后两唇。

【组织结构】 子宫体和子宫颈的结构不同。

1. 子宫体　子宫体由三层组织构成，由内向外可分为子宫内膜、肌层和浆膜层（脏层腹膜）。

（1）子宫内膜（endometrium）：软而光滑，为粉红色黏膜组织，从青春期开始受卵巢激

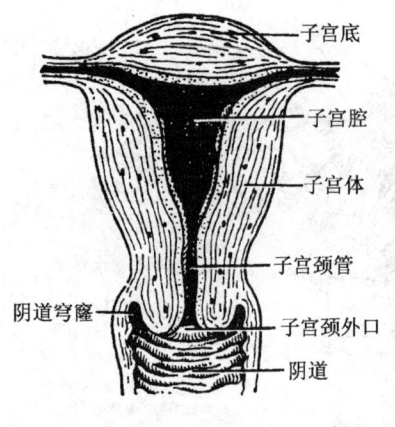
图1-3 子宫冠状断面

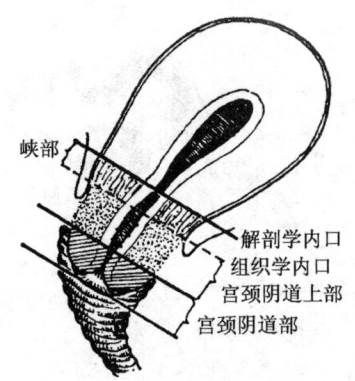
图1-4 子宫矢状断面

素影响，其表面2/3为致密层和海绵层，统称为功能层，受卵巢激素的影响可发生周期性变化；靠近子宫肌层的1/3内膜不受卵巢激素的影响，无周期性变化，称基底层。

（2）子宫肌层（myometrium）：为子宫壁最厚的一层，非孕期约0.8cm。肌层由平滑肌束及弹性纤维组成。肌束排列交错，大致可分为三层：外层纵行、内层环行、中层交叉排列（图1-5）。肌层中含丰富的血管，子宫收缩时血管被压缩，能有效地制止子宫出血。

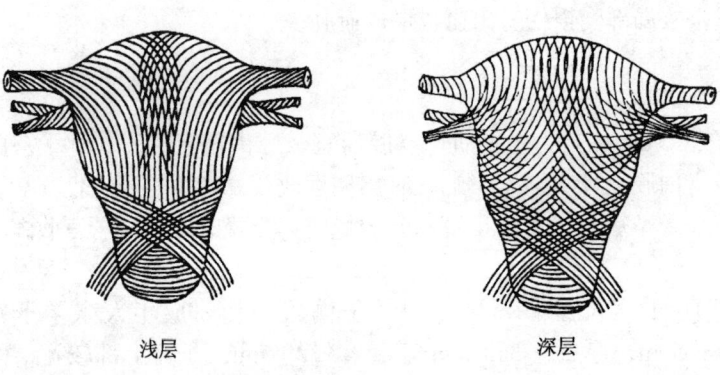

图1-5 子宫肌层肌束排列

（3）子宫浆膜层（serosa layer）：即覆盖子宫体底部、前壁及后壁的腹膜，与肌层紧贴，在子宫前面近子宫峡部处，腹膜与子宫壁结合较疏松，由此腹膜折向前方并覆盖膀胱，形成膀胱子宫陷凹，覆盖此处的腹膜称膀胱子宫反折腹膜。在子宫后面，腹膜沿子宫壁向下，覆盖子宫颈后方及阴道后穹窿，然后折向直肠，形成直肠子宫陷凹，亦称道格拉斯窝。

2. 子宫颈 主要由结缔组织组成，亦含有少量平滑肌纤维、血管及弹力纤维。子宫颈管黏膜上皮细胞为单层高柱状，黏膜层有许多腺体，能分泌碱性黏液，形成黏液栓堵塞子宫颈管。子宫颈的阴道部分由复层鳞状上皮覆盖，表面光滑。在子宫颈外口柱状上皮与鳞状上皮交界处是子宫颈癌的好发部位。宫颈管黏膜也受性激素的影响发生周期性变化。

【子宫的韧带】 共有四对（图1-6）。

1. 圆韧带（round ligament） 起于子宫角的前面，输卵管近端的下方，然后向前下方伸展达两侧骨盆壁，再穿过腹股沟管而终于大阴唇前端。此韧带呈圆柱形，由结缔组织与平滑肌组成，表面为阔韧带前叶的腹膜覆盖。有维持子宫前倾位置的作用。

2．阔韧带（broad ligament） 为一对翼形的腹膜皱襞。覆盖在子宫前后壁的腹膜从子宫两侧开始，各向外伸展达到骨盆侧壁，将骨盆分为前、后两部。阔韧带上缘呈游离状，其内侧2/3包绕输卵管（伞端无腹膜遮盖），外侧1/3由伞端下方向外侧延伸达骨盆壁，称骨盆漏斗韧带，又称卵巢悬韧带，卵巢的动、静脉由此穿过。卵巢内侧与子宫角之间的阔韧带稍有增厚，称卵巢固有韧带。在子宫体两侧的阔韧带中有丰富的血管、神经、淋巴管及大量疏松结缔组织。子宫动、静脉和输尿管均从阔韧带基底穿过。

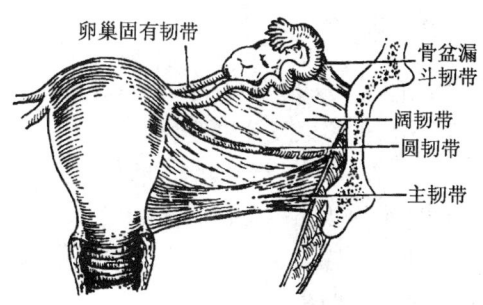

图1-6 子宫韧带

3．宫骶韧带（uterosacral ligament） 自子宫颈后面子宫颈内口的上侧方，向两侧绕过直肠终止在第2骶椎、第3骶椎前面的筋膜上。韧带含平滑肌和结缔组织，外有腹膜覆盖，短厚有力，将子宫颈向后向上牵引，维持子宫前倾位置。

4．主韧带（cardinal ligament） 在阔韧带的下部，横行于子宫颈两侧和骨盆侧壁之间，为一对坚韧的平滑肌与结缔组织纤维束，为固定子宫颈位置的重要组织。

三、输卵管

【功能】 输卵管（fallopian tube）为卵子与精子相遇受精的场所，也是向宫腔运送受精卵的通道。

【大体结构】 输卵管为一对细长而弯曲的管道，其内侧与子宫角相连，外侧端游离，呈漏斗状，全长8～14cm。根据输卵管的形态由内向外分为四部分：①间质部，为通入子宫壁内的部分，管腔最狭窄，长约1cm。②峡部，为间质部外侧的一段，管腔较狭窄，长2～3cm。③壶腹部，在峡部外侧，管腔较宽大，长5～8cm，是受精的部位。④伞部，为输卵管末端，开口于腹腔，游离端呈漏斗状。伞的长度不一，多为1～1.5cm，管口处有许多指状突起，有"拾卵"作用（图1-7）。

【组织结构】 输卵管由三层构成：外为浆膜层，是腹膜的一部分，即阔韧带上缘；中为平滑肌层，由外纵、内环两层肌纤维组成，当肌肉收缩时，有助于孕卵向宫腔运行；内为黏膜层，由单层高柱状上皮组成，上皮细胞分纤毛细胞、无纤毛细胞、楔状细胞及未分化细胞四种。纤毛细胞能摆动，协助运输孕卵；无纤毛细胞有分泌作用；楔状细胞可能为无纤毛的前身；未分化细胞为上皮的储备细胞。输卵管肌肉的收缩和黏膜上皮细胞的形态、分泌及纤毛摆动均受性激素影响，有周期性变化。

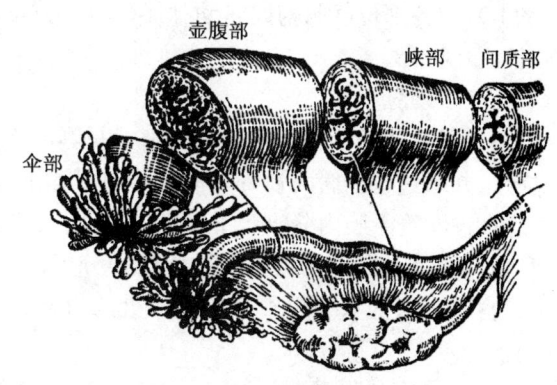

图1-7 输卵管各部及其横断面

四、卵巢

【功能】 卵巢（ovary）为一对灰白色椭圆形的性腺，具有生殖和内分泌功能，可以产生、排出卵细胞以及分泌性激素。

【大体结构】 青春期前，卵巢表面光滑。青春期开始排卵后，表面逐渐凹凸不平。成年妇女的卵巢约 4cm×3cm×1cm 大小，绝经后卵巢逐渐萎缩变小、变硬。

卵巢位于输卵管的后下方，由卵巢系膜连于阔韧带后叶的部位，为卵巢门，卵巢血管与神经由此出入卵巢。

【组织结构】 卵巢表面无腹膜覆盖，最外层为生发上皮，其内为纤维组织称卵巢白膜。再往内为卵巢皮质，是卵巢的功能层，内有数以万计的卵泡和致密结缔组织。最内层为髓质，含有疏松结缔组织及丰富的血管、淋巴管及神经（图1-8）。

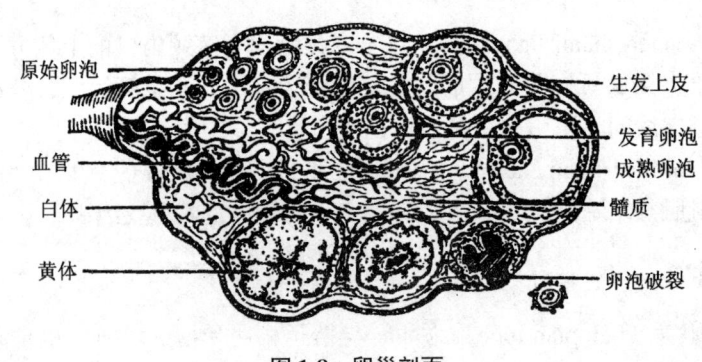

图 1-8　卵巢剖面

第三节　生殖系统血管、淋巴和神经

一、血管

女性内外生殖器官的血液供应主要来自卵巢动脉、子宫动脉、阴道动脉及阴部内动脉（图1-9）。各部位静脉与同名动脉伴行，但数量较动脉多，并在各器官及其周围形成静脉丛，而且相互吻合。

（一）动脉

1．卵巢动脉　自腹主动脉分出（左侧可来自左肾动脉）。在腹膜后沿腰大肌前下行至骨盆腔，并跨过输尿管与髂外动脉，经过骨盆漏斗韧带向内横行经卵巢系膜进入卵巢门，卵巢动脉在输卵管系膜内分出若干支供应输卵管，其末梢在子宫角附近与子宫动脉上行支吻合。

2．子宫动脉　为髂内动脉的前干分支，沿骨盆侧壁下行，直达阔韧带基底部，在相当于子宫颈内口的水平距子宫颈 2cm 处跨过输尿管（图1-10），向内行达子宫侧缘，随即分为两支。

(1) 子宫颈阴道支：为向下行的小支，分布到子宫颈、阴道及膀胱的一部分。

(2) 子宫体支：沿子宫外侧蜿蜒上行，至子宫角处分为子宫底支（分布于子宫底部）、卵巢支（与卵巢动脉末梢吻合）及输卵管支（分布于输卵管）。

3．阴道动脉　为髂内动脉前干的一个分支，有许多小分支分布于膀胱及阴道下段，与

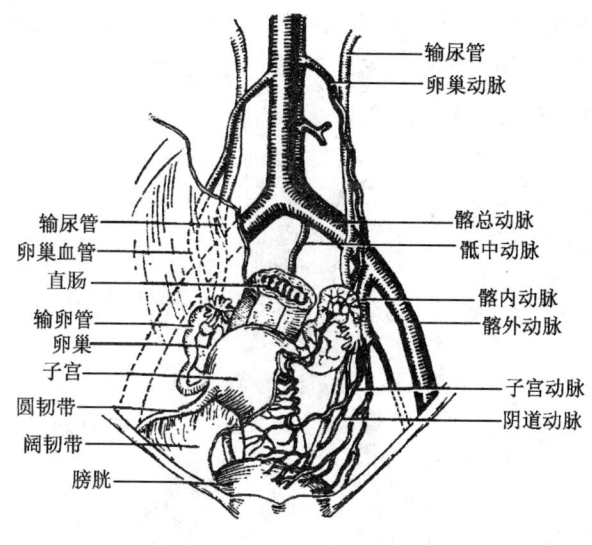

图 1-9 盆腔动脉

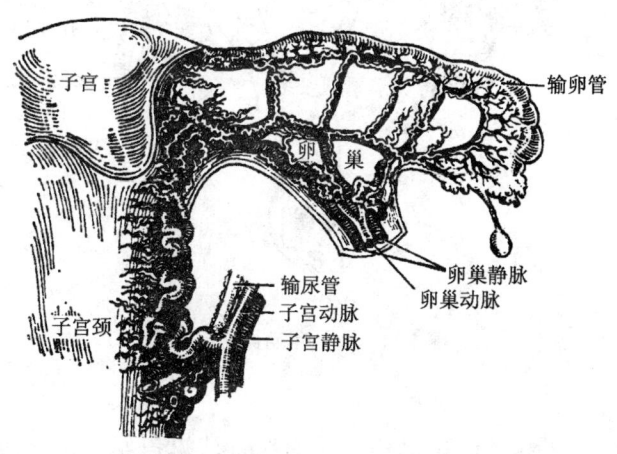

图 1-10 子宫和卵巢的动脉、静脉与输尿管之关系

子宫动脉的阴道支和阴部内动脉的分支相吻合。

4．**阴部内动脉** 为髂内动脉前干的终支，经坐骨大孔穿出骨盆腔，绕过坐骨棘，再经坐骨小孔进入会阴肛门部，分出痔下动脉、会阴动脉、阴唇动脉，最后移行为阴蒂动脉，供应会阴部、阴唇、前庭、阴蒂及肛门直肠下段的血液。

（二）静脉

与同名动脉相伴行，但数目比其动脉多，并在相应器官及其周围形成静脉丛，且相互吻合，使盆腔静脉感染容易蔓延。右侧汇入下腔静脉，左侧汇入左肾静脉，故左侧盆腔静脉曲张多见。

二、淋巴

女性生殖器有丰富的淋巴管及淋巴结，都伴随相应血管而行，首先汇集进入髂动脉的各淋巴管，然后注入沿腹主动脉周围的腰淋巴管，最后在第 2 腰椎处汇入胸导管的乳糜池。当内外生殖器发生炎症或肿瘤时，沿着回流的淋巴管传播，引起相应的淋巴结肿大。

女性生殖器淋巴分外生殖器淋巴与盆腔淋巴两组（图1-11）。

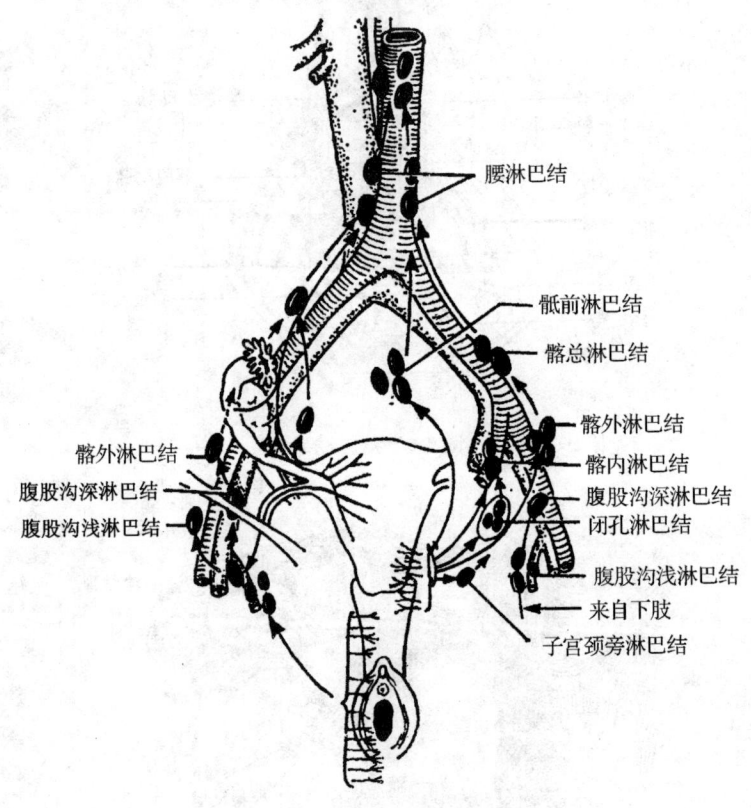

图1-11 女性生殖器淋巴结

（一）外生殖器淋巴

外生殖器淋巴均汇入髂外淋巴结组。①腹股沟浅淋巴结：位于腹股沟韧带下方，有10～20个。一部分收容外生殖器、会阴、阴道下段及肛门部淋巴，另一部分沿大隐静脉收容会阴及下肢的淋巴。②腹股沟深淋巴结：位于股静脉内侧之股管内，收容阴蒂、股静脉区淋巴及腹股沟浅淋巴。

（二）盆腔淋巴

盆腔淋巴分为三组：①髂淋巴组，沿髂动脉排列，分为髂总、髂外和髂内淋巴结；②腰淋巴组，在主动脉旁；③骶前淋巴组，位于骶骨前面与直肠之间。

阴道下段的淋巴管引流，主要入腹股沟淋巴结。阴道上段淋巴基本与子宫颈引流相同，大部汇入闭孔淋巴结与髂内淋巴结；小部入髂外淋巴结，并经子宫骶韧带入骶前淋巴结。子宫体和子宫底淋巴与输卵管、卵巢淋巴均汇入腰淋巴结；子宫体两侧淋巴可沿子宫圆韧带进入腹股沟浅淋巴结。

三、神经

（一）外生殖器的神经支配

外阴部主要由阴部神经支配，是由第2～4骶神经分支组成，含感觉和运动神经纤维，走形与阴部内动脉途径相同。在坐骨结节内侧下方分成会阴神经、阴蒂背神经和肛门神经（又称痔下神经）3支，分布于会阴、阴唇、阴蒂及肛门周围。

（二）内生殖器的神经支配

主要由交感和副交感神经所支配。交感神经纤维自腹主动脉前神经丛分出，下行入盆腔后分成两部分。①卵巢神经丛：分布于卵巢和输卵管。②骶前神经丛：大部分在子宫颈旁，形成骨盆神经丛，分布于子宫体、子宫颈、膀胱上部等。骨盆神经丛中还有来自第2~4骶神经的副交感神经纤维，并含有向心传导的感觉神经纤维。子宫平滑肌有自律活动，完全切除其神经后仍有节律收缩，还能完成分娩活动。临床上可见低位截瘫产妇仍能自然分娩。

第四节 生殖系统邻近器官

女性生殖器官与骨盆腔其他器官互相邻接，其血管、淋巴及神经有密切联系。某一器官大小或盈虚变化，可影响邻近器官的位置，当某一器官有病变时可累及邻近器官。

一、尿道

尿道为一肌性管道，长4~5cm，始于膀胱三角尖端，位于阴道前方、耻骨联合后面，穿过泌尿生殖膈，终于阴道前庭部的尿道外口。尿道内括约肌是不随意肌，外括约肌是随意肌，外括约肌与会阴深横肌纤维密切联合。由于女性尿道短而直，又接近阴道，易引起泌尿系统感染。

二、膀胱

膀胱为一囊状肌性空腔器官，位于耻骨联合之后、子宫之前。膀胱分为顶、底、体和颈四部分，其大小、形状可因其盈虚及邻近器官情况而变化。膀胱底部黏膜形成一个三角形区称膀胱三角。三角尖端向下为尿道内口，三角的两侧为输尿管口，在膀胱内两侧输尿管口相距2.5cm。由于膀胱充盈可影响子宫及阴道，故妇科检查及手术前必须使膀胱排空。

三、输尿管

输尿管为一对肌性圆索状长管，起自肾盂，沿腰大肌前下行，跨过髂外动脉起点的前方进入盆腔，然后沿骨盆壁向下、向前达阔韧带底部，再向前内方走行。于距子宫颈外侧的2cm处，在子宫动脉后方与之交叉，然后再经阴道侧穹窿绕向前方进入膀胱。在施行子宫切除结扎子宫动脉时，应注意避免损伤输尿管。（注：子宫动脉与输尿管的位置关系可总结为"桥下流水"，即输尿管在子宫动脉下方。）

四、阑尾

阑尾通常位于右髂窝内，长7~9cm，根部连于盲肠的内侧壁，远端游离。其位置、长短、粗细变化较大，有的下端可到达右侧输卵管及卵巢处，因此，妇女患阑尾炎时有可能累及子宫附件，应注意鉴别诊断。妊娠期时阑尾的位置可随子宫的增大而逐渐向外上方移位。

五、直肠

直肠自乙状结肠下部至肛管，全长15~20cm。前为子宫及阴道，后为骶骨。直肠上部有腹膜覆盖，至中部腹膜转向前方，覆盖子宫后面，形成子宫直肠陷凹。直肠下端为肛管，长2～3cm，周围有肛门内、外括约肌和肛提肌，肛门外括约肌为骨盆浅层肌肉的一部分。妇科手术及分娩处理时应注意避免损伤肛管、直肠。

第五节 骨 盆

骨盆（pelvis）是胎儿经阴道娩出时必经的通道，其大小、形状对分娩有直接影响。通常女性骨盆较男性骨盆浅而宽，利于胎儿娩出。

一、骨盆的组成

（一）骨盆的骨骼

骨盆由骶骨、尾骨及左右两块髋骨所组成。每块髋骨又由髂骨、坐骨及耻骨融合而成。骶骨由5～6块骶椎融合而成，其内面呈凹形，第1骶椎向前突出形成骶岬，为骨盆内测量的重要标志。尾骨由4～5块尾椎合成（图1-12）。

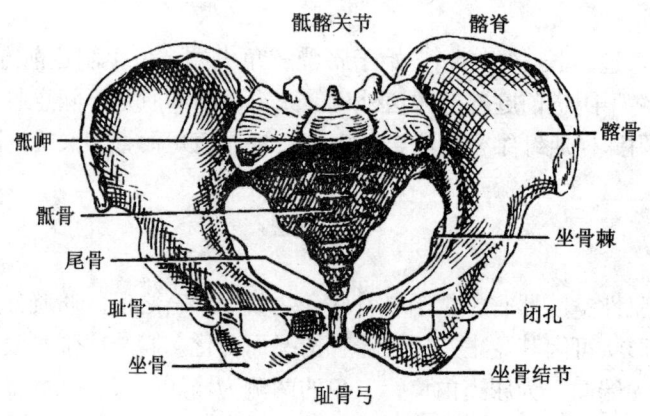

图1-12 正常女性骨盆

（二）骨盆的关节

骶骨与尾骨之间以骶尾关节相连，有一定活动度，分娩时尾骨可后移；骶骨与髂骨之间以骶髂关节相连；两耻骨之间由纤维软骨连接，称耻骨联合。

（三）骨盆的韧带

有两对重要的韧带即骶结节韧带及骶棘韧带。骶结节韧带为骶、尾骨与坐骨结节之间的韧带；骶棘韧带为骶、尾骨与坐骨棘之间的韧带。骶棘韧带宽度即为坐骨切迹宽度，是判断中骨盆是否狭窄的重要指标。妊娠期受激素影响，韧带稍松弛，各关节活动度略有增加，有利于娩出。

二、骨盆的分界

以耻骨联合上缘、髂耻缘和骶岬上缘的连线为界，可将骨盆分为两部分：上部为假骨盆（又称大骨盆），下部为真骨盆（又称小骨盆）（图1-13）。假骨盆与分娩无关，但其某些径线的长短关系到真骨盆的大小，测量假骨盆的径线可了解真骨盆的情况。真骨盆是胎儿娩出的骨产道，故其大小及形状与分娩的关系甚为密切。真骨盆有上、下两口，即骨盆入口与骨盆出口，两口之间为骨盆腔。骨盆腔前浅后深，前壁是耻骨联合，后壁是骶骨与尾骨，两侧为坐骨、坐骨棘及骶棘韧带。耻骨两降支的前部相连构成耻骨弓，女性骨盆耻骨弓角度约90°。

三、骨盆的平面及径线

为便于了解分娩时胎儿通过骨盆腔（骨产道）的过程，可将骨盆分为三个主要的假想平面。

（一）骨盆入口（pelvic inlet）

即真假骨盆的交界面，呈横椭圆形。其前方为耻骨联合上缘，两侧为髂耻缘，后方为骶岬上缘。有4条径线（图1-14）。

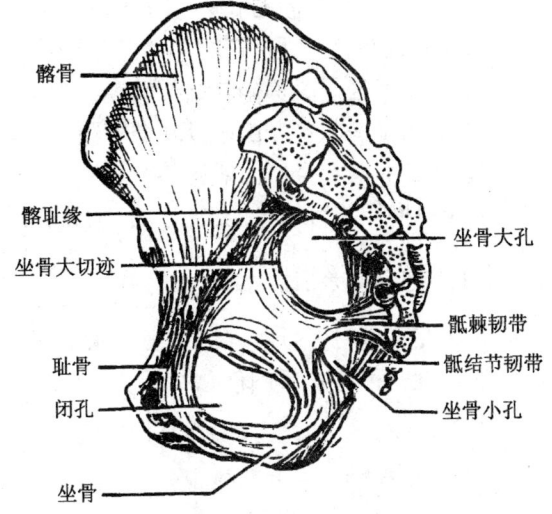

图1-13 骨盆矢状断面

1. 入口前后径 又名真结合径，耻骨联合上缘中点至骶岬上缘正中间的距离，平均长11cm，其长短影响胎头的衔接。

2. 入口横径 两侧髂耻线最大间径，平均为13cm。

3. 入口斜径 左右各一，左斜径由左侧骶髂关节至右侧髂耻隆突间的距离，右斜径由右侧骶髂关节至左侧髂耻隆突间的距离，平均为12.75cm。

（二）中骨盆平面

又叫骨盆最小平面，为纵椭圆形，是骨盆腔最狭窄的平面。前界为耻骨联合下缘，后界为第4骶椎、第5骶椎之间，两侧为坐骨棘，有2条径线。

1. 中骨盆前后径 耻骨联合下缘中点通过两侧坐骨棘连线中点至骶骨下端的距离，平均长11.5cm。

2. 中骨盆横径 又称坐骨棘间径。为两坐骨棘间的距离，平均长10cm，是胎先露部通过中骨盆的重要径线。

（三）骨盆出口（pelvic outlet）

由不在同一平面的具有共同底边的两个三角形构成（图1-15），前三角形的顶端为耻骨联合下缘，侧边是两侧耻骨的降支。后三角形的顶端是骶尾关节，侧边是两侧骶结节韧带，

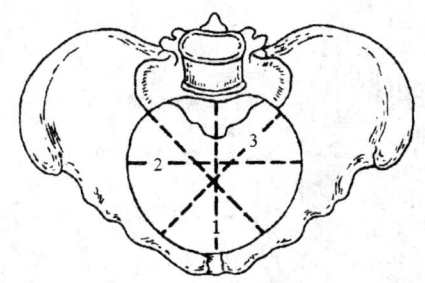

图1-14 骨盆入口平面
1. 前后径11cm 2. 横径13cm 3. 斜径12cm

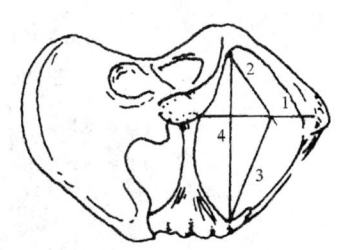

图1-15 骨盆出口平面
1. 出口横径 2. 前矢状径
3. 后矢状径 4. 前后径

坐骨结节间径，为共同的底边。有 4 条径线。

1．出口前后径　耻骨联合下缘至骶尾关节间的距离，平均为 11.5cm。
2．出口横径　又称坐骨结节间径，为两侧坐骨结节之间的距离，平均为 9cm。
3．出口前矢状径　由耻骨联合下缘至坐骨结节间径中点间的距离，长约 6cm。
4．出口后矢状径　由骶尾关节至坐骨结节中点间的距离，长约 8.5cm。当出口横径稍短时，而出口横径与后矢状径之和大于 15 cm，一般大小胎儿可以通过后三角区经阴道娩出。

四、骨盆倾斜度

人体在直立时，骨盆入口平面与水平面（地平面）所形成的角度，称骨盆倾斜度，一般为 60°，角度过大会影响胎头衔接。

五、骨盆轴

骨盆轴亦称产轴，为连接骨盆各个平面中心点的假想轴线，其上段向下向后，中段向下，下段向前、向下，在分娩时，胎儿即沿此轴方向娩出（图 1-16）。

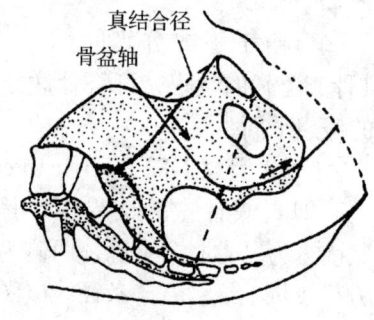

图 1-16　骨盆轴

第六节　骨盆底

骨盆底由多层肌肉和筋膜所组成，封闭骨盆出口，承托并保持盆腔脏器于正常位置。若骨盆底组织结构和功能发生异常，可导致盆腔脏器膨出、脱垂或引起功能障碍；分娩处理不当，也可损伤骨盆底组织。

骨盆底的前面为耻骨联合，后面为尾骨尖，两侧为耻骨降支、坐骨升支及坐骨结节。

一、骨盆底组织

由外向内分为 3 层。

（一）外层

由会阴浅筋膜及其深面的 3 对肌肉和一括约肌组成（图 1-17）。

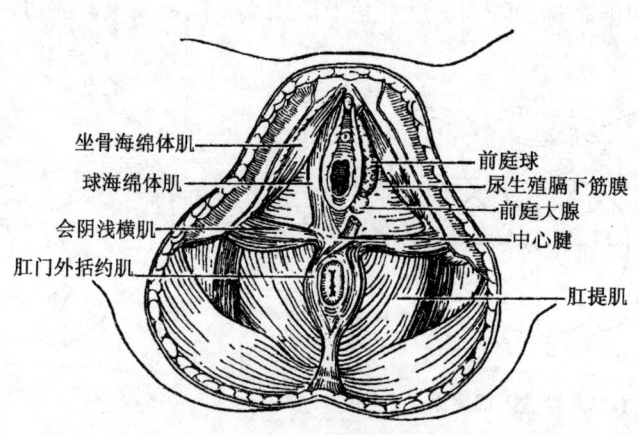

图 1-17　骨盆底浅层肌肉骨盆出口

1. 球海绵体肌 位于阴道两侧覆盖前庭大腺及前庭球，向后与肛门外括约肌互相交叉而混合。该肌肉收缩时可缩紧阴道，故又称阴道缩肌。

2. 坐骨海绵体肌 起自坐骨结节内侧，沿坐骨升支内侧与耻骨降支向上，最终集合于阴蒂海绵体。

3. 会阴浅横肌 从两侧坐骨结节内侧面，向中线汇合于中心腱。

4. 肛门外括约肌 是围绕肛门周围的环形肌束，后端与肛尾韧带相连，前端汇合于中心腱。

（二）中层

即泌尿生殖膈。由上、下两层坚韧的筋膜与中间的一层薄肌肉组成，覆盖在骨盆出口前部的三角形平面上，又称三角韧带。其上有尿道与阴道穿过。在两层筋膜间有一对由两侧坐骨结节至中心腱的会阴深横肌和位于尿道周围的尿道括约肌（图1-18）。

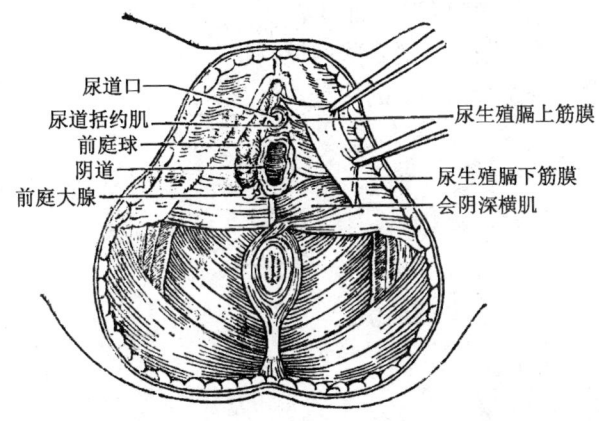

图1-18 泌尿生殖膈上、下两层筋膜及其中的肌肉

（三）内层

即盆膈。是骨盆底最里面且最坚韧的一层，由肛提肌及其上下筋膜所组成，其间有尿道、阴道及直肠贯穿（图1-19）。

肛提肌：位于骨盆底的成对扁肌，向下向内合成漏斗形。每侧肛提肌由三部分组成。①耻尾肌：为肛提肌的主要部分，位于最内侧。肌纤维从耻骨降支内面开始，沿阴道、直肠向后而终止于尾骨，其中有小部分肌纤维终止于阴道和直肠周围。此层组织损伤可导致膀胱、直肠膨出。②髂尾肌：为中间部分，从腱弓（为闭孔内肌表面筋膜的肥厚部分，起自耻骨联合，止于坐骨棘）后壁开始，向中间及向后走行，与耻尾肌会合，再经肛门两侧至尾骨。③坐尾肌：为靠外后方的肌束，自两侧坐骨棘开始，止于尾骨与骶骨。肛提肌有加强盆底托力的作用。

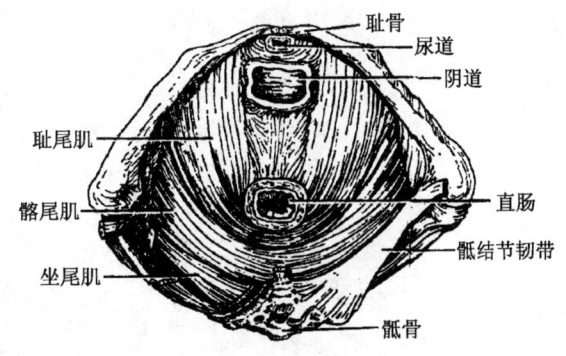

图1-19 骨盆底深层肌肉

二、会阴

广义的会阴是指封闭骨盆出口的所有软组织。狭义的会阴是指阴道口与肛门之间的软组织。厚 3～4cm，由外向内逐渐变狭窄而成楔形，表面为皮肤及皮下脂肪，内层为会阴中心腱（由会阴浅横肌、球海绵体肌、肛门外括约肌、会阴深横肌、肛提肌等肌腱联合组成），又称会阴体。妊娠期组织变软，有很大的伸展性；分娩时由于受到胎头的压迫，其厚度变薄，极易被撕裂，应加以保护，以免造成会阴裂伤。

思考题

1．何为阴道前庭？该区域内有哪些组织？
2．全子宫切除时需要切断子宫的哪些韧带？
3．试述女性骨盆与分娩有关的解剖特点。

（王 奔　王杏茶）

第二章

女性生殖系统生理

学习目标

1. 掌握卵巢、子宫内膜、宫颈黏液的周期性变化。
2. 熟悉女性一生各时期的生理特点,月经期的临床表现。
3. 了解月经周期的调节机制。

案例

女孩小花,7岁始乳房开始发育,8周岁2个月月经来潮,骨龄测量达到11岁,身高139厘米,比同龄孩子高,但与11岁的孩子相比较矮。平时常吃各种补品,喜喝碳酸饮料。

思考:小花处于生命中的哪个阶段?发育是否正常?月经是怎么产生和调节的?

第一节 女性一生各时期的生理特点

女性从胎儿形成到衰老是渐进的生理过程,也是下丘脑-垂体-卵巢轴功能发育、成熟和衰退的过程。女性一生根据其生理特点可按年龄划分为七个阶段,但并无截然界限,可因遗传、环境、营养等条件影响而有个体差异。

一、胎儿期

受精卵是由父系和母系来源的23对染色体组成的新个体,其中,性染色体X与Y决定胎儿的性别,XX合子发育为女性,XY合子发育为男性。如为XX合子,则至胚胎第8～10周性腺组织出现卵巢的结构。原始生殖细胞分化为初级卵母细胞,性索皮质的扁平细胞围绕卵母细胞构成原始卵泡。卵巢形成后,中肾管退化,两条副中肾管发育为女性生殖器。

二、新生儿期

出生后的4周内为新生儿期(neonatal period)。女性胎儿在母体内受到胎盘及母体性腺所产生的性激素影响,刚出生的新生儿常见外阴较丰满,乳房略隆起或有少许泌乳,出生后脱离胎盘循环，血中女性激素水平迅速下降，可出现少量阴道流血。这些生理变化短期内均能自然消退。

三、儿童期

出生4周至12岁左右称儿童期（childhood）。

1．儿童早期　8岁之前下丘脑-垂体-卵巢轴的功能处于抑制状态，此期儿童体格生长发育很快，但生殖器官仍为幼稚状态，阴道狭长、上皮薄、无皱襞，细胞内缺乏糖原，阴道酸度低，抗感染力弱，容易发生炎症；子宫小，宫颈长约占子宫全长的2/3，子宫肌层很薄，卵巢长而窄，卵泡虽能大量生长，但仅低度发育即萎缩、退化。输卵管弯曲而细。子宫、输卵管及卵巢均位于腹腔内，接近骨盆入口。

2．儿童后期　约8岁起，卵巢形态逐步变为扁卵圆形，卵巢中的卵泡开始有一定程度的发育，并分泌少量雌激素，但不能发育成熟，故不排卵。在雌激素的作用下乳房和生殖器官开始发育，皮下脂肪在胸、髋、肩部及耻骨前面堆积，逐渐呈现女性特征。子宫、输卵管及卵巢逐渐向骨盆腔内下降。

四、青春期

从乳房发育等第二性征出现至生殖器官发育成熟的阶段为青春期（adolescence or puberty）。世界卫生组织（WHO）规定青春期一般为10～19岁。有以下主要生理特点。

1．体格发育　身高迅速增长，体型渐达成人女型。

2．第一性征（生殖器官发育）　由于受下丘脑和垂体促性腺激素的作用，卵泡开始发育并分泌雌激素，生殖器从幼稚型变为成人型。阴阜隆起，大、小阴唇变肥厚且有色素沉着；阴道长度及宽度增加，阴道黏膜变厚并出现皱襞。子宫增大，尤其宫体增大明显，子宫体与宫颈的比例为2：1。输卵管变粗。卵巢增大，皮质内出现不同发育阶段的卵泡，致使卵巢表面稍呈凹凸不平。此时虽已初步具备生育能力，但整个生殖系统的功能尚未完善。

3．第二性征（除生殖器官以外的其他女性特有的征象）　音调变高；乳房丰满而隆起；出现阴毛及腋毛；骨盆横径发育大于前后径；肩、胸、臀部皮下脂肪增多等，呈现女性特有体态。其中乳房发育是女性第二性征最初特征。一般女性接近10岁时乳房开始发育，约经过3年半发育为成熟型。

4．月经来潮　是青春期的一个重要标志。青春早期体内各种激素水平开始出现有规律性的波动，直至雌激素水平达到一定高度而下降时，引起子宫内膜撤退性出血即月经，第一次月经称初潮。乳房发育约2年半时间月经来潮。由于此时卵巢功能尚不健全，故初潮后月经周期常不规律且多为无排卵，经2～4年后逐渐正常。

5．心理状态　女性青春期心理变化较大，情绪与智力发生明显变化，应注意多关心和引导。

五、性成熟期

性成熟期（sexual maturity）又称生育期，性成熟期一般自18岁左右开始，历时约30年。此期妇女生育功能旺盛，卵巢已发育成熟，并有周期性的排卵和性激素的分泌，月经周期规律，各生殖器官和乳房均有不同程度的周期性变化。

六、围绝经期

围绝经期（perimenopausal period）指从卵巢功能开始衰退至绝经后 1 年内的时期。此期长短不一，因人而异。可始于 40 岁，历时短至 1～2 年，长至 10～20 年。此期妇女可出现围绝经期综合征，主要表现为血管舒缩障碍和神经精神障碍的症状。如潮热、易出汗，情绪不稳定、不安、抑郁或烦躁、失眠、头痛等。围绝经期可分为绝经前期、绝经期、绝经后期三个阶段。

1. 绝经前期　此期卵巢中卵泡数明显减少，且易发生卵泡发育不全，多数妇女在绝经前月经周期不规律，常为无排卵性月经。

2. 绝经　指女性一生中最后一次月经。主要由于卵巢中卵泡自然耗竭，体内性激素水平进一步下降，以至于不足以引起子宫内膜脱落、出血。绝经年龄多在 44～54 岁之间，若 40 岁以前绝经称卵巢功能早衰。

3. 绝经后期　卵巢进一步萎缩，内分泌功能逐渐消退，生殖器官进一步萎缩。

七、老年期

一般 60 岁后妇女机体逐渐老化，进入老年期（senility）。此期卵巢变小变硬，功能衰竭，生殖器官萎缩。性激素水平低落，第二性征退化，骨代谢失常引起骨质疏松，易发生骨折。

第二节　月经及其周期性变化

一、月经的概念

月经（menstruation）是指伴随卵巢周期性变化而出现的子宫内膜周期性的脱落及出血。

二、月经的临床表现

1. 月经初潮（menarche）　第一次月经来潮称月经初潮。一般在 11～16 岁之间出现，大多数在 13～15 岁之间，月经初潮的迟早主要受遗传、营养、体质、地理环境等因素影响。

2. 月经周期（menstrual cycle）　出血的第一日为月经周期的开始，两次月经第一日的间隔时间称一个月经周期，一般为 21～35 日，平均 28 日。月经周期长短因人而异，但每个妇女的月经周期有自己的规律性。

3. 经期及经量　每次月经持续时间称为经期，一般为 2～7 日，平均 4～6 日，以第 2～3 日最多；正常月经量为 20～60ml。超过 80ml 为月经过多，具体多少很难测量，临床上常通过每日换月经垫次数粗略估计量的多少。

4. 月经血的特征　月经血呈暗红色，含有血液、子宫内膜碎片、宫颈黏液及脱落的阴道上皮细胞。由于月经血中含有前列腺素和来自子宫内膜的大量纤维蛋白溶酶，故月经血的主要特点是不凝固，但在正常情况下偶尔有些小凝血块。

5. 月经期的症状　月经属生理现象，一般经期无特殊症状。但由于经期盆腔充血及前列腺素的作用，有些妇女可有下腹及腰骶部下坠感，个别可有轻度神经系统不稳定症状（如头痛、失眠、抑郁、易激动），胃肠功能紊乱（如食欲缺乏、恶心、呕吐、便秘或腹泻）等，但一般并不严重，不影响正常的工作和学习。

三、月经期的注意事项

经期子宫颈口松弛，机体抵抗力弱，要注意卫生，保持外阴清洁；禁止盆浴、坐浴、性交、游泳及阴道检查，以免引起生殖器官感染。保持精神愉快，防寒保暖，忌食辛辣，避免剧烈运动。

案例

小美今年29岁，希望能有计划地怀孕，但是不知哪天是排卵日。听朋友说通过测量体温的方法可以测知，故前来就诊咨询。

思考：排卵期怎么计算？如何从基础体温测量中发现排卵？

第三节 卵巢的功能及周期性变化

一、卵巢的功能

卵巢是女性性腺，其功能主要为产生卵子和分泌女性激素，分别称为卵巢的生殖和内分泌功能。

二、卵巢的周期性变化

卵泡的发育始于胚胎时期，主要为自主发育和闭锁，不依赖于促性腺激素；新生儿出生时卵巢大约有200万个卵泡（图2-1）；儿童期多数卵泡退化，近青春期只剩下约30万个卵泡；每个原始卵泡内含有一个卵母细胞，周围有一层梭形或扁平细胞围绕。

从青春期开始到绝经前，卵巢在形态和功能上发生的周期性变化称为卵巢周期（ovarian cycle）。

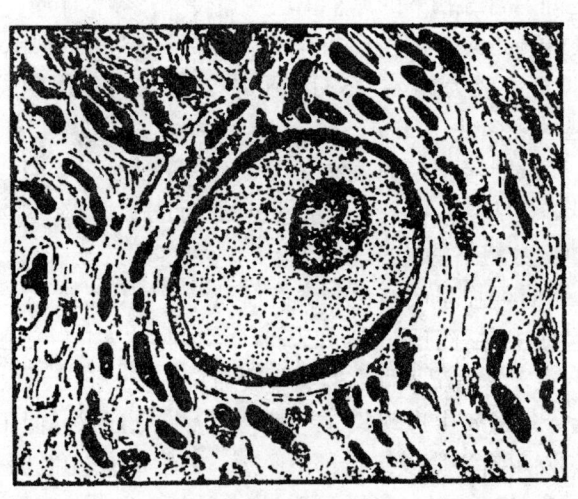

图2-1 原始卵泡

1. **卵泡的发育及成熟** 青春期以后，在垂体促性腺激素的作用下，卵泡开始发育，周围的单层梭形细胞变为复层立方形细胞，胞浆中出现颗粒，称为颗粒细胞。颗粒细胞继续分裂，在细胞群中渐渐形成空隙，称为卵泡腔，腔内的液体称为卵泡液。在卵泡发育过程中，位于卵泡周围的卵巢间质逐渐分化成卵泡内膜和卵泡外膜。此时的卵泡称为生长卵泡。生育期每月发育一批（3～11个）卵泡，经过征募、选择，一般只有一个优势卵泡可完全发育成熟，并排出卵子，在女性一生中，只有400～500个卵母细胞发育成熟，其余绝大多数发育到一定程度后自行退化，形成闭锁卵泡。成熟卵泡（图2-2）体积显著增大，直径可达20mm左右，卵泡腔增大，卵泡液急剧增加，卵泡移行向卵巢表面突出。其结构从外向内依次为：①卵泡外膜；②卵泡内膜；③颗粒细胞；④卵泡腔（内充满卵泡液）；⑤卵丘；⑥放射冠；⑦透明带；⑧卵细胞。

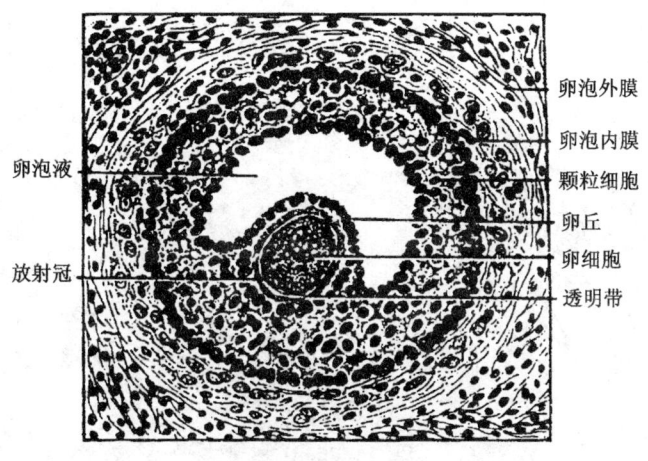

图2-2 发育成熟的卵泡

2. **排卵（ovulation）** 成熟卵泡突出于卵巢表面，卵泡膜和卵巢包膜发生溶解和破裂，卵细胞及其周围的透明带、放射冠一起被排出的过程称排卵。排出的卵细胞称为卵子。排卵多发生在下次月经来潮前14日左右。卵子可由两侧卵巢轮流排出，也可由一侧卵巢连续排出。卵子排出后，经输卵管伞部捡拾进入输卵管，并借输卵管壁蠕动以及黏膜纤毛活动等协同作用，循管腔向子宫侧运行。

3. **黄体形成及退化** 排卵后，卵泡液流出，卵泡腔塌陷，血管破裂出血，凝成血块而形成血体。残存于卵泡的颗粒细胞及卵泡内膜细胞体积变大，并在黄体生成素（luteinizing hormone，LH）刺激下黄素化，形成颗粒黄体细胞和泡膜黄体细胞，周围有卵泡外膜包绕，形成黄体（图2-3）。排卵后7～8日黄体发育达最高峰，直径1～2cm，外观色黄。

若排出的卵子受精，黄体则转变为妊娠黄体，至妊娠3个月末才退化。若卵子未受精，黄体在排卵后9～10日开始退化，黄体细胞萎缩变小，逐渐由结缔组织代替，组织纤维化，外观色白称白体。

正常排卵周期黄体功能仅限于14日左右，黄体衰退后月经来潮，卵巢中又有新的卵泡发育，开始新的周期（图2-4）。

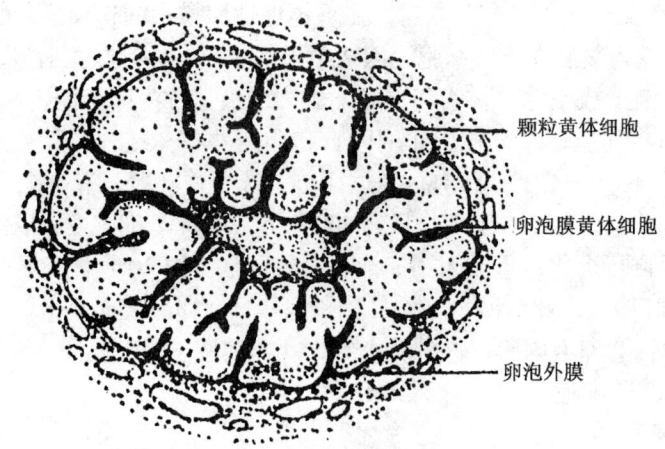

图 2-3　卵巢黄体

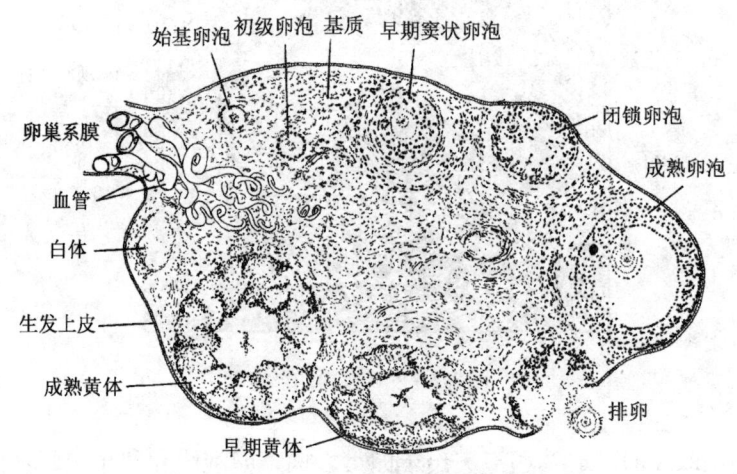

图 2-4　卵巢的周期变化

（引自：Yen，Jaffe.Reproductive Endocrinology 3rd，182.）

三、卵巢分泌的类固醇激素

卵巢主要合成并分泌的类固醇激素有雌激素（estrogen）、孕激素（progesterone）和少量雄激素（androgen）。它们的基本结构与胆固醇相似，属类固醇激素，亦称甾体激素。类固醇激素在体内酶的作用下可以相互转化。正常妇女卵巢激素的分泌随卵巢周期而变化。

1. **雌激素**　雌激素主要由发育中卵泡的颗粒细胞、卵泡内膜细胞和排卵后的黄体细胞产生，基本结构为雌烷核，如雌二醇（E_2）、雌酮（E_1）和雌三醇（E_3）。雌激素的活性以雌二醇最强，雌酮次之，雌二醇与雌酮可相互转化，再进一步形成代谢产物雌三醇，雌三醇与葡糖醛酸结合后失去活性，经尿和粪便排出。其生理作用如下：

（1）对子宫的作用：使子宫发育，肌层变厚，提高子宫平滑肌对催产物质的敏感性；使子宫内膜增生；使宫颈口松弛，宫颈黏液分泌增加，质变稀薄，拉丝度变长，有利于精子的通过；使宫颈变软，有利于分娩时宫颈的扩张。

(2) 对输卵管的作用：促进输卵管发育，加强输卵管节律性收缩的振幅。

(3) 对卵巢的作用：协同卵泡刺激素（follicle stimulating hormone，FSH）促进卵泡发育。

(4) 对阴道的作用：使阴道上皮细胞增生和角化，使黏膜变厚并增加细胞内糖原含量，维持阴道酸性环境，增强局部的抵抗力。

(5) 对外生殖器的作用：使阴唇发育、丰满、色素加深。

(6) 对乳房的作用：使乳腺腺管增生，乳头、乳晕着色；促进其他第二性征的发育。

(7) 代谢作用：促进钠、水潴留；促进肝高密度脂蛋白合成，抑制低密度脂蛋白合成，降低血液中胆固醇水平，有利于防止冠状动脉硬化；促进钙盐及磷盐在骨质中沉积，以维持正常骨质。

(8) 对下丘脑和垂体的作用：产生正、负反馈的调节作用。

2. 孕激素 孕激素主要由排卵后的黄体细胞产生，基本结构为孕烷核，如孕酮（progesterone，P）。孕酮在肝代谢成孕二醇及其他产物，并与葡糖醛酸结合，经尿液和胆汁排出。其生理作用如下：

(1) 对子宫的作用：使子宫平滑肌松弛，降低子宫平滑肌对缩宫素的敏感性，抑制子宫收缩，有利于受精卵在子宫腔内生长发育；使增生期子宫内膜转化为分泌期内膜，为受精卵着床做好准备；使宫颈口闭合，黏液减少、变稠，拉丝度减少，阻止细菌和精子进入宫腔。

(2) 对输卵管的作用：使输卵管收缩减弱，蠕动减慢，并调节受精卵的运行。

(3) 对阴道的作用：使阴道上皮细胞脱落加快。

(4) 对乳房的作用：在已有雌激素影响的基础上，促进乳腺腺泡发育成熟。

(5) 兴奋下丘脑体温调节中枢，使排卵后基础体温上升 0.3～0.5℃。临床上可以此作为排卵日期的判断。

(6) 对代谢的作用：促进水与钠的排泄。

(7) 对下丘脑和垂体的作用：产生负反馈的调节作用。

孕激素与雌激素有协同和拮抗作用。一方面，孕激素在雌激素作用的基础上，可促使生殖器官和乳房发育，为妊娠准备条件，两者有协同作用；另一方面，雌激素和孕激素又有拮抗作用，表现为子宫舒缩、输卵管蠕动、宫颈黏液稀稠、阴道上皮细胞角化和脱落、水钠的潴留与排泄等方面。

3. 雄激素 女性体内的雄激素主要来自肾上腺皮质，基本结构为雄烷核，如睾酮（testesterone，T），卵巢的间质细胞和门细胞也能分泌少量睾酮。雄激素是合成雌激素的前体，也是维持女性正常生殖功能的重要激素。其生理作用如下：

(1) 拮抗雌激素，减缓子宫及其内膜的生长及增生，抑制阴道上皮的增生和角化。

(2) 促进阴蒂、阴唇和阴阜的发育，促进阴毛和腋毛的生长。

(3) 可使基础代谢率增加，促进蛋白质的合成，促进肌肉的生长。

(4) 刺激骨髓中红细胞的增生，并参与造血功能。

(5) 在性成熟期前，促使长骨骨基质生长和钙的保留；性成熟后可致骨骺关闭，使生长停止。

第四节　子宫内膜及其他生殖器官的周期性变化

卵巢的周期性变化使女性生殖器发生一系列周期性变化，尤以子宫内膜的周期性变化最显著（图2-5）。

一、子宫内膜的周期性变化

子宫内膜在结构上分为基底层和功能层。基底层直接与子宫肌层相连，不受卵巢激素变化的影响，在月经期不发生脱落。其表面的功能层受卵巢激素的影响呈周期性变化。月经期坏死脱落。以一个正常的28日月经周期为例，其周期性改变可分为三期。

1. 增殖期（proliferative phase）　月经周期的第5～14天。与卵巢周期中的卵泡期相对应。在雌激素的作用下，子宫内膜重新再生修复并长出新的功能层。表现为内膜增厚，腺体增多，血管增生、延长弯曲呈螺旋状。此期内膜增厚至3～5mm。

2. 分泌期（secretory phase）　月经周期的第15～28日。与卵巢周期中的黄体期相对应。黄体形成后，在雌、孕激素作用下，子宫内膜进一步增厚，可达10mm并呈海绵状。腺上皮细胞增生，出现分泌现象（胞浆中含有许多分泌颗粒，腺腔内含大量的分泌物）。螺旋小动脉继续增生也更弯曲，血管管腔也扩张。间质水肿、疏松。此时，子宫内膜已为受精卵的着床、发育准备好条件。如卵子未受精，在月经周期的第25～28日，卵巢黄体萎缩，雌激素和孕激素分泌量减少，子宫内膜失去激素的支持，腺上皮开始变性，间质水肿消失，内膜变薄，螺旋小动脉受压，血流不畅。

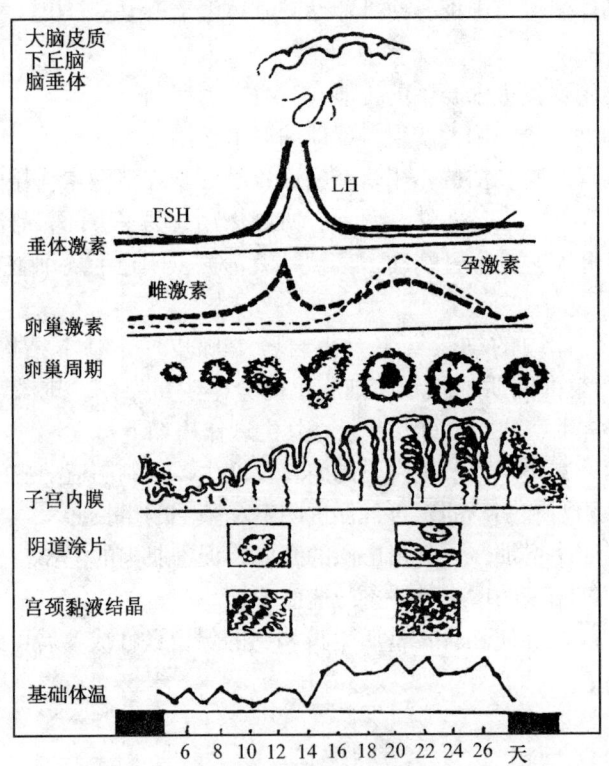

图2-5　垂体、卵巢、子宫内膜、宫颈黏液、基础体温的周期性变化

3. 月经期　月经周期第 1～4 天。此期体内雌、孕激素水平下降，子宫肌层收缩，螺旋小动脉持续痉挛，内膜组织缺血变性、坏死，变性、坏死的内膜剥脱与血液相混形成月经。

二、阴道黏膜的周期性变化

在月经周期中，阴道黏膜随着雌、孕激素的变化而发生周期性改变，尤其在阴道上段更明显。排卵前，阴道上皮在雌激素的影响下，底层细胞增生，逐渐演变为中层与表层细胞，使阴道上皮增厚；表层细胞出现角质化，以排卵期最明显；细胞内富有糖原，糖原经寄生在阴道内的阴道乳酸杆菌分解而成乳酸，使阴道内保持一定酸度，可以防止致病菌的繁殖。排卵后，在孕激素的作用下，主要为表层细胞脱落。临床上常借助阴道脱落细胞的变化了解体内雌激素水平和有无排卵。

三、宫颈黏液的周期性变化

在卵巢激素的影响下，宫颈黏液的理化性质有明显的周期性改变。月经干净后，体内雌激素水平低，宫颈管分泌的黏液量很少；随着雌激素水平不断提高，宫颈黏液至排卵期分泌量增加，质稀薄、透明，拉丝度可达 10cm 以上；此时，宫颈外口松弛呈圆形，出现所谓"瞳孔"现象，有利于精子通过。若将黏液做涂片检查，干燥后可见羊齿植物叶状结晶，这种结晶在月经周期第 6～7 日开始出现，到排卵期最为典型。排卵后，受孕激素影响，黏液分泌量逐渐减少，质地变黏稠而混浊，拉丝度差，易断裂。涂片检查时结晶逐步模糊，至月经周期第 22 日左右完全消失，而代之以排列成行的椭圆体。根据宫颈黏液的周期性变化，可了解当时的卵巢功能。

四、输卵管的周期性变化

雌激素促进输卵管发育及输卵管肌层的节律性收缩振幅，使得黏膜上皮纤毛细胞生长，体积增大，非纤毛细胞分泌增加。孕激素则能增加输卵管的收缩速度，减少输卵管的收缩频率，抑制黏膜上皮纤毛细胞的生长，减低分泌细胞分泌黏液的功能。雌、孕激素的协同作用，保证受精卵在输卵管内的正常运行和营养。

> **知识链接**
>
> 雌激素促使乳腺腺管增生，而孕激素促进乳腺腺泡发育。部分女性在经前由于乳腺管的扩张、充血及乳房间质水肿，会出现乳房肿胀和疼痛，随着雌、孕激素撤退，月经来潮后上述症状大多消退。

第五节　月经周期的调节

月经周期的调节主要是通过下丘脑、垂体、卵巢的激素作用实现的。下丘脑 - 垂体 - 卵巢轴（HPOA）是一个完整而协调的神经内分泌系统（图 2-6），它的每个环节均有其独特的神经内分泌功能，并且相互调节、相互影响。HPOA 的主要生理功能是控制女性生育，维持正常月经周期和性功能，因此又称性腺轴。

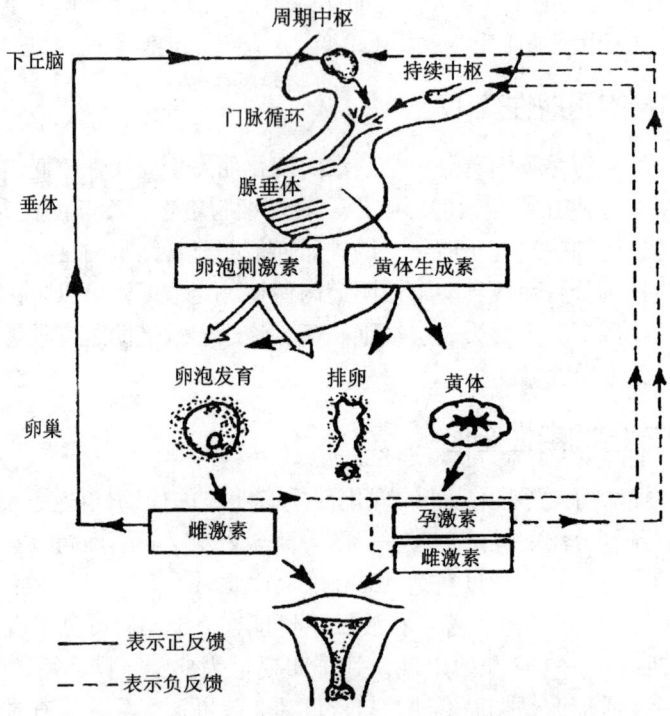

图 2-6 下丘脑 - 垂体 - 卵巢轴的相互关系示意图

一、下丘脑对垂体的调节

下丘脑的神经内分泌细胞分泌促性腺激素释放激素（GnRH），即卵泡刺激素释放激素（FSH-RH）和黄体生成激素释放激素（LH-RH）。通过下丘脑与脑垂体之间的门静脉系统进入腺垂体，使之分泌产生促性腺激素。

二、腺垂体对卵巢的调节

腺垂体接受促性腺激素释放激素的调节，合成并释放的促性腺激素有卵泡刺激素（FSH）和黄体生成素（LH），两者均属糖蛋白激素，其共同作用促使卵泡发育成熟和排卵，形成黄体，并使卵巢分泌性激素。

FSH 在少量 LH 的协同作用下，促使卵泡发育及成熟，并分泌雌激素。LH 在 FSH 的共同作用下，促使成熟卵泡排卵和黄体形成，并分泌孕激素与雌激素。

三、月经调节激素的周期性变化

1. 卵泡刺激素（FSH）的变化　在月经来潮时，血中 FSH 开始略有上升，在卵泡期的前半期维持在较低水平，至卵泡期后半期，随着卵泡的发育，E_2 分泌量增加，FSH 略有下降，至排卵前 24 小时，出现低值，随即迅速上升。24 小时后自最高值直线下降，黄体期维持在较低水平，月经来潮前达最低值，月经期开始再度上升。

2. 黄体生成激素（LH）的变化　卵泡期的前半期，血中 LH 含量较低，此后逐渐上升，至排卵前 24 小时左右与 FSH 同时出现一个陡峭的高峰，且较 FSH 峰值更高，于 24 小时后自最高值骤降。在黄体期，LH维持在较低水平，但较FSH略高。黄体后期也逐渐下降，至月经前达最低水平。LH在月经期处于低水平。

3. 雌激素的变化　在卵泡开始发育时，雌激素分泌量很少，至月经第7日卵泡分泌雌激素量迅速增加，于排卵前（月经周期的第13日左右）形成一高峰，然后又下降。在黄体发育过程中，雌激素的分泌又逐渐增多，排卵后7～8日黄体成熟时，形成又一高峰，但第二高峰较平坦，随着黄体的萎缩退化，雌激素水平迅速下降，在月经前达最低水平。

4. 孕激素的变化　卵泡期卵泡不分泌孕酮。排卵前，卵泡在LH排卵峰的作用下开始分泌少量孕酮，于排卵后孕激素分泌量开始增加，在排卵后7～8日黄体成熟时，分泌量达最高峰，以后逐渐下降，到月经来潮时恢复到排卵前水平。

四、月经周期的调节机制

月经周期的调节是相当复杂的过程。下丘脑分泌的促性腺素释放激素（GnRH）作用于腺垂体，使腺垂体分泌FSH和LH，它们作用于卵巢，使之产生周期性变化并分泌雌激素及孕激素。这些激素反过来影响下丘脑及腺垂体的分泌功能，称为反馈作用。卵巢激素对下丘脑及腺垂体的反馈又称为长反馈；垂体激素亦可影响下丘脑激素的分泌，称为短反馈。产生促进作用的称为正反馈，产生抑制作用的称为负反馈。雌激素既有正反馈又有负反馈作用，孕激素具有负反馈作用。

在月经周期的前半期，在FSH和少量LH作用下卵泡发育及成熟，雌激素水平逐渐升高，作用于子宫内膜使之产生增生期变化。当卵泡发育成熟，雌激素水平达高峰时，对下丘脑、腺垂体进行正反馈调节，腺垂体分泌的FSH和LH达高峰，促使卵巢排卵和黄体形成，随着黄体的进一步发育成熟，分泌大量的雌激素及孕激素，一方面使增生期子宫内膜变为分泌期子宫内膜，另一方面对下丘脑、腺垂体的负反馈作用使FSH和LH下降。当腺垂体分泌受到抑制，FSH和LH下降，黄体萎缩退化，雌、孕激素水平急剧下降，子宫内膜失去激素的支持而发生坏死、剥脱、出血，成为月经。在卵巢性激素减少的同时，解除了对下丘脑的抑制，下丘脑得以再度分泌有关激素，于是又开始另一个新的周期，如此反复循环。

下丘脑、垂体与卵巢激素彼此相互依存，又相互制约，调节着正常的月经周期。其他内分泌腺如甲状腺、肾上腺等与月经周期的调节亦有密切关系，而所有这些生理活动均受大脑皮质调控。

知识链接

肾上腺能分泌少量雄激素及极微量雌、孕激素。少量雄激素是正常妇女的阴毛、腋毛、肌肉及全身发育所必需的。但若雄激素分泌过多，会使卵巢功能受到抑制而出现闭经，甚至男性化表现。

甲状腺分泌甲状腺素（T_4）和三碘甲状腺原氨酸（T_3），甲状腺功能低下则有可能出现先天性女性生殖器官畸形、闭经、月经初潮延迟、不孕等。轻度甲状腺功能亢进时，可使月经过多、过频，甚至发生功能性子宫出血。中、重度甲状腺功能亢进时，可表现为月经稀发、经量减少甚至闭经。

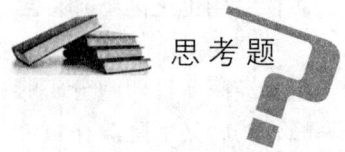 思考题

1．女性一生分哪几个时期？女性的第二性征有哪些？
2．何为月经初潮、月经周期、经期、经量？为何经血不凝固？
3．卵巢的周期性变化包括哪些？如何预测排卵？雌、孕激素有哪些协同、拮抗的生理作用？

（王 奔 钱一分）

第三章

妊娠生理

学习目标

1. 掌握妊娠的概念，妊娠期母体生殖系统、乳房、血液、心血管系统及泌尿系统的变化特点。
2. 熟悉受精及受精卵发育、输送与着床的过程，胎儿附属物的形成及功能。
3. 了解胎儿发育分期及生理特点。

妊娠是胚胎和胎儿在母体内发育成长的过程。卵子受精是妊娠的开始，胎儿及其附属物的排出是妊娠的终止。临床上常以末次月经的第一天作为妊娠的开始，全过程平均为40周（280天）。妊娠是一个非常复杂但极为协调的生理过程。

第一节 受精、胚胎及胎儿发育

一、受精

精子和卵子的结合过程称为受精。成熟卵子从卵巢排出后，经输卵管伞部的"拾卵"作用进入输卵管内，停留在输卵管壶腹部与峡部连接处等待受精。当精液射入阴道内，精子离开精液，经子宫颈管进入子宫腔及输卵管腔后，获得受精的能力。虽然一次射精有数亿精子进入阴道，但一般不超过200个到达输卵管壶腹部，其余的大部分精子被排出阴道外，还有一部分被白细胞吞噬。受精发生在排卵后12小时内，整个受精过程约需24小时。如果精子未与卵细胞相遇，则在48小时之后失去受精能力。

精子获能后，若与卵子相遇，精子头部顶体外膜与精细胞顶端破裂，释放出顶体酶，称为顶体反应。借助酶的作用，精子穿过卵子外围的放射冠和透明带，与卵子表面接触，卵子细胞质内的皮质颗粒释放溶酶体酶，引起透明带反应，阻止了其他精子进入卵子内，进入卵子内的精子与卵子两性原核逐渐融合，恢复46条染色体，完成受精过程。受精卵的形成标志着新生命的诞生。受精后的卵子称受精卵，又称孕卵。

二、受精卵的植入

受精卵借助输卵管的蠕动和输卵管内膜上皮纤毛的推动向子宫腔方向移动。受精卵一边运行，一边进行有丝分裂，此过程称为卵裂。约在受精后 72 小时分裂为 16 个细胞组成的实心细胞团，称为桑葚胚。随着细胞的继续分裂，体积增大，中间出现腔隙，内有少量液体称为囊胚腔或胚外体腔，称为早期胚泡。受精后第 4 日早期胚泡进入宫腔，继续分裂发育形成晚期胚泡。晚期胚泡逐渐侵入子宫内膜的过程，称受精卵着床或植入（图3-1）。孕卵的着床在受精后第 6～7 日开始，第 11～12 日完成。着床部位一般在子宫体部，后壁多于前壁。

受精卵着床必须具备的条件是：①透明带消失；②胚泡细胞滋养细胞分化出合体滋养细胞；③胚泡和子宫内膜同步发育且功能协调；④孕妇体内有足够数量的孕酮。

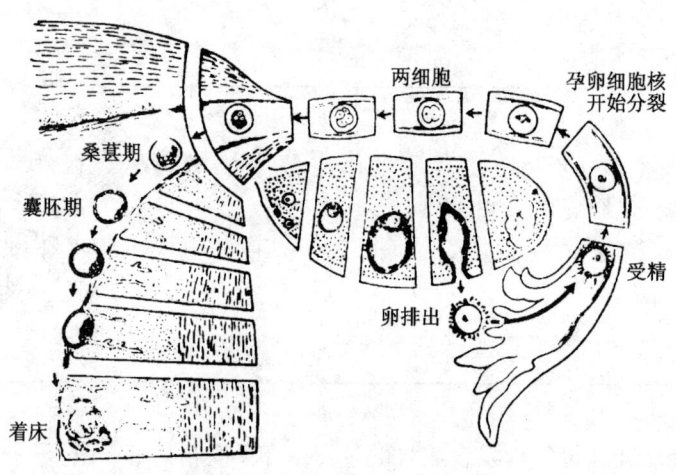

图3-1　卵子受精和孕卵植入

三、受精卵的发育

囊胚植入后，内细胞团的细胞增殖很快，分为两层，靠近滋养层的称外胚层，靠近中央的称内胚层。外胚层形成一个腔，叫羊膜腔。内胚层出现一个囊，叫卵黄囊。羊膜腔的底与卵黄囊的顶直接贴近，形成卵圆形组织板，称胚盘，为人体的始基，以后由此分化出胎儿身体各部。与此同时，滋养层分化成为两层：内层称细胞滋养层，由排列整齐的细胞滋养细胞组成，外层称合体滋养层，由合体细胞组成，合体细胞是一片原生质和分开的细胞核，细胞之间无明显分界。

受精后 3 周左右，在内、外两胚层之间，从胚盘的外胚层分化出中胚层。此时，胚盘变厚隆起，前端发展较快，使羊膜腔顶部逐渐与滋养层分离。仅有一部分中胚层细胞，在胚盘尾部与滋养层相连，称为体蒂，日后形成脐带。卵黄囊后部分出一条细长的管状组织伸入体蒂中，称为尿囊。此时的胚胎已具有三个胚层，称三胚层时期，再从这三个胚层形成胎儿身体各个器官。外胚层将形成整个中枢神经系统、皮肤、毛发、指甲和眼睛的晶体系；中胚层将形成真皮、骨骼、结缔组织、大部分骨骼肌和平滑肌，以及循环、生殖和泌尿三个系统；内胚层将形成消化系统、膀胱、阴道、前庭、呼吸系统的上皮和有关的腺体。

四、胎儿发育的特征

（一）各阶段胎儿发育的特征

妊娠开始的 8 周为胎体主要器官分化形成阶段，称胚胎，第 9 周开始称为胎儿。以 4 周

（一个妊娠月）为一孕龄单位，按孕龄单位阐述胎儿发育的特征如下：

4周末：可辨认胚盘与体蒂。

8周末：胚胎初具人形，头的大小几乎占整个胎体的一半，能分辨出眼、耳、鼻、口、手指及足趾，超声显像可见心脏搏动。

12周末：胎儿身长约9cm，双顶径长约2.3cm，顶臀长6～7cm。外生殖器已发育，部分可辨出性别，四肢有微弱活动。

16周末：胎儿身长约16cm，双顶径长约3.3cm，顶臀长12cm，体重约110g。从外生殖器可以确定胎儿性别。胎儿已开始出现呼吸运动，头皮已长出毛发，皮肤菲薄、深红，无皮下脂肪。部分孕妇自觉有胎动，腹部检查可听到胎心音。

20周末：胎儿身长约25cm，双顶径长约4.7cm，顶臀长16cm，体重约320g。皮肤暗红，胎身有毳毛、胎脂，开始出现吞咽、排尿功能。临床可听到胎心音。胎儿运动明显增加。

24周末：胎儿身长约30cm，双顶径长约6.1cm，顶臀长21cm，体重约630g。各脏器已发育，皮下脂肪开始沉积，皮肤皱缩状，出现眉毛和睫毛。

28周末：胎儿身长约35cm，双顶径长约7.3cm，顶臀长25cm，体重约1000g。皮肤粉红，表面覆盖有胎脂，出生后能啼哭，可呼吸。出生后易患特发性呼吸窘迫综合征。若能加强护理，可能存活。

32周末：身长约40cm，双顶径长约8.5cm，顶臀长28cm，体重约1700g。毳毛已脱落，生活力尚可，适当护理可以存活。

36周末：身长约45cm，双顶径长约9.1cm，顶臀长32cm，体重约2500g。皮下脂肪发育好，面部皱纹消失，趾（指）甲已达趾（指）端，出生后能啼哭及吸吮，生活力好，基本能存活。

40周末：发育成熟，双顶径长约9.3cm，顶臀长36cm，身长约50cm，体重约3400g。胎儿发育成熟，皮下脂肪发育好，皮肤粉红色，外观体形丰满。足底皮肤有纹理。女性阴唇发育好，男性睾丸已下降，出生后哭声响亮，吸吮力强，能很好存活。

（二）足月胎头

1. 足月胎头的构成　足月胎儿的胎头占胎儿全身1/4，是胎体的最大部分，也是胎儿通过产道最困难的部分。胎儿头颅是由两块顶骨、两块额骨、两块颞骨及一块枕骨构成。颅骨间的缝隙称为颅缝，两颅缝交界处较大的空隙称为囟门。颅缝与囟门均有软组织遮盖，使骨板有一定的活动余地。分娩时颅骨在颅缝处可以重叠，以缩小胎头体积，利于胎儿娩出。

2. 颅缝　两顶骨之间为矢状缝；顶骨与额骨之间为冠状缝；顶骨与枕骨之间为"人"字缝；颞骨与顶骨之间为颞缝；两额骨之间为额缝。

3. 囟门　位于胎头前方的称为前囟或大囟门，为一菱形空隙，由矢状缝、冠状缝及额缝汇合而成。位于胎头后方的称为后囟或小囟门，为一小三角形空隙，由矢状缝和"人"字缝汇合而成。

4. 径线　胎头的大小以各径线的长短来衡量（图3-2）。

（1）枕下前囟径（小斜径）：是从前囟中央至枕骨隆突下方之距离，平均约9.5cm。

（2）枕额径（前后径）：是由鼻根至枕骨隆突的距离，平均约11.3cm。

（3）枕颏径（大斜径）：自下颌骨中央至后囟门顶部的距离，平均约13.3cm。

（4）双顶径：为两个顶骨隆突间的距离，平均约9.3cm。

（5）双颞径：为两颞骨间的最大距离，平均约8.4cm。

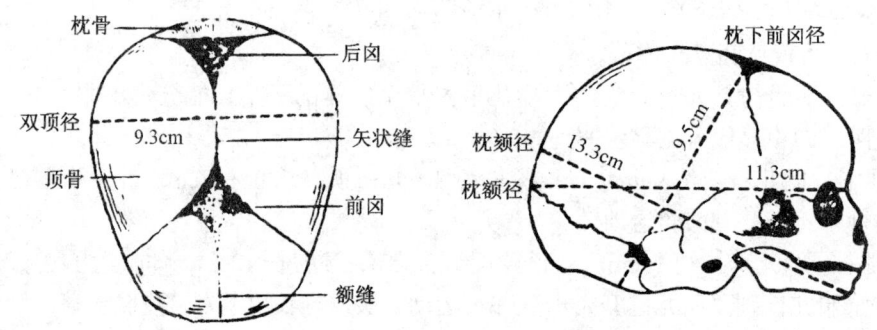

图 3-2　胎儿颅骨各颅缝、囟门和径线

第二节　胎儿附属物的形成及其功能

胎儿附属物包括胎盘、胎膜、羊水、脐带。

一、胎盘

(一)胎盘的形成

胎盘由底蜕膜、叶状绒毛膜及羊膜构成。

1. 蜕膜的形成　孕卵着床后的子宫内膜称蜕膜，依其与孕卵植入部位的关系可分为三部分。

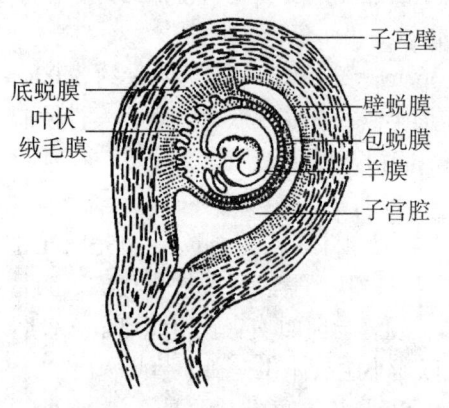

图 3-3　早期妊娠子宫蜕膜与绒毛膜的关系

(1) 底蜕膜：是蜕膜与叶状绒毛膜接触的部位，将来发育成为胎盘的母体部分。

(2) 包蜕膜：为覆盖在孕卵上面的蜕膜，随着孕卵的发育逐渐凸向宫腔，约在妊娠 12 周时与真蜕膜吻合，将形成胎膜的一部分。

(3) 真蜕膜：初包蜕膜与底蜕膜外，覆盖于子宫腔表面的蜕膜（图 3-3）。

2. 绒毛膜　受精后约 12 天，滋养层表面即可见到绒毛，继续发育成为绒毛膜。与底蜕膜接触的绒毛，因营养丰富，分支增多，这部分绒毛膜称叶状绒毛膜，是构成胎盘的主要部分。与包蜕膜相接触的绒毛膜，因缺乏营养来源而退化，变得光滑，构成胎膜的一部分，称平滑绒毛膜。叶状绒毛膜的绒毛有两种：少数绒毛似树根样，深深扎入蜕膜中，有支持固定作用，叫固定绒毛；大部分绒毛末端游离，称游离绒毛。绒毛与绒毛之间有间隙，称绒毛间隙。间隙与蜕膜血管相同，间隙中充满着母血，绒毛浸在母血中。母体血液靠母体压差，以每分钟 500ml 流速进入绒毛间隙，母儿间的物质交换均在胎儿小叶的绒毛处进行。可见胎儿血液是经脐动脉直至绒毛毛细血管壁，经与绒毛间隙中的母血进行物质交换，两者不直接相通，而是隔着绒毛毛细血管壁、绒毛间质及绒毛表面细胞层，靠渗透、扩散和细胞选择性进行物质交换，再经脐静脉返回胎儿体内。母血则经底蜕膜螺旋动脉开口通向绒毛间隙内，再经开口的螺旋静脉返回孕妇体内。

3. 羊膜　由羊膜囊壁发育而成的半透明薄膜。覆盖在胎盘的胎儿面，与胎膜及脐带的羊膜相连接。

（二）胎盘的形态结构及其血液循环

胎盘于妊娠6～7周开始形成，至妊娠12周已基本形成。正常足月胎盘呈盘状，圆形或扁圆形，直径18～20cm，厚约2.5cm。中间厚，边缘薄，重500～600g，约为初生儿体重的1/6。胎盘分为子面与母面，其母面粗糙，色暗红，有18～20个胎盘小叶。子面光滑，由羊膜覆盖，呈灰白色，表面有血管分布。脐带附着在中央或偏侧。胎盘是胎儿和母体间进行物质交换的重要器官。

受精后第3周内，绒毛膜中长出血管并随绒毛的分支而分支，绒毛末端形成毛细血管，胚胎体蒂中有胚胎血管与绒毛血管相通，形成胎儿胎盘循环。绒毛彼此间的间隙称绒毛间隙，其间充满母血，绒毛浸在母血中。胎儿血自脐动脉入绒毛动脉，再经绒毛的毛细血管网又回到脐静脉入胎儿体内；母血则经底蜕膜之螺旋小动脉，开口于绒毛间隙内，再经开口之小静脉回流至母体血循环。由此可见胎儿与母体血循环并不直接相通，而是隔着绒毛中的血管壁、绒毛间质和绒毛表面细胞层，靠渗透、扩散与上皮细胞的选择性通过进行物质交换，其交换场所即为绒毛间隙（图3-4）。

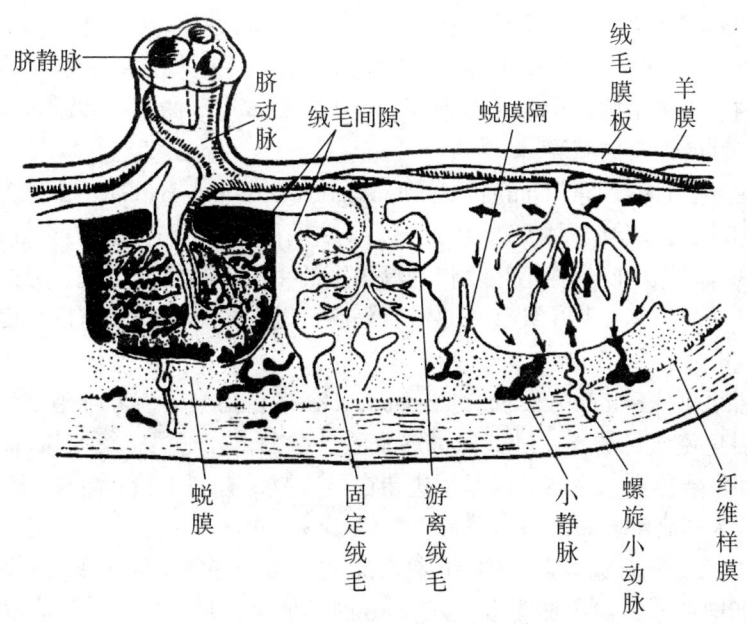

图3-4　胎盘血液循环模式图

（三）胎盘的功能

1. 气体交换　维持胎儿生命最重要的物质是氧气，在母体与胎儿之间，氧气及二氧化碳是以简单扩散方式进行交换，相当于出生后的肺功能。母体动脉血氧分压较高，绒毛间隙中的血氧分压次之，胎儿脐动脉的血氧分压最低，从而保证了氧气经扩散作用进入胎儿血循环。胎儿血内二氧化碳分压比母血高，二氧化碳可经脐动脉到绒毛，弥散至绒毛间隙，然后流回子宫静脉。所以胎盘代替了胎儿肺的呼吸作用，当胎盘血液循环受阻时，临床上即可出现胎儿宫内窘迫。

2. 供给营养　胎儿生长发育所需的营养，都经胎盘由母体供给，如葡萄糖是胎儿热能的主要来源，以易化扩散方式通过胎盘。氨基酸、脂肪酸、水和电解质等小分子量物质通过简单扩散可通过胎盘，大分子量物质如血浆蛋白、脂肪需经过胎盘的多种酶将其分解为简单物质才通过胎盘。胎盘还能将简单物质合成糖原、蛋白质、脂肪等大分子物质储存起来，替代了胎儿的消化功能；电解质及维生素多数以主动运输方式通过胎盘。

3. 排泄作用　胎儿代谢的产物如尿素、尿酸、肌酐等，经胎盘渗入母血中而排出，相当于出生后肾的功能。

4. 防御功能　胎盘具有一定的屏障作用，但它是有限的。如体积微小的病毒及某些对胎儿有害的药物可通过胎盘进入胎儿体内，引起胎儿感染或致畸。细菌、弓形虫、衣原体、支原体、螺旋体可在胎盘部位形成病灶，破坏绒毛结构进入胎体感染胎儿。免疫球蛋白（IgG）可通过胎盘进入胎儿体内而获得抗体，因此，胎儿出生后一段时间内具有一定的免疫能力。

5. 免疫功能　胎儿和胎盘对母体而言似同种异体移植，但母体并不产生排斥现象。除了妊娠时母体免疫力弱，胎儿组织抗原性不强外，胎盘的构造使母子血液互不相通，首先消除了第一次排斥的必要条件。妊娠末期胎盘与母体间有一层纤维蛋白样物质沉着，滋养叶细胞外有一层透明质酸和唾液酸组成的纤维样物包绕，可形成一个屏障阻断细胞抗原。此外，胎盘所产生的类固醇激素和蛋白质类激素也可能起一定的免疫抑制作用。

6. 合成功能　主要合成激素和酶。蛋白质激素有绒毛膜促性腺激素、胎盘催乳素、妊娠特异性糖蛋白、人绒毛膜促甲状腺激素等；类固醇激素有雌激素、孕激素等；合成的酶有催产素酶、耐热性碱性磷酸酶等。

（1）人绒毛膜促性腺激素（human chorionic gonadotropin，HCG）：由滋养层合体细胞产生，于受精后10天可在孕妇尿中或血中测出，是进行早孕诊断的方法。至妊娠8～10周血清浓度达最高峰，妊娠中晚期血清浓度仅为峰浓度的10%，持续至分娩。分娩后若无胎盘残留，约于产后2周内消失。其主要作用是维持妊娠，营养黄体，使子宫内膜变为蜕膜，维持孕卵生长发育。

（2）胎盘催乳素（human placental lactogen，HPL）：由合体滋养细胞分泌。孕5～8周在母血中用放射免疫法可测出，随妊娠进展及胎盘增大，分泌量持续增加，产后迅速下降，于产后7小时即不能测到。主要功能是促进蛋白质合成，有利于胎儿生长发育，并促进孕妇乳腺腺泡发育，为产后泌乳做准备。

（3）雌激素：为类固醇激素，包括雌酮、雌二醇和雌三醇。从妊娠17周开始，母血中雌激素含量逐渐增加。起初增加缓慢，妊娠36周后加速，足月妊娠时达高峰。雌激素中以雌三醇为主（E_3）。雌三醇由胎盘、胎儿肾上腺和肝共同作用而生成。临床上常以孕妇血和尿中雌三醇含量推测胎儿胎盘功能。

（4）孕激素：为类固醇激素。由滋养层合体细胞产生，随妊娠进展母血中孕酮水平逐渐增加，与雌激素共同参与妊娠期母体各系统的生理变化。

二、胎膜

胎膜是由平滑绒毛膜、包蜕膜及羊膜构成，有防止细菌进入宫腔，避免感染的作用。胎膜外层是不完整的蜕膜，中层为绒毛膜，内层是半透明的羊膜。三层互相紧贴，但羊膜与绒毛膜可以分开。

三、羊水

羊膜腔内充满液体，称羊水。羊水呈弱碱性，妊娠早期羊水主要来源于母体血浆，通过胎膜进入羊膜腔的漏出液。自妊娠中晚期起，胎儿的尿液可能成为羊水的重要来源，羊水通过胎儿的消化道、呼吸道、泌尿道及胎膜和脐带进行交换而保持动态平衡，大约每90分钟交换50%。足月妊娠时羊水量800～1000ml。过期妊娠时，羊水量明显减少，可少至300ml以下。羊水成分随妊娠时期不同而异。妊娠早期羊水为无色澄清液体，妊娠足月时羊水略浑浊，不透明，羊水内常悬有小片状物，包括脂肪、毳毛、上皮细胞、尿酸、尿素等，还含大量激素和酶。

羊水的功能有：①防止羊膜与胎体粘连，使胎儿有一定的活动度。②起缓冲作用，能保护胎儿免受伤害，减少母体因胎动引起的不适。③保持宫腔的恒温、恒压。④临产宫缩时，羊水直接受宫缩压力能使压力均匀分布，避免胎儿局部受压。前羊水囊具有扩张子宫颈口的作用，破膜后羊水冲洗阴道减少感染机会。⑤通过羊水检查可测定胎儿的成熟度、性别及某些先天性疾病和遗传性疾病。

四、脐带

脐带是连接胎儿与母体的器官，脐带一端连接胎儿腹壁的脐轮，另一端附着于胎盘的胎儿面中央或偏于一侧，表面被羊膜覆盖，呈灰白色。脐带内有一条脐静脉和两条脐动脉。脐静脉管腔较大，管壁薄；脐动脉管腔较小，管壁厚。因脐血管较长，脐带常呈螺旋状扭曲。胎儿通过脐带与母体连接，进行营养和代谢物质的交换，若脐带受压或缠绕打结，则阻断了血流，可导致胎儿宫内窘迫，甚至死亡。脐带长30～100cm，平均脐带长55cm，直径0.8～2.0cm。

第三节　妊娠期母体变化

妊娠后母体全身各系统均发生一系列显著的解剖上和生理上的改变，以适应不断增加的生理负担的需要。了解妊娠期母体变化，有助于做好孕期各项保健工作。

一、生殖系统

（一）子宫

1. 子宫体　子宫在妊娠后的改变最为明显，随胎儿的生长发育逐渐增大，肌纤维肥大变长并增生，间质的血管、淋巴管增生，所以子宫体明显变软。妊娠6周时，子宫体呈球形。12周时子宫底可超越盆腔。足月时子宫重量由非孕期的50g增至1000～1200g，体积由孕前的7cm×5cm×3cm增大至足月35cm×25cm×22cm，容量增加近1000倍，可达5000ml。因盆腔左后方有乙状结肠的占据与蠕动，故子宫常有不同程度的右旋现象。子宫周围的韧带随子宫的增大亦增粗变长。子宫的血液供应增加20～40倍，孕足月胎盘血流量高达500～700ml/min。

2. 子宫峡部　非孕期仅长1cm，至妊娠12周因逐渐伸展约增长3倍，于妊娠晚期逐渐变长形成子宫下段，临产时可达7～10cm，成为软产道的一部分，此时称子宫下段。

3．子宫颈 肌纤维也肥大，紫蓝色、变软，但不如宫体明显，子宫颈管内腺体增生，分泌旺盛，黏液变稠，栓塞于子宫颈管内，形成"黏液栓"，可防止感染。临近产期，子宫颈变短，并出现轻度扩张。如柱状上皮向外增生超出子宫颈外口时，宫颈表面可呈糜烂状为柱状上皮外移。

（二）卵巢

妊娠早期卵巢稍增大，在一侧卵巢可见妊娠黄体。孕6～7周前黄体是产生雌激素及孕激素的主要器官，维持妊娠继续，妊娠黄体在孕10周后开始萎缩，其功能由胎盘代替。妊娠期卵巢的卵泡不再活动而无排卵。

（三）输卵管

妊娠期增长，充血、水肿，但肌层无明显肥厚。内膜可有蜕膜反应。

（四）阴道

阴道黏膜增厚、变软、充血、水肿、皱襞增多，血管丰富，充血呈紫蓝色。平滑肌细胞肥大，结缔组织松软，伸展性增强。上皮细胞通透性增加，分泌物增多，阴道酸度也增高，有利于防止一般致病菌生长。

（五）外阴

色素沉着，有时可见大阴唇静脉曲张，结缔组织变疏松，会阴肥厚变软，弹性增加。由于妊娠期受增大的子宫压迫，下肢及盆腔静脉回流障碍，部分患者可出现外阴静脉曲张，此情况产后自然消失。

二、乳房

由于雌激素、孕激素、胎盘生乳素等激素的参与，乳房发育增长，有胀痛及刺痛感，乳腺管及腺泡增生，乳房逐渐增大。乳头、乳晕色素沉着，乳头周围皮脂腺呈结节状隆起，称蒙氏结节。妊娠晚期可挤出少量黄色液体，称初乳。

三、血液、循环系统

（一）血液

随妊娠月份的增长，血容量逐渐增加，妊娠6周开始增加，至妊娠32～34周达高峰，并一直持续到妊娠末期直至分娩。整个妊娠期总血容量较原来增加30%～45%，其中血浆增加约40%，而血细胞增加约20%，血液相对稀释，形成生理性贫血。妊娠期常处于缺铁状态，若红细胞降至$3.6×10^{12}/L$以下，血红蛋白降至110g/L以下，则为真性贫血。妊娠末期白细胞一般为$(10～12)×10^9/L$，有时可升至$15×10^9/L$。主要是中性粒细胞增加，淋巴细胞增加不多，血清总蛋白较正常非孕妇低，血浆纤维蛋白原和球蛋白含量增高，血液黏稠度增加，血液处于高凝状态，有利于预防产后出血。妊娠期红细胞沉降率增快4～5倍，可能与血浆纤维蛋白增加和白蛋白含量减少，降低了血浆胶体渗透压有关。

（二）心脏

由于血容量增加，使心脏负担增加，心率每分钟增加10～15次左右，心脏每搏输出量增加20%～30%。孕8～10周心排血量已渐增，至32～34周已达高峰。妊娠子宫不断增大，推压横膈上升，造成心脏向左上移位，并向前旋转贴近胸壁，心尖部左移，心浊音界稍扩大。心脏移位还可造成大血管扭曲，许多孕妇可在心尖部和肺动脉区听到吹风样收缩期杂音，产后逐渐消失。

（三）血压

妊娠后外周血管扩张，血液稀释及胎盘动静脉短路，妊娠早、中期常有舒张压轻度偏低现象，一般至孕末期恢复正常。妊娠末期因流向下腔静脉的血量增多，且增大的子宫压迫下腔静脉使血液回流受阻，易出现下肢及外阴的静脉曲张，水肿或痔，且下腔静脉压升高，有些孕妇长时间平卧，可引起回心血量减少，心排血量降低，血压下降，出现仰卧位低血压综合征，应予重视。

四、泌尿系统

妊娠后肾负担母儿废物的排泄，负担增加，肾血流量及肾小球滤过率增加，当超过其负荷时则回吸收障碍，出现生理性糖尿。妊娠早期及晚期，子宫压迫膀胱，出现尿频。由于雌、孕激素的增加以及子宫对输尿管的压迫，可见肾盂及输尿管有生理性扩张现象，蠕动减弱，尿流缓慢，有尿潴留现象，易发生感染；特别是子宫生理性向右旋转使右侧输尿管受压。因此，孕妇易发生急性肾盂肾炎，尤以右侧多见。

五、呼吸系统

子宫增大使膈肌上升，肺底上移，肋骨向外扩展，胸腔横径增加。由于气体需要量增加，耗氧量增加20%，通气量增40%左右，有过度通气现象，呼吸较深，但次数改变不大，每分钟不超过20次。妊娠期上呼吸道黏膜充血、增厚、水肿，抵抗力下降，易患上呼吸道感染。

六、消化系统

妊娠早期常有恶心、呕吐、食欲缺乏等现象，称为妊娠反应。约在妊娠12周后消失。胃酸及蛋白酶减少，故孕妇易感恶心。由于受大量性激素的影响，大肠蠕动减缓，胃肠平滑肌张力降低，常有肠胀气或便秘。有时胃内容物可逆流至食管引起"烧心感"。又因性激素对血管平滑肌的扩张作用，常可发生痔疮或原痔疮加重。肝功能没有明显变化，但肝与胆囊有轻度胆汁淤积，故孕妇易发生胆石症。

七、骨骼及韧带

妊娠期骨盆关节及椎骨间韧带松弛，常觉腰骶部及肢体疼痛，耻骨联合可有分离现象。由于胎儿发育需钙较多，如不注意补充，日后可发生骨质软化甚至骨骼变形。妊娠期由于重心前移，为了保持平衡，孕妇头及肩向后移，腰部曲度增加，因而也易有腰部酸痛感。

八、皮肤

孕期腺垂体分泌黑色素刺激素，雌、孕激素刺激黑色素分泌，使孕妇面颊、乳头、外阴及腹白线常有棕色色素沉着。汗腺分泌旺盛。由于子宫及乳房的发育引起皮下的弹力纤维断裂，乳房、腹壁甚至大腿外侧皮肤可出现条状纹，称妊娠纹。妊娠纹在初孕妇为紫色或淡红色，在经产妇呈银白色。

九、内分泌系统

(一) 脑垂体

妊娠期垂体的体积和重量均增加,体积增20%~40%,重量增加1倍,腺垂体增大,后叶并不肥大。胎盘分泌的大量雌、孕激素对丘脑下部及垂体呈负反馈作用,除促性腺激素分泌减少外,其他如促甲状腺素、促肾上腺皮质激素及垂体催乳素等均逐渐增加。催产素来自垂体后叶,随妊娠的进展其分泌量增加。

(二) 甲状腺

妊娠期甲状腺增大,但孕妇一般无甲状腺功能亢进症(简称甲亢)表现。孕妇与胎儿体内促甲状腺素均不能通过胎盘,而是各自调节,但抗甲状腺药均可透过胎盘,故使用时应慎重。

(三) 肾上腺皮质

妊娠期肾上腺肥大,皮质增厚,糖皮质激素及盐皮质激素均有增加。

十、新陈代谢

(一) 糖代谢

妊娠期胰岛素功能旺盛,孕妇血内胰岛素稍高,空腹血糖偏低。在妊娠早期尚能维持生理需要,但随着妊娠的进展,孕妇对胰岛素的需求量增加,至妊娠后期,当满足不了逐渐增长的需要时,即产生相对胰岛素不足,导致血糖升高。且妊娠期肾排糖阈下降,可出现临床糖尿,产后则恢复正常。

(二) 蛋白质代谢

妊娠期母体需要大量蛋白质,体内蛋白质合成增加,分解旺盛,妊娠中、后期呈正氮平衡。母体内氮的储存除供应胎儿发育及子宫、乳腺增长的需要外,并为分娩消耗及产后泌乳做储备。

(三) 脂肪代谢

妊娠期肠道吸收脂肪能力加强,孕妇血脂升高,脂肪储存多。妊娠期能量消耗大,糖的储备减少,若有过多能量消耗时,即动员脂肪来补充,因而可能有氧化不全产生的酮血症,尿中出现酮体,多见于妊娠剧吐时或因产程过长,能量过度消耗,糖储量减少时。

(四) 水与电解质代谢

妊娠期组织内有水分潴留现象,平均增加6.8L,而不表现有水肿。一般体重较孕前增加12.5kg,若有体重过度增加,妊娠晚期每周超过500g应考虑有隐性水肿。

(五) 矿物质代谢

胎儿骨骼及其他组织的发育,需要多量的钙与磷和铁,而钙、磷的吸收又与维生素D有关。若代谢失常或摄入量不足,可因血钙过低造成肌肉痉挛或骨质疏松。妊娠期尤其是后半期,需铁量增多,如不补充外源铁,则母血清铁不足,易发生贫血。微量元素对胎儿生长发育极为重要,为此,孕期母体内微量元素产生一系列变化,以适应生理需要,如血清锌孕后期需存储,每日1mg、血清铜每日需2mg,产后恢复正常。

(六) 基础代谢率及体重

基础代谢率在妊娠早期略有下降,中期以后随着氧的消耗及胎儿活动的增加逐渐上升,晚期比平均增长10%~20%,每日需热量为10 500kJ(2 500kcal)。孕妇的体重至足月妊娠时平均增加 12.5kg。增加的体重在产后逐渐恢复，约在产后 3 个月达正常。

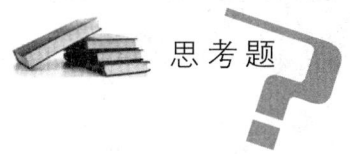

思考题

1．胎儿附属物有哪些？胎盘有哪些功能？
2．简述脐带的长度及组成，正常足月妊娠的羊水量及羊水的功能。
3．简述妊娠期母体的子宫变化、乳房的变化、循环及血液系统的变化、呼吸系统的变化、体重的变化等。
4．简述胎儿不同时期（妊娠 8 周末、16 周末、20 周末、28 周末及 40 周末）的发育特点。

（尚梦远　熊立新）

第四章

妊娠诊断

 学习目标

1. 掌握早期、中期及晚期妊娠的诊断要点。
2. 熟悉胎产式、胎先露和胎方位的定义及判定。

为便于掌握妊娠不同时期的特点，将妊娠全过程分为3个时期：妊娠12周末以前为早期妊娠，第13~27周末为中期妊娠，第28周及以后称为晚期妊娠。

第一节 早期妊娠的诊断

案例

李某，女，25岁，结婚半年，未避孕，诉说平素月经规律，月经周期为28天，每次持续3~4天，其末次月经第一天是2月11日，距今已有8周，现自觉疲乏，乳房胀痛明显。

思考：首先诊断是什么？如何诊断？

【临床表现】

（一）症状

1. 停经 生育年龄妇女，平素月经周期规则，一旦月经过期10日或以上，应疑为妊娠。停经是已婚妇女可能妊娠最早与最重要的症状，但停经不一定是妊娠。妇女在哺乳期虽未恢复月经，仍有可能再次妊娠。

2. 早孕反应 约半数妇女于停经6周左右出现头晕、乏力、嗜睡、流涎、食欲缺乏、喜食酸物或厌恶油腻、恶心、晨起呕吐等，称为早孕反应。恶心、晨起呕吐与体内HCG增多、胃酸分泌减少以及胃排空时间延长可能有关，多于妊娠12周左右自行消失。

3. 尿频 因妊娠子宫增大，在盆腔内压迫膀胱所致。在妊娠12周后，当宫体进入腹腔不再压迫膀胱时，尿频症状自然消失。

4. 乳房轻度胀痛及乳头疼痛 自妊娠8周起，受增多的雌激素及孕激素影响，乳腺腺

泡及乳腺小叶增生发育，孕妇自觉有乳房轻度胀痛及乳头疼痛。哺乳期妇女一旦受孕，乳汁常明显减少。

（二）体征

1. 乳房的变化　乳房逐渐增大，乳头也增大，乳头及其周围的乳晕着色加深，乳晕周围显现蒙氏结节。

2. 生殖器官变化　妊娠后阴道黏膜及宫颈充血水肿、变软呈紫蓝色。双合诊检查发现宫颈变软，子宫峡部极软，感觉宫颈与宫体似不相连，称为黑加征（Hegar sign）。随妊娠进展，子宫体增大变软，于妊娠5～6周子宫体呈球形，妊娠8周子宫体约为非孕子宫体的2倍，妊娠12周时约为非孕子宫体的3倍。当子宫底超出骨盆腔时，可在耻骨联合上方触及。

【辅助检查】

（一）妊娠试验

孕卵着床后滋养细胞分泌HCG并经孕妇尿中排出，在停经40天左右，用免疫学方法（临床多用试纸法定性）受检者血或尿中HCG含量，可以协助诊断早期妊娠。

（二）超声检查

1. B型超声显像法　在增大的子宫轮廓中，见到来自羊膜囊的圆形光环，称孕囊，妊娠环内为液性暗区。超声最早在妊娠5周时见到妊娠环。妊娠6周时可见到胎芽，7～8周可探及胎心。若在妊娠环内见到有节律的胎心搏动，可确诊为早期妊娠活胎（图4-1）。

2. 超声多普勒法　在增大的子宫区内，用超声多普勒仪能听到有节律、单一高调的胎心，胎心率为110～160次/分，可确诊为早期妊娠且为活胎，最早出现在妊娠7周时。此时，可听到脐带血流音。

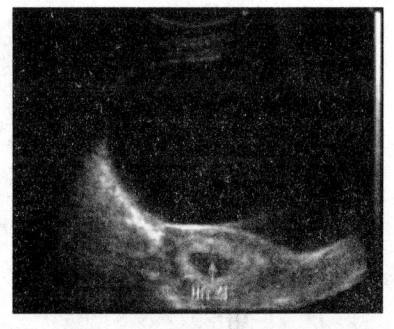

图4-1　B超检查早期妊娠孕囊

（三）宫颈黏液检查

宫颈黏液量少，质黏稠，形成宫颈黏液栓。宫颈黏液涂片干燥后光镜下见到排列成行的椭圆体，无羊齿叶状结晶，则早期妊娠的可能性大。

第二节　中、晚期妊娠的诊断

> **案例**
>
> 某初孕妇，月经周期约28天。已停经一段时间，末次月经及胎动开始时间记不清，无明显早孕反应。用尺测量耻骨联合上子宫长度为26cm。
>
> 思考：此孕妇妊娠大约多少周？

【临床表现】

1. 子宫增大　子宫随妊娠进展逐渐增大，孕妇自觉腹部逐渐膨隆，根据手测宫底高度

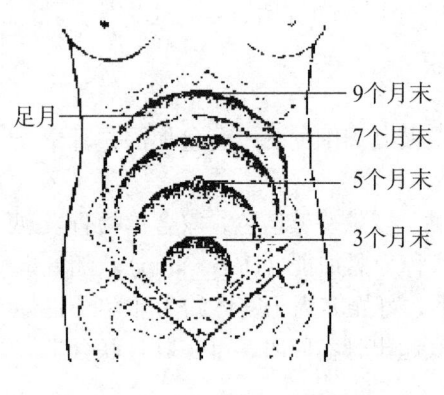

图 4-2 妊娠各周子宫底的高度

或尺测耻上子宫长度（图 4-2，表 4-1），可以判断妊娠周数，初步估计胎儿大小。宫底高度因胎儿的大小、胎儿个数、羊水量等而有差异。

2．胎动　妊娠 18～20 周孕妇可自觉胎儿在子宫内活动称胎动（fetal movement，FM），胎动是妊娠诊断依据，也是胎儿宫内安慰的重要指标，正常孕妇于妊娠 20 周开始自觉胎动。临床上常采用胎动自测，孕妇记录每日早、中、晚 3 次 1 小时内的胎动次数，相加乘以 4 即为 12 小时胎动，若 ≥ 30 次 /12 小时或 ≥ 4 次 / 小时则为正常；若连续 2 日胎动 ≤ 3 次 / 小时则为异常。

表 4-1　不同妊娠周数的宫底高度及子宫长度

妊娠周数	手测宫底高度	尺测耻上子宫长度
12 周末	耻骨联合上 2～3 横指	
16 周末	脐耻之间	16cm
20 周末	脐下 1 横指	18（15.3～21.4）cm
24 周末	脐上 1 横指	24（22.0～25.1）cm
28 周末	脐上 3 横指	26（22.4～29.0）cm
32 周末	脐与剑突之间	29（25.3～32.0）cm
36 周末	剑突下 2 横指	32（29.8～34.5）cm
40 周末	脐与剑突之间或略高	33（30.0～35.3）cm

3．胎儿心音（fetal cardiac sound）　妊娠 10 周应用 Doppler 可听到胎心音，妊娠 18～20 周用听诊器可经孕妇腹壁听到胎儿心音（简称胎心），如钟表的"滴答"声，110～160 次 / 分，在胎背处听诊最清楚。但需与孕妇子宫杂音、腹主动脉音、脐带杂音相鉴别。

4．胎体　妊娠 20 周后，可经孕妇腹壁触到子宫内的胎体，妊娠 24 周后更为清楚。触诊可区分胎儿的不同部位：圆而硬的胎头有浮球感，宽而软的胎臀形状不规则，宽而平坦的胎背和小而不规则的四肢。

5．皮肤变化　在面部、乳头、乳晕及腹壁正中线有色素沉着。

【辅助检查】B 型超声检查能显示胎儿数目、胎产式、胎先露、胎方位、有无胎心搏动及胎盘位置，能测量胎头双顶径等多条径线，并可观察有无胎儿体表畸形。超声多普勒法可探出胎心音、胎动音、脐血流音及胎盘血流音。超声检查对腹部检查不能确定胎产式、胎先露、胎方位或胎心听不清者有意义。

第三节 胎产式、胎先露、胎方位

案例

吴某,初孕妇,孕35周,腹部触诊时,在子宫底部触到圆而硬的胎头,在耻骨联合上方触到较软而宽不规则的胎臀,胎背位于母体腹部右前方;胎心音在脐上右侧听到。

思考:胎儿是什么胎方位?

胎儿在子宫内的姿势称为胎姿势,正常的胎姿势是:胎头俯屈,颏部贴近胸壁,脊柱略前弯,四肢屈曲交叉于胸前。由于胎儿的位置不同,可有不同的胎产式、胎先露和胎方位。胎儿位置与母体骨盆的关系对分娩过程影响极大,故在妊娠后期至临产前,尽早确定胎儿在子宫内的位置非常重要,以便及时将异常胎位纠正为正常胎位。

一、胎产式

胎儿纵轴与母体纵轴的关系称胎产式(fetal lie)。两纵轴平行者称纵产式(longitudinal lie),如头位、臀位。两纵轴垂直者为横产式(transverse lie),如横位。两纵轴交叉者为斜产式,在足月胎儿中约99%是纵产式,斜产式是暂时的,在分娩过程中可转成纵产式或横产式(图4-3)。

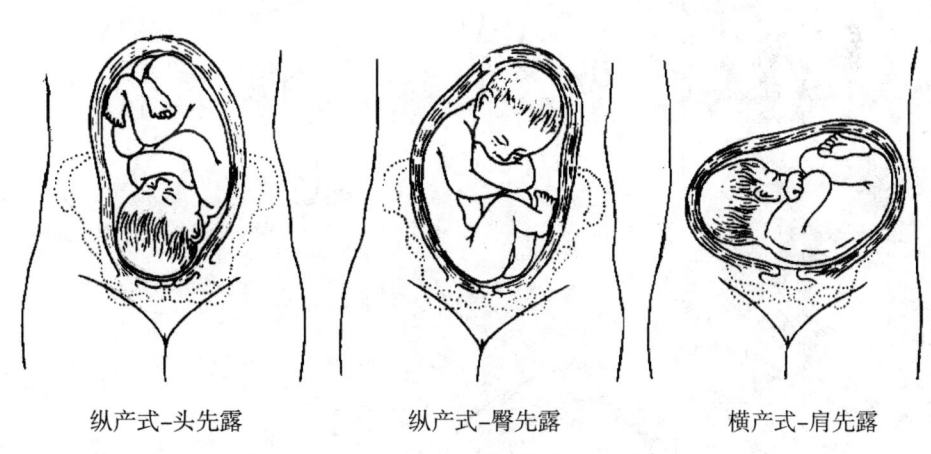

纵产式-头先露　　　　纵产式-臀先露　　　　横产式-肩先露

图4-3 胎产式

二、胎先露

胎儿最先进入母体骨盆入口平面的胎体部分称胎先露(fetal presentation)。纵产式有头先露和臀先露,横产式为肩先露。

头先露因胎儿屈伸程度不同可分为枕先露、前囟先露、额先露、面先露（图4-4）。

臀先露时由于入盆的先露部分不同，可分为完全臀先露（混合臀先露）、单臀先露、单足先露、双足先露（图4-5）。

复合先露是头先露或臀先露与胎手或胎足同时入盆（图4-6）。

三、胎方位

胎先露的指示点与母体骨盆的关系称胎方位（fetal position）。枕先露以枕骨、面先露以颏、臀先露以骶骨、肩先露以肩胛骨为指示点。根据指示点与骨盆前后左右的关系而有

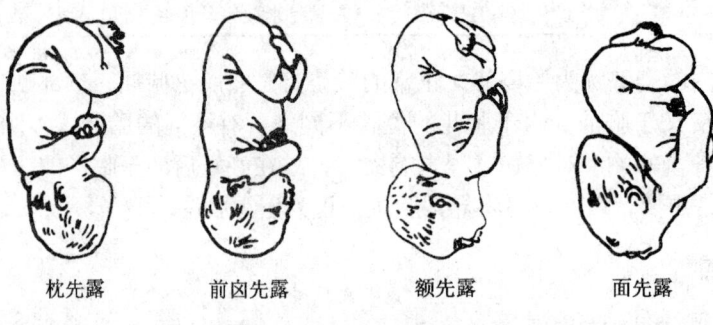

枕先露　　　前囟先露　　　额先露　　　面先露

图4-4　头先露的类型

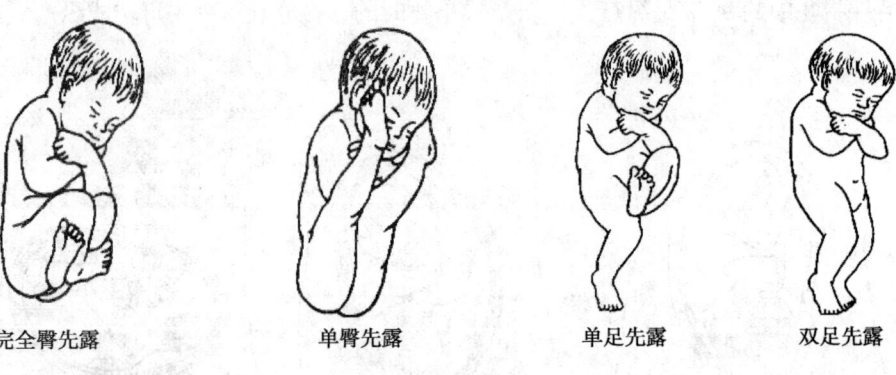

完全臀先露　　　单臀先露　　　单足先露　　　双足先露

图4-5　臀先露的类型

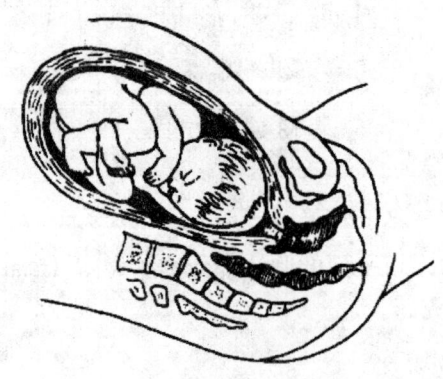

图4-6　复合先露

4~6种不同胎方位（图4-7）。各种胎产式、胎先露和胎方位见表4-2。

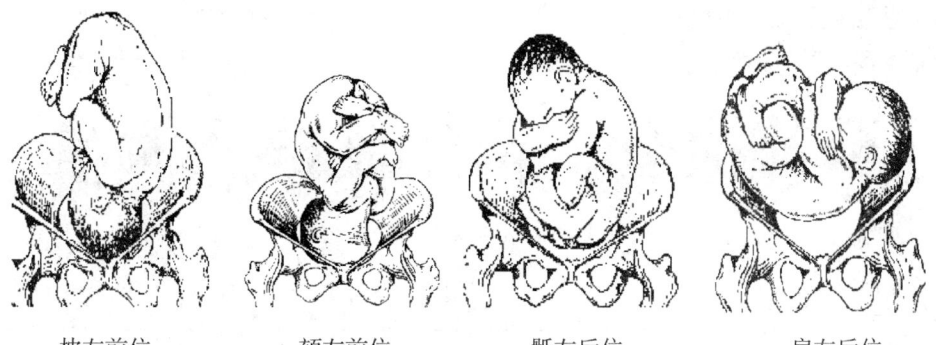

枕左前位　　　　　颏左前位　　　　　骶左后位　　　　　肩左后位

图4-7　胎方位示意图

表4-2　各种胎产式、胎先露和胎方位

胎产式	胎先露		胎方位		
纵产式 99%	头先露 95.5%~96%	枕先露 95%	枕左前位（LOA） 枕右前位（ROA）	枕左横位（LOT） 枕右横位（ROT）	枕左后位（LOP） 枕右后位（ROP）
		面先露 1%	颏左前位（LMA） 颏右前位（RMA）	颏左横位（LMT） 颏右横位（RMT）	颏左后位（LMP） 颏右后位（RMP）
	臀先露 3%~4%		骶左前位（LSA） 骶右前位（RSA）	骶左横位（LST） 骶右横位（RST）	骶左后位（LSP） 骶右后位（RSP）
横产式 1%	肩先露 1%		肩左前位（LScA） 肩右前位（RScA）	肩左后位（LScP） 肩右后位（RScP）	

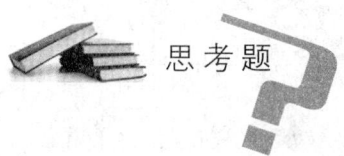思考题

1．简述早期妊娠的临床表现及确诊方法。
2．简述中晚期妊娠不同孕周的子宫底高度，胎动、胎心音听诊开始的时间及其正常值。
3．简述胎产式、胎先露及胎方位概念。

（黄振宇　熊立新）

第五章

孕前检查、孕期监护及保健

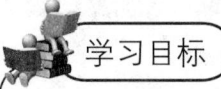学习目标

1. 了解围生医学的范畴和概念，孕期用药的基本原则及药物对胎儿的不良影响。
2. 熟悉孕前检查的意义及检查内容，孕妇卫生指导及高危妊娠的筛查、监护。
3. 掌握产前检查的方法及时间。

第一节 孕前检查（孕前3个月）

案例

王女士，24岁，新婚。平素月经规律，28～30天一次，每次持续4～5天。准备半年后怀孕。

思考：王女士怀孕前需做哪些准备，才能达到优生优育？

提高人口质量，实行优生优育是我国的一项重要国策，夫妻双方在孕前应充分了解各自的身体状况，以便尽早发现异常或不适合妊娠的问题，并能及时进行治疗和矫治。孕前咨询及计划妊娠是预防出生缺陷发生的关键。

一、常规检查与保健

（一）评估孕前高危因素

应详细问询夫妇的健康状况，包括既往慢性疾病史，家族和遗传病史，如结核、腮腺炎等；不良孕产史（如流产、早产、死胎、死产史、生殖道手术史，有无胎儿畸形或幼儿智力低下）；本人及配偶家族史和遗传病史；生活方式、饮食营养、职业状况及工作环境、运动（劳动）情况、家庭暴力、人际关系等。

（二）常规保健

孕前检查一般在孕前3～6个月开始。女方的孕前检查最好是在月经干净后3～7天进行。

1. **身体检查** 测量血压、体重，计算体重指数（BMI）。BMI= 体重（kg）/ 身高（m）$_2$]。全身常规检查，检查乳房时，若有乳头过于扁平或内陷，需做乳头伸展和牵拉练习进行纠正。
2. **常规妇科检查** 若有女性生殖系统方面畸形或炎症，孕前应进行矫治。

二、备查项目

（一）女性孕前检查的主要项目

1. **血常规（血型）、地中海贫血筛查** 及早发现贫血等血液系统疾病，因为当母亲贫血时，不仅会引起产后出血、产褥感染等并发症，还会导致胎儿生长发育受限等。
2. **尿常规** 有助于肾疾病早期的诊断。孕期对于母亲的肾是一个巨大的考验，身体的代谢增加，会使肾的负担加重。
3. **粪常规** 消化系统疾病、寄生虫感染诊断，例如弓形虫感染，如果不及早发现，会造成流产、胎儿畸形等严重后果。
4. 肝功能、肾功能。
5. 空腹血糖测定，必要时行口服葡萄糖耐量试验（OGTT）。
6. 血脂检查。
7. 甲、乙、丙、丁、戊型肝炎病毒检测、苍白密螺旋体测定、HIV 筛查。
8. **性激素六项检查** 月经不调等卵巢疾病诊断，例如患卵巢肿瘤的女性，即使肿瘤为良性，怀孕后常常也会因为子宫的增大，影响了对肿瘤的观察，甚至导致流产、早产等危险。
9. 甲状腺功能检测。
10. **白带常规** 筛查滴虫、真菌、细菌的感染，如果患有性传播疾病，最好是先彻底治疗，然后再怀孕。否则会引起流产、早产、胎膜早破等危险。
11. 宫颈细胞学和 HPV 检查（1 年内未查者）。
12. **TORCH 检查** TORCH 是指一组病原微生物（即弓形虫、巨细胞病毒、风疹病毒、单纯疱疹病毒）。这组病原体常可通过胎盘传染给胎儿，引起围生期感染，导致流产、死胎、早产、先天畸形和智力障碍等各种异常结果。
13. 阴道分泌物检查（阴道分泌物常规、淋病奈瑟菌、沙眼衣原体）。
14. 妇科超声检查。
15. ECG 检查。
16. **胸部 X 线检查** 用于诊断结核病等肺部疾病。患有结核病的女性怀孕后，会使治疗用药受到限制，影响结核病的治疗。而且，活动性的结核常会因为产后的劳累而加重病情，并有传染给婴儿的危险。进行此项检查前首先要除外妊娠。

（二）男性孕前检查的主要项目

1. **男性泌尿生殖系统检查** 男性外生殖器官是否有畸形。
2. **精液检查** 正常精液量为 2～6ml，一般为 3～4ml，pH 为 7.5～7.8，在室温中放置 20 分钟完全液化，精子数 > $6×10^7$/ml，活动数 > 60%，异常精子 < 20% 者被认为有正常生育能力。若精子数为（2～6）× 10^7/ml，则生育力差；若少于 $2×10^7$/ml，则生育力极差。

三、健康教育及指导

医护人员应对准备怀孕的女性做以下健康教育及指导：
女性应有计划地安排受孕，避免高龄妊娠；合理营养，控制体重增加。

孕前3~6个月应补充叶酸0.4~0.8mg/d，既往有过神经管缺陷（neural tube defects，NTD）胎儿妊娠史的女性，则需每天补充叶酸4mg。有遗传病、慢性疾病和传染病等疾病且准备怀孕的女性，应接受专业评估、合理用药，避免使用可能影响胎儿正常发育的药物。另外，准备怀孕的女性应避免接触生活及职业环境中的有毒、有害物质（如放射线、高温、铅、汞、苯、砷、农药等），避免亲密接触宠物，改变不良生活习惯（如吸烟、酗酒、吸毒等）及生活方式；保持心理健康，解除精神压力，预防孕期及产后心理问题的发生；合理选择运动方式。

第二节 产前检查

案例

张女士，现孕34周，来医院进行产前检查，诉长时间仰卧后出现头晕、视物模糊、乏力、心悸等症状，双下肢小腿下半部有水肿，经休息后可减轻。查体：血压145/90mmHg，宫高29cm，腹围89cm。四步触诊：于子宫底部触及较软而宽、不规则的胎臀，耻骨联合上方触到圆而硬的胎头，胎背位于母体腹部左前方。胎心音于脐左下方听到，135次/分，规则。

思考：
1. 以上检查结果哪些提示异常？
2. 常规的保健及备查项目是什么？
3. 如何对孕妇进行健康教育？

妊娠是生理过程，然而在胎儿生长发育过程中，孕妇各系统相应发生一系列变化。这些变化一旦超出生理范畴或孕妇患病不适应妊娠的变化，则孕妇和胎儿均可出现病理情况成为高危妊娠。为了孕妇及胎儿平安度过孕育阶段，孕期监护和保健是很有必要的。孕期监护和保健能够及早发现高危妊娠并治疗各种病理妊娠（如妊娠期高血压疾病、妊娠合并心脏病等），及时纠正异常胎位和发现胎儿发育异常，保证孕妇和胎儿健康、估计分娩方式。

围生医学（perinatology）又称围产医学，围生医学对降低围生期母儿死亡率和病残儿发生率、保障母儿健康具有重要意义。围生期是指产前、产时和产后的一段时期。国际上对围生期的规定有四种。①围生期Ⅰ：从妊娠满28周（即胎儿体重≥1000g或身长≥35cm）至产后1周。②围生期Ⅱ：从妊娠满20周（即胎儿体重>500g或身长≥25cm），至产后4周。③围生期Ⅲ：从妊娠满28周至产后4周。④围生期Ⅳ：从胚胎形成至产后1周。我国采用围生期Ⅰ计算围生期死亡率。

产前检查是监测胎儿发育及宫内生长情况，监护孕妇各系统变化，促进健康教育与咨询，降低出生缺陷的重要措施。规范和系统地进行产前检查是确保孕妇及胎儿健康，安全分娩的必要措施。

一、产前检查的时间及次数

产前检查应从确定早期妊娠开始。其目的是：①确定受孕时间，并了解健康状况，是否适合妊娠；②估计和核对孕周或胎龄；③制订产前检查计划。首次检查时间以孕6～8周者为宜，如无异常者，应每4周检查一次，妊娠37周起每周检查一次，凡有高危因素者可酌情增加次数（表5-1）。

表5-1 产前检查的次数与方案

	常规检查及保健	备查项目	健康教育
第1次检查 6～13^{+6}周	1. 建立孕期保健手册 2. 确定孕周，推算预产期 3. 评估孕期高危因素 4. 血压、体重、胎心率测定 5. 检查血常规、尿常规、血型（ABO和Rh）、肝功能、肾功能、空腹血糖、乙型肝炎表面抗原（HbsAg）、人类免疫缺陷病毒（HIV）及苍白密螺旋体等项目 6. 心电图检查 7. 超声检查：在妊娠11～13^{+6}周超声检查测量胎儿颈部透明层（NT）厚度	1. 丙型肝炎病毒（HCV）筛查 2. 抗D滴度检查（Rh阴性者） 3. 地中海贫血筛查 4. 甲状腺功能检测 5. 宫颈细胞学检查 6. 宫颈分泌物检测淋病奈瑟菌、沙眼衣原体，筛选细菌性阴道病（BV） 7. 妊娠10～12周绒毛活检	1. 流产的认识和预防 2. 营养和生活方式的指导 3. 继续补充叶酸0.4～0.8mg/d至孕3个月，有条件者可继续服用含叶酸的复合维生素 4. 避免接触有毒有害物质和宠物 5. 慎用药物和疫苗 6. 改变不良的生活习惯及生活方式 7. 避免高强度的工作、高噪声环境和家庭暴力
第2次检查 （14～19^{+6}周）	1. 分析首次检查的结果 2. 血压、体重、宫高、腹围、胎心率测定 3. 中孕期母体血清学筛查（最佳检测孕周为16～18周）	孕妇年龄≥35岁或高危人群：羊膜腔穿刺检查（妊娠16～21周）	1. 中孕期筛查的意义 2. 血红蛋白<105g/L，血清铁蛋白<12μg/L，补充元素铁60～100mg/d 3. 开始补充钙剂，600mg/d
第3次检查 （20～23^{+6}周）	1. 询问胎动、阴道出血、饮食、运动情况 2. 血压、体重、宫高、腹围、胎心率测定 3. 妊娠18～24周行胎儿系统超声筛查 4. 血常规、尿常规	宫颈评估：超声测量宫颈长度	1. 早产的认识和预防 2. 营养和生活方式的指导 3. 胎儿系统超声筛查的意义（筛查胎儿的严重畸形）
第4次检查 （24～27^{+6}周）	1. 询问胎动、阴道出血、宫缩、饮食、运动情况 2. 血压、体重、宫高、腹围、胎心率测定 3. 血常规、尿常规 4. GDM筛查	1. Rh阴性者：抗D滴度检查 2. 早产高危者：宫颈阴道分泌物检测胎儿纤连蛋白（fFN）水平	1. 早产的认识和预防 2. 妊娠期糖尿病（GDM）筛查的意义

续表

	常规检查及保健	备查项目	健康教育
第5次检查 （28～31^{+6}周）	1. 询问胎动、阴道出血、宫缩、饮食、运动情况 2. 血压、体重、宫高、腹围、胎心率测定、胎位 3. 血、尿常规 4. 超声检查：胎儿生长发育情况、羊水量、胎位、胎盘位置	超声测量宫颈长度或宫颈阴道分泌物检测fFN水平	1. 分娩方式指导 2. 开始注意胎动 3. 母乳喂养指导 4. 新生儿护理指导
第6次检查 （32～36^{+6}周）	1. 询问胎动、阴道出血、宫缩、皮肤瘙痒、饮食、运动、分娩前准备情况 2. 血压、体重、宫高、腹围、胎心率测定、胎位 3. 血常规、尿常规	1. 妊娠32～34周肝功能、血清胆汁酸检测 2. 高危孕妇妊娠34周开始 3. 无刺激试验（NST孕34周开始） 4. B族链球菌（GBS）筛查（妊娠35～37周） 5. 高危孕妇心电图复查	1. 分娩前生活方式的指导 2. 分娩相关知识 3. 新生儿疾病筛查 4. 抑郁症的预防
第7次检查 （37～41^{+6}周）	1. 询问胎动、宫缩、见红等 2. 身体检查同妊娠30～32周产前检查 3. 宫颈检查及Bishop评分 4. 每周1次NST检查	1. 超声检查：评估胎儿大小、羊水量、胎盘成熟度、胎位和S/D比值等 2. 评估分娩方式	1. 分娩相关知识 2. 新生儿免疫接种指导 3. 产褥期指导 4. 胎儿宫内情况的监护 5. 妊娠≥41周，住院并引产

附：孕期不推荐常规检查的内容

1. 骨盆外测量：对于阴道分娩的孕妇妊娠晚期可测定骨盆出口径线。
2. 弓形虫、巨细胞病毒和单纯疱疹病毒血清学筛查：建议孕前筛查或孕期有针对性的筛查。
3. 细菌性阴道病（BV）筛查：与早产发生有关，早产高危孕妇可筛查BV。
4. 宫颈阴道分泌物检测fFN及超声检查评估宫颈。
5. 不需要每次产前检查时进行尿蛋白和血常规检查。但患妊娠期高血压疾病和妊娠期贫血的孕妇可反复进行尿蛋白和血常规检查。
6. 结核病筛查：高危孕妇（结核病高发区、居住条件差、HIV感染、药瘾者）可以在妊娠任何时期进行结核病筛查。

二、首次产前检查

（一）询问病史

1. 年龄　年龄过小易发生难产；年龄过大，35岁以上初产妇，妊娠期高血压疾病、产力异常、产道异常、遗传病儿及先天缺陷儿的发病率较高,应予重视。

2. 职业　接触有毒物质的孕妇应注意检查血常规及肝功能。高温作业的孕妇在孕后期应调换工作。

3. 本次妊娠过程　妊娠早期有无恶心、呕吐、心悸、气短、水肿、头晕、阴道出血等症状及饮食、睡眠、大小便和劳动情况,有无胎动,胎动开始的时间,有无病毒感染及孕期用药、接触射线史。

4. 推算预产期（expected date of confinement,EDC）　询问末次月经日期（last menstrual period,LMP）,从末次月经第一天算起,月份减3或加9,日数加7,即为预产期。例如末次月经第一日为公历3月8日,预产期为同年12月15日;末次月经第一日为5月20日,则预产期应为翌年2月27日。若孕妇仅记住农历末次月经第一日,应由医生为其换算成公历,再推算预产期。由于月经周期的不同,受精时间不同,实际分娩日期与推算的不同,受精时间不同,实际分娩日期与推算的预产期可以相差1~2周。若孕妇记不清末次月经,或在哺乳期月经未复潮而受孕者,可根据早孕反应开始出现的时间、胎动开始时间以及手测子宫底高度或尺测耻上子宫长度估计,尤其孕12周以内的超声检查对估计孕周更为准确。

5. 月经史及既往孕产史　询问初潮年龄、月经周期,有助于更准确地推算预产期。若为经产妇,应了解有无流产、死产、难产、急产及产前产后出血史,并问明末次分娩或流产的日期及处理情况,还应了解新生儿情况。

6. 既往史及手术史　着重了解与本次妊娠有关的疾病,如高血压、心脏病、肺结核,血液病、肝、肾疾病、骨软化病等;了解其发病时间及治疗情况;曾否做过手术,如子宫肌瘤剔除术、剖宫产术等,以便在妊娠和分娩过程中,适时地进行处理。

7. 家族史　询问家族中有无结核病、高血压、糖尿病、双胎及与遗传有关的疾病。

8. 丈夫情况　着重询问健康状况及有无遗传性疾病等。

（二）全身检查

通过全身检查,了解孕妇发育、营养、身长、步态、有无水肿、检查心肺有无病变、乳房发育情况、乳头有无凹陷;测量血压,孕妇血压正常时不应超过140/90mmHg,或与基础血压相比不超过30/15mmHg,超过者属病理状态;注意有无水肿,孕妇仅膝以下或踝部水肿,经休息后消退,不属于异常;测体重,妊娠晚期体重每周不应超过500g,超过者多有水肿或隐性水肿,应进一步检查。必要时检查血红蛋白、尿蛋白。

（三）健康教育

医护人员需对孕妇进行以下健康教育和指导:①流产的认识和预防;②营养和生活方式的指导（卫生、性生活、运动锻炼、旅行、工作）;③继续补充叶酸0.4~0.8mg/d至孕3个月,有条件者可继续服用含叶酸的复合维生素;④避免接触有毒、有害物质和宠物;⑤慎用药物和疫苗;⑥改变不良的生活习惯及生活方式;⑦避免高强度的工作、高噪声环境和家庭暴力。

三、妊娠中晚期检查

（一）询问孕妇

复诊时应询问前次检查后有何自觉症状,有无水肿、头痛、眼花、阴道出血、胎动出现特殊变化等。

（二）全身检查

测量体重、血压，评估孕妇体重增加是否合理；检查是否有水肿及其他异常。复查血常规、尿常规，了解孕妇是否存在贫血和尿蛋白。

（三）产前检查

产前检查包括腹部检查、骨盆测量、阴道检查、产道检查及胎儿情况。适时行 B 超检查。

1. 腹部检查　借以了解胎儿大小、胎产式、胎先露及胎方位。

（1）视诊：排空膀胱后，孕妇双腿屈曲仰卧于检查床上，检查者站在孕妇右侧进行检查，注意腹形及大小，腹部有无妊娠纹，手术瘢痕及水肿等，注意有无悬垂腹。

（2）触诊：注意腹部肌肉的紧张度，有无腹直肌分离。运用四步触诊法（four maneuvers of Leopold）确定胎产式、胎先露、胎方位及胎先露部是否衔接，测量宫底高度及腹围，估计胎儿大小及羊水多少等。在做前三步手法时，检查者应面向孕妇，做第四步时，检查者则应面向孕妇足端（图 5-1）。

第一步手法：检查者两手置于宫底部，了解子宫外形并测得子宫底高度，估计胎儿大小与妊娠周期是否相符；然后两手相对，以指腹轻轻揉摸，仔细分辨占据宫底的胎儿部分，如为胎头则圆而硬且有浮球感，如为胎臀则软而宽且不规则，如在宫底部未触及较大的部分而有空虚感，应想到可能为横产式。

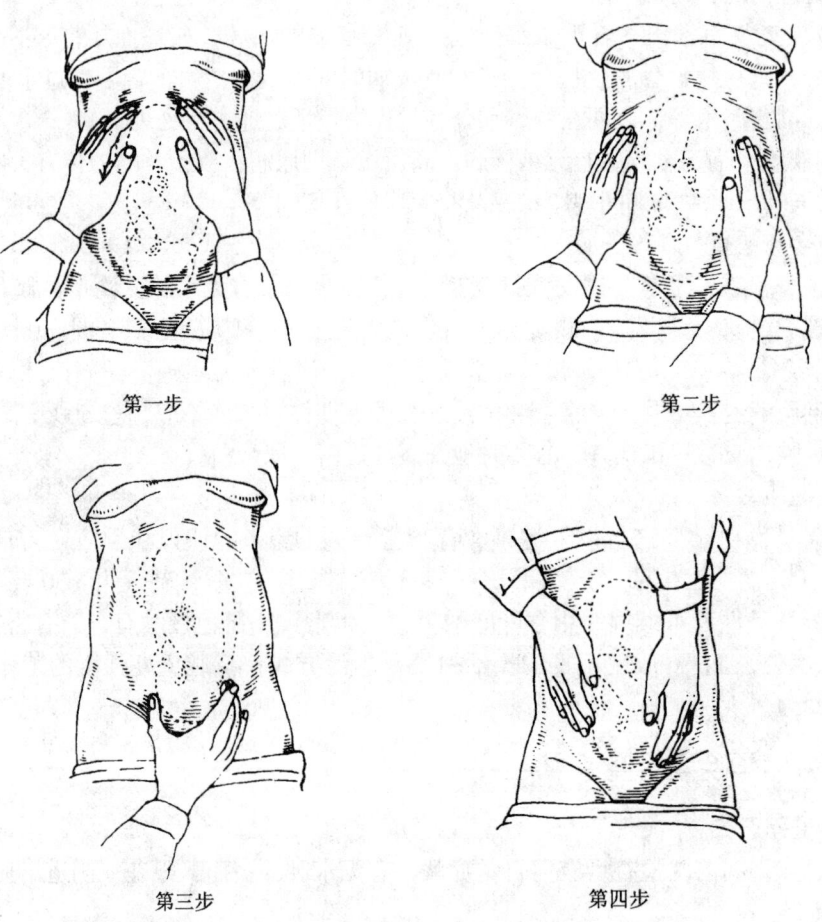

第一步　　　　　　　　　第二步

第三步　　　　　　　　　第四步

图 5-1　腹部触诊手法

第二步手法：检查者两手分别置于腹部左右侧，一手固定，另一手轻轻深按检查。两手交替，从上到下仔细分辨胎背、胎儿四肢的位置。平坦而硬的部分为胎背，高低不平易变形的部分为胎儿肢体。同时应注意胎背的朝向。

第三步手法：检查者右手拇指与其余四指分开，置于耻骨联合上方握住胎先露，进一步查清是胎头或胎臀。左右推动确定先露是否衔接。若已衔接，则先露部较固定，不易推动。

第四步手法：检查者面向孕妇足端，两手分别置于先露两侧，轻轻深按，复核先露部的诊断是否正确，并确定先露入盆的程度。

通过四步触诊法，绝大多数能判定胎头、胎臀及胎儿四肢的位置。若胎先露部是胎头抑或胎臀难以确定时，可行肛诊和B型超声检查协助诊断。

（3）听诊：胎儿取正常姿势时，可在胎儿背部近胎头处的孕妇腹壁上，清楚听到胎心音（图5-2）。头先露时在脐部下方左（右）方；臀先露者，胎心在脐上右（左）侧；横位者则在脐部周围听得最清楚。应注意其速率，与吹风样脐带杂音鉴别。当腹壁紧，子宫较敏感，确定胎儿方位有困难时，可借助胎心音及胎先露综合分析判定。

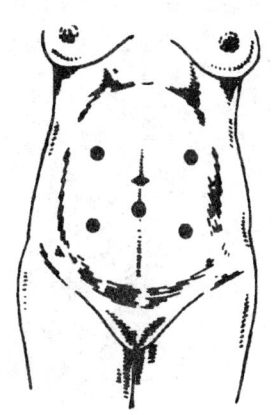

图 5-2　胎心音听取部位

2. 骨盆测量　骨盆的大小和形状关系到分娩难易，是决定胎儿能否经阴道分娩的重要因素，故临床上常借助骨盆测量来了解骨产道情况。临床测量骨盆的方法有骨盆外测量和骨盆内测量两种。

（1）骨盆外测量（external pelvimetry）：外测量虽不能测出内径，但能间接推断内径之大小，此法虽不十分精确，但由于操作简便，临床至今仍广泛应用。

测量时，备好骨盆测量器。让孕妇取伸腿仰卧位，测量髂前上棘间径、髂嵴间径；孕妇侧卧背向检查者，将左腿屈曲，右腿伸直，测量骶耻外径。

1）髂前上棘间径（interspinous diameter，IS）：测量两髂前上棘外缘的距离（图5-3），正常值为23～26cm。

2）髂嵴间径（intercristal diameter，IC）：为两髂嵴外缘间最宽的距离（图5-4），正常值为25～28cm。

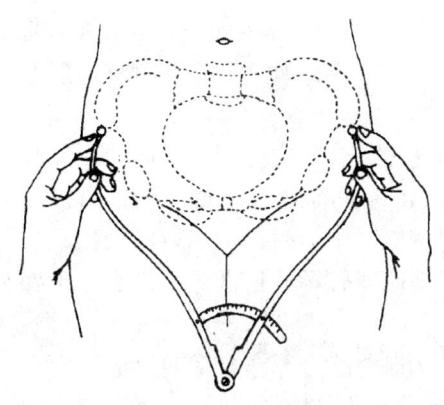

图 5-3　测量髂前上棘间径

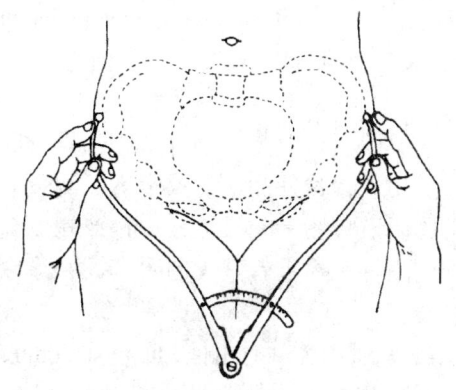

图 5-4　测量髂嵴间径

以上两径线间接推测骨盆入口横径长度。

3) 骶耻外径（external conjugate，EC）：为耻骨联合上缘中点至第5腰椎棘突下的距离（图5-5），正常值为18～20cm。第5腰椎棘突下相当于米氏菱形窝的上角，或相当于髂嵴后连线中点下1.5cm处，可间接推测骨盆入口前后径长度，是骨盆外测量重要径线。

4) 坐骨结节间径或称出口横径（transverse outlet，TO）：孕妇取仰卧位，两腿弯曲，双手紧抱双膝，使髋关节和膝关节全屈。测量两坐骨结节内侧缘的距离（图5-6），正常值为8.5～9.5cm。也可用检查者的拳头测量，若其间能容纳成人手拳，则大于8.5cm，属正常。此径线直接测出骨盆出口横径长度。若此径值小于8cm时，应加测出口后矢状径。

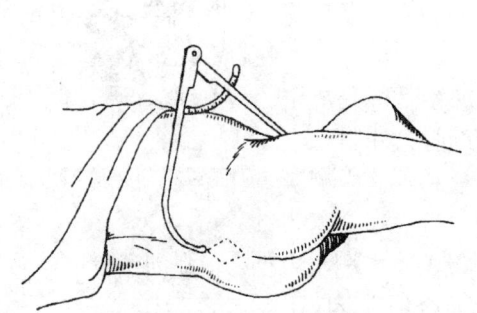

图5-5 测量骶耻外径

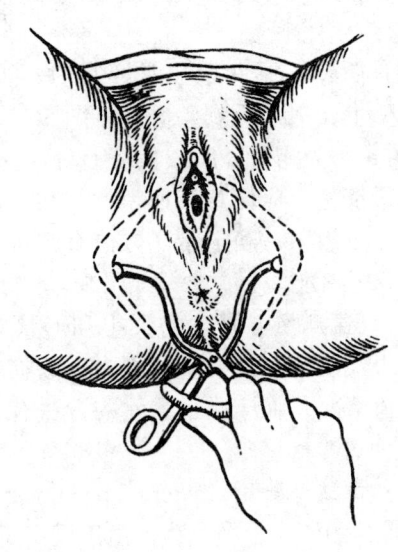

图5-6 测量坐骨结节间径

5) 出口后矢状径（posterior sagittal diameter of outlet）：为坐骨结节间径中点至骶尾关节长度。检查者将戴有指套的右手示指伸入肛门，指腹向骶骨方向，拇指置于孕妇体外骶尾部，两指共同找到骶骨尖端，并予以标记。测量所定标记与出口横径中点的距离，正常值为8～9cm。若出口后矢状径不小，可以弥补坐骨结节间径值稍小。出口后矢状径与坐骨结节间径值之和＞15cm时，表明骨盆出口狭窄不明显。

6) 耻骨弓角度（angle of subpubic arch）：用左右手拇指指尖斜着对拢，放置在耻骨联合下缘，以估计耻骨弓角度，正常值为90°，小于80°为不正常。此角度反映骨盆出口横径的宽度。

(2) 骨盆内测量：当外测量值异常时，应行内测量。骨盆内径能较准确地测知骨盆大小，适用于骨盆外测量有狭窄者。测量时期为妊娠28～36周，阴道松软时进行。过早测量常因阴道较紧影响操作，近预产期测量容易引起感染。测量时，孕妇取膀胱截石位，严格外阴消毒，检查者戴无菌手套，并涂以润滑油，动作要轻柔，依次进行检查。主要测量的经线有：

1) 骶耻内径（对角径，diagonal conjugate，DC）：为耻骨联合下缘至骶岬上缘中点间距离，正常值为12.5～13cm，此值减去1.5～2cm，即为骨盆入口前后径长度，又称真结合径。方法是检查者将示指与中指放入阴道，用中指尖触到骶岬上缘中点，示指上缘紧贴耻骨联合下缘，用另一手示指正确固定此接触点。抽出手来，测量中指尖与示指上接触点之间的距离，即为对角径（图5-7）。真结合径正常值约为11cm。若测量时中指尖触不到骶骨岬，表示对角径值不小于12cm。

2) 坐骨棘间径（bi-ischial diameter）：测量两侧坐骨棘间的距离，正常值为10cm。测量时用示、中两指分别触诊两侧坐骨棘，估计其间距离（图5-8）。最好用中骨盆测量器以手引导测量之。

3) 坐骨切迹宽度：代表中骨盆后矢状径，其宽度是坐骨棘与骶骨下部间的距离，即骶棘韧带长度。检查时，可将内诊手指并排置于坐骨切迹间，韧带之上以估计其宽度，平均值5～5.5cm，约3指宽。否则属中骨盆狭窄，将有90%发生难产（图5-9）。

3．阴道检查 孕妇在妊娠早期应检查，了解有无阴道隔、双阴道等先天畸形，是否有赘生物或囊肿。妊娠28～36周最好能行阴道检查，了解产道有无异常，同时测量对角径，坐骨棘间径及坐骨切迹宽度。妊娠最后1个月内应避免不必要的阴道检查。

4．肛诊 可了解先露部、骶骨弯曲度、坐骨棘、后矢状径及骶尾关节活动度。

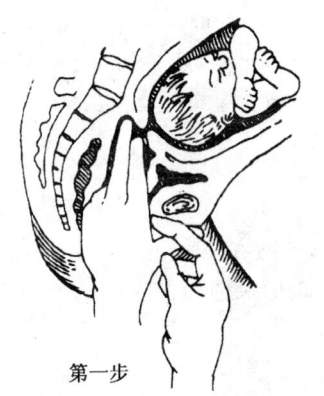
第一步

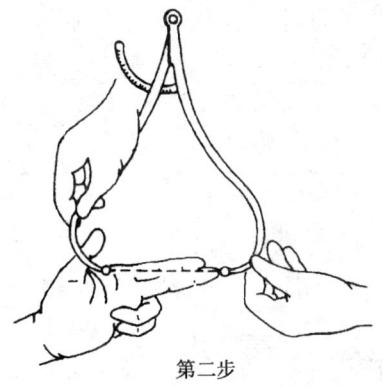
第二步

图5-7 骶耻内径测量法

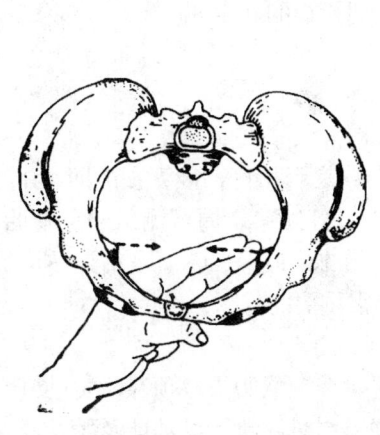

图5-8 测量坐骨棘间径

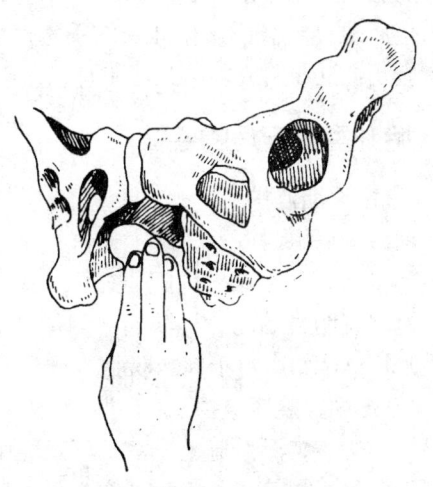

图5-9 测量坐骨切迹宽度

（四）胎儿情况

了解胎儿大小是否与妊娠月份相符，了解胎产式、胎先露、胎方位、胎心率、胎动及羊水量，必要时行B超检查。

（五）辅助检查

常规检查血常规、尿常规、肝功能、肾功能、糖耐量、阴道分泌物检查、宫颈细胞学检查、尿蛋白、尿糖等检查，还应根据病情需要选用：超声检查、羊水检查、肝功能、血液化学、乙肝病毒表面抗原、心电图等检查。

（六）卫生宣教

孕期卫生宣教，并预约下次复诊时间。

第三节 胎儿监护

> **案 例**
>
> 林女士，25岁，孕1产0，孕38周，在门诊检查时主诉自觉胎动减少一天，查胎心率148次/分。
>
> 思考：为了解胎儿在宫内情况首先应做哪些检查？

胎儿在宫内生长发育过程中，应定时进行监护，其内容主要包括：①首先确定是否为高危儿；②胎盘功能及胎儿成熟度的检查；③胎儿发育畸形及遗传性疾病的宫内诊断。

一、高危妊娠、高危儿

在妊娠期和分娩期，某种致病因素和并发症可能对孕妇、胎儿、新生儿产生影响，增加孕妇和围生儿的发病率和死亡率者称为高危妊娠（high-risk pregnancy）。高危儿包括：①高危孕产妇的胎儿；②孕龄＜37周或≥42周的胎儿；③出生体重＜2500g或＞4000g的新生儿；④出生后重度窒息的新生儿；⑤手术产儿；⑥有产伤的新生儿；⑦产时感染的新生儿；⑧先天畸形儿；⑨双胎或多胎儿；⑩有兄姐于新生儿期死亡的新生儿。

二、胎儿宫内安危的监护

（一）妊娠早期监护

应从确诊为妊娠时开始，确定子宫大小与妊娠周数是否相符；推算预产期；B型超声检查，胎囊最早可在妊娠第5周超声显示，胎囊为圆形，妊娠第7周可测出胎芽及胎心搏动，孕8～9周时有明显胎动。早孕超声测量妊娠囊、顶臀长结合HCG值是估计孕周比较准确的方法，尤其早孕超声对于判断双胎的绒毛膜性有非常重要的作用。

（二）妊娠中、晚期监护

通过产前检查，测量耻上子宫长度及腹围；B超检查测量胎头双顶径，协助判断胎儿大小与妊娠周数是否相符；了解胎盘位置及胎盘成熟度；同时注意胎盘功能及胎儿成熟度的检查，以及胎儿电子监护。

1. 胎盘功能检查　能间接判断胎儿在宫内状态，早期发现胎儿窘迫，有助于及时采取处理措施。

(1) 胎动：胎盘功能减退时，胎动会较前期有所减少。

(2) 雌三醇（E_3）测定：主要由孕妇体内的胆固醇经胎儿肾上腺、肝以及胎盘共同合成。需收集 24 小时尿测定，受饮食、休息诸多因素的影响，因测定方法不同，正常值变异很大。正常足月时，尿中 E_3 > 15mg/24h 为正常值，10 ~ 15mg/24h 为警戒值，< 10mg/24h 为危险值，< 8mg/24h 胎儿非常危险。当测出异常值时应动态监测，并应结合胎动及其他检测方法，综合考虑胎儿宫内状况。

(3) 血清胎盘催乳素（HPL）测定：妊娠 30 周后血浆平均值为 4 ~ 11mg/L，孕足月时若 < 4mg/L 或突然降低 50%，提示胎盘功能低下。

(4) B 型超声检查：胎盘成熟度，根据绒毛膜板、基底板、胎盘光点加以判定。三级胎盘（绒毛膜板与基底相连，形成明显胎盘小叶），为成熟胎盘。若孕足月胎盘有增强光点或羊水量过少，提示胎盘功能减退。

2. 胎儿成熟度的检查

(1) 推算妊娠周数：通过末次月经或其他妊娠征象加以推算，但要问清月经周期是否正常，有无延长或缩短。同时测量孕妇耻上子宫底高度及腹围，估计胎儿发育情况 [胎儿体重 (g) = 宫高 (cm) × 腹围 (cm) ± 200]。

(2) B 型超声检查：测量胎头双顶径、胸腹围及股骨长径，胎头双顶径 > 8.5cm 提示胎儿成熟；三级胎盘出现的平均孕周为 38.6 周，提示胎儿成熟。

(3) 羊水检查：羊水卵磷脂 / 鞘磷脂（L/S）比值 > 2，提示胎儿肺已成熟。

3. 胎儿宫内安危情况的其他监护方法

(1) 胎动计数：监测胎动是判断胎盘功能及胎儿安危的主要临床标志。是孕妇进行自我监护的基本方法之一。正常情况下孕妇于孕 18 ~ 20 周开始感觉到胎动，以后逐渐增加，28 ~ 32 周达高峰，38 周以后逐渐减少，一昼夜间胎动次数亦明显变化，根据测胎动次数了解胎盘功能是否正常。具体方法：让孕妇自己每天早、中、晚固定时间各测 1 小时，将 3 次胎动次数相加乘以 4，即得 12 小时胎动数。正常胎动平均 3 ~ 5 次 / 小时，多数学者建议 12 小时不少于 30 次为正常，如 12 小时少于 10 次或逐日下降超过 50%，提示胎儿宫内缺氧，从胎动减少到胎动消失往往历时数日至 1 周左右，从胎动消失到胎儿死亡，短者数小时，长者 1 ~ 2 天，因此，胎动异常时完全有时间进一步监测以挽救胎儿。

(2) 胎儿电子监护：胎儿电子监护仪已在临床上广泛应用。其特点是可以连续观察并记录胎心率的动态变化，同时可以记录胎动和宫缩，根据连续记录胎心率及子宫收缩图形，结合临床情况，评估胎儿宫内安危情况。监护可从妊娠 34 周开始，高危孕妇可提前监护。

1) 胎心率的监测：胎儿监护仪记录的胎心率有两种变化，即胎心率基线（FHR-baseline）及一过性胎心率变化。

①胎心率基线：指在无胎动、无宫缩或宫缩间歇期记录的 FHR。正常胎心率基线在 110 ~ 160 次 / 分，当胎动时有加速反应，是胎儿健康状况良好的表现。如果基线变平，提示胎儿活力减低（图 5-10）。

②一过性胎心率：指与子宫收缩有关的胎心率变化，有加速型和减速型两种。

a. 加速型：指子宫收缩后胎心率基线暂时增加 15 ~ 20 次 / 分，持续时间 > 15 秒。这是胎儿良好的表现。一般认为与胎体局部或脐静脉暂时受压有关。

b. 减速型：指当子宫收缩时胎心率减慢，可分三种类型。

早期减速型（ED）：其特点是宫缩开始，胎心率变慢，宫缩停止，胎心率恢复正常（图5-11），胎心率一般不低于100次/分。

晚期减速型（LD）：其特点为宫缩高峰时，胎心率开始减慢，宫缩消失后，胎心率并不立即恢复，而是一般后延30～60秒才恢复，下降幅度＜50bpm（图5-12）。晚期减速一般认为是胎儿缺氧的表现，提示对胎儿安危应予以高度重视。

变异减速型（VD）：胎心率减慢与宫缩关系并不恒定，但一当出现，下降迅速且下降幅度大，持续时间长短不一，恢复也迅速，图形常呈"V"字形或是呈"W"字形（图5-13）。

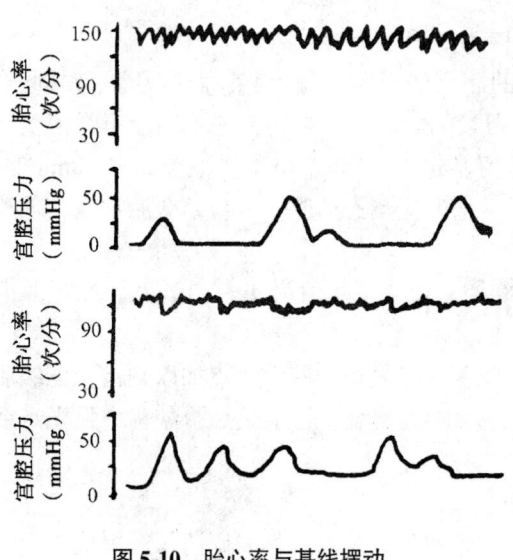

图5-10 胎心率与基线摆动

2）胎儿电子监护的临床应用：

①无应激试验（NST）：本试验是在无宫缩情况下观察胎心基线率，以及胎动、胎心的关系，了解胎儿的储备能力。方法是：让孕妇取半卧位，将多普勒探头涂抹耦合剂，孕妇自

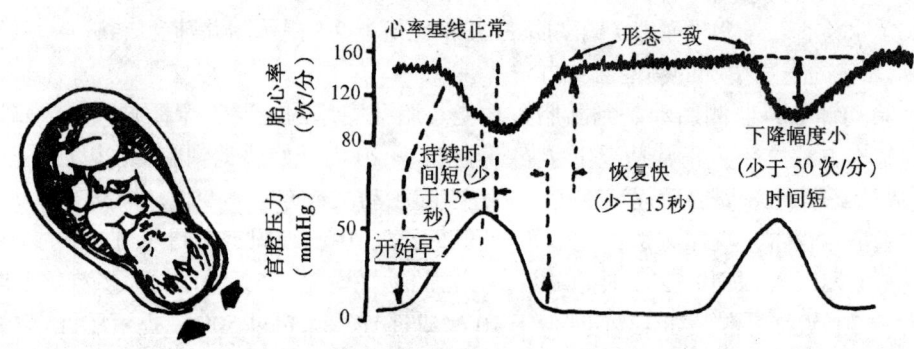

图5-11 PFHR 早期减速（1mmHg=0.133kPa）

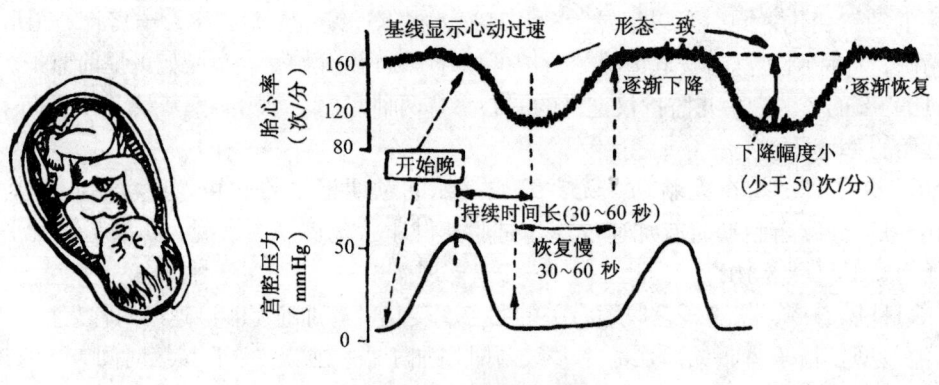

图5-12 PFHR 晚期减速

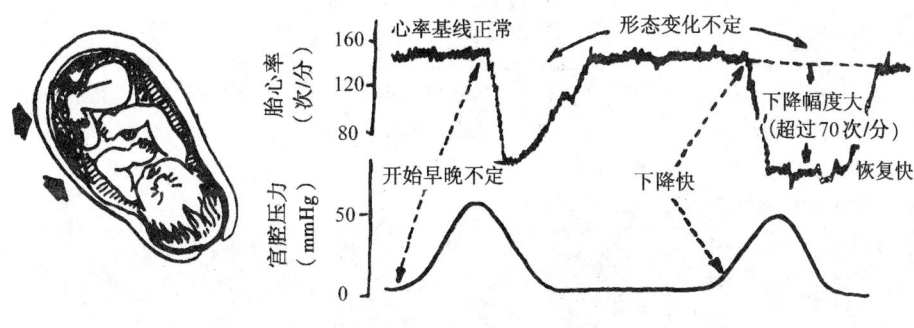

图 5-13　PFHR 变异减速

已觉有胎动时，手按机钮在描记胎心率纸上做出标记，至少连续做 20 分钟。一般认为至少有 3 次的胎动伴有胎心率加速＞15 次 / 分（每分钟胎心搏动数），持续时间＞15 秒，为正常。若＜10 次 / 分或无胎心率加速为异常，此法可作为宫缩素激惹试验前的筛选试验，试验结果有反应型 NST、可疑型 NST 和无反应型 NST。加拿大妇产科医师学会（SOGC）NST 的评估及处理指南见表 5-2。

表 5-2　NST 的评估及处理（SOGC 指南，2007）

参数	反应型 NST	可疑型 NST	无反应型 NST
基线	胎心率 110～160 次 / 分	(1) 胎心率 100～110 次 / 分 (2) 胎心率＞160 次 / 分（30 分钟内） (3) 基线上升	(1) 胎心过缓（胎心率＜100 次 / 分） (2) 胎心过速（胎心率＞160 次 / 分） (3) 基线不确定
变异	胎心率 6～25 次 / 分（中等变异）	胎心率≤5 次 / 分（无变异及最小变异）	(1) 胎心率≤5 次 / 分 (2) 胎心率≥25 次 / 分（持续 10 分钟以上） (3) 正弦波型
减速	无减速或者偶发变异减速持续短于 30 秒	变异减速持续 30～60 秒	变异减速时间超过 60 秒 晚期减速
加速（足月胎儿）	20 分钟内≥2 次加速超过 15 次 / 分，持续 15 秒	20 分钟内＜2 次加速超过 15 次 / 分，持续 15 秒	20 分钟内＜1 次加速超过 15 次 / 分，持续 15 秒
处理	观察或者进一步评估	需要进一步评估（复查 NST）	(1) 全面评估胎儿状况 (2) 生物物理评分 (3) 及时终止妊娠

② 缩宫素激惹试验（OCT）：又称宫缩应激试验（CST），其原理为用诱发宫缩并用胎儿监护仪记录胎心率的变化。有两种方法可以诱导宫缩产生：静脉滴注缩宫素和牵拉乳头法。CST/OCT 的评估及处理（美国妇产科医师学会，2009 年）见表 5-3。

表 5-3　CST/OCT 的评估及处理

分类	需满足的条件	处理方法
Ⅰ类	1. 胎心率基线 110～160 次/分 2. 基线变异为中度变异 3. 没有晚期减速及变异减速 4. 存在或者缺乏早期减速、加速	提示观察时胎儿酸碱平衡正常，可以常规监护，不需采取特殊措施
Ⅱ类	除了第Ⅰ类和第Ⅲ类胎心监护的其他情况均划为第Ⅱ类	尚不能说明存在胎儿酸碱平衡紊乱，但是应该综合考虑临床情况、持续胎儿监护、采取其他评估方法来判定胎儿有无缺氧，可能需要宫内复苏来改善胎儿状况
Ⅲ类	1. 胎心率基线无变异且存在下面之一：复发性晚期减速、复发性变异减速；胎心过缓（胎心率基线＜110 次/分） 2. 正弦波型	提示在观察时胎儿存在配套平衡失调即胎儿缺氧，应立即采取相应措施纠正胎儿缺氧，包括改变孕妇体位、给孕妇吸氧、停止缩宫素使用、抑制宫缩、纠正孕妇低血压等措施，如果这些措施均不奏效，应立即终止妊娠

4. 胎儿遗传性疾病的宫内诊断

（1）羊水细胞培养做染色体核型分析：孕 16～20 周抽取羊水培养做核型分析，一旦染色体数目结构异常即终止妊娠。

（2）妊娠早期绒毛活检：B 超指示下经颈管针吸绒毛后培养，行核型分析，协助诊断。

（3）测定羊水中酶诊断代谢缺陷病：通过羊水中酶的含量确定诊断，可否继续妊娠。

第四节　孕期卫生指导

案例

王女士，32岁，因"急性肾盂肾炎"入院治疗。诉现停经60日，已确诊宫内早孕，并表示想要这个孩子。

思考：在治疗时应如何选择抗生素？应给予王女士哪些卫生指导？

女性怀孕后，胎儿在体内发育，使孕妇生理上产生一系列变化，为了保护孕妇及胎儿健康，应对孕妇进行卫生指导。

一、饮食及营养指导

妊娠期由于需供给胎儿足够的营养，以保证其正常生长发育，孕期需增加营养，足够贮存供产后哺乳之用。

（一）热量

妊娠期为满足胎儿、胎盘、母体组织增长，一定数量的蛋白质和脂肪贮存以及代谢增加需要，孕妇对热量的需要量增加，但以孕中后期为更多。热能来源于膳食的蛋白质、脂肪、糖类（碳水化合物）三大产热营养素，所以增加膳食以保持热能平衡。

（二）蛋白质

是人体所需的重要营养素，不仅是构成组织细胞成分，也是各种重要物质，如血红蛋白、酶、激素和抗体的构成成分，并参与供给热量。孕妇对蛋白质需要量增加，孕中后期需摄入 80～90g/d。膳食中的蛋白质，主要来自豆类、蛋、瘦肉、禽、鱼等。

（三）无机盐和微量元素

无机盐在体内含量较多，微量元素在体内含量较少，其他主要是构成机体组织，维持组织渗透压，调节体内酸碱平衡，构成体内一些生理活性物质等。妊娠期对其需要量增加，膳食中易缺乏的是钙、铁、锌。

成人妇女体内含钙 75mmol/L，妊娠期为满足胎儿生长需要。孕后期每日需摄入钙 1000～1500mg。含钙丰富的食物，如牛奶、虾皮、海带、小鱼干、豆制品、绿叶蔬菜等。

铁是人体所需的重要微量元素，是构成血红蛋白的重要原料，参与体内氧的运输和利用，起着组织呼吸、生物氧化过程中的重要作用。缺铁引起贫血是普遍存在的营养问题，是孕妇最常见的营养缺乏病。妊娠期为满足胎儿、胎盘、母体红细胞增加的需要，以补充铁的丢失，估计需补铁 1000mg 左右。膳食铁的来源以猪肝、猪血等动物性食物为最多。

（四）维生素

是维持身体健康，促进生长发育和调节生育功能必需营养素。孕期如维生素 A、B、C、D、E 和叶酸等摄入不足或缺乏可导致流产、畸形、死胎。这些维生素来源的膳食为蔬菜、水果、谷豆类、肉类、酵母、麦芽等。

总之，为保证孕妇、胎儿健康，饮食要均衡，适量增加副食的种类和数量。每天有足够的蛋、豆类、蔬菜、维生素、钙铁的补充，虽不限食盐，但孕后期不宜吃过量咸食物，多晒太阳有利于维生素 D 的吸收。

二、孕期卫生

（一）劳动与休息

健康孕妇，仍可参加工作；但接触有毒气体或化学物品的妇女尽可能调离岗位；避免重体力工作；保证足够睡眠，要保持每天 8～9 小时睡眠。

（二）清洁卫生

孕妇的汗腺和皮脂腺分泌增多，应经常洗澡，勤洗外阴，勤换内衣，孕 7 个月后采用淋浴，不宜盆浴，以免污水进入阴道引起感染。

（三）乳房乳头的卫生

妊娠 5～6 个月起用肥皂和水每日擦洗乳头一次，擦洗乳头上积聚的分泌物干痂，然后涂一层油脂，以防哺乳期发生乳头皲裂。有乳头凹陷者，孕期每日牵拉，以免新生儿哺乳时吸吮困难。

（四）性生活

妊娠早期 3 个月以内及孕末期均避免性生活，以免流产、早产或感染。

（五）大便

孕期肠蠕动减弱，全身运动量减小，孕妇易发生便秘，所以要多吃水果、蔬菜，养成定时排便习惯。禁用重泻剂，以免流产或早产。

（六）孕期用药

妊娠期用药，药物影响母体的同时，也间接影响胚胎或胎儿，很多药物还可通过胎盘屏障,直接影响胚胎或胎儿。特别是在孕早期,药物可能影响到胚胎的分化和发育,但受精后2周,用药对胚胎的影响不大,计划妊娠的妇女在月经的后半期仍应慎重用药。

1．孕产妇用药原则

(1) 必须有明确指证,避免不必要的用药。

(2) 必须在医生指导下用药,不要擅自使用药物。

(3) 尽可能用一种药物,避免联合用药。

(4) 尽可能用疗效肯定的药物,避免用尚难确定对胎儿有无不良影响的新药。

(5) 尽可能用小剂量药物,避免用大剂量药物。

(6) 严格掌握药物剂量和用药持续时间,注意及时停药。

(7) 妊娠早期若病情允许,尽量推迟到妊娠中晚期再用药。

(8) 若病情所需,在妊娠早期应用对胚胎、胎儿有害的致畸药物,应先终止妊娠,随后再用药。

2．药物对胎儿的危害性等级 美国食品和药物管理局（FDA）将药物对妊娠的危险性分为A、B、C、D、X五类。A类：药物对胎儿无不良影响,无致畸作用,如适量维生素。B类：在动物实验研究中,未见到药物对胎儿的不良影响,如青霉素、红霉素、胰岛素等。C类：动物实验表明,对胎儿有不良影响,如四环素、氯霉素、异丙嗪、异烟肼等。D类：有足够证据证明对胎儿有危害,如硫酸链霉素等。X类：会导致胎儿畸形,如抗肿瘤类药物、性激素等。

孕早期用药时要注意选择,C、D、X类药物应禁用。

（七）心理咨询

妊娠期妇女要保持心情舒畅、愉快,注意饮食,不宜激动、恼怒,这样有利于胎儿的生长发育。妇产科医师应协助孕妇解决精神上的压力,为胎儿及新生儿准备良好的生长发育条件。

（八）免疫代谢

近年来正常人群的乙肝表面抗原（HBsAg）阳性者约占6%,如有条件可检测乙肝表面抗体、e抗原、e抗体和核心抗体,则更为准确。新生儿娩出后应给婴儿注射乙肝疫苗。

（九）胎教

研究发现胎儿在母体内有进行交流的能力,可以通过胎教形式促使胎儿宫内智力发育。胎教有很多种类和途径,包括音乐和语言等方式。

三、孕期常见的症状及处理

（一）消化系统症状

于妊娠早期可出现胃灼热、恶心、呕吐,可给维生素B_6 10~20mg,每日3次口服；消化不良者可给维生素B_1 20mg,干酵母片3片及胃蛋白酶0.3g,饭前用,每日3次,也可给予健脾开胃中药汤剂。

（二）下肢肌肉痉挛

常发生小腿腓肠肌部,夜间发作较多,发作时可给予局部按摩,小腿弯曲放松,症状即可缓解。妊娠晚期出现下肢肌肉痉挛的孕妇应及时补充钙剂。

（三）贫血

妊娠后半期,孕妇对铁需要量增加,单靠日常饮食不够,故在孕期要给一些铁剂补充,以防贫血。已贫血要找出原因,并予以纠正。妊娠期大多是缺铁性贫血,可给予硫酸亚铁

0.3～0.6g 或富马酸亚铁 0.2g，每日 3 次。维生素 C 100mg、乳酸钙 1g，每日 3 次口服，有助于钙的吸收。

（四）腰背痛

妊娠期子宫增大，为了保持身体平衡，重心后移，脊柱前凸，背伸肌保持紧张，再加上妊娠期关节韧带松弛，造成腰背部疼痛，休息后症状可减轻。若腰背部痛明显者，应及时查找原因，按病因进行治疗。

（五）下肢或外阴部静脉曲张

妊娠期子宫增大，盆腔血管增多及血管平滑肌张力减低，随着妊娠进展，子宫压迫下腔静脉，导致下肢及盆腔静脉压增高，下肢静脉曲张加重，下午为重，卧床后或抬高患肢缓解。外阴静脉曲张在孕晚期或产时也偶有发生破裂出血，产前检查时要特别注意这种情况。

（六）痔疮

妊娠时，尤其在妊娠后期，腹压增高，子宫增大压迫使痔静脉回流受阻，使痔静脉曲张，加速痔疮的发生和发展。另外，由于妊娠期常有便秘，加剧了痔疮的程度。因此，应纠正便秘，多吃蔬菜，禁吃辛辣食物。分娩后则痔疮多减轻或自行消失。

（七）白带增多

妊娠期间，雌激素水平升高，阴道分泌物增多，常常出现孕期阴道微生态异常，其中常见的有外阴阴道假丝酵母菌病、细菌性阴道炎、需氧菌性阴道炎，根据阴道微生态检查予以明确诊断后进行治疗。同时保持外阴的清洁、干燥和透气。

（八）仰卧位低血压综合征

妊娠后期，孕妇较长时间取仰卧位时，巨大的子宫压迫下腔静脉，使回心血量及心搏出量减少，出现低血压，此时改为侧卧位后，血压随之恢复正常。

（九）下肢水肿

孕妇在孕后期常有踝部及小腿下半部轻度水肿，经抬高患肢或休息后消退，属正常现象。可取左侧卧位，抬高下肢以改善血液回流，水肿减退。如休息后不消退，应考虑到妊娠期高血压疾病、肾炎或低蛋白血症、下肢静脉血栓等疾病，需查明原因并及时治疗。

思考题

1. 简述产前检查的时间与内容、预产期的推算、妊娠晚期胎心听诊的部位。
2. 简述骨盆外测量的方法及各径线的正常值。
3. 简述胎儿电子监护的方法，NST 及 OCT 的临床意义。
4. 简述妊娠期孕妇健康教育的内容。
5. 简述妊娠期常见症状的临床表现及处理。

（黄振宇　熊立新）

第六章

正常分娩

学习目标

1. 熟悉枕先露的分娩机制。
2. 掌握影响分娩的因素，先兆临产及临产的诊断，分娩的临床经过及处理。

案例

杨某，24岁，初产妇，因停经38^{+4}周，下腹部阵发性疼痛2小时入院。该产妇诉整个孕期共检查6次，情况均正常。2013年12月20日6时开始下腹部疼痛，每次持续约30秒，间隔6～8分钟，故于2日上午8时入院待产。入院时检查：血压105/68mmHg，宫高33cm，腹围95cm，头先露，胎心率152次/分，规则，有宫缩，每次持续约30秒，间隔6～8分钟。阴道检查：宫颈管长1cm，宫颈口开大0.5cm，胎头已入盆，S^{-3}，枕左前位，胎膜未破，未触及前羊水囊；产道条件好。骨盆外测量正常。

思考：
1. 该产妇的诊断是什么？
2. 其入院后诊疗计划是什么？应做哪些相关检查？
3. 对该产妇如何进行产程的观察及处理？

分娩（delivery）是指妊娠满28周及以上，胎儿及其附属物从临产发动到全部由母体内娩出的过程。妊娠满28周至不满37周的分娩称早产（premature delivery）；妊娠满37周至不满42周的分娩称足月产（term birth）；妊娠满42周及以上的分娩称过期产（post-term birth）。

第一节 影响分娩的因素

影响分娩的四因素有产力、产道、胎儿及精神心理因素。若这四个因素均正常并能相互适应，则胎儿可经阴道顺利自然娩出，为正常分娩。临床上把正常分娩又称为平产或顺产。

一、产力

将胎儿及其附属物从子宫内逼出的力量称产力（force of labor），包括子宫收缩力（简称宫缩）、腹肌及膈肌收缩力（统称腹压）和肛提肌收缩力。其中子宫收缩力在整个分娩过程中是主力，其他则为辅助力。

（一）子宫收缩力

子宫收缩力是子宫肌肉规律性的不随意收缩（俗称阵痛），是临产后的主要产力，贯穿于整个分娩过程。其作用是使宫颈管消失、宫口扩张、胎先露下降及胎儿胎盘娩出。正常宫缩具有节律性、对称性、极性及缩复作用的特点。

1. **节律性** 宫缩具有节律性是临产的重要标志。每次阵缩是由弱渐强（进行期），维持一定时间（极期），随后再由强渐弱（退行期），直至消失进入间歇期，子宫壁肌肉放松。阵缩如此反复出现，直至分娩全过程结束。临产开始时，宫缩间隔 5～6 分钟，持续约 30 秒，随着产程的进展，持续时间逐渐延长，间歇时间逐渐缩短。当宫口开全（10cm）后，宫缩时间长达 1 分钟，间歇 1～2 分钟（图 6-1）。宫缩时宫内的压力升高，子宫肌壁和胎盘血流灌注量减少，宫缩间歇期子宫平滑肌松弛，子宫肌壁和胎盘血流恢复。宫缩的节律性对胎儿有利。

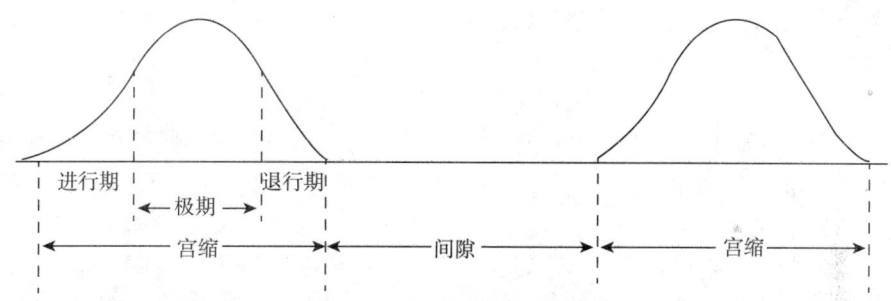

图 6-1 正常宫缩节律性示意图

2. **对称性和极性** 正常宫缩起自两侧子宫角部，左右对称地迅速向宫底中线集中，然后向子宫下段扩散，约在 15 秒内扩散到整个子宫，此为子宫收缩的对称性（图 6-2）。宫缩以宫底部最强最持久，在向下传导的过程中逐渐减弱，此为子宫收缩的极性。

3. **缩复作用** 宫缩时子宫体部肌纤维缩短变宽，间歇期肌纤维松弛，但不能完全恢复到原来的长度，经过反复的收缩，子宫体部的肌纤维越来越短，这种现象称为缩复作用（图 6-3）。随着产程不断进展，子宫上段进行性增厚，而子宫下段肌纤维逐渐被拉长变薄，在子宫上下段交界处由于肌壁厚薄不同，形成一个环状沟，称生理缩复环，一般从腹壁不易检出。

（二）腹肌及膈肌收缩力

是第二产程时娩出胎儿的主要力量，当宫口开全后，

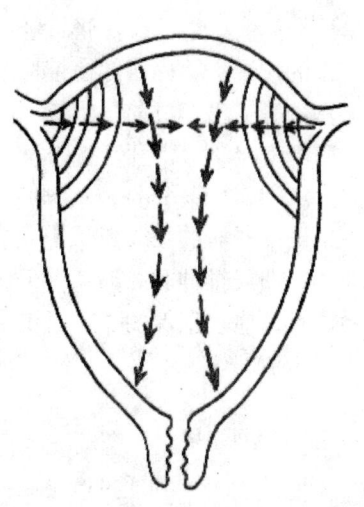

图 6-2 对称性和极性

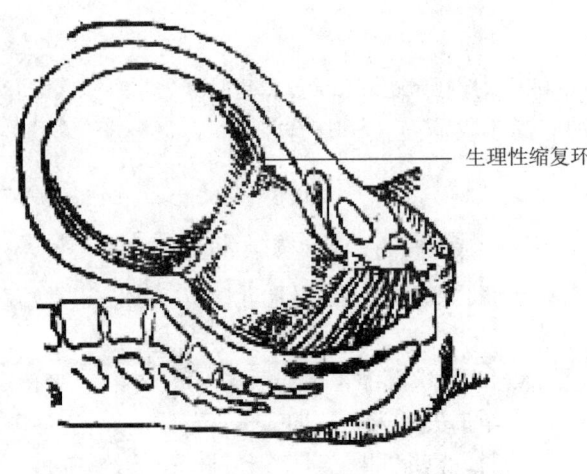

图 6-3 缩复作用

生理性缩复环

胎先露下降压迫盆底组织及直肠，反射性地引起排便动作，产妇主动屏气用力，使腹内压力增高，促使胎儿娩出。

（三）肛提肌收缩力

有协助胎先露部在骨盆内旋转作用。当胎头枕部露于耻骨弓下时，协助胎头仰伸及娩出。

二、产道

产道（birth canal）是胎儿娩出的通道，分骨产道与软产道两部分。

（一）骨产道

骨产道是指真骨盆，是产道的重要组成部分，其大小、形状与分娩关系密切。产科学上把骨盆腔分为3个假想平面（详见第一章），各个平面的大小及形态不同，分娩时胎儿只有适应骨盆各个平面的形态特点，才能经阴道顺利娩出，否则，将使产程进展受阻而致难产。妊娠后在激素的影响下，孕妇骨盆韧带变柔软，关节稍松弛，使骨盆线略有增加。

（二）软产道

软产道是由子宫下段、宫颈、阴道及骨盆底软组织构成的弯曲管道。

1. 子宫下段的形成　由非妊娠时的子宫峡部（约1cm）逐渐伸展形成，至妊娠末期子宫峡部逐渐被拉长、扩张形成子宫下段。临产后进一步伸展可达7～10cm，肌壁变薄成为软产道的一部分。

2. 子宫颈变化　临产前子宫颈管长2～3cm，初产妇较经产妇稍长，临产后由于宫缩牵拉宫颈内口的子宫肌纤维，宫腔内压升高，前羊水囊的楔状支撑，胎先露下降，致使宫颈内口向上向外扩张，宫颈管形成漏斗状，此时宫口变化不大，随后宫颈管逐渐缩短至之消失。临产前，初产妇宫颈外口仅容一指尖，经产妇能容一指。临产后，初产妇多是宫颈管先短缩消失，继之宫口扩张；经产妇通常是宫颈管消失与子宫口扩张同时进行（图6-4）。随着产程的进展，胎先露部衔接使前羊水于宫缩时不能回流，子宫下段的胎膜与该处蜕膜分离而向宫颈管突出形成前羊水囊，协助宫口扩张。胎膜多在宫口近开全时自然破裂，破膜后，胎先露部直接压迫宫颈，扩张宫口的作用更明显。

3. 骨盆底、阴道及会阴的变化　前羊水囊及胎先露部直接压迫骨盆底，使软产道形成一个向前弯曲的长筒形管道，前壁短、后壁长，阴道黏膜皱襞展平使腔道加宽。肛提肌高度伸展，肌纤维伸长，肌束分开而使会阴由原来4～5cm厚度扩展为2～4mm薄的组织，极易破裂，应注意保护。正常情况下阴道及会阴体伸展性好，常不会影响分娩。若会阴保护不当可造成裂伤。

三、胎儿

胎儿能否顺利通过产道娩出，除取决于产力产道因素外，还取决于胎位、胎儿大小及发育情况。常见的胎位有三大类，即头位、臀位和横位。因产道是一纵形管道，故纵产式时，胎体纵轴与骨盆轴相一致，较易通过产道。头先露时，矢状缝及囟门是确定胎位的重要标志。

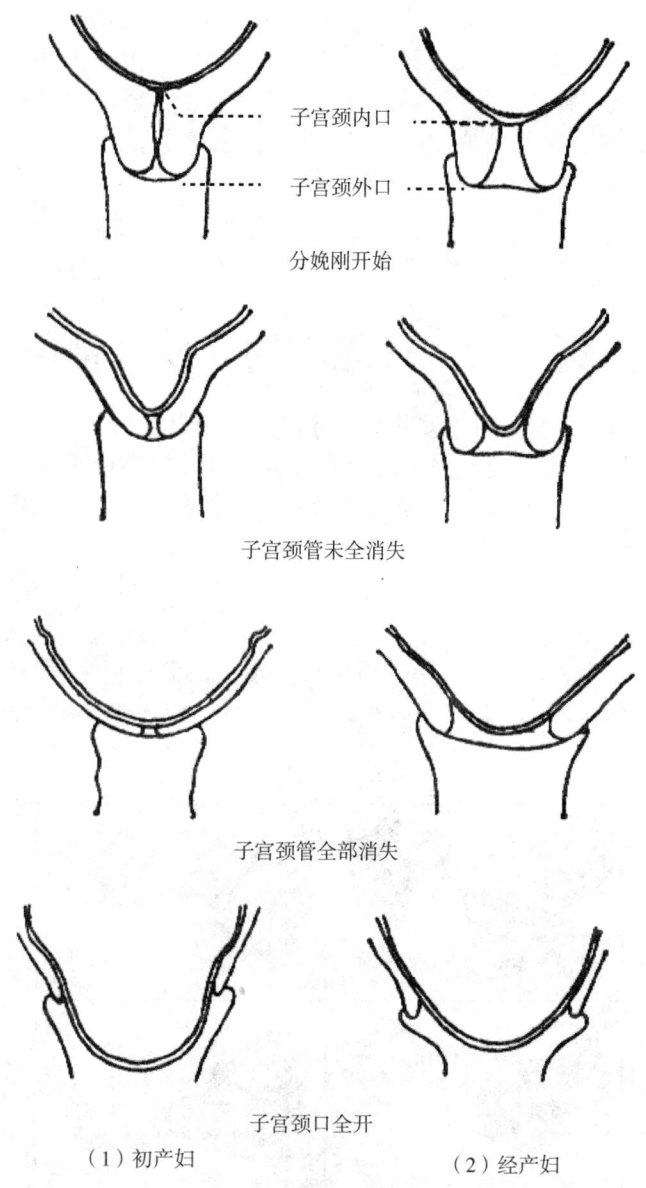

图 6-4　宫颈管消失与宫口扩张步骤示意图

临床上以枕前位为正常胎位，如胎位、胎儿大小及发育正常，胎头俯屈良好以最小径线通过正常产道，则可顺利分娩；臀位可能会出现后出头困难而难产；横位时，足月活胎不能通过产道。胎儿过大及畸形（脑积水、联体双胎等），即使产力及产道因素均正常，也可能发生难产。

四、精神心理因素

分娩虽是生理现象，但分娩对于产妇确实是一种持久而强烈的应激源。由于产妇对分娩有恐惧心理，精神过度紧张，特别是初产妇从亲友或其他产妇听到有关分娩的负面信息，常常处于焦虑不安、害怕的心理状态，对分娩都会有这样或那样的担忧，比如能否正常分娩，分娩过程中的疼痛能否承受；害怕胎儿畸形，怕胎儿性别不理想等。常表现为听不进医护人员的解释，不配合相关的分娩动作。产妇的这种情绪改变会使机体产生一系列变化，如心率加快、呼吸急促、肺内气体交换不足，致使宫缩乏力、宫口扩张缓慢、胎先露下降受阻，产程延长，胎儿缺氧而出现胎儿窘迫、产后出血。产妇体力消耗过多，出现肠胀气、尿潴留、酸中毒。因此，在分娩过程中，产科医护人员应耐心安慰产妇，讲解分娩属正常生理过程，尽可能消除产妇焦虑和恐慌心情，鼓励产妇进食及正常排便，保持体力，指导产妇相应的放松技巧，开展导乐陪伴分娩，减少产科干预，使产妇顺利度过分娩全过程。

第二节 枕先露的分娩机制

分娩机制（mechanism of labor）是指胎儿先露部在产力作用下通过产道时，为适应骨盆各平面的不同形态而被动地进行一系列适应性转动，以其最小径线通过产道的全过程。临床上头先露占 95.55%～97.55%，而头先露中以枕左前位最常见。故以枕左前位为例来说明（图 6-5）。

一、衔接

胎头双顶径进入骨盆入口平面，胎头颅骨的最低点接近或达到坐骨棘水平，称衔接。胎头以半俯屈状态进入骨盆入口，以枕额径衔接（11.3cm），由于枕额径大于骨盆入口前后径，

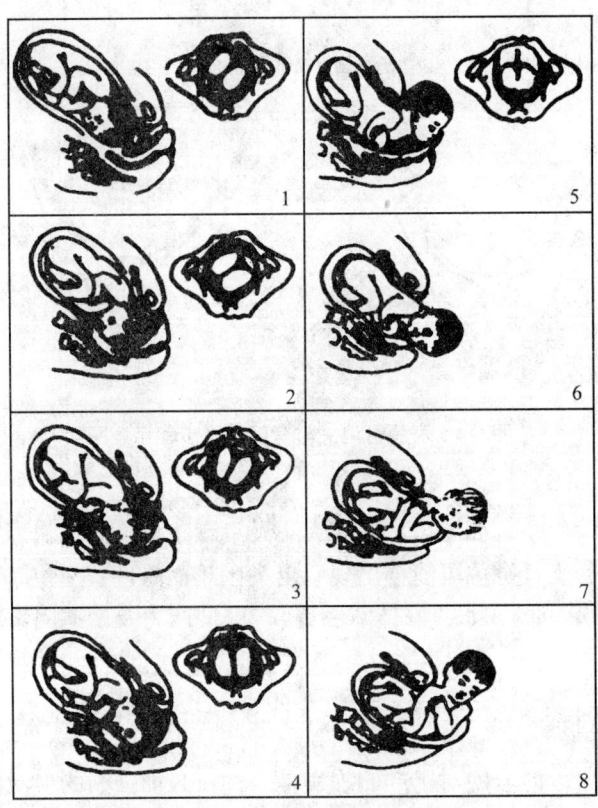

图 6-5 枕左前位分娩过程

枕左前位时，胎头矢状缝坐落于骨盆入口右斜径上，枕骨在骨盆的左前方。部分初产妇可在预产期前 1～2 周内胎头衔接，经产妇在分娩开始后胎头衔接（图 6-6）。若初产妇临产后胎头仍未衔接，应警惕头盆不称。

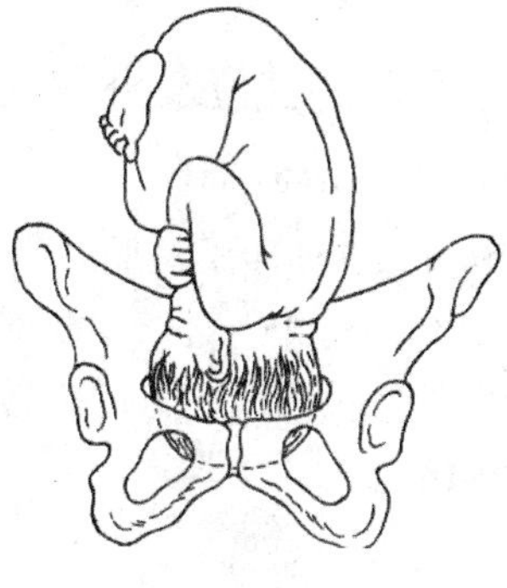

二、下降

胎头沿骨盆轴前进的动作称下降。下降始终间歇性地贯穿于分娩的全过程。宫缩是胎头下降的主要动力，初产妇胎头下降速度因宫口扩张缓慢和软组织阻力大较经产妇慢。胎头在下降过程中受骨盆底的阻力发生俯屈、内旋转、仰伸、复位及外旋转等动作。胎头下降的程度是临床上判断产程进展的重要标志之一。

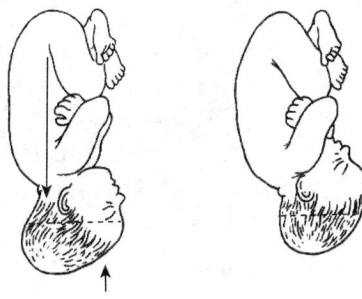

图 6-6 胎头衔接

三、俯屈

当胎头继续下降至骨盆底时遇肛提肌阻力，借杠杆作用，使原处于半俯屈状态的胎头枕部进一步俯屈，胎头由原来衔接时的枕额径（11.3cm）变为枕下前囟径（9.5cm），以此径线适应产道继续下降（图 6-7）。

四、内旋转

胎头到达中骨盆平面及出口平面时，为适应中骨盆平面的特点而发生内旋转，枕左前位的胎头枕部向母体前方旋转 45°，使胎头矢状缝与中骨盆及骨盆出口前后径相一

图 6-7 胎头俯屈

致，后囟转至耻骨弓下方，有利于胎头下降。此时胎头的枕下前囟径与中骨盆平面的最大径线（前后径）相一致，但胎肩并未转动。胎头于第一产程末完成内旋转动作（图 6-8）。

五、仰伸

完成内旋转后，胎头在宫缩和腹压作用下继续下降，到达阴道外口时，肛提肌的收缩又将胎头向前推进，在两者的共同作用下，胎头枕骨下部达到耻骨联合下缘时，以耻骨弓为支

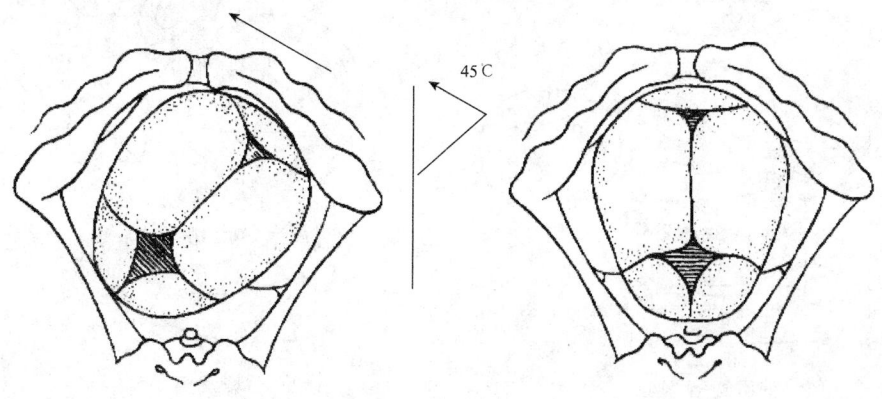

图 6-8 胎头内旋转

点，逐渐仰伸，胎头的顶、额、鼻、口、颏相继娩出（图6-9）。胎头仰伸时，胎肩已进入骨盆，并落在骨盆入口的左斜径上。

六、复位及外旋转

胎头娩出时，胎儿双肩径沿骨盆入口左斜径下降。胎头娩出后，胎头枕部向原方向回转45°，使胎头与胎肩恢复正常关系，称复位。胎肩在盆腔内继续下降，前（右）肩向前向中线旋转45°时，胎儿双肩径转成与出口前后径一致的方向，胎肩内旋转带动胎头枕部在外继续向同一方向旋转45°，以保持胎头矢状缝与胎儿双肩径的垂直关系，称外旋转（图6-10）。

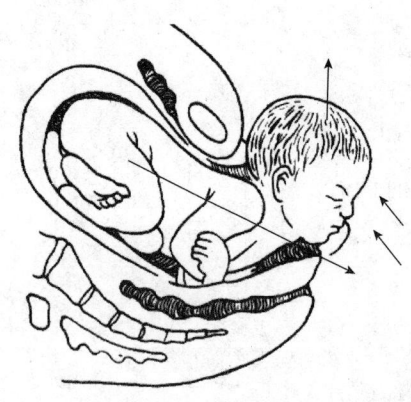

图6-9　胎头仰伸

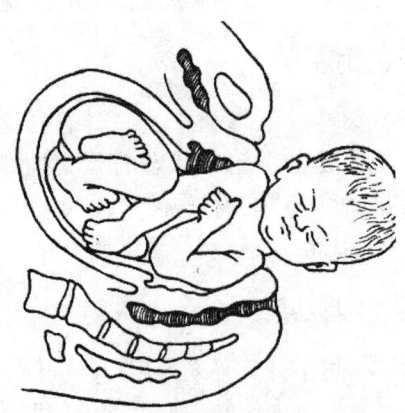

图6-10　胎头外旋转

七、胎儿娩出

胎头完成外旋转后，胎儿前肩在耻骨弓下先娩出，胎体侧弯，随即后肩从会阴前缘娩出，最后胎体及胎儿下肢随之顺利娩出（图6-11）。

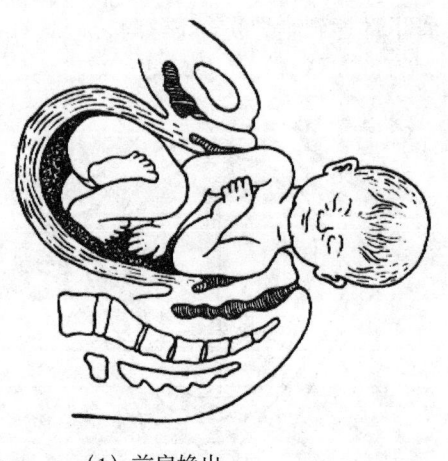

（1）前肩娩出

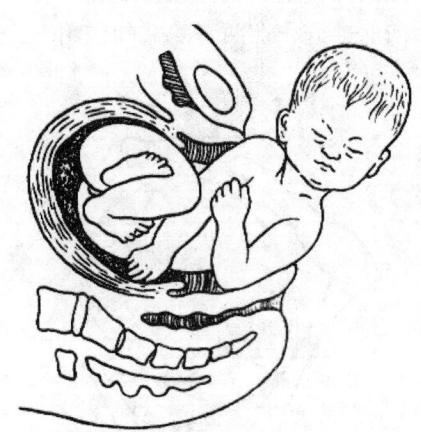

（2）后肩娩出

图6-11　胎肩娩出

第三节 先兆临产、临产与产程

一、分娩先兆

分娩发生之前，出现一些预示孕妇不久将要临产的征兆，称为分娩先兆（delivery aura）。又称为先兆临产。

（一）不规则子宫收缩

分娩发动之前1～2周，孕妇常出现"假阵缩"。其特点是宫缩时间短、力量弱、间歇时间长且不规则，常在夜间出现而于清晨消失。宫缩引起下腹部轻微胀痛，不能使宫颈口扩张。给予镇静剂能抑制不规则宫缩。

（二）胎儿下降感

初产妇多在临产前2～3周，由于胎先露部入盆，使子宫底下降，感到上腹部较前舒适，进食量增多，呼吸较轻松，但因胎先露入盆腔压迫膀胱，常伴有尿频症状。

（三）见红

在分娩发动前24～48小时内，宫颈内口附近的胎膜与该处的子宫壁分离，毛细血管破裂而经阴道排出少量血性黏液，称见红，是分娩即将开始的比较可靠的征象。阴道流血量不多，不会超出平时月经量。若阴道出血量较多，超过平时月经量，是异常现象。

二、临产的诊断

临产（in labor）开始的重要标志为有规律且逐渐增强的子宫收缩，持续30秒或以上，间歇5～6分钟，同时伴随子宫颈管消失，子宫颈口扩张和胎先露部下降。

三、总产程及产程分期

分娩全过程是从规律子宫收缩开始到胎儿胎盘娩出，简称总产程（total stage of labor）。临床分为三个产程。

1. 第一产程（宫颈扩张期） 从间歇5～6分钟的规律宫缩开始到宫口开全。初产妇需11～12小时，经产妇需6～8小时。

2. 第二产程（胎儿娩出期） 从宫口开全到胎儿娩出。初产妇需要1～2小时，经产妇一般数分钟即可完成，但也有长达1小时者。

3. 第三产程（胎盘娩出期） 从胎儿娩出到胎盘娩出。需5～15分钟，不应超过30分钟。

第四节 分娩的临床经过及处理

一、第一产程的临床经过及处理

（一）第一产程的临床经过

1. 规律宫缩 产程开始时，宫缩持续时间较短（30～40秒）且弱，间歇期较长（5～6分钟）。随着产程进展，宫缩持续时间渐长（50～60秒），且强度不断增加，间歇期渐短（2～3分钟）。当宫口接近开全时，宫缩持续时间可长达约1分钟或更长，间歇期仅1～2

分钟。

2. 宫口扩张　宫口扩张是临产后规律宫缩的结果，通过肛查或阴道检查，可以确定宫口扩张程度。宫口扩张于潜伏期较慢，进入活跃期后加快。当宫口开全时，宫口边缘消失，子宫下段及阴道形成宽阔的管腔。

3. 胎头下降　胎头下降程度是决定胎儿能否经阴道分娩的重要观察指标。为准确判断胎头下降程度，应定时行肛查或阴道检查，以明确胎头颅骨最低点的位置，并能协助判断胎方位。

4. 胎膜破裂　简称破膜。宫缩时，子宫羊膜腔内压力升高，胎先露部下降，将羊水阻断为前、后两部分，在胎先露部前方的羊水不多，约100ml，称前羊水，形成的前羊水囊称胎胞，它有助于扩张宫口。宫缩逐渐增强，子宫羊膜腔内压力逐渐增加，当羊膜腔压力增加达到一定程度时自然破膜，前羊水流出。正常破膜多发生在宫口近开全时。

（二）第一产程的观察及处理

1. 询问病史及检查

（1）病史：对有过产前检查者，对其现病史、既往史做认真复习。还应了解规律宫缩何时开始，有无见红和阴道流水。

（2）检查：测量血压、脉搏、体温，做一般体格检查及产科检查，了解宫缩是否规律，胎位、胎心是否正常，测量骨盆，注意有无头盆不称。肛查了解宫口开大及胎先露下降程度等（有阴道流血者禁止肛查）。

2. 一般处理

（1）精神安慰：产妇的精神状态能影响宫缩及产程进展。特别是初产妇，容易产生焦虑、紧张和急躁情绪，不能按时进食和很好地休息。助产人员要关心体贴，耐心讲解分娩是正常生理过程，使产妇与助产人员密切合作，以便顺利分娩。

（2）活动与休息：临产后，若宫缩不强，未破膜，儿头已衔接，可在室内活动，若胎膜已破、胎头未衔接者，应卧床休息，取头低脚高位，以免脐带脱垂。对精神紧张，宫缩过频者可遵医嘱给予少量镇静剂，有利于分娩的顺利进行。

（3）饮食：鼓励产妇少量多次进食，吃高热量易消化的食物及摄入足够的水分，以保证充沛的精力和体力。

（4）排尿与排便：临产后，应鼓励产妇2~4小时排尿一次，以免膀胱过度膨胀会影响宫缩及胎头下降。因胎头压迫使排尿困难者，应警惕头盆不称，必要时导尿。初产妇宫口扩张<4cm，经产妇宫口<2cm时，可行温肥皂水灌肠。灌肠能清除粪便，使直肠空虚，同时又刺激宫缩，加速产程进展。如已破膜，阴道出血较多，头盆不称，胎位异常，有剖宫产史，先兆早产，宫口开大4cm以上，宫缩短、强，估计1小时内分娩及患有严重心脏病等情况时都不宜灌肠。

（5）其他：用肥皂水和温开水清洗外阴；初产妇、有难产史的经产妇应再次行骨盆外测量。

3. 严密观察产程　临产后，医务人员要耐心细致地观察产程，认真检查记录，发现异常应及时处理。

（1）子宫收缩：第一产程宫缩持续时间较短（约30秒）而力量弱，间歇时间较长（5~6分钟）。随着产程的进展，宫缩逐渐加强且持续时间长，间歇时间短，到第一产程末，持续时间可长达1分钟以上，间歇仅1~2分钟。

医护人员要定时观察宫缩持续时间和间歇时间、强度及规律性并记录之。对精神紧张、烦躁不安者，宫口扩张缓慢者，可给予适当的镇静剂，肌内注射哌替啶50~100mg或地西泮 10mg 静脉注射。用胎儿监护仪描记的宫缩曲线，可以看出宫缩强度、频率和每次宫缩持续时间，是较全面反映宫缩的客观指标。

（2）听胎心音：于潜伏期时，在宫缩间歇时每隔 1～2 小时听胎心一次，进行记录。进入活跃期，宫缩较频时应每 15～30 分钟听一次，每次听 1 分钟。此法简便，但仅能获得每分钟的胎心率，不能分辨瞬间变化，不能识别胎心率的变异及其与宫缩、胎动的关系，容易忽略胎心率的早期改变。可采用胎心监护仪，监测胎心率的变异及其与宫缩、胎动的关系。此法能判断胎儿在宫内的状态，如宫缩后胎心音变慢不能立即恢复或每分钟少于 100 次，或胎心快慢不一，每分钟多于 160 次，或由强转弱，均说明胎儿宫内窘迫现象，应边找原因边处理，如立即吸氧，采取左侧卧位等处理。

（3）测量血压：第一产程期间，宫缩时血压升高 5～10mmHg，间歇时恢复原状。应每隔 4～6 小时测量一次。如发现异常可酌情增加测量次数，必要时给予处理。

（4）观察宫颈口扩张及先露部下降程度：此为观察产程进展的重要指标。为了更好地观察产程，做到检查结果及时记录，发现异常情况能尽早处理，多采用产程图（图 6-12），产程图的横坐标为临产时间（小时），纵坐标左侧为宫口扩张程度（cm），纵坐标右侧为先露下降程度（cm），划出宫口扩张曲线及胎头下降曲线，能更直观地了解产程进展情况。

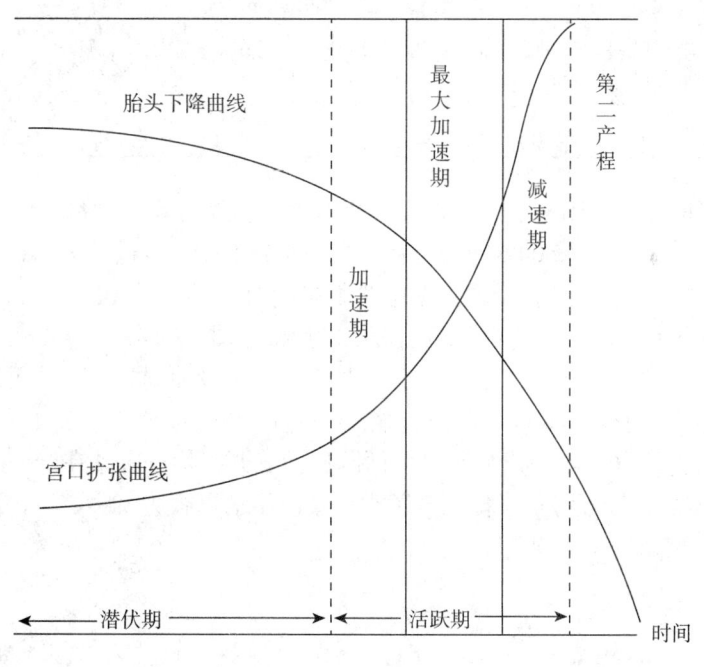

图 6-12　产程图

1）宫颈口扩张曲线：第一产程分潜伏期和活跃期。潜伏期是指从规律宫缩开始至宫口扩张达 3cm。初产妇扩张较慢，平均 2～3 小时扩张 1cm，约 8 小时，如超过 16 小时为潜伏期延长。活跃期是指宫口扩张 3cm 至开全（10cm），此期扩张速度明显加快，约需 4 小时，最大限度为 8 小时，超过 8 小时称活跃期延长，可能有难产因素存在。宫口开大 10cm 称宫口开全。然后进入第二产程。近年，在综合国内外相关领域文献资料的基础上，结合美国国家儿童保健和人类发育研究所、美国妇产科医师协会、美国母胎医学会等提出的相关指南及专家共识，中华医学会妇产科学分会产科学组专家对新产程的临床处理达成以下共识（表 6-1）：

表 6-1　新产程标准及处理的修订

类别	诊断标准及处理
第一产程	
潜伏期	潜伏期延长（初产妇＞20 小时，经产妇＞14 小时）不作为剖宫产指征
	破膜后且至少给予缩宫素静脉滴注 12～18 小时，方可诊断引产失败
	在除外头盆不称及可疑胎儿窘迫的前提下，缓慢但仍然有进展（包括宫口扩张及先露下降的评估）的第一产程不作为剖宫产指征
活跃期	以宫口扩张 6cm 作为活跃期的标志
	活跃期停滞的诊断标准：当破膜且宫口扩张≥6cm 后，如宫缩正常，而宫口停止扩张≥4小时可诊断活跃期停滞；如宫缩欠佳，宫口停止扩张≥6 小时可诊断活跃期停滞。活跃期停滞可作为剖宫产的指征
第二产程	第二产程延长的诊断标准：①对于初产妇，如行硬脊膜外阻滞，第二产程超过 4 小时，产程无进展（包括胎头下降、旋转）可诊断第二产程延长；如无硬脊膜外阻滞，第二产程超过 3 小时，产程无进展可诊断；②对于经产妇，如行硬脊膜外阻滞，第二产程超过 3 小时，产程无进展（包括胎头下降、旋转）可诊断第二产程延长；如无硬脊膜外阻滞，第二产程超过 2 小时，产程无进展则可以诊断
	由经验丰富的医师和助产士进行的阴道助产是安全的，鼓励对阴道助产技术进行培训
	当胎头下降异常时，在考虑阴道助产或剖宫产之前，应对胎方位进行评估，必要时进行手转胎头到合适的胎方位

2）胎头下降曲线：以胎头颅骨最低点与坐骨棘的关系标明。潜伏期时，胎头下降不明显，于活跃期平均每小时下降 0.86cm，坐骨棘平面是判断胎头高低的标志，可作为估计分娩难易的有效指标之一。胎头颅骨最低点平坐骨棘平面时，以"0"表达；在棘上 1cm 时，以"-1"表达；在棘下 1cm 时，以"+1"表达，依次类推（图 6-13）。

（5）肛门检查：通过肛查了解宫颈口扩张情况，软硬及厚薄程度，是否破膜，临产后应 4 小时查一次，经产妇或宫缩频时，间隔应缩短，但不宜太多。

肛门检查方法（图 6-14）：产妇平卧，两腿屈曲分开，检查者站在产妇右侧，右手示指戴上手套涂肥皂水后，轻轻将示指伸入直肠内，查前用消毒纸遮盖阴道口，避免大便污染阴

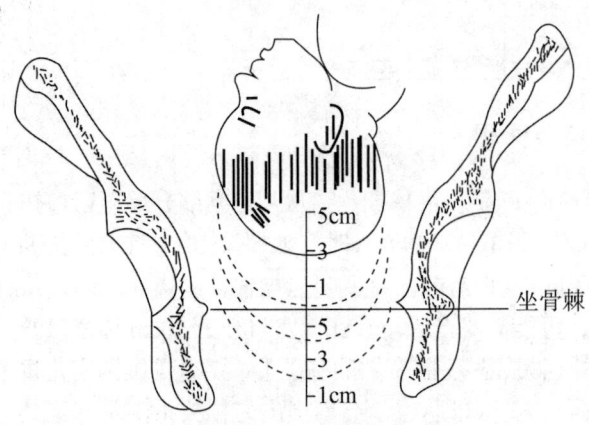

图 6-13　胎头高低的判定

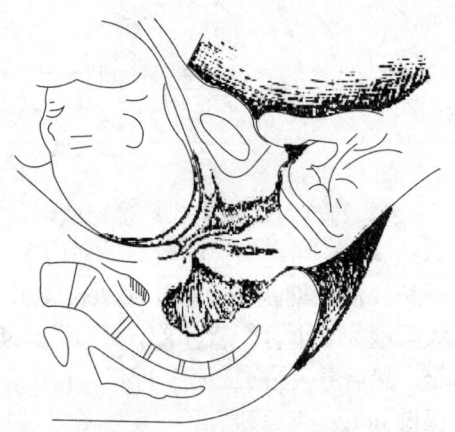

图 6-14　肛查宫口扩张情况

道。在直肠内的示指向后触及尾骨尖端,了解尾骨活动度,查两侧坐骨棘是否突出并确定胎头高低,用指端掌侧查宫口的大小,摸清宫口四周边缘。未破膜者可在儿头前方触到有弹性的水囊。破膜后可能触及胎头,可触到颅缝及囟门的位置。若为臀位,可触到较宽而软的胎臀或腿、足。如在胎先露前方或旁边查有条索状物,且有血管搏动,应考虑脐带先露或脱垂,要及时处理。

(6) 阴道检查:阴道检查可直接触清宫口周边,准确了解宫颈管是否消退、宫口扩张程度、胎膜是否破、胎先露部及位置。如头先露,还可了解矢状缝及囟门,确定胎方位。临床上遇到宫口扩张及胎头下降程度不明,或轻度头盆不称经试产后、产程进展缓慢等,阴道检查较重要。但应注意,必须在严格消毒下进行阴道检查。

(7) 注意破膜时间:破膜时应立即听取胎心音,观察羊水的性质、颜色及流出量,有无宫缩,记录破膜时间。已破膜的产妇如头浮者应使其臀部抬高,注意外阴清洁,预防脐带脱垂。破膜超过12小时,应给予抗感染药物并引产。

二、第二产程的临床经过及处理

(一) 第二产程的临床经过

第二产程宫缩更强、更频,迫使胎先露下降,当胎头降至骨盆下口压迫骨盆底组织时,产妇有排便感,不自主地向下屏气用力。随着产程进展,会阴渐渐膨隆变薄,肛门括约肌松弛。宫缩时在阴道可露出胎头,露出部分逐渐增大。宫缩间歇时胎头又缩回阴道内,称为拨露(图6-15),经多次拨露后,当宫缩间歇时亦不再缩回阴道,称胎头着冠(图6-16)。此时会阴极度扩张,胎头枕骨于耻骨联合下露出,出现仰伸动作,胎肩、胎体随之娩出。胎儿娩出后,羊水即冲出,子宫底下降到脐平。

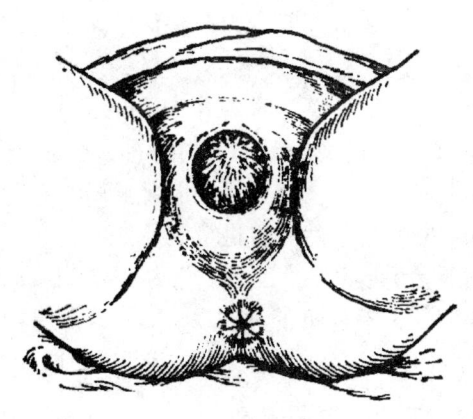

图6-15 胎头拨露

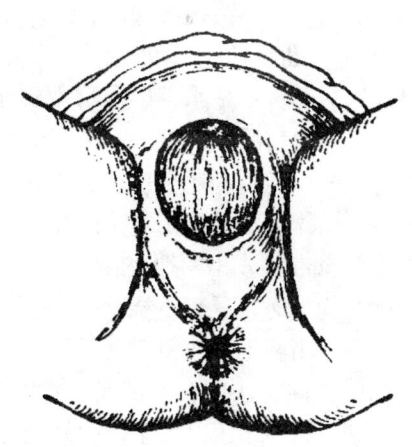

图6-16 胎头着冠

(二) 第二产程观察及处理

1. 听胎心音 第二产程宫缩频而强,胎盘血液循环受到影响,需密切观察胎儿有无急性缺氧,应勤听胎心,通常5~10分钟听一次,有条件用胎儿监护仪监测。若胎心异常,应立即行阴道检查,尽快结束分娩。

2. 指导产妇使用腹压 宫口开全后,肛门括约肌松弛,外阴张开及会阴膨胀变薄时,应指导产妇正确使用腹压,让产妇两足蹬在产床上,两手紧握床沿把手,在宫缩时深吸气,

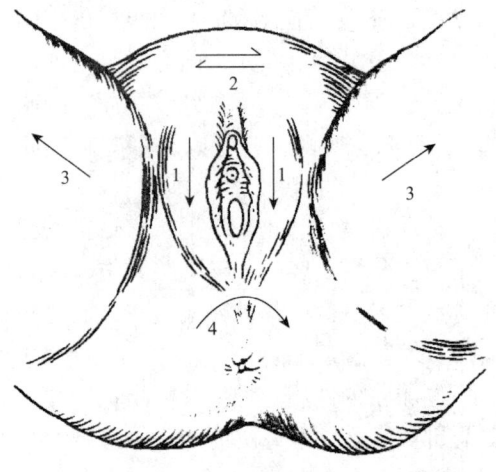

图 6-17 外阴消毒程序

向下屏气用力,如解大便样使用腹压,宫缩间歇时,让产妇全身肌肉放松,安静休息。宫缩重现时,再做屏气动作,如此反复,以促使产程进展。

3．准备接生 初产妇宫颈口开全及经产妇宫颈口开至4cm时,应将产妇送至产房做好接生准备工作。让产妇仰卧位,准备消毒外阴。方法是:两腿屈曲分开暴露外阴,在臀下放便盆或塑料布,用肥皂水棉球按顺序充分擦洗阴阜、外阴、两腿内侧及肛门周围,顺序是由内向外、由上向下。继用温水冲净,冲洗时用消毒纱布盖住阴道口,防止冲洗液流入阴道,再用消毒纱布擦干,最后用聚维酮碘进行消毒(图 6-17),取出便盆或塑料布,铺无菌单准备接生。

4．接产 接生人员按无菌操作常规刷手消毒后戴无菌手套及穿手术衣,打开产包,铺消毒巾单,准备接生。

接产者站在产妇右侧,胎头娩出前如胎膜未破,则可行人工破膜。当胎头拔露使后联合饱满紧张时,应开始保护会阴。在会阴部垫上消毒巾一块,接产者右肘支在产床上,右手大拇指与其余四指分开,利用手掌大鱼际肌顶住会阴部,每当宫缩时应向上内方托压,同时左手应轻轻下压胎头枕部,协助胎头俯屈及缓慢下降,使胎头以枕下前囟径通过骨盆出口(图 6-18A)。宫缩间歇时手应放松,以免压迫过久,引起会阴水肿。当胎儿枕骨降至耻骨弓下露出时,协助胎头仰伸(图 6-18B)。此时如宫缩过强,张口哈气消除腹压作用,宫缩间歇时让产妇加腹压,使胎头缓慢娩出,可减少会阴撕伤的机会。胎头娩出后,保护会阴的右手不得离开会阴,仍继续注意保护会阴。不必急于娩出胎肩,应先以左手掌自鼻根向下颏挤压,挤出口鼻内的黏液及羊水,以免第一次呼吸时吸入气管内。然后协助胎头外旋转,使胎儿双肩径与骨盆下口前后径一致,轻轻下压胎儿颈部,使前肩从耻骨联合下娩出(图 6-18C),再托胎颈向上使后肩从会阴前缘缓慢娩出(图 6-18D)。待双肩径娩出保护会阴的右手方可离开,双手协助胎体及下肢娩出。记录胎儿娩出时间。胎儿娩出后1～2分钟内断扎脐带,在距脐根10～15cm处,用两把血管钳钳夹,在两钳之间剪断脐带,然后再进行其他处理。

胎儿娩出时,见有脐绕颈一周且较松时,将其顺胎肩或从头部滑下,若绕颈2周或以上者,应立即用两把止血钳钳夹任何一段,在两钳间剪断,松解脐带,然后将胎肩及胎身娩出(图 6-19)。对会阴发育不良或过紧的初产妇,在分娩时估计会阴裂伤者,应行会阴切开术,切开后立即用纱布压迫止血,胎盘娩出后立即缝合。

三、第三产程的临床经过及处理

(一)第三产程的临床经过

胎儿娩出后,由于宫腔容积明显缩小,胎盘不能相应缩小,因而子宫壁与胎盘附着面发生错位而剥离。胎盘剥离征象:①宫体变硬呈球形,剥离的胎盘降至子宫下段,宫体呈狭长形被推向上,宫底升高达脐上;②阴道有少量流血;③外露脐带延长,用手掌在耻骨联合上方轻压子宫下段时,子宫体上升而外露脐带不再回缩(图 6-20)。胎盘剥离及排出方式有:母体面娩出式及胎儿面娩出式,胎儿面娩出式多见,出血少;母体面娩出少见,出血稍多。

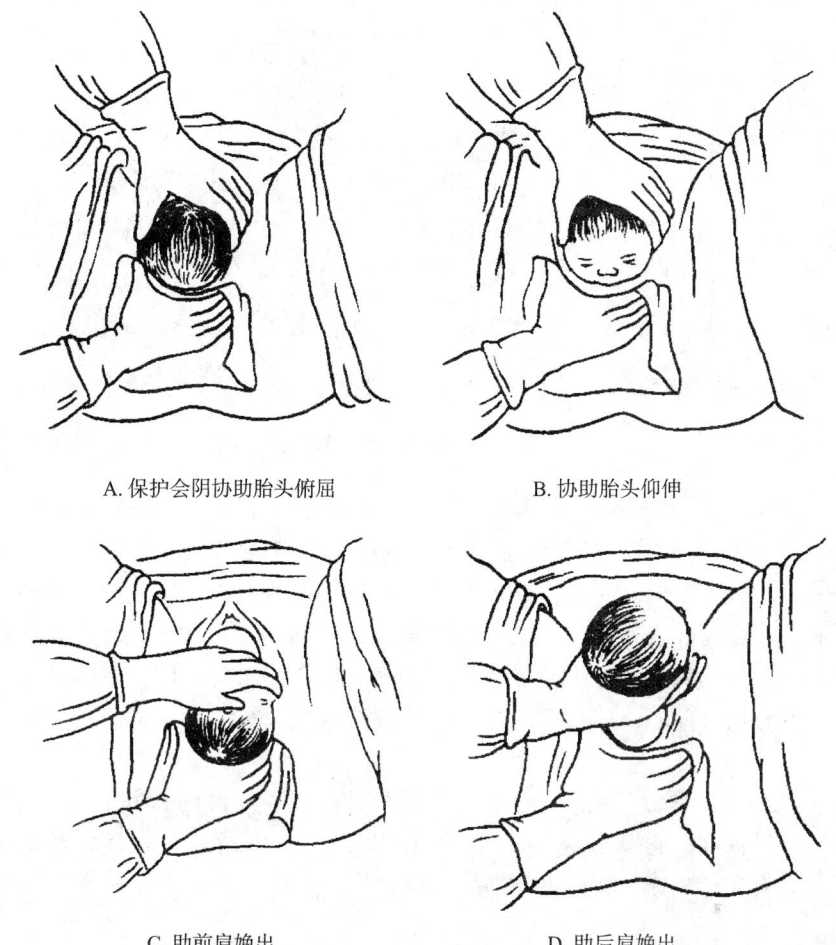

A. 保护会阴协助胎头俯屈　　B. 协助胎头仰伸

C. 助前肩娩出　　D. 助后肩娩出

图 6-18　接生示意图

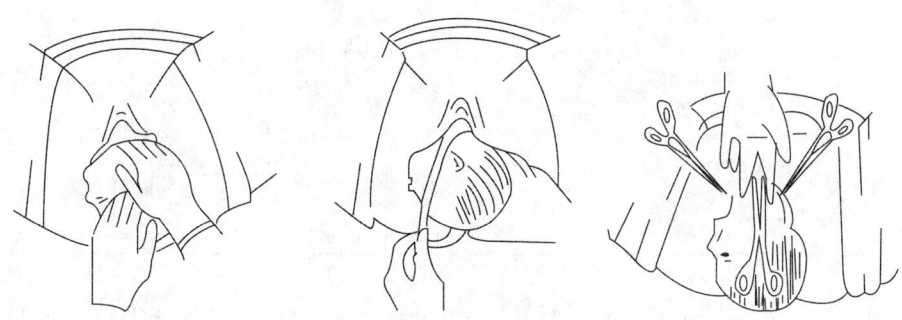

图 6-19　脐带绕颈的处理示意图

（二）第三产程处理

1. 新生儿的处理

（1）清理呼吸道：胎儿娩出后，立即吸除口鼻部黏液及羊水，保持呼吸道通畅，以免发生吸入性肺炎。当呼吸道黏液确已吸净而新生儿仍无哭声时，可用手拍打新生儿足底，使其啼哭。

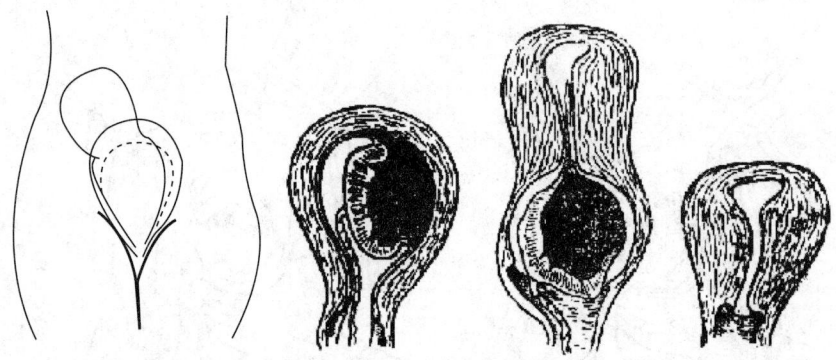

A. 胎盘娩出期子宫的变化　　B. 胎盘开始剥离　　C. 胎盘降至子宫下段　　D. 胎盘完全娩出

图 6-20　胎盘娩出过程

（2）脐带的处理：将新生儿用 75% 乙醇消毒脐带根部周围，在距脐根 0.5cm 处用粗丝线结扎第一道，将结扎线以上的脐带血挤压排空。然后在距第一道线 1.5cm 处结扎第二道线，注意扎紧以防脐带出血。对有水肿的脐带结扎时用力要适当，防止用力过猛引起脐带断裂或扎不紧又会出血等。在距第二道结扎线 0.5cm 处剪断脐带，断面用 5% 聚维酮碘溶液或 75% 乙醇消毒，切勿药液触及婴儿皮肤，以免烧伤。检查无出血，用无菌纱布包好，再用脐带布包扎。目前有用气门芯、脐带夹、血管钳等方法取代双重结扎脐带法，方法简便，效果良好。

（3）新生儿阿普加评分（Apgar score）及其意义：新生儿 Apgar 评分法可准确判断新生儿有无窒息及窒息程度，它以出生 1 分钟内的心率、呼吸、肌张力、喉反射及皮肤颜色 5 项体征为依据，每项 0～2 分，满分为 10 分（表 6-2）。

表 6-2　新生儿 Apgar 评分法

体征	出生后 1 分钟内应得分数		
	0 分	1 分	2 分
心率	无	<少于 100 次/分	≥多于 100 次/分
呼吸	无	浅慢且不规则	佳，哭声响
肌张力	软瘫	四肢稍屈曲	四肢屈曲，活动好
喉反射	无反应	有些动作	咳嗽、恶心
皮肤颜色	全身苍白	躯干红润、四肢青紫	全身红润

8～10 分，属正常新生儿；4～7 分为轻度窒息（青紫型），需行新生儿复苏才能恢复；0～3 分重度窒息（苍白型），需要气管插管及给氧等紧急抢救。对有缺氧的新生儿，在出生后 5 分钟、10 分钟应再次评分。临床恶化顺序为皮肤颜色→呼吸→肌张力→反射→心率。新生儿复苏有效顺序为心率→反射→皮肤颜色→呼吸→肌张力。肌张力恢复越快，则预后越好。

（4）标记和体格检查：查看新生儿性别，称体重，将新生儿左足底及母亲右手拇指印于新生儿病历上，详细检查新生儿：心肺听诊，注意有无外伤，有无发育畸形，外生殖器有无异常；将标有母亲姓名、床号、新生儿性别、体重、出生时间的手腕带系于腕上，包被外系上同样的标记牌；将新生儿抱给母亲，并让其首次吸吮乳头。

2. 协助胎盘娩出　胎儿娩出后，正确处理胎盘娩出可减少产后出血的发生。禁止在胎盘尚未完全剥离时用手按摩或用力挤压宫底，牵拉脐带，以免造成胎盘剥离不全。当确认胎盘已完全剥离，接产者于宫缩时以左手握住宫底按压，右手轻拉脐带，协助胎盘娩出。当胎盘娩至阴道口时，接生者用双手捧住胎盘向一个方向旋转，并向外牵拉，使胎膜完整剥离排出。在排出过程中发现胎膜部分断裂，用止血钳夹住断裂上端的胎膜，再继续向一个方向旋转，一直到胎膜完整排出。胎盘娩出后可按摩子宫刺激收缩减少出血，如宫缩不良可用缩宫素，同时注意测量出血量（图6-21）。

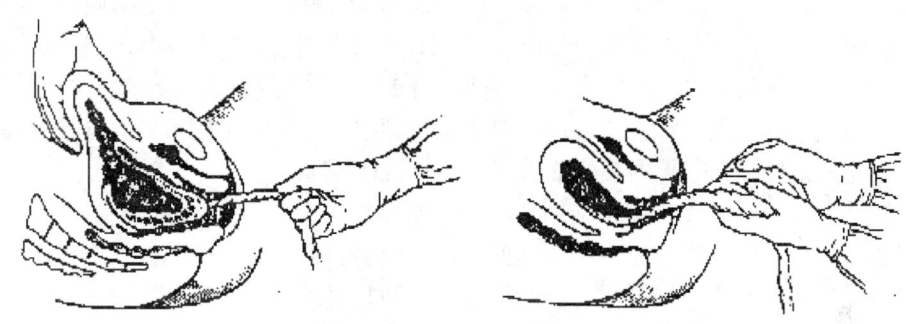

图 6-21　助娩胎盘示意图

3. 检查胎盘、胎膜　胎盘娩出后，先将胎盘铺平，查看胎盘母面小叶有无缺损，然后将胎盘提起，检查胎膜是否完整，胎儿面血管有无断裂，及时发现是否有副胎盘残留在宫腔内。如有副胎盘，部分胎盘残盘，在严密无菌操作下用手进入宫腔取出残留组织；如确认是小部分胎膜残留，产后用宫缩剂，待其自然排出，在分娩记录上必须记清楚，以便产后观察。

4. 检查软产道　胎盘娩出后，要仔细检查软产道有无裂伤，如有裂伤，立即缝合。产后应在产房观察 2 小时，注意宫缩情况，阴道出血量，测血压、脉搏，全面观察产妇产后情况后，无异常送回病房。

5. 预防产后出血　正常分娩出血量多不超过 300ml。若产妇有产后出血高危因素：如有产后出血史、分娩次数≥5 次、多胎妊娠、羊水过多、巨大儿或宫缩乏力等，可在胎肩娩出后，立即给予静脉滴注缩宫素 10～20 单位，加强宫缩，促使胎盘迅速剥离减少出血。若胎盘未完全剥离而出血多时，应行徒手剥离胎盘术。

6. 产后观察　产后除在产房观察 2 小时外，正常后回休养室后，应勤巡视，并督促产妇在产后 2 小时内自排小便，因胀大膀胱易致宫缩乏力发生产后出血，若产后 4 小时不能排尿者，应予针刺阴陵泉、中极穴促进排尿。必要时给予导尿，预防泌尿系感染给予抗生素。

[附]　分娩镇痛

因宫缩时剧烈的疼痛出现的产程延长导致的各种分娩问题层出不穷，也导致许多孕产妇产生一系列的心理问题，如紧张、焦虑、抑郁、恐惧等，甚至由于这些不良的心理状态而造成的对产妇、胎儿或新生儿以及家庭的不利因素和不良反应。减轻分娩疼痛是促进自然分娩的关键。

1. WHO 提倡非药物性镇痛　主要方法有：提供舒适温馨的分娩环境；产时陪伴分娩（导乐分娩）；产时播放音乐，分散和转移产妇的注意力，增加对不适的耐受力；按摩和深呼吸，在宫缩间歇期有意识放松身体；采取自由体位，以产妇舒适、缓解疼痛为准；热敷、温水浴及水中分娩等。

2. **药物性镇痛** 可达到镇静、催眠、减轻恐惧及焦虑心理的作用。产妇进入临产至第二产程均可用药。常用的药物有：哌替啶、利多卡因、布比卡因、罗哌卡因、芬太尼、舒芬太尼、全麻药氧化亚氮等。上述麻醉剂均能通过胎盘进入胎儿体内，直接抑制胎儿呼吸中枢和循环中枢，也能使产妇缺氧、低血压和高碳酸血征，均可影响胎儿。

硬膜外麻醉分娩镇痛是近几年在产科应用较广泛的方法之一。分娩镇痛必备条件有：①药物起效快，作用可靠，便于给药；②对产妇及胎儿不良作用小；③不影响宫缩频率及强度；④产妇清醒能配合分娩过程。分娩时的子宫收缩、宫颈扩张、阴道扩张、盆底组织受压、均可导致剧烈阵痛。若予以麻醉镇痛，需将神经阻滞的范围控制在胸$_{11}$～骶$_4$之间。

在分娩过程中，只要产妇提出要求，排除分娩镇痛禁忌，均可以镇痛。分娩镇痛的适应证：①无剖宫产适应证；②无硬膜外禁忌证；③产妇有意愿。

分娩镇痛的禁忌证：①产妇拒绝；②凝血功能障碍、接受抗凝治疗期间；③局部皮肤感染和全身感染未控制；④产妇患有难治性低血压及低血容量、显性或隐性大出血；⑤原发性或继发性宫缩乏力和产程进展缓慢；⑥对所使用的药物过敏；⑦已经过度镇静；⑧伴严重的基础疾病，包括神经系统严重病变引起的颅内压增高、严重主动脉瓣狭窄和肺动脉高压、上呼吸道水肿等。

分娩镇痛不等于无痛分娩，但至少能减轻产妇的剧烈疼痛，随着我国生活水平的提高，可以预见分娩镇痛具有广泛的前景。

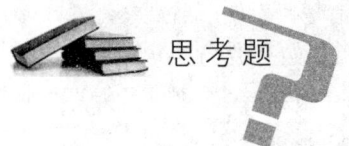

思考题

1. 简述分娩、足月产、早产及过期产的概念。
2. 简述影响分娩的四个因素。
3. 简述分娩先兆及临产的标志。
4. 简述分娩机制的概念、枕先露的分娩步骤。
5. 简述总产程及产程的划分。
6. 简述第一产程、第二产程、第三产程的临床经过、观察处理。
7. 简述胎盘剥离的征象。
8. 简述新生儿处理，阿普加评分标准内容。
9. 简述产后 2 小时内观察的意义及观察内容。

（黄振宇　熊立新）

第七章 正常产褥

1. 了解母乳喂养。
2. 熟悉产褥期母体变化。
3. 掌握产褥期临床表。产褥期处理及保健。

第一节 产褥期母体变化

产褥期（puerperium）是指从胎盘娩出至产妇全身各器官除乳腺外恢复或接近正常未孕状态的一段时期，一般需要 6 周。

产褥期母体的变化主要是一个复旧过程，即身体恢复到未孕前的状况；而乳腺在此期间，则发生旺盛的分泌功能，以供婴儿营养和生长发育的需要。

一、生殖系统的变化

（一）子宫

1. 子宫复旧　胎盘娩出后子宫逐渐恢复至未孕状态的过程称子宫复旧。产褥期变化最大的是子宫，主要表现为子宫体肌纤维缩复和子宫内膜再生。

（1）子宫体肌纤维的缩复作用：产后子宫肌纤维缩复，使肌细胞缩小，其数量不变，肌细胞胞质蛋白质被分解排出，随着肌纤维的缩复使子宫在产后数小时后位于脐平或脐上 1～2 横指，于产后 1 周子宫缩小至约妊娠 12 周大小，在耻骨联合上方可扪及，于产后 10～14 天，腹部触不到宫底，6 周后子宫恢复非孕前大小。产褥初期宫缩引起下腹部阵发性剧烈疼痛称产后宫缩痛。

（2）子宫内膜再生：当胎盘从子宫壁分离后，子宫肌纤维发生强烈的收缩，胎盘附着面立即缩小，面积仅为原来一半，导致开放的螺旋小动脉和静脉窦压缩变窄和栓塞，出血减少至停止，创面坏死组织脱落随恶露排出，基底层再生形成新的子宫内膜。约于产后第 3 周除胎盘剥离面外，子宫腔表面均被新生内膜所遮盖。胎盘附着面的全部修复约需 6 周。若在此期间胎盘附着面因复旧不良出现血栓脱落，可引起晚期产后出血。

2. 宫颈　分娩后子宫颈松软，壁薄皱起如袖口。于产后 2～3 日，宫口仍可通过 2 指，产后 1 周后子宫颈内口关闭，宫颈管复原。产后 4 周子宫颈恢复至正常形态。因分娩时子宫颈发生轻度裂伤，初产妇子宫颈外口由产前圆形（未产型）而变成"一"字形（已产型）。

（二）阴道

分娩后阴道腔扩大，阴道壁松弛及肌张力低，阴道黏膜皱襞因过度伸展而减少甚至消失，于产褥期阴道腔逐渐缩小，阴道壁肌张力逐渐恢复，黏膜皱襞于产后3周时重现，但阴道在产褥期结束时并不能完全恢复至未孕时状态，阴道较宽松，皱襞减少。

（三）外阴

分娩后外阴轻度水肿，于产后2～3日内自行消退。会阴部轻度撕裂或会阴切口缝合后，均能在3～5日内愈合。处女膜在分娩时撕裂形成残缺痕迹称处女膜痕。

（四）盆底组织

盆底肌肉及其筋膜在分娩时过度扩张，常使肌纤维部分断裂。若产褥期加强盆底肌肉锻炼，可能使其恢复至未孕状态。若盆底肌肉及筋膜损伤严重，则造成盆底松弛，加之产褥期过早劳动，易发生阴道壁脱垂，甚至子宫脱垂。

二、乳房的变化

乳房的变化主要是泌乳。分娩后体内胎盘催乳素、雌激素、孕激素水平突然下降，胎盘催乳素在6小时内消失，解除了对垂体催乳素功能的抑制，乳腺开始泌乳。尽管垂体催乳素是泌乳的基础，但以后乳汁分泌很大程度依赖哺乳时的吸吮刺激，新生儿应在出生后半小时内吸吮乳头，因为吸吮乳头，通过神经末梢刺激垂体泌乳素的分泌，促进乳汁分泌；吸吮动作还能反射性引起神经垂体释放缩宫素，缩宫素使乳腺腺泡周围的肌上皮细胞收缩，增加乳腺管内压喷出乳汁。另外，乳汁分泌与产妇的营养、情绪、睡眠和健康状况有关。

胎盘娩出后，产妇便进入以自身乳汁哺育婴儿的哺乳期。哺乳有利于生殖器官及有关器官组织更快恢复，近年我国大力提倡母婴同室及母乳喂养，对母儿均有益处。产后7天内分泌的乳汁为初乳（colostrum），内含较多的蛋白质，较少的脂肪，特别含免疫球蛋白IgA，它是婴儿出生后最早获得的口服免疫抗体。产后7～14天为过渡乳，蛋白质含量逐渐减少，脂肪和乳糖含量逐渐增多。14天以后为成熟乳，含糖较初乳多，蛋白质含量较少。

三、血液及循环系统的变化

妊娠期血容量增加，于产后2～3周恢复至未孕状态。但在产后最初3天内，由于子宫缩复，子宫胎盘循环停止，大量血液从子宫进入体循环，加之妊娠期间过多的组织间液回吸收，使血容量增加15%～25%。红细胞计数及血红蛋白值逐渐增加。白细胞总数于产褥早期仍较高，偶尔可达$20×10^9/L$，中性粒细胞增多，淋巴细胞稍减少。红细胞沉降率于产后3～4周降至正常。产褥早期血液仍处于高凝状态，纤维蛋白原、凝血酶、凝血酶原产后2～3周内降至正常。

四、泌尿系统的变化

妊娠期贮留在体内的水分，在产褥期迅速排出，故产后最初数日尿量增多。孕期生理性扩张的输尿管、肾盂，于产后4周恢复。分娩时，膀胱受压，黏膜水肿充血及肌张力降低，容易发生尿潴留。

五、消化系统的变化

产后活动减少，腹肌及盆底组织松弛，肠蠕动减弱，容易引起便秘。产后1～2天内常感口渴，喜进流食或半流食，以后逐渐好转。

六、内分泌系统的变化

产后雌激素及孕激素水平急剧下降，产后1周雌激素及孕激素降至未孕时状态。胎盘生乳素于产后6小时已不能测出。催乳素水平与是否哺乳有关，吸吮乳汁时，催乳素明显升高，不哺乳者的催乳素于产后2周降至未孕水平。

月经复潮及排卵功能恢复受哺乳影响。如不哺乳，在产后6～10周月经复潮，哺乳产妇一般于产后4～6个月月经复潮，同时卵巢恢复排卵。产后较晚恢复月经者，首次月经来潮前多有排卵，故哺乳产妇未见月经来潮却有受孕的可能。

七、腹壁的变化

妊娠期间出现的下腹正中线的色素沉着，在产褥期逐渐消退。紫红色的妊娠纹变成银白色妊娠纹。腹壁肌肉受妊娠子宫的影响，使肌纤维断裂，腹直肌呈不同程度分离，故产后腹壁松弛，腹壁紧张度的恢复需6～8周。

第二节 产褥期临床表现

一、生命体征

1. 体温　产后的体温多数在正常范围。在产后24小时内部分人略有升高，一般不超过38℃，于24小时内自行恢复，可能与分娩时过于疲劳有关。在产后2～3日内由于泌乳，乳房胀痛，体温可达38℃以上，一般持续10小时左右体温即下降，不属病态，但需排除其他原因特别是感染引起的发热。

2. 脉搏　产后脉搏略缓慢，每分钟为60～70次，与子宫胎盘循环停止及卧床休息等因素有关，于产后1周恢复正常。

3. 呼吸　产后由于腹压减低，膈肌下降，故呼吸深且慢，每分钟14～16次。

二、子宫复旧

胎盘娩出后，子宫底位于脐下一指，产后第1日由于盆底组织复旧，子宫底位于平脐，以后每日下降1～2cm，至产后10～14天子宫降入骨盆腔内。

三、恶露

恶露指产后自阴道排出的分泌物，内含血液、坏死的蜕膜组织及宫颈黏液等，正常恶露只有血腥味，无臭味，持续4～6周，总量为250～500ml。根据恶露的颜色、内容物及时间不同，可分以下三种。

1. 血性恶露　色鲜红，含大量血液、蜕膜组织及黏液，量多，持续3～5天，有血腥味，不臭。

2. 浆液性恶露　色淡红，含少量血液，有较多的坏死蜕膜组织、宫颈黏液、阴道排液，并有细菌，持续2周左右。

3. 白色恶露　色较白，黏稠，含大量白细胞、坏死蜕膜细胞及细菌等，持续约3周干净。

四、产后宫缩痛

产褥初期因宫缩引起下腹部阵发性剧烈疼痛称产后宫缩痛。于产后 1~2 日出现，持续 2~3 日自行消失。多见于经产妇，常发生于哺乳时，不需特殊用药。

五、褥汗

产后皮肤排泄功能旺盛，排出大量汗液，尤以睡眠和初醒时更明显，于产后 1 周后自行好转。

第三节　产褥期的处理及保健

> **案例**
>
> 胡女士，24岁，已育有一女孩。于今日上午7点在会阴侧切下助娩一女婴，产后心情低落，流泪，食欲缺乏，食量少，产后5小时未排尿，诉下腹胀痛。查体：体温36.8℃，心率90次/分，血压100/70mmHg，宫底偏左达脐上3指，子宫较软，按压宫底流出血块约150ml，膀胱耻上2指。
> 思考：该产妇可能存在哪些问题？如何处理？

一、产后 2 小时处理

产后产妇应留在产房内观察 2 小时，严密观察血压、脉搏、子宫收缩情况、宫底高度、阴道流血量、膀胱充盈程度、肛门坠胀感及会阴切口情况，如发现宫缩乏力，应立即按摩子宫，并使用子宫收缩剂（缩宫素、米索前列醇或卡前列甲酯栓）。若产妇诉肛门坠胀感，则提示阴道后壁血肿的可能，应进行肛查确诊后及时给予处理。在此期间还应协助产妇首次哺乳。待 2 小时后一切正常再送回病房，继续观察。

二、饮食

产后给予易消化、富有营养的荤素食。水分的含量应适当增加。产后 1 小时可进食清淡的流质或半流质，再进普食。保证食物富有营养并有足够热量和水分，产后最初几天忌食牛奶、豆浆及糖，避免引起肠胀气。多进蛋白质和汤类食物，适当补充维生素及铁剂。

三、排尿与排便

产后 4 小时卧床休息，以后可在室内活动，有利于排尿和排便，以促进机体功能恢复。产后 4 小时未能自行小便，而有排尿困难时，鼓励产妇起床排尿。仍无尿意时，可用温热水熏洗会阴、听滴水声诱导排尿，或肌内注射甲硫酸新斯的明 1mg，兴奋膀胱逼尿肌促其排尿。如上述方法无效，在无菌操作下导尿，必要时留置尿管定期开放。

产褥期容易发生便秘，与产妇卧床较多、活动少、肠蠕动减弱，腹直肌及盆底肌松弛有关。应鼓励产妇多吃蔬菜及早日下床活动，也可服缓泻剂、开塞露塞肛或肥皂水灌肠。

四、观察子宫复旧程度及恶露

产后每日测量子宫高度,以了解子宫复旧情况。测量前应嘱产妇排尿,并先按摩子宫使其收缩后,再测耻骨联合上缘距子宫底的距离。每日应观察恶露的量、颜色、气味。若子宫复旧不良,恶露增多,色红且持续时间延长,应给予子宫收缩剂如麦角、缩宫素、益母草颗粒等。若恶露有腐臭味且子宫压痛,系合并感染,应给予抗生素控制感染。

五、会阴处理

会阴有缝线者,应每日检查伤口周围有无红肿、硬结及分泌物等。保持外阴清洁以防感染。会阴切开者,嘱产妇向健侧卧。用0.05%聚维酮碘液擦洗外阴,每天2次,擦洗原则为由上至下,由内向外,会阴切口单独擦洗。会阴部水肿者用50%硫酸镁溶液湿热敷;血肿者,小的可用湿敷或远红外灯照射,大的需切开处理;有硬结者用大黄、芒硝外敷。按裂伤程度及愈合情况在产后3~5日内拆线。若伤口感染,应提前拆线引流或行扩创处理,定时换药。

六、观察产后产妇情绪变化

产妇妊娠与分娩时的经历、对新生儿性别的期待、对哺育新生儿的担心、产褥期的不适等,均可造成产妇情绪的不稳定,表现为易哭、易激惹、忧虑、不安、有时喜怒无常及轻度抑郁。一般在10日内自然消失。应帮助产妇减轻身体不适,并给予关怀、鼓励、安慰,使其恢复自信,抑郁严重时,需服用抗抑郁药物治疗。

七、乳房的护理

提倡母乳喂养,按需哺乳。母婴同室,早接触、早吸吮。于产后半小时内开始哺乳,哺乳前母亲要洗手,将乳房、乳头用清水洗净,母亲及婴儿均选择最舒适的体位进行哺乳。若发生乳胀,乳腺管不通使乳房过胀而呈硬结时,应增加哺乳次数,也可热敷、按摩乳房,再行挤奶,疏通乳腺管。

若乳汁不足,指导产妇哺乳方法,每次喂奶后,要把乳房剩余的乳汁排空,注意营养和睡眠,可服中药下奶(黄芪、当归、王不留行、穿山甲、漏芦、瓜蒌、白芷),也可针刺膻中、外关、少泽等穴位。

因疾病或其他原因不能哺乳者,在产后24小时开始回奶,最简单的方法是停止哺乳,不排空乳房,少食汤汁。其他方法有:①炒麦芽60g,水煎服,连服3~5日;②芒硝250g分装两布袋内,敷于两侧乳房并包扎,待湿硬时更换;③维生素B_6 200mg,口服,每日3次,连服5~7天;④若无肝病,也可用雌激素退乳,但目前不推荐用雌激素或溴隐亭退乳。

八、产褥期保健

产褥期保健的目的是防止产后出血、感染等并发症产生,促进产后机体生理功能恢复。

1. 饮食起居 产妇居住室应清洁通风,合理饮食,注意清洁卫生,充分的休息和睡眠可以促进组织修复、增强体力。

2. 盆底功能锻炼 产后尽早适当活动,经阴道自然分娩的产妇,产后6~12小时内即可起床轻微活动,于产后第2日可在室内随意走动,行会阴切开或剖宫产的产妇,可适当推迟活动时间。产后适当活动及做产后健身操有利于促进腹壁、盆底肌肉张力的恢复,防止尿失禁、膀胱直肠壁膨出及子宫脱垂;促使产妇机体复原,保持健康体型;促进血液循环,预防血栓性静脉炎;促进肠胃蠕动,增进食欲和预防便秘。产后锻炼应由弱到强、循序渐进地进行。分娩后,应避免负重劳动或蹲位活动,以防止子宫脱垂。

3. 计划生育指导　产褥期内禁性交,若已恢复性生活,应采取避孕措施,哺乳者用工具避孕为宜,不哺乳者可采取工具法或口服避孕药。

4. 产后检查　产妇出院后,由社区服务站保健人员在产妇出院后3日、14日、28日分别进行产后访视,了解产妇及新生儿健康状况。产妇应于产后42天(6周)左右携孩子一起去医院常规随诊,包括全身检查及妇科检查。全身检查包括测血压、脉搏,查血常规、尿常规,了解哺乳情况,检查乳房有无炎症、乳头皲裂,了解乳汁的质和量及喂养情况,若有内科合并症可到相关科室进一步检查;妇科检查主要了解子宫复旧情况、盆底肌肉的托力等。

第四节　母乳喂养

婴儿生长发育迅速,代谢旺盛,对能量和各种营养素的需求相对较高,但其消化功能尚未发育完善。母乳是婴儿最理想的天然食品,母乳喂养对母婴健康均有益。

一、母乳喂养的优势

(一)对婴儿的益处

1. 母乳营养丰富,含有优质蛋白质、不饱和脂肪酸、糖类及适当比例的钙、磷,易于消化吸收。

2. 初乳(产后7日内的母乳)中还含有分泌型IgA、补体、溶菌酶等,能增强新生儿抗病能力。

3. 婴儿在母亲怀中吸吮乳头的过程,有利于联络母子间的感情。

4. 婴儿与母亲皮肤的频繁接触,母亲的爱抚与照顾,可以促进婴儿的心理和智力发育。

(二)对母亲的益处

1. 婴儿的吸吮动作通过神经反射,能促进子宫收缩,减少产后出血,促使子宫尽快恢复正常。

2. 母乳喂养还可抑制排卵,推迟月经复潮,并且能降低患母亲乳腺癌和卵巢癌的风险。

3. 母乳无菌、温度适宜、喂养方便、经济、省时、安全,对家庭和社会都有好处。

二、影响母乳喂养的因素

(一)生理因素

影响母乳喂养的生理因素有:心脏病、子痫、肝炎发病期、艾滋病等疾病,营养不良,失眠或睡眠欠佳,乳头疼痛及损伤,乳头凹陷,乳胀及乳腺炎,使用某些药物如麦角新碱、可待因、安乃近、地西泮、巴比妥类等。

(二)心理因素

影响母乳喂养的心理因素有:不良的分娩体验,分娩及产后疲劳,会阴及腹部切口的疼痛,缺乏信心,焦虑,压抑等。

(三) 社会因素

影响母乳喂养的社会因素有：得不到支持，工作负担过重，婚姻问题，青少年母亲，单身母亲，多胎，母婴分离，知识缺乏，离家工作等。

三、母乳喂养的时间及注意事项

(一) 喂奶时间

一般于产后半小时内开始哺乳。此时乳房内的乳量虽少，但通过新生儿吸吮动作可刺激泌乳。产后1周内，哺乳次数应频繁些，每1~3小时哺乳1次，最初哺乳时间只需3~5分钟，以后逐渐延长至15~20分钟，原则是按需哺乳不定时。

(二) 喂奶姿势及注意事项

1. 喂奶姿势　每次哺乳时，母亲及新生儿均应选择舒适位置，采取正确的姿势，使母婴紧密相贴。哺乳时，乳头应放在新生儿舌头上方，用一手扶托并挤压乳房，协助乳汁外溢。哺乳时注意使婴儿将大部分乳晕吸吮住，并防止婴儿鼻部被乳房压迫及头部与颈部过度伸展而造成吞咽困难。

2. 注意事项　每次哺乳应先让婴儿吸空一侧乳房，再吸空另一侧，下一次先从未吸空的一侧开始，这样两侧交替进行，保证乳房的定时排空，有利于乳汁的分泌。哺乳结束时，用示指轻轻向下按压婴儿下颌，避免在口腔负压情况下拉出乳头而引起局部疼痛或皮肤损伤。每次哺乳后，应将新生儿抱起轻拍背部1~2分钟，排出胃内空气，以防吐奶，不随便给婴儿进其他食物或饮料，以免影响有效吸吮。

(三) 成功哺喂母乳的征象

婴儿在吸吮母乳时喉咙处有吞咽动作；喂奶完毕后测试婴儿无寻乳反射；每日的尿片至少有6~8次尿湿的记录；体重有增加的情形。

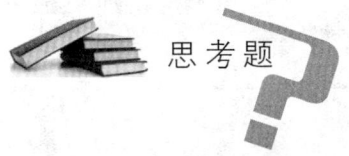 思考题

1. 简述产褥期的定义。
2. 简述产褥期各器官的生理变化。
3. 简述产褥期妇女的临床表现及处理。
4. 简述产褥期妇女的健康教育及计划生育指导。

(王　奔　熊立新)

第八章

病理妊娠

第一节 妊娠剧吐

学习目标

1. 了解妊娠剧吐的病因。
2. 熟悉妊娠剧吐的鉴别诊断。
3. 掌握妊娠剧吐的临床表现及治疗。

案例

患者，女，28岁。停经50天，恶心、呕吐7天，逐渐加重2天，伴体重减轻，尿量减少。检查：精神萎靡，面色苍白，血压90/60mmHg，心率110次/分，脉细速。

思考：该患者可能患哪种疾病？还需做哪些检查？

孕妇在妊娠6周左右常有头晕、倦怠、食欲缺乏、轻度恶心呕吐，称早孕反应。一般到妊娠12周左右自然消失，对生活、工作影响不大。少数妇女反应严重，持续恶心、呕吐频繁，不能进食，以致发生体重下降、体液失衡及新陈代谢障碍，影响身体健康，甚至威胁孕妇生命时，称为妊娠剧吐（hyperemesis gravidarum）。

【病因】 迄今未明。孕妇妊娠早期恶心、呕吐最严重时，血HCG急剧上升；孕妇为多胎妊娠或葡萄胎时，血HCG浓度明显升高，其早孕反应亦较严重，甚至出现妊娠剧吐；在妊娠终止后，这些症状立即消失，因而目前多认为妊娠剧吐与血中HCG水平增高关系密切，但临床表现的程度与血HCG水平有时不一定成正比。临床观察发现精神过度紧张、焦急、忧虑、恐惧及厌烦心理等均使呕吐有不同程度加重，生活环境和经济状况较差的孕妇易发生妊娠剧吐，提示此病可能与精神、社会因素有关。妊娠剧吐也可能与感染幽门螺杆菌有关。

【临床表现】

1. 症状　年轻初孕妇妊娠剧吐较多见。一般在停经40天前后，开始出现晨间呕吐、厌食、择食，以后逐渐加重，每日频繁呕吐，甚至滴水不进。吐出物除食物和黏液外，严重时可有胆汁或咖啡色血渣。

2. 体征 患者明显消瘦，体重较妊娠前减少超过5%。体格检查可见精神萎靡，口唇干裂，皮肤失去弹性，眼球深陷，脉弱。个别严重者，可出现血压下降，体温升高，甚至黄疸等。由于严重呕吐，引起失水及电解质紊乱；长期饥饿，机体动用脂肪组织供给能量，导致脂肪代谢中间产物酮体的积聚，引起代谢性酸中毒。部分患者由于维生素K缺乏，伴随血浆蛋白、纤维蛋白原减少，出血倾向增加。妊娠剧吐患者病情发展严重者可出现意识模糊。

【诊断及鉴别诊断】 根据病史及临床表现，不难确诊。首先明确是否妊娠，如已肯定为妊娠，需与葡萄胎、消化系统或神经系统疾病引起的呕吐鉴别。一般根据孕妇的临床症状，尿中酮体阳性可考虑妊娠剧吐。为进一步了解病情轻重还应行相关的辅助检查。

1. 尿液检查 测定尿量、尿比重、酮体，注意有无蛋白尿及管型。

2. 血液检查 测定红细胞数、血红蛋白含量、血细胞比容、全血及血浆黏滞度以了解有无血液浓缩。动脉血气分析测定血液pH，血二氧化碳结合力等了解酸碱平衡情况。还应检测血钾、钠、氯含量及肝、肾功能。肝、肾功能受损时会出现黄疸、血胆红素和氨基转移酶升高、尿素氮和肌酐增高、尿中出现蛋白和管型。同时需要检测甲状腺功能。此外，维生素K缺乏可致凝血功能异常。

3. 必要时应行眼底检查及神经系统检查。

【治疗】 对情绪不稳定的孕妇应给予心理治疗，注意其精神状态，了解其思想情绪，解除顾虑。确诊后应住院治疗，住院24小时内应予禁食，每日补充液体量3000ml，尿量维持在1000ml以上。根据二氧化碳结合力和钾、钠、氯的情况，纠正酸中毒和补充电解质。输液中应加入维生素B_6、维生素C等。呕吐停止后，可以试进食，若进食不足，应适当补液。多数妊娠剧吐的孕妇经上述治疗后病情改善，可以继续妊娠。

如体重明显减轻，不能进食，可选择鼻饲管或肠外营养。如出现下列情况者应考虑终止妊娠：①体温持续高达38℃以上，心率在120次/分以上；②顽固性呕吐经治疗无效；③持续黄疸；④持续出现蛋白尿；⑤合并视神经炎、视网膜出血；⑥出现抽搐；⑦伴发Wernicke脑病等，危及孕妇生命时，需考虑终止妊娠。

> **知识链接**
>
> Wernicke脑病是维生素B_1缺乏引起的中枢神经系统疾病。约10%的严重剧吐患者并发该症。主要特征为眼肌麻痹，躯干性共济失调和遗忘性精神症状。临床表现为眼球震颤、视力障碍、步态和站立姿势受影响。未及时治疗者病死率达50%，一旦确诊，应立即终止妊娠。

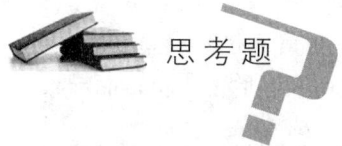 思考题

1. 什么是妊娠剧吐？
2. 如何诊断妊娠剧吐？

第二节 流 产

学习目标

1. 了解流产的病因。
2. 熟悉流产的病理变化、治疗。
3. 掌握流产的定义、临床类型、临床表现、诊断及鉴别诊断。

案例

女,24岁,药物流产20天后发热伴脓血性分泌物3天。检查:体温39℃,子宫颈充血、有摇摆痛,子宫压痛明显,双侧附件无压痛,盆腔未及明显包块。

思考:
1. 患者可能患哪种疾病?
2. 对患者应采取哪些治疗措施?

妊娠在28周前,胎儿体重不足1000g而终止妊娠者,称流产(abortion)。在妊娠12周之前终止者为早期流产,发生在妊娠12周或之后者称晚期流产。早期流产发生率较高。流产不仅影响妇女身体健康、劳动和学习,甚至可因急性出血或严重感染而威胁孕妇生命。流产分自然流产和人工流产,自然流产的发生率占全部妊娠的15%左右,多数为早期流产。

【病因】 导致流产发生的原因是多种的,主要有以下几方面。

（一）胚胎因素

早期流产的最常见原因是胚胎或胎儿染色体异常,占50%~60%,遗传、感染、药物等因素均有可引起胚胎染色体异常。多为染色体数目异常,其次为染色体结构异常。染色体异常的胚胎多数结局为流产,极少数可能继续发育成胎儿,但出生后会发生畸形或有功能缺陷,若已流产,妊娠产物有时仅为一空孕囊或已退化的胚胎。

（二）母体方面

1. 全身性疾病　妊娠期急性高热可引起子宫收缩而发生流产；菌毒素或病毒通过胎盘进入胎儿循环,使胎儿死亡导致流产；慢性疾病如严重贫血或心力衰竭,致胎儿严重缺氧,可引起流产；慢性肾炎或原发性高血压患者的胎盘可以发生梗死而引起晚期流产；TORCH感染也可导致流产。

2. 内分泌失调　黄体功能不全的妇女,排卵受精后体内孕激素不足,蜕膜发育不良,影响胚泡的植入与发育,而致流产；甲状腺功能低下的妇女,也可因胚胎发育不良而导致流产,糖尿病血糖控制不满意者也可导致流产。

3. 生殖器官异常　子宫畸形(子宫发育不良、双子宫、子宫纵隔等)、子宫肌瘤等均可以影响胚胎着床和发育而导致流产。子宫颈重度裂伤,宫颈内口松弛易致胎膜早破而发生晚期流产。

4. **创伤刺激** 外力撞击或妊娠早、中期腹部手术可刺激子宫收缩而引起流产。

（三）免疫因素

妊娠犹如同种异体移植，胚胎与母体间存在复杂而特殊的免疫学关系，这种关系使胚胎不被排斥。若孕妇于妊娠期间对胎儿免疫耐受降低可致流产。如父方的人白细胞抗原（human leukocyte antigen，HLA）、胎儿抗原、母胎血型抗原不合、母体抗磷脂抗体过多、抗精子抗体存在、封闭抗体不足等，均是引发流产的危险因素。

（四）环境因素

影响生殖功能的外界不良因素可以直接或间接对胚胎或胎儿造成损害。过多接触某些有害化学物质（如砷、铅、苯等）和物理因素（如放射线及高温等），均可引起流产。

【病理变化】 由于流产的时间迟早不同，其病理过程亦不一致。早期流产胚胎多数先死亡，随后发生底蜕膜出血，造成胚胎的绒毛与蜕膜层分离，已分离的胚胎组织如同异物，引起宫缩而被排出。早期妊娠胎盘绒毛发育尚不成熟，与子宫蜕膜联系还不牢固，故在妊娠8周以前的流产，整个胎囊及绒毛多从子宫壁完全剥离而排出，出血不多。在妊娠 8~12 周，胎盘绒毛发育繁盛已深植蜕膜中，与蜕膜层联系牢固，但尚未形成完整的胎盘，故此时流产，胎儿及其附属物往往不易完整剥离排出，常有部分组织残留宫内，影响子宫收缩，出血较多。妊娠12周后，胎盘已完全形成，其流产过程与足月分娩相似。往往先有腹痛，排出胎儿后相继娩出完整的胎盘。在胎盘未剥离前，不致发生大出血。一般胎儿死亡后两周左右可自然排出，但在少数情况下，胎儿已死亡不立即排出，而绒毛与蜕膜之间逐渐被血液浸润，羊水被吸收，胎囊被凝固的血块包围，稽留于宫内，在胚胎排出前往往出现反复的阴道出血。

【临床表现】 停经、腹痛及阴道流血是流产的主要症状。

阴道流血发生在妊娠12周以内流产者，开始时绒毛与蜕膜分离，血窦开放，即开始出血。当胚胎完全分离排出后，由于子宫收缩，出血停止。早期流产的全过程均伴有阴道流血；晚期流产时，胎盘已形成，流产过程与早产相似，胎盘继胎儿娩出后排出，一般出血不多，特点是往往先有腹痛，然后出现阴道流血。早期流产时阴道流血往往出现在腹痛之前。晚期流产则阴道流血出现在腹痛之后。

【临床类型】 按自然流产发展的不同阶段，分为以下临床类型。

1. **先兆流产（threatened abortion）** 指妊娠28周前，先出现少量阴道出血，量比月经量少，初为鲜红色、粉红色，渐为深褐色；早孕反应仍存在，有时伴有轻微下腹痛、腹坠。妇科检查：宫颈口未开，子宫大小与妊娠月份相符。尿妊娠试验阳性。如胚胎正常，病因去除后，出血停止，腹痛消失，妊娠可以继续。

2. **难免流产（inevitable abortion）** 由先兆流产发展而来，流产已不可避免。表现为阴道出血量增多，由于宫缩而致阵发性下腹痛加重，或出现阴道流液（胎膜早破）。妇科检查：宫颈口已开，有时可见胚胎组织或胎囊堵于宫颈口；子宫与停经月份相符或稍小。

3. **不全流产（incomplete abortion）** 由难免流产继续发展，妊娠物已部分排出体外，尚有部分残留于宫腔内，子宫不能很好地收缩，致使阴道出血持续不止，严重时可引起出血性休克，如不及时处理可危及生命。妇科检查：宫颈口已扩张，有时可见胎盘组织堵于宫颈口，子宫较停经周数小。

4. **完全流产（complete abortion）** 指妊娠产物已全部排出，阴道出血渐停止，腹痛随之消失。妇科检查：宫颈口关闭，子宫接近正常大小。上述流产的临床类型，即流产的发展过程简示如下：

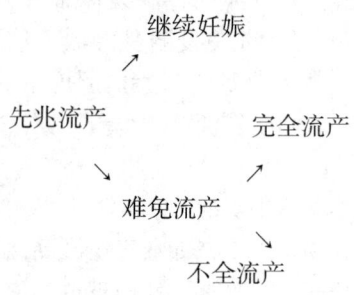

此外，流产还有三种特殊类型：

1. 稽留流产（missed abortion） 又称过期流产。指胚胎或胎儿已死亡滞留宫腔内尚未自然排出者。胚胎或胎儿死亡后子宫不再增大反而缩小，早孕反应消失。若已到中期妊娠，孕妇腹部不见增大，胎动消失。妇科检查：宫颈口未开，子宫小于妊娠月份，质地不软，未闻胎心。有时坏死蜕变的胎盘蜕膜组织可释放凝血活酶进入血内，引起弥散性血管内凝血（DIC），死亡的胚胎组织滞留于宫腔内越久，发生 DIC 的可能性越大。

2. 习惯性流产（habitual abortion） 指同一性伴侣连续发生 3 次及 3 次以上的自然流产（部分专家认为连续 2 次的自然流产即应重视）。每次流产往往发生在同一妊娠月份，其临床过程与一般流产相同。早期习惯性流产的常见原因为胚胎染色体异常、免疫因素异常、黄体功能不足、甲状腺功能减退。晚期习惯性流产的常见原因为子宫畸形或发育不良、宫颈内口松弛、子宫肌瘤等。宫颈内口松弛者常发生于妊娠中期，随胎儿长大，羊水增多，宫腔内压力增加，胎囊自宫颈内口突出，宫颈管逐渐缩短、扩张。患者多无自觉症状，一旦胎膜破裂，胎儿迅速排出。

3. 流产合并感染（septic abortion） 流产过程中，若阴道流血时间过长、宫腔内有残留组织，可能引起宫腔内感染，严重时感染扩散而并发盆腔炎、腹膜炎、败血症及感染性休克等。

【诊断】 根据病史，体格检查，辅助检查如血 HCG、孕酮、B 超检查显示有无胎动、胎心等，先明确是否为流产，再确定流产类型。

1. 病史 无停经史和反复流产史，有无早孕反应、阴道流血，有无妊娠物排出。有无腹痛、发热症状。

2. 体格检查 查生命指征，有无贫血及感染征象。妇科检查注意子宫与停经月份是否相符，有无压痛。宫颈口是否扩张，有无妊娠物堵塞；双附件有无压痛、增厚或包块。

3. 辅助检查

(1) B 型超声检查妊娠囊的形态，有无胎心搏动，确定胎儿是否存活。

(2) 测定血 HCG 和孕酮的水平。

4. 宫颈功能不全的诊断 有不明原因的晚期流产和早产史，或未足月胎膜早破史。非孕期妇科检查时宫颈内口可顺利通过 8 号扩张器；妊娠期宫颈管缩短并软化，B 型超声测量宫颈内口宽度大于 15mm 可协助诊断。

【鉴别诊断】 应鉴别流产的类型，还应与异位妊娠、葡萄胎、功能失调性子宫出血及子宫肌瘤等相鉴别。

【治疗】 确定自然流产后，应根据流产的不同类型，及时进行恰当的处理。

1. 先兆流产 应卧床休息，禁止性生活。阴道检查尽可能操作轻柔。精神上的支持与心理治疗也是重要的治疗措施之一，同时可用镇静药物，如苯巴比妥（鲁米那）0.03～0.06g，口服，每日2～3次。对黄体功能不全的妇女，黄体酮20mg，每日或隔日一次肌内注射，口服维生素E 10～20mg，每日3次，有利于蜕膜的生长和早期孕卵的发育。一般在阴道出血停止一周后停药，经治疗后如阴道流血停止，B超提示胚胎存活，可继续妊娠。如临床症状不见好转反而加重者，提示可能胚胎发育异常，应进行B超检查及血β-HCG测定，根据胚胎状况给予相应处理。

2. 难免流产 一旦确诊，应尽早促使胚胎和胎盘组织完全排出，以防止出血和感染。早期流产应及时进行吸宫术，对妊娠物要仔细检查，并送病理检查。晚期流产时子宫较大，吸宫或刮宫有困难，用缩宫素10U加入5%葡萄糖溶液500ml中静脉滴注，促使子宫收缩。当胎儿、胎盘排出后需检查是否完全，必要时刮宫以清除宫腔内残留的妊娠物。出血较多，子宫口已开大者，亦可行钳刮术。

3. 不全流产 一旦确诊，应及时行吸宫术或钳刮术以清除宫腔内残留组织。出血时间较长者，应同时给抗生素预防感染。出血较多时，可在静脉输液滴注宫缩剂的同时进行钳刮术，必要时输血。

4. 完全性流产 如无感染，一般不需要特殊处理。

5. 稽留流产 需住院治疗。尽早促使宫腔内组织排出，以防稽留日久发生凝血功能障碍，有时因胎盘组织机化，与子宫壁紧密粘连，造成刮宫困难。处理前应检查血常规、凝血功能等，并做好输血准备，若凝血功能正常，则口服炔雌醇1mg，每日2次，连用5日。以提高子宫肌肉对缩宫素的敏感性。子宫小于12孕周者，可行刮宫术。术前做输血准备，术时可注射宫缩剂以减少出血。由于胎盘与子宫壁粘连较紧，操作应轻柔小心，防止子宫穿孔。一次刮不净者，一周后再次刮宫。目前有报道用药物流产疗效较好，效果肯定的药物是米非司酮配伍米索前列醇，具体用法：米非司酮150mg分2日服完，第3日一次性口服米索前列醇600μg，大部分患者用药后可一次性排出胚胎。如用药后胚胎排出不完全，宫内有残留，可行清宫术，一般一次即可。子宫大于12孕周者，可给予静脉滴注缩宫素（5～10U加入5%葡萄糖溶液内），促使宫腔内容物排出。若凝血功能障碍，应尽早使用肝素、纤维蛋白原及新鲜血等，待凝血功能好转后，再行引产或刮宫。

6. 习惯性流产 应在怀孕前进行必要检查，包括卵巢功能检查、基础代谢率、男方精液、夫妇双方染色体核型分析和血型检查。女方尚需进行生殖道的详细检查，包括有无子宫肌瘤、宫腔粘连，并做子宫输卵管造影及宫腔镜检查，以确定子宫有无畸形与病变以及检查有无宫颈内口松弛等，查出原因，若能纠治者，应于怀孕前治疗。宫颈内口松弛者应在妊娠前行宫颈内口修补术，或于妊娠14～18周行宫颈环扎术，术后定期随诊，提前住院，待分娩发动前拆除缝线，以免造成宫颈撕裂。原因不明的复发性流产妇女，当有怀孕征兆时，可按黄体功能不足给予黄体酮治疗，每日10～20mg肌内注射。HCG也可用于早期保胎。确诊妊娠后，继续治疗直至妊娠12周或超过以往发生流产的月份，嘱其卧床休息，禁止性生活，并予以心理治疗，稳定情绪。

7. 流产合并感染 治疗原则是积极控制感染。若阴道出血不多，应用广谱抗生素2～3日，待感染控制后，清除宫腔残留组织以止血，若阴道出血量多，静脉滴注广谱抗生素的同时，用卵圆钳将宫腔内残留组织挟出，使出血减少，切不可用刮匙全面搔刮宫腔，以免造成感染扩散。术后应继续应用广谱抗生素，待感染控制后再行彻底刮宫。若已合并感染性休克者，应积极抢救休克，若感染严重或腹腔、盆腔有脓肿形成时，应行手术引流，必要时切除子宫。

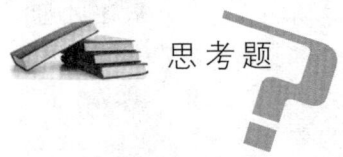

1. 简述流产的定义。
2. 稽留流产典型的临床表现有哪些？易并发哪种疾病？
3. 简述各类流产的诊断及治疗。

第三节　异位妊娠

1. 了解异位妊娠的病因。
2. 熟悉异位妊娠的病理、鉴别诊断。
3. 掌握异位妊娠的临床表现、诊断、治疗。

案例

患者，女性，36岁，停经40天后不规则流血10天，右下腹部剧痛3天。检查：体温37℃，脉搏110次/分，血压80/50mmHg。阴道见少量暗红色积血。宫颈举痛。子宫中位，正常大小。右附件区可及直径约4cm大小的肿块，边界不清。

思考：最可能的诊断是什么？进一步确诊需做哪些检查？

受精卵在子宫体腔外着床发育，称为异位妊娠（ectopic pregnancy），习称宫外孕。异位妊娠以受精卵在子宫体腔外种植部位不同而分为输卵管妊娠、卵巢妊娠、腹腔妊娠、宫颈妊娠、阔韧带妊娠及子宫残角妊娠。此外，剖宫产瘢痕妊娠近年在国内明显增多。其中以输卵管妊娠最为常见，约占95%，故本节主要介绍输卵管妊娠。输卵管妊娠因其发生部位不同又可分为间质部、峡部、壶腹部、伞部妊娠（图8-1）。以壶腹部最多见，约占60%，其次为峡部妊娠，约占25%，伞部及间质部妊娠少见。输卵管妊娠流

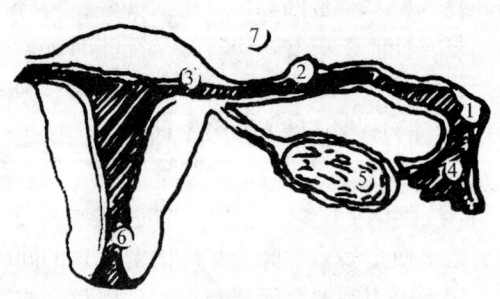

图8-1　异位妊娠的发生部位

或破裂后，可引起腹腔内急性出血，发病急，病情重，处理不当可危及生命，是妇产科常见的急腹症之一。

【病因】

1. 输卵管炎症　是引起输卵管妊娠的主要病因。可分为输卵管黏膜炎和输卵管周围炎。慢性输卵管黏膜炎可使管腔黏膜皱襞粘连，管腔变窄，或是纤毛功能受损，从而导致受精卵在输卵管内运行受阻而于该处着床；输卵管周围炎可造成输卵管周围粘连，输卵管扭曲，管腔狭窄，蠕动减弱，影响受精卵的运行。淋病奈瑟菌及沙眼衣原体感染所致的输卵管炎常累及黏膜，而流产和分娩后的感染往往引起输卵管周围炎。结核性输卵管炎病变重，治愈后多造成不孕，偶尔妊娠者，为异位妊娠。

2. 输卵管发育不良或功能异常　输卵管发育不良常表现为输卵管过长、肌层发育差、黏膜纤毛缺乏等。

3. 输卵管手术　输卵管绝育术及其他手术史者，如输卵管绝育术后形成输卵管瘘管或再通，均有导致输卵管妊娠的可能，尤其是腹腔镜下电凝输卵管及硅胶环套术绝育。

4. 辅助生殖技术　近年来随着辅助生育技术的应用，使输卵管妊娠的发生率增加，既往少见的异位妊娠如卵巢妊娠、宫颈妊娠、腹腔妊娠的发生率增加。

5. 避孕失败　宫内节育器（intrauterine device，IUD）避孕失败，口服紧急避孕药避孕失败，发生异位妊娠的概率较大。

6. 其他　输卵管周围有子宫肌瘤或卵巢肿瘤压迫，影响输卵管管腔通畅性，使受精卵运行受阻。子宫内膜异位症可增加受精卵着床于输卵管的可能性。

【病理】

1. 输卵管妊娠的特点　由于输卵管管腔狭小，管壁薄且缺乏黏膜下的组织，其肌层远不如子宫肌壁厚与坚韧，妊娠时不能形成完好的蜕膜，当孕卵植入后，不能适应孕卵发育，可导致以下结果。

（1）输卵管妊娠流产（tubal abortion）：多见于妊娠8~12周输卵管壶腹部妊娠。受精卵种植在输卵管黏膜皱襞内后，由于蜕膜形成不完整，发育中的囊胚常向管腔突出，最终突破包膜而出血，囊胚与管壁分离，落入管腔，随输卵管蠕动由伞端排入腹腔，成为完全流产，往往流血不多。如囊胚剥离不完整，妊娠产物部分排除到腹腔内部分尚附着于输卵管壁，导致输卵管妊娠不全流产，形成输卵管血肿或输卵管周围血肿。血液不断流出并积聚在子宫直肠陷凹，形成盆腔血肿，量多时甚至流入腹腔（图8-2）。

（2）输卵管妊娠破裂：多见于输卵管峡部妊娠，发病多在妊娠6周左右。受精卵着床后囊胚生长发育时绒毛向管壁方向侵蚀输卵管肌层及浆膜时，可将管壁穿破，形成输卵管妊娠破裂。输卵管肌层血管丰富，短期大量血液流入腹腔，严重时可引起休克；出血较缓慢，可形成较大的血肿包块。孕卵由裂口排出，若囊胚较小，则可被吸收，若过大则可在直肠凹陷内形成包块。输卵管间质部妊娠虽较少见，但后果严重，其结局几乎均为输卵管妊娠破裂。由于输卵管间质部肌肉组织较厚，孕卵在此处发育较长时间后才穿破肌层。一般在妊娠3~4个月发病，由于此处血管丰富，妊娠月份较大，一旦破裂，可发生大量内出血，若抢救不及时，可危及生命（图8-3）。

（3）陈旧性宫外孕：输卵管妊娠流产或破裂后，未能及时治疗，孕卵已死亡，内出血也逐渐停止，形成血肿包块，较长时间后血肿机化变硬，与周围组织粘连，临床上称为陈旧性宫外孕。

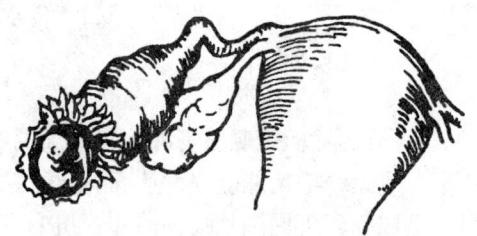
图 8-2 输卵管妊娠流产

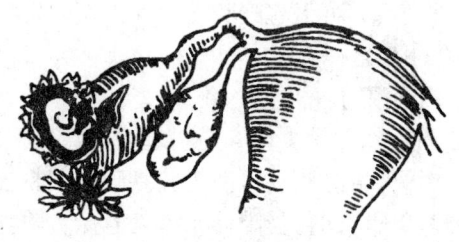
图 8-3 输卵管妊娠破裂

(4) 继发性腹腔妊娠：少数输卵管妊娠破裂或流产，胚胎被排入腹腔后，种植于附近脏器，继续发育，形成继发性腹腔妊娠。

2. 子宫的变化　输卵管妊娠与正常妊娠一样，滋养细胞产生的 HCG 维持黄体生长，使甾体激素分泌增加，致使月经停止来潮，子宫增大变软，子宫内膜出现蜕膜反应。当胚胎死亡后，滋养细胞活力消失，蜕膜自子宫壁剥离而发生阴道流血。有时蜕膜完整脱落呈三角形蜕膜管型，有时成碎片排出。排出的组织无绒毛。子宫内膜的形态呈多样性，若胚胎死亡已久，内膜可呈增生期改变。有时可呈 Arias-Stella（A-S）反应，镜检见内膜腺体上皮细胞增生、增大，细胞边界不清，腺细胞排列成团，突入腺腔，细胞极性消失，细胞核肥大、深染，胞浆有空泡。这种子宫内膜过度分泌的反应可能为甾体激素过度刺激所致。虽对诊断有一定价值，但并非异位妊娠时所特有。

知识链接

Arias-Stella（A-S）反应

由于甾体激素的刺激，使子宫内膜呈现高度分泌反应，内膜腺体细胞增生、增大，细胞边界不清，腺细胞排列成团，细胞极性消失，细胞核肥大，胞浆有空泡。并非异位妊娠所特有，不能单凭 A-S 反应诊断异位妊娠，仅供参考。

【临床表现】　输卵管妊娠的典型临床表现包括停经、腹痛及阴道出血。在未发生流产或破裂之前，可无明显症状，有时患者停经后有早孕征象，或在下腹一侧有隐痛或胀感。

（一）症状

1. 停经　除输卵管间质部妊娠停经时间较长外，大多停经在 6 周左右。个别由于体内激素不足以维持子宫内膜生存而发生出血，故误认为月经来潮而无停经史。

2. 腹痛　为本病的主要症状。患者突感下腹一侧出现撕裂样疼痛，常伴恶心、呕吐。随着血液向下腹部流向全腹，疼痛可由下腹部向全腹扩散，刺激膈肌时引起肩胛部疼痛。当血液积聚在子宫直肠陷凹处，可引起肛门坠胀。

3. 阴道出血　胚胎死亡后，常有不规则阴道出血，量少呈点滴状，一般不超过月经量，少数患者阴道流血量较多，似月经量。偶有蜕膜完整排出呈管状称为蜕膜管型。

4. 休克　由于急性大量内出血及剧烈腹痛，可引起晕厥或休克，其严重程度与阴道外出血不成比例。内出血愈多休克愈严重。

5. 腹部包块　病程迁延较长者，可因血液凝固，逐渐机化变硬并与周围器官（子宫、输卵管、卵巢、肠管等）发生粘连而形成包块。

（二）体征

1. 一般情况　当内出血多时，患者面色苍白，呈贫血貌，脉搏快而弱，血压下降，体温正常或偏低，内出血吸收时体温可升高，一般不超过38℃。

2. 腹部检查　下腹有明显压痛，反跳痛，尤以患侧为重，腹肌紧张不明显，腹腔内出血多时，叩诊可有移动性浊音，血凝后下腹部可触及包块。

3. 盆腔检查　子宫颈略呈紫蓝色，变软，宫颈口或阴道内有少量血液，后穹窿饱满，触痛明显。宫颈举痛或摇摆痛明显，将宫颈轻轻上抬或向左右摇动时引起剧烈疼痛，此为输卵管妊娠的主要体征之一。子宫稍大，变软，与停经月份不符。当大量内出血时，子宫呈漂浮感，有时盆腔内一侧可触及包块。

【诊断】　根据上述症状和体征，诊断并不困难，但在输卵管妊娠流产或破裂前，诊断较为困难，必要时采取下列辅助检查。

1. 妊娠试验　尿妊娠试验阳性有助于诊断，阴性并不能排除宫外孕，必要时查血β-HCG亚单位，提高阳性率。

2. 超声检查　用B型超声显像可显示子宫增大，但无宫内妊娠的声像特征。可在子宫一侧见到轮廓不清的液性暗区或实质性肿物，如能在肿块内观察到妊娠囊和胎心搏动，可明确诊断。

3. 阴道后穹窿穿刺术　是一种简单可靠的诊断方法。适用于疑有腹腔内出血的患者。抽出不凝血或陈旧性血则可确诊，如未能抽出也不能排除异位妊娠。若针头误入静脉，则血液较红，将标本放置10分钟左右，即可凝固。

4. 腹腔镜检查　适用于宫外孕早期和诊断困难者，但无腹腔大出血和休克。在早期异位妊娠患者，可见一侧输卵管肿大，表面紫蓝色，腹腔内无出血或少量出血。

5. 诊断性刮宫子宫内膜病理检查　现在很少利用诊断性刮宫协助诊断。诊刮仅适用于阴道流血量较多的患者，目的在于排除宫内妊娠。将宫腔排出物或刮出物做病理检查，仅见蜕膜未见绒毛有助于诊断。

【鉴别诊断】　应与流产、急性阑尾炎、黄体破裂出血、卵巢囊肿蒂扭转等鉴别（表8-1）。

【治疗】　分为手术与非手术治疗。

（一）手术治疗

1. 手术适应证　有下列情况者应予手术治疗。

（1）内出血并发休克的急性患者。

（2）停经时间较长，疑有输卵管间质部妊娠者。

（3）经用保守治疗而包块继续增大；妊娠试验持续阳性，考虑胚胎仍继续发育者。

（4）并发严重感染不能控制者。

（5）患者要求绝育者。

2. 术式　严重内出血并发休克者，应在纠正休克补充血容量的同时进行手术。常采用以下方式。

（1）根治术：即输卵管切除术。适用于无生育要求的妇女、内出血并发休克的急症患者。有绝育要求者，可同时结扎对侧输卵管。

表 8-1　异位妊娠的鉴别诊断

	输卵管妊娠	流产	急性阑尾炎	黄体破裂	卵巢囊肿蒂扭转
停经	多有	有	无	无	无
腹痛	突然撕裂样剧痛，自下腹一侧开始向全腹扩散	下腹中央阵发性坠痛	持续性疼痛，从上腹开始经脐周转至右下腹	自下腹一侧开始向下坠痛	下腹一侧突发性疼痛
血红蛋白	下降	正常或稍低	正常	下降	正常
阴道流血	量少，暗红色，可有蜕膜组织或管型排出	先量少，后增多，有小血块或绒毛排出	无	无或如月经量	无
休克	程度与外出血不成正比	程度与外出血成正比	无	无或轻度休克	无
体温	正常	正常	升高	正常	稍高
盆腔检查	宫颈举痛，直肠子宫陷凹有肿块	无宫颈举痛，宫口稍开，子宫增大，变软	无肿块触及	无肿块触及，一侧附件压痛	宫颈举痛，卵巢肿块边缘清晰，蒂部触痛明显
β-HCG 检测	多为阳性	多为阳性	阴性	阴性	阴性
后穹窿穿刺	可抽出不凝血	阴性	阴性	可抽出血液	阴性
白细胞计数	正常或稍高	正常	升高	正常或稍高	稍高
B 型超声	一侧附件区低回声，其内有妊娠囊	宫内可见妊娠囊	子宫附件区无异常	一侧附件低回声	一侧附件区低回声，边缘清晰，有条索状蒂

（2）保守性手术：用于有生育要求的年轻妇女，根据受精卵着床部位及输卵管病变情况选择术式，若为伞部妊娠可行挤压将妊娠产物挤出；壶腹部妊娠输卵管切开取出胚胎再缝合术；术后应密切监测血 β-HCG 水平，若术后血 β-HCG 升高，应怀疑持续性异位妊娠，及时给予药物治疗，必要时手术。

（3）腹腔镜手术：是近年来治疗异位妊娠的主要方法。多数输卵管妊娠可在腹腔镜直视下病变部位一次性注入甲氨蝶呤（MTX）50mg，或行输卵管切除、输卵管切开取胚等。

（二）非手术治疗

1. 化学药物治疗　主要适用于早期异位妊娠，要求保留生育能力的年轻患者。一般认为符合以下条件，可采用此法：①患者全身情况良好；输卵管妊娠未破裂或流产；②输卵管妊娠包块直径＜4cm；③血 β-HCG＜2000 U/L；④无明显内出血。常用药物为甲氨蝶呤（MTX），可采用全身或局部用药，治疗机制是抑制滋养细胞增生，破坏绒毛，使胚胎组织坏死、脱落、吸收而免于手术。用法：①全身性用药：常用剂量为 0.4mg/（kg·d），肌内注射。5 日为一个疗程。②局部用药：通过腹腔镜直接将 MTX 注入病变部位，或在 B 超引导下经宫颈、输卵管插管注药。治疗期间应用 B 型超声和 β-HCG 进行监护，若病情无改善，甚至发生急性腹痛或输卵管破裂症状，应立即手术治疗。

2. 期待疗法　少数输卵管妊娠可能发生自然流产，或被吸收，症状较轻而无需手术或药物治疗。适用于：疼痛轻微，出血少；随诊可靠；无输卵管破裂证据；血 β-HCG < 1000U/L，且继续下降；无腹腔内出血；输卵管妊娠的包块 < 3cm。在期待过程中应注意生命体征、腹痛变化，并进行 B 超和血 β-HCG 的监测。

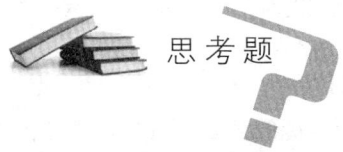

思考题

1. 什么是异位妊娠？
2. 什么是剖宫产瘢痕部位妊娠？
3. 异位妊娠有哪些症状？
4. 如何诊断异位妊娠？

[附] 剖宫产瘢痕部位妊娠

一、卵巢妊娠

卵巢妊娠是指受精卵在卵巢组织内着床和生长、发育。临床表现与输卵管妊娠相似，表现为停经、腹痛及阴道出血。卵巢妊娠术前容易误诊为输卵管妊娠或是卵巢黄体破裂，需手术和组织病理检查方能明确诊断。卵巢妊娠的诊断标准为：①双侧输卵管正常，并与卵巢分开，②囊胚位于卵巢组织内，③卵巢及囊胚以卵巢固有韧带与子宫相连，④囊胚壁上有卵巢组织。

卵巢妊娠的治疗方法为手术治疗，可根据病情选择在开腹或是腹腔镜下行卵巢病灶楔形切除、卵巢切除术或是患侧附件切除术。

二、宫颈妊娠

宫颈妊娠指受精卵在宫颈管内着床并发育，临床表现为停经、无痛性阴道流血，出血多时可危及生命。妇科检查宫颈明显膨大、蓝紫色、质地软、宫颈外口边缘变薄，宫体大小及硬度正常。B 超检查发现妊娠囊位于宫颈管内可确诊。治疗可选择宫颈管吸刮术，术前做好输血准备；有条件者可术前行子宫动脉栓塞减少术中出血，亦可在 MTX 治疗后再行刮宫术，降低大出血风险；出血多时，应及时采用纱布填塞或是水囊压方法迫止血，严重时可行双侧髂内动脉结扎止血甚至切除子宫以挽救患者生命。

三、腹腔妊娠

腹腔妊娠是指位于输卵管、卵巢及阔韧带以外的腹腔内的妊娠，分为原发性和继发性两类。原发性腹腔妊娠是指受精卵直接种植于腹膜、肠系膜、大网膜等处，极少见；继发性腹腔妊娠常发生于输卵管妊娠流产或破裂后，偶可继发于卵巢妊娠时囊胚落入腹腔。腹腔妊娠胎盘附着异常，血液供应不足，胎儿不易存活至足月。患者常表现为停经、腹痛、胎动时腹痛明显。腹部检查发现子宫轮廓不清、胎儿肢体极易触及、胎位异常。B 超检查子宫内无胎儿或胎儿位于子宫以外。

一旦确诊腹腔妊娠，应立即剖腹取出胎儿。胎盘的处理应根据附着部位、胎儿存活及死亡时间决定：如胎盘附着于子宫、输卵管及阔韧带，可将胎盘及其附着器官一并切除；若胎儿死亡已久，可试行胎盘剥离；若胎盘附着于重要器官而不宜切除或无法剥除，可结扎脐带后将胎盘留在腹腔内，术后定期复查超声及血 HCG 以了解胎盘退化吸收情况。

四、剖宫产瘢痕部位妊娠

剖宫产瘢痕部位妊娠（cesarean scar pregnancy，CSP）指有剖宫产的孕妇，胚胎着床于子宫下段剖宫产切口瘢痕处，是罕见的异位妊娠，为剖宫产的远期并发症之一。近年来随着剖宫产手术比例逐年增高，剖宫产瘢痕部位妊娠的发生也有增高的趋势。

临床表现为既往有子宫下段剖宫产的病史，此次停经后出现不规则阴道流血，妊娠早期较难确诊，一旦继续妊娠或者行刮宫术，可发生大出血，甚至子宫破裂。因此，早期发现、及时治疗是关键。经阴道 B 型超声检查是诊断的主要手段。超声可显示妊娠囊位于子宫峡部的前壁，膀胱壁和妊娠囊之间缺少正常肌层。MRI 检查可增加诊断的准确性。

治疗原则是尽早终止妊娠，减少出血量，尽可能保留患者的生育功能。

一旦确诊要立即住院治疗。对于早期妊娠患者，如无腹痛、阴道出血不多、妊娠包块未破裂可选择保守治疗，用甲氨蝶呤局部用药或全身用药，或子宫动脉栓塞，待血 HCG 明显下降，包块周围血供减少后在 B 型超声引导下行清宫术；晚期妊娠患者，瘢痕处胎盘多有植入，分娩前需做好充分手术准备。对于清宫术后、引产及足月分娩后大量出血者，应立即行宫腔填塞或水囊压迫止血，必要时行子宫动脉栓塞术。胎盘植入大出血时，为了抢救患者的生命需行子宫切除术。

五、残角子宫妊娠

残角子宫是先天性子宫发育异常的一种类型，表现为除正常子宫外，另可见一小子宫与正常子宫宫腔不相连。残角子宫妊娠指受精卵经残角子宫侧输卵管进入残角子宫着床并生长发育。残角子宫肌层通常发育不良，早孕期可发生胚胎停育，出现流产症状；若继续生长至中孕期可发生残角子宫破裂引起严重内出血致休克，症状与输卵管间质部妊娠破裂类似；偶有妊娠达足月者，临产后胎儿常死亡，同时在分娩过程中可出现残角子宫破裂。残角子宫妊娠确诊后应及早手术，切除残角子宫及同侧输卵管，如为足月活胎，可在剖宫产后行残角子宫切除。

第四节　前置胎盘

学习目标

1. 了解前置胎盘的病因。
2. 熟悉前置胎盘的治疗。
3. 掌握前置胎盘的分类、临床表现、诊断与鉴别诊断。

> **案例**
>
> 患者，女，26岁，妊娠35周。阴道流血约3小时，量多于月经量，无明显腹痛。既往体健。检查：血压80/50mmHg，脉搏120次/分，脉搏细数，面色苍白，腹膨隆，腹软无压痛，左枕前位，胎心136次/分。
>
> 思考：
>
> 1．该患者可能患哪种疾病？诊断依据是什么？
> 2．还应做哪些检查有助于明确诊断？

正常情况下胎盘附着于子宫体的底部、后壁、前壁或侧壁；28周后若胎盘附着在子宫下段，下缘达到或覆盖子宫颈内口，其位置低于胎儿先露部者，称为前置胎盘（placenta previa）。前置胎盘是妊娠晚期出血的常见原因之一，是妊娠期的严重并发症，处理不当可危及母儿生命。

【病因】 目前确切病因不清楚，可能与下列因素有关。

1．子宫内膜病变与损伤 多产、产褥感染、子宫体部手术或多次刮宫使子宫内膜受损，使子宫蜕膜生长不全，当孕卵植入后局部血液供应不足，为了得到足够的营养，促使胎盘面积扩大并延伸至子宫下段。

2．受精卵滋养层发育迟缓 受精卵到达宫体部时尚未发育到植入阶段，受精卵继续下移而植入于子宫下段，在此处发育生长而形成前置胎盘。

3．胎盘面积过大 如多胎、有核红细胞增多症及副胎盘等，胎盘面积过大，常伸展至子宫下段，形成前置胎盘。

【分类】 根据胎盘下缘与宫颈内口的关系分为以下四种类型（图8-4）。

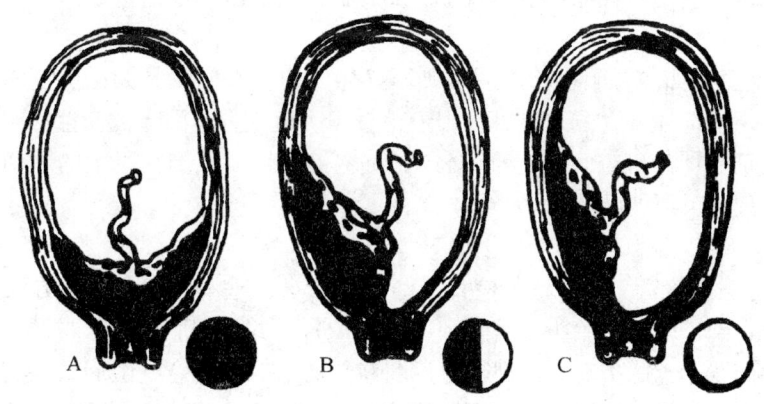

图8-4　各类前置胎盘

1．完全性前置胎盘（complete placenta previa） 又称中央型前置胎盘（central placenta previa），胎盘覆盖整个子宫颈内口。

2．部分性前置胎盘（partial placental previa） 胎盘组织覆盖一部分子宫颈内口。

3．边缘性前置胎盘（marginal placental previa） 胎盘附着于子宫下段，其边缘接近子宫颈内口，但未超越。

4. 低置胎盘　胎盘附着于子宫下段,边缘距宫颈内口的距离< 20mm(该数据国际上尚未统一,存在争议,多数定义为距离< 20mm)。

因为胎盘边缘与子宫颈口的关系随子宫颈管的消失和宫颈口的逐渐扩大而改变,诊断时期不同分类也不同,建议以临床处理前的最后一次检查来确定其分类。

根据疾病的凶险程度,前置胎盘又可分为凶险性和非凶险性。凶险性前置胎盘(pernicious placenta previa)指前次有剖宫产史,此次妊娠为前置胎盘并覆盖在前次剖宫产手术瘢痕,发生胎盘植入的危险约为50%。

【诊断】

(一)症状

前置胎盘的典型症状是妊娠晚期或临产时,发生无诱因、无痛性、反复阴道出血。妊娠晚期及临产时,子宫开始有不规则的收缩,子宫下段肌纤维被动伸展,子宫颈组织逐渐被向上牵引,附着在子宫下段及宫颈内口上的胎盘不能相应地跟着扩张,胎盘前置部分与其附着处之间发生错位,导致部分胎盘剥离而发生出血。初次出血量通常不多,剥离处血液凝固后,出血可暂时自止。有时第一次出血量即很多,患者进入休克状态。阴道出血发生时间的早晚,反复发作的次数,出血量的多少与前置胎盘的类型有很大关系。完全性前置胎盘往往初次出血的时间早,约在妊娠28周左右,反复出血次数频,量较多,边缘性前置胎盘初次出血发生较晚,量也较少,多发生在妊娠37～40周或临产后;部分性前置胎盘出血时间和出血量介于两者之间。部分性或边缘性前置胎盘患者,在分娩过程中,破膜后,胎先露如能迅速下降,直接压迫胎盘,流血可以停止。因此,破膜有利于胎先露对胎盘的压迫。

(二)体征

1. 一般情况　患者一般情况随出血量的多少而定,其贫血程度与出血量成正比,出血严重时可有面色苍白、脉搏微弱、血压下降等休克表现。

2. 腹部检查　宫高与正常妊娠相同,胎头高浮或胎位异常;子宫较软而无压痛;胎心音清楚(胎儿宫内窘迫可使胎心音变化),当胎盘位于子宫下段前壁,在耻骨联合上方可听到胎盘杂音。

3. 阴道检查　如前置胎盘诊断明确则不必做阴道检查,但是如果反复阴道出血,怀疑宫颈阴道疾病,或选择分娩方式时可行阴道检查,阴道检查有引起致命性大出血的危险,故应严格掌握指征(严禁肛查)。检查前必须做好输液、输血及剖宫手术的一切准备,最好在手术室由有经验的医师进行。

(三)辅助检查

1. 经阴道超声检查　B 型超声检查准确率达95%,基本取代了其他方法。通过超声断层显像可清楚看到子宫壁、胎头、宫颈和胎盘的位置,并根据胎盘边缘与子宫颈内口的关系可进一步明确前置胎盘的类型。B 型超声诊断前置胎盘时须注意妊娠周数,在妊娠中期超声检查为前置胎盘,随妊娠进展,子宫下段形成,宫体上升,部分胎盘随之上移而改变成正常位置的胎盘,因此诊断时需结合临床症状,如妊娠中期 B 型超声检查发现胎盘前置者,一般不做前置胎盘的诊断,而应称为胎盘前置状态。低置性前置胎盘需满 34 周后才能诊断。

2. MRI 检查　有条件的医院,怀疑合并胎盘植入者,可选择 MRI 检查。

【鉴别诊断】前置胎盘应与胎盘早期剥离、胎盘边缘血窦破裂、帆状胎盘血管破裂及宫颈病变如息肉、糜烂及子宫颈癌相鉴别。

【对母儿的影响】

1. 早产及围生儿死亡率高　前置胎盘出血大多发生于妊娠晚期，被迫早产，早产儿生活力差，出生后不易存活；产妇阴道大量出血而出现贫血、休克，使胎儿严重缺氧而致胎儿窘迫，甚至死于宫内；也可因胎儿失血而致新生儿窒息，影响新生儿的成活。

2. 产后出血　由于子宫下段肌肉组织菲薄收缩力较差，附着于此处的胎盘剥离后血窦一时不易缩紧闭合，故常发生产后出血。

3. 产褥感染　胎盘剥离面接近宫颈外口，细菌易从阴道侵入胎盘剥离面；产妇贫血体质虚弱，抵抗力降低，故易发生感染。

4. 胎盘植入　占前置胎盘中的15%，由于子宫蜕膜发育不良，胎盘绒毛可植入子宫下段肌层，使胎盘剥离不全，而引发大出血。

【治疗】　原则是抑制宫缩，止血，纠正贫血和预防感染。应根据出血量多少，有无休克、妊娠周数、产次、胎位、胎儿是否存活、是否临产、宫颈口开大程度等情况综合分析，以制订治疗方案。在治疗过程中，以孕妇安全为主，在不影响母体的情况下，尽量避免胎儿过早娩出，以降低其死亡率。具体措施有期待疗法和终止妊娠。

（一）期待疗法

目的是在保证孕妇安全的前提下保胎，使妊娠维持至足月。适应于阴道出血量不多、全身情况好、妊娠不足34周或胎儿体重小于2000g、胎儿存活的患者。应住院观察，绝对卧床休息，可给予镇静剂、纠正贫血及止血药物。因宫缩时加重胎盘与子宫壁间的错位，故应用宫缩抑制剂。若胎龄小于34周反复出血需提前终止妊娠时，为促胎肺成熟应用地塞米松，每次5mg，肌内注射，每12小时一次，共4次。

（二）终止妊娠

1. 终止妊娠的指征　孕妇反复多量出血致贫血甚至休克者，无论胎儿成熟与否，为了孕妇安全应终止妊娠；胎龄达36周以后，胎儿成熟度检查提示胎儿肺成熟者；胎龄未达36周、出现胎儿窘迫征象或胎儿电子监护发现胎心异常者。

2. 剖宫产术　剖宫产术可以迅速结束分娩，达到止血目的，于短时间内娩出胎儿，对母子较为安全。剖宫产指征：完全性前置胎盘，持续大量阴道出血者；部分性和边缘性前置胎盘出血量较多，先露高浮，胎龄达36周以上，短时间不能结束分娩者；有胎心、胎位异常者。此种方法是目前处理前置胎盘的主要手段，有时胎儿虽死，但为抢救母亲也应手术。术前应积极纠正贫血、预防感染、备血，做好处理产后出血和抢救新生儿的准备。根据前置胎盘类型与附着部位选择子宫切口非常重要。切口应避开胎盘附着处以减少出血，胎盘附着于后壁选下段横切口；着于前壁选下段偏高纵切口或体部切口；胎儿娩出后，于子宫肌壁内立即注射宫缩剂，如缩宫素10U或麦角新碱0.2mg，促使胎盘迅速娩出，使子宫下段血窦尽快闭合，减少出血。

3. 阴道分娩　主要利用胎先露部压迫胎盘达到止血目的，此法仅适于低置胎盘而胎儿为头位和经产妇出血不多产程进展较快者。临产后，先行人工破膜，促使胎头下降压迫胎盘而止血，同时促进子宫收缩，加速分娩。如破膜后，先露下降不理想，仍有出血，或分娩进展不顺利，均应以剖宫产结束分娩。

4. 预防产后出血及感染　当胎儿娩出后，及早使用宫缩剂，以预防产后出血。产时、产后给予抗生素预防感染。

5. 新生儿复苏　做好抢救新生儿的准备，新生儿出生后测定血红蛋白，贫血者应予以纠正。

（三）紧急转送的处理

对可疑前置胎盘患者，严禁做肛门检查或阴道检查。如当地条件有限，估计不能就地处理者，应立即建立静脉通道，护送转院治疗。

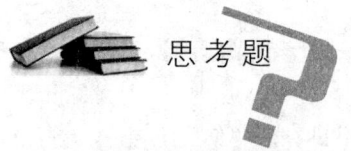

1．何谓前置胎盘？
2．前置胎盘如何分类？
3．简述前置胎盘的处理。

[附] 胎盘的前置状态

胎盘正常附着于子宫体部的前壁、后壁和侧壁，位置高于胎先露部。孕28周后如果胎盘附着于子宫下段，位置低于胎先露部，就称为前置胎盘（placenta previa）；上述情况如果发生在孕28周前，称为胎盘前置状态。

一、胎盘前置状态的自然转归

在孕早期胎盘附着于子宫下段比较常见，妊娠晚期胎盘附着于子宫下段的现象明显减少。Mustafa等发现在孕11～14周时胎盘边缘达到或覆盖宫颈内口的比例为42%，在20～24周时该比例降至3.9%，到足月时该比例进一步降至1.9%。这说明大多数胎盘前置状态属于一过性现象，随着孕周的增加胎盘位置将上升、远离宫颈内口。文献上经常用"胎盘迁移（placenta immigration）"来描述胎盘位置的上升，事实上胎盘位置的改变与胎盘迁移无关。目前认为随着孕周的增加胎盘位置上升的机制可能是：①由于子宫下段或宫颈内口蜕膜血管形成不良，附着于该处的叶状绒毛膜逐步退化；附着于宫体部的绒毛膜由于血供丰富，生长迅速，因此，临床上出现胎盘前置消失。②随着孕周的增加，子宫下段延伸，这也使得胎盘远离宫颈内口。

胎盘前置状态的消失与否取决于胎盘的位置。在孕18～23周时，如果胎盘位置刚达到宫颈内口但未覆盖宫颈内口，那么足月时诊断为前置胎盘的可能性为0；如果胎盘覆盖宫颈内口超过15mm，到足月时就有可能为前置胎盘；如果胎盘覆盖宫颈内口超过25mm，足月时诊断为前置胎盘的概率为40%～100%。随着孕周的延续，胎盘的位置有可能发生变化，因此，对于前置胎盘或胎盘前置状态的孕妇应定期随访胎盘的位置。临床上根据处理前的最后一次检查结果决定其分类。

二、胎盘前置状态的诊断

胎盘前置状态最常见的症状是孕中期无诱因、无痛性反复阴道流血，其原因是在子宫下段形成过程中，附着于该处的胎盘由于不能相应地延伸而剥离，结果血窦出血，表现为无痛性阴道流血。剥离处血液凝固后出血自然停止，如果反复剥离就表现为反复流血。孕中期有无痛性阴道流血者应高度怀疑胎盘前置状态,明确诊断需要做影像学检查。也有部分胎盘前置状态没有阴道流血,它们是在常规超声检查中偶然发现的。超声检查安全、准确且无创,可清楚地显示胎盘、子宫壁、胎先露和宫颈的位置,是评价胎盘状况的理想工具。前临床上用于评估胎盘的超声检查包括经阴道超声检查(transvaginal sonography,TVS)和经腹部超声检查(transabdominal sonography,TAS)。TVS是评估胎盘状况的金标准,其准确性优于TAS。

三、治疗

1. **休息** 如出现阴道少量流血应卧床休息,忌性生活。
2. **宫缩抑制剂** 如有宫缩,可应用宫缩抑制剂如硫酸镁、盐酸利托君。
3. 如阴道出血量多,出现休克症状应积极输血输液、纠正休克。如阴道流血量多,危及生命时可考虑终止妊娠。
4. **终止妊娠的方法** 如为中央性胎盘前置状态以剖宫取胎术较为安全。如是部分性或边缘性胎盘前置状态可采用中期引产术,如术中阴道出血量多即行剖宫取胎术结束妊娠。

第五节 胎盘早期剥离

学习目标

1. 了解胎盘早期剥离的病因。
2. 熟悉胎盘早期剥离的病理及分类。
3. 掌握胎盘早期剥离的临床表现、诊断与鉴别诊断。

案例

女性,23岁,妊娠30周,重度子痫前期。突然出现腹痛伴阴道少量流血。检查:血压80/50mmHg,心率130次/分,板状腹,胎位不清,胎心消失。
思考:该患者最可能的诊断是什么?如何治疗?

正常位置的胎盘,在妊娠20周后至胎儿娩出前的任何时期,部分或全部从子宫壁剥离者称胎盘早期剥离,简称胎盘早剥(placental abruption)。往往起病急,发展快,处理不及时可威胁母儿安全,是妊娠晚期的严重并发症。胎盘早剥的发病率国内报道为0.46%~2.1%。

【病因】 目前尚不十分清楚,可能与下列因素有关。

1. **血管病变** 孕妇患重度子痫前期、慢性高血压和慢性肾疾病或全身血管病变时,胎盘早期剥离发生率高。其原因是底蜕膜层的螺旋小动脉痉挛或硬化,引起远端毛细血管缺血坏死,以致破裂出血,血液流到底蜕膜层形成血肿,导致胎盘自子宫壁剥离。
2. **宫腔内压力改变** 双胎第一胎娩出后,羊水过多破膜时羊水流出过快,均可使宫腔内压力骤减,子宫突然收缩,引起胎盘与子宫错位而剥离。

3. 机械因素 外伤如腹部受撞击、外转胎位术矫正胎位、脐带过短及脐带绕颈和缠绕肢体造成脐带相对过短，均可引起胎盘早剥。

4. 子宫静脉压突然升高 妊娠晚期或临产后，孕产妇长时间取仰卧位，巨大的子宫压迫下腔静脉，回心血量减少、血压下降，而子宫静脉淤血、静脉压升高，导致蜕膜静脉床淤血或破裂，而发生胎盘剥离。

5. 其他 如吸烟、可卡因滥用、孕妇代谢异常，孕妇有血栓形成倾向、子宫肌瘤（尤其是胎盘附着部位的子宫肌瘤）等与胎盘早剥发生有关，有胎盘早剥史的孕妇再次发生胎盘早剥的危险性比无胎盘早剥史者高10倍。

【病理及类型】 胎盘早剥分为显性、隐性及混合性剥离三种类型。其主要病理变化是底蜕膜血管破裂出血和底蜕膜层的血肿形成，以致胎盘从附着处分离。如剥离面小，血液很快凝固，临床可无症状，如剥离面大，破裂血管继续出血，血肿随之增大，剥离面亦相应增大，形成胎盘后血肿。由于周围胎盘未剥离，故血液不向外流而向胎盘后壁内浸润，为隐性剥离或内出血。当血液流至胎盘边缘冲开胎膜，自胎膜与宫壁间向宫颈外流出，为显性剥离或外出血。当内出血过多时，血液也可冲开边缘，向宫颈口外流，形成混合性出血。有时出血穿破羊膜流入羊水中，形成血性羊水。由于血液不能外流，胎盘后血液越积越多，宫底随之升高。内出血严重时，血液向子宫肌层内浸润，引起肌纤维分离、断裂、变性，此时子宫表面出现紫蓝色瘀斑，尤在胎盘附着处特别明显，称子宫胎盘卒中。

严重的胎盘早剥往往发生凝血功能障碍，主要是由于从剥离的胎盘绒毛和蜕膜中释放大量的组织凝血活酶，进入母体循环内，激活凝血系统而发生弥散性血管内凝血（DIC）。

【临床表现】 临床表现主要与胎盘剥离面积的大小及出血的严重程度有关。其特点是妊娠晚期突然发生腹部持续性疼痛，伴有或不伴有阴道出血。

根据病情严重程度将胎盘早剥分为三度（图8-5）。

Ⅰ度：以外出血为主，多见于分娩期，胎盘剥离面小，常无腹痛或腹痛轻微，贫血不明显。腹部检查见子宫软，大小与妊娠周数相符，胎位清楚，胎心率正常，产后检查见胎盘母体面有凝血块及压迹即可诊断。

Ⅱ度：胎盘剥离面1/3左右，常有突发性的持续性腹痛、腰酸或腰背痛，疼痛的程度与胎盘后积血多少成正比。无阴道流血或流血量不多，贫血程度与阴道流血量不相符。腹部检查见子宫大于妊娠周数，宫底随胎盘后血肿增大而升高。胎盘附着处压痛明显（胎盘位于后

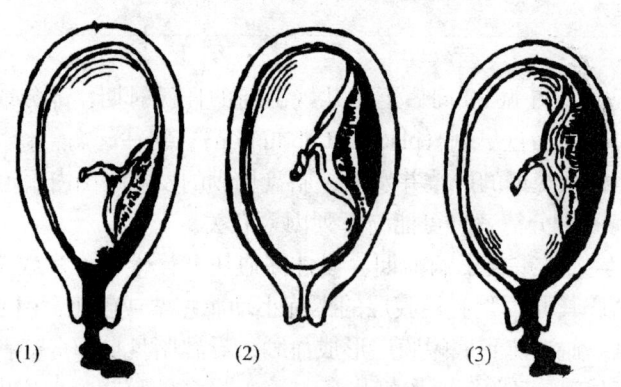

图8-5 胎盘早期剥离的类型

壁则不明显），宫缩有间歇，胎位可扪及，胎儿存活。

Ⅲ度：胎盘剥离面超过胎盘面积1/2，临床表现较Ⅱ度加重。可出现恶心、呕吐、面色苍白、四肢湿冷、脉搏细数、血压下降等症状，且休克程度大多与母血丢失成比例。腹部检查见子宫硬如板状，宫缩间歇时不能松弛，胎位扪不清，胎心消失。如无凝血功能障碍属Ⅲa，有凝血功能障碍者属Ⅲb。

【诊断】

（一）病史与体征

患者常有妊娠期高血压疾病或外伤史，在妊娠晚期或临产时突然发生腹部剧痛，有急性贫血或休克现象，其严重程度与阴道出血量不成比例，子宫坚硬，宫底升高，胎位不清，胎心弱或消失等不难诊断。轻型者，症状不典型需结合辅助检查来判断。

（二）辅助检查

1. 超声检查　对可疑病例或轻型者做B型超声检查，可见胎盘后与宫壁之间有液性暗区，界线不太清楚，若血肿较大时，可见到胎盘胎儿面向羊膜腔内突出。如血液流出未形成血肿时，B超则无特异图像。故不能完全依赖超声检查，要结合临床表现动态观察。

2. 实验室检查　主要了解患者贫血程度及凝血功能情况。应进行血常规、血小板、出凝血时间及纤维蛋白原等与DIC有关的检查，为了解肾情况，应检查尿常规、肾功能与二氧化碳结合力等。

知识链接

全血凝块观察及溶解试验方法

取2～5ml血放入小试管内。将试管倾斜，如果血液在6分钟内不凝固，或凝固不稳定，于1小时内又溶化，提示血凝异常。如凝固时间在6分钟内，血纤维蛋白原的含量一般＞150mg/dl；血凝固时间超过6分钟，且血块不稳定，血纤维蛋白原含量一般为100～150mg/dl；超过30分钟仍不凝固，则血纤维蛋白原含量＜100mg/dl。

弥散性血管内凝血（DIC）致凝血障碍时，纤维蛋白原、凝血酶原时间、凝血酶时间、血浆鱼精蛋白副凝试验（3p试验）均异常。血小板减少是急性DIC的一个特殊指征，可以较早地在外周血反映出来。

【鉴别诊断】　应注意与前置胎盘、先兆子宫破裂相鉴别（表8-2）。

【并发症】

1. 胎儿宫内死亡　如早剥面积大，出血多，胎儿可因缺血、缺氧而死亡。

2. 弥散性血管内凝血　临床表现为皮下、黏膜或注射部位出血，切口渗血、阴道出血不凝。有时可出现血尿、咯血、呕血和便血。

3. 产后出血　发生子宫胎盘卒中时，子宫肌层收缩受影响致产后出血，若发生DIC，出血是极其严重的。

4. 急性肾衰竭　大量出血使肾灌注严重受损，导致肾皮质或肾小管缺血坏死，出现急性肾衰竭。

表 8-2　胎盘早期剥离、前置胎盘、先兆子宫破裂的鉴别诊断

	胎盘早期剥离	前置胎盘	子宫破裂
病因	有妊娠期高血压疾病或外伤史	无原因	有分娩梗阻史或瘢痕子宫
腹痛	发病急，有剧烈腹痛	发病慢，无腹痛	强烈子宫收缩，烦躁不安
阴道出血	有内、外出血，阴道出血与全身失血量不成正比	外出血，阴道出血与全身失血量成正比	少量阴道出血，可有血尿
子宫	板状硬，有压痛，子宫底升高	子宫软，无压痛	可见病理缩复环，子宫下段有压痛
胎儿	胎位不清，胎心多消失	胎位清楚，胎心正常	胎儿窘迫或胎心消失
阴道检查	未触及胎盘	宫口内触及胎盘	宫口内未触及胎盘
胎盘检查	早剥部分有凝血块压迹	胎膜破口距胎盘边缘在 7cm 以内	无特殊变化
B 超	胎盘位置正常，有胎盘后血肿	胎盘位于子宫下段或覆盖子宫颈内口	无特殊变化

【预防】 加强产前检查，预防和及时治疗妊娠期高血压疾病、高血压、肾炎等，避免仰卧及腹部外伤，施行外倒转时动作要轻柔，处理羊水过多和双胎时，避免子宫腔压力下降过快。

【治疗】

（一）纠正休克

患者入院情况比较危急，处于休克状态者，积极开放静脉通路，补充血容量，输新鲜血，纠正休克，尽快改善患者状况。

（二）终止妊娠

胎盘早剥危及母儿生命，其预后与处理的及时性密切相关。胎盘剥离时间越长，病情越重，因此一旦确诊胎盘早剥，必须及时终止妊娠。

1．阴道分娩　适用于轻型经产妇，宫口已开大，估计短时间内能迅速结束分娩，且出血量不多者。先人工破膜可减少子宫张力，并能加速产程进展。破膜后用腹带包裹腹部，密切观察患者血压、脉搏、宫底高度、宫体压痛、阴道出血及胎心音变化，必要时用缩宫素静脉滴注，以缩短产程。

2．剖宫产　轻型初产妇，胎儿存活，但不具备短时间内阴道分娩的条件；重型无论胎儿是否存活，均宜剖宫产结束分娩。剖宫产娩出胎儿胎盘后，立即子宫壁注射宫缩剂，促使子宫收缩。

（三）处理并发症

1．产后出血　胎儿及附属物娩出后，子宫收缩不良，经按摩及注射宫缩剂后，仍柔软不收缩，可考虑切除子宫或结扎子宫动脉、髂内动脉。

2．凝血功能障碍

（1）抗凝治疗：在 DIC 早期应用肝素，可阻断 DIC 的发展。

（2）补充凝血因子：输新鲜血与冰冻血浆，1L 冰冻血浆含纤维蛋白原 3g，如无新鲜血，可选冰冻血浆应急。也可直接输入凝血因子如纤维蛋白原 3～6g，或补充血小板悬液。

（3）抗纤溶治疗：当DIC处于血液不凝固而出血不止的纤溶阶段时，可在肝素化与补充凝血因子的基础上应用抗纤溶药物。

3．急性肾衰竭　在治疗过程中应随时注意尿量，如少于30ml/h，应及时补充血容量，如少于17ml/h或无尿时，应考虑有肾衰竭的可能，可用20%甘露醇250ml快速滴注，或呋塞米40mg静脉注射，必要时可重复应用。如已出现肾衰竭，经一般治疗无效，应限制进液量，积极采取措施，以挽救产妇生命。

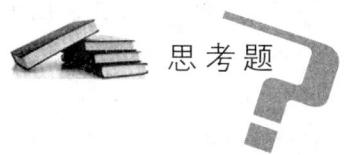

1．简述胎盘早剥的并发症。
2．什么是子宫胎盘卒中？
3．胎盘早剥应与哪些疾病鉴别？如何鉴别？

第六节　妊娠期高血压疾病

学习目标

1．了解妊娠期高血压疾病的病因。
2．熟悉妊娠期高血压疾病的高危因素和病理生理变化。
3．掌握妊娠期高血压疾病的分类、诊断、处理及对母儿的影响。

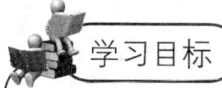

　　初孕妇，28岁，妊娠34周，产前检查发现血压160/110mmHg，尿蛋白++，无自觉症状。
　　思考：患者可能患哪种疾病？如何处理？

妊娠期高血压疾病（hypertensive disorder in pregnancy）是妊娠期特有的疾病。是以高血压、蛋白尿为临床特点的一类疾病。多数病例分娩后症状消失。迄今为止，仍为孕产妇及新生儿死亡的重要原因。

【高危因素与病因】　多年来临床及基础科研工作者，做了大量的研究，并提出许多学说，但未能全面阐明。妊娠期高血压疾病的高发因素及主要学说如下。

（一）高危因素

根据流行病学调查发现，妊娠期高血压疾病发病可能与以下因素有关：精神过分紧张或受刺激致使中枢神经系统功能紊乱者；40岁的高龄孕妇；有慢性高血压、慢性肾炎、糖尿病等病史的孕妇；营养不良，如贫血、低蛋白血症者；体重指数[体重(kg)/身高(m)^2] > 24者；有高血压家族史，尤其是孕妇之母有重度子痫前期病史者；多胎妊娠者。

（二）病因学说

1. **胎盘缺血缺氧学说** 妊娠期子宫张力较大，滋养细胞沿螺旋小动脉逆行浸润，逐渐取代血管内皮细胞，并使血管平滑肌弹性层为纤维样物质所取代，使血管腔扩大、血流增加，以便更好地供给胎儿营养，这一过程称血管重铸，入侵深度可达子宫肌层内1/3。妊娠期高血压疾病时，绒毛侵袭仅达蜕膜血管层，也不发生血管重铸，导致早期滋养层细胞缺氧，影响胎儿发育。

知识链接

胎盘浅着床

正常孕妇的绒毛滋养细胞从10周开始沿螺旋小动脉逆行浸润，入侵深度可达子宫肌层内1/3。而妊娠期高血压疾病的滋养细胞浸润仅达蜕膜段，少数血管甚至不发生此种生理变化，因而导致胎盘缺血，此种病理现象称为"胎盘浅着床"。

2. **免疫学说** 胚胎对母体来说是一种同种半异体移植，妊娠被认为是成功的自然同种异体移植。正常妊娠的维持，有赖于胎儿母体间免疫平衡的建立与稳定。这种免疫平衡一旦失调，即可导致一系列血管内皮细胞病变，从而发生妊娠期高血压疾病。故妊娠期高血压疾病的发病与免疫机制关系密切。某些学者认为其病因是母体对胎盘某些抗原物质的免疫反应，与移植免疫的观点很相似。本病所见到的胎盘血管床和蜕膜血管的动脉粥样硬化样病变，与移植脏器被排斥时的血管病变极其相似。但与免疫的复杂关系有待进一步证实。

3. **神经内分泌学说** 肾素-血管紧张素-前列腺素系统的平衡失调可能与本病的发生有一定的关系。有学者提出，妊娠期高血压疾病患者对肾素血管紧张素敏感性增高，从而使血管收缩，血压升高。前列腺环素（PGI_2）可使血管扩张、血压下降，妊娠期高血压患者PGI_2明显减少，故血压升高。

4. **血管内皮细胞受损** 血管内皮细胞受损是子痫前期的基本病理变化，它使扩血管物质如一氧化氮（nitric oxide，NO）、前列环素I_2合成减少，而缩血管物质如内皮素（endothelin，ET）、血栓素A_2合成增加，从而使血管痉挛。近年来，越来越多的研究表明，血管内皮损伤及其所释放的一系列血管活性物质在妊娠期高血压疾病的发病中起重要作用。这些物质主要包括血管收缩因子ET、血栓素A_2（TXA_2）、血管舒张因子NO及PGI_2，正常时保持动态平衡，控制机体的血压与局部血流。妊娠期高血压疾病时，患者体内调节血管收缩的ET和TXA_2增加，而调解血管舒张的NO和PGI_2却减少，使血管收缩与舒张的调节处于失衡而发生妊娠期高血压疾病。

5. **遗传因素** 临床上可见妊娠期高血压疾病患者具有家族遗传倾向，目前研究表明可能为单基因隐性遗传，但多基因隐性遗传也不除外。

6. **营养缺乏** 多种营养物质如钙、镁、锌、硒缺乏，低蛋白血症与子痫前期发生发展有关。

7. 胰岛素抵抗　妊娠期高血压疾病患者存在胰岛素抵抗，从而导致 NO 合成下降，增加外周血管的阻力，使血压升高。

【病理生理变化】

（一）病理生理变化

本病的基本病理生理变化是全身小动脉痉挛。

1. 高血压　全身小动脉痉挛，可使外周阻力增大，同时血管痉挛引起血管自身的损害，使循环中的血小板、纤维蛋白物质沉积于血管内皮下，管腔变窄，外周阻力更加增高，而发生高血压。

2. 蛋白尿　可能是肾小动脉痉挛，肾小球缺血缺氧，肾小球通透性增加，蛋白渗出而发生蛋白尿。

3. 弥散性血管内凝血　由于严重的血管痉挛造成的胎盘缺血缺氧，胎盘组织梗死后释放组织凝血活酶，加之妊娠晚期血液又处于高凝状态，故易激发弥散性血管内凝血。

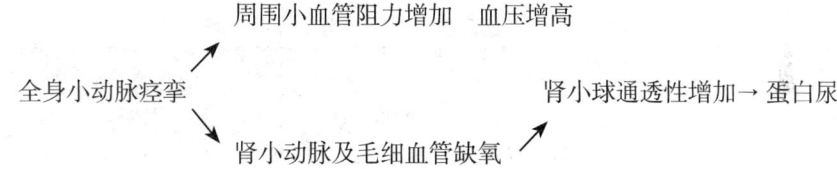

（二）全身各主要器官的病理变化

本病由于全身小动脉痉挛这一基本变化，可导致全身各系统各脏器灌流减少，对母儿造成危害，甚至导致母儿死亡。

1. 脑　因脑部小动脉痉挛，造成脑组织缺血、缺氧，脑组织水肿，甚至脑出血。若痉挛时间过长，还可发生微血管内血栓形成和局部脑组织软化。血管明显破裂时，则发生大面积脑出血，因而出现头痛、头晕、恶心、呕吐，甚至抽搐、昏迷。

2. 肾　因肾小球毛细血管痉挛缺氧、肾小球内皮细胞肿胀、体积增大，使管腔狭窄、血流阻滞，并可能发生血管内凝血，因而肾血流量减少，肾小球滤过率下降，于是出现少尿，肾小球通透性增加而出现蛋白尿，严重者可出现肾衰竭。

3. 心脏　血管痉挛，血压升高，外周阻力增加，心血管系统处于低排高阻状态。冠状小动脉痉挛，心肌缺血、间质水肿、点状出血及坏死，又因水钠潴留，血容量增加，加重了心脏负担，可出现心力衰竭。

4. 肝　病情严重时，肝内小动脉痉挛后随即松弛，血管内突然充血，使静脉窦内压力骤然升高，门静脉周围可发生局限性出血。若小动脉痉挛时间持续过久，肝细胞可因缺血、缺氧而发生不同程度的坏死。肝包膜下偶可发生出血和坏死。

5. 胎盘　正常妊娠时，子宫血管的生理改变，表现在蜕膜与子宫肌层的螺旋小动脉粗大、卷曲，以利增加子宫-胎盘的血液供应。妊娠期高血压疾病时这种变化仅限于蜕膜层的部分血管分支，而子宫肌层与蜕膜其他部分血管则发生急性动脉粥样硬化，影响母体血流对胎儿的供应，损害胎盘功能，导致胎儿宫内生长受限，甚至胎死宫内；严重时发生螺旋动脉栓塞，蜕膜坏死出血，导致胎盘早期剥离。

6. 眼　主要为眼底视网膜小动脉痉挛，组织缺氧、水肿，严重时可引起视网膜出血、剥离，突然失明。

7．血液

（1）容量：由于全身小动脉痉挛，血管壁渗透性增加，血液浓缩，大部分患者血容量在妊娠晚期不能像正常孕妇增加到 1500ml 而达到 5000ml，血细胞比容上升。当血细胞比容下降时多合并贫血、红细胞受损或溶血。

（2）凝血：妊娠期高血压疾病患者伴有一定量的凝血因子缺乏或变异所致的高凝状态，特别是重症患者可发生微血管性溶血，主要表现血小板减少（血小板 $< 100 \times 10^9$/L），氨基转移酶升高，溶血。

8．内分泌及代谢　由于血浆孕激素转换酶增加，妊娠晚期盐皮质激素、去氧皮质酮升高可致钠潴留，胶体渗透压降低，可致水肿。但水肿与疾病的预后关系不大。子痫抽搐后患者可出现酸中毒。

以上各种病理变化，多为暂时性，经适当处理及分娩后，可于短期内迅速恢复。

【分类与临床表现】　妊娠期高血压疾病的分类与临床表现见表 8-3。

表 8-3　妊娠期高血压疾病的分类和临床表现

分类	临床表现
妊娠期高血压（gestational hypertension）	妊娠期出现高血压，血压 ≥ 140/90mmHg，并于产后 12 周恢复正常；尿蛋白（−）；患者可伴有上腹部不适或血小板减少，产后方可确诊
子痫前期（pre-eclampsia）	妊娠 20 周后出现血压 ≥ 140/90mmHg；尿蛋白 ≥ 0.3g/24h 或随机尿蛋白（+）
轻度	可伴有上腹不适、头痛等症状
重度	血压和尿蛋白持续升高，发生母体脏器功能不全或胎儿并发症。出血下述任一不良情况可诊断为重度子痫前期：①收缩压 ≥ 160mmHg 和（或）舒张压 ≥ 110mmHg。②蛋白尿 ≥ 5g/24h 或随机尿（+++）。③持续性头痛或视觉障碍。④持续性上腹部疼痛，肝包膜下血肿或肝破裂症状。⑤肝功能异常。⑥低蛋白血症伴胸腔或腹腔积液。⑦血液系统异常：血小板持续性下降并低于 100×10^9。血管内溶血、贫血、黄疸活血乳酸脱氢酶升高。⑧肾功能异常：少尿（24 小时尿量 < 400ml 或每小时尿量 < 17ml）或血肌酐 > 106μmol/L。⑨心力衰竭、肺水肿。⑩胎儿生长受限或羊水过少
子痫	①子痫前期基础上发生，不能用其他原因解释的抽搐。子痫发生前可有不断加重的重度子痫前期，但也可以发生于血压升高不显著、无蛋白尿的病例。通常产前子痫较多，发生于产后 48 小时者约 25%。②抽搐的临床表现，先是眼球固定，瞳孔放大，瞬即头向一侧扭转，牙关咬紧。继而口角及面部肌肉开始颤动，全身及四肢肌肉强直，双手紧握，双臂伸直，发生强烈的抽动。抽搐时呼吸暂停，面色变青紫。数秒或 1～2 分钟抽搐幅度渐减，全身肌肉松弛。至此，孕妇才以深长的鼾音做吸气而后恢复呼吸。病情转轻时，抽搐次数少，抽搐后很快苏醒，但有时抽搐频繁并延续时间较长，患者可陷入昏迷状态。在抽搐过程中容易发生唇舌咬伤；昏迷时如呕吐，可造成吸入窒息或吸入性肺炎。另外，也可使孕妇自床上坠地而发生摔伤、骨折
慢性高血压并发子痫前期	慢性高血压孕妇妊娠 20 周前无蛋白尿，妊娠 20 周后出现蛋白尿 ≥ 0.3g/24h；或妊娠 20 周前有蛋白尿，妊娠 20 周后蛋白尿明显增加或血压进一步升高或出现血小板减少 $< 100 \times 10^9$
妊娠合并慢性高血压	妊娠 20 周前收缩压 ≥ 140mmHg 和（或）舒张压 ≥ 90mmHg（除外滋养细胞疾病），妊娠期无明显加重；或妊娠 20 周后首次诊断高血压并持续到产后 12 周以后

值得注意的是，中华医学会妇产科分会妊娠期高血压疾病学组根据国内外最新研究进展，结合我国国情和临床实践经验，制定了"妊娠期高血压疾病诊治指南（2015）"，以进一步规范我国妊娠期高血压疾病的临床诊治。该指南对子痫前期和重度子痫前期加入了新的诠释，并废弃了轻度子痫前期的诊断。

子痫前期（preeclampsia）：妊娠20周后出现收缩压≥140 mmHg和（或）舒张压≥90 mmHg，且伴有下列任一项：尿蛋白≥0.3 g/24 h，或尿蛋白/肌酐比值≥0.3，或随机尿蛋白≥（+）（无法进行尿蛋白定量时的检查方法）；无蛋白尿但伴有以下任何一种器官或系统受累：心、肺、肝、肾等重要器官，或血液系统、消化系统、神经系统的异常改变，胎盘-胎儿受到累及等。血压和（或）尿蛋白水平持续升高，发生母体器官功能受损或胎盘-胎儿并发症是子痫前期病情向重度发展的表现。

子痫前期孕妇出现下述任一表现可诊断为重度子痫前期（severe preeclampsia）：①血压持续升高：收缩压≥160 mmHg和（或）舒张压≥110 mmHg；②持续性头痛、视觉障碍或其他中枢神经系统异常表现；③持续性上腹部疼痛及肝包膜下血肿或肝破裂表现；④肝酶异常：血丙氨酸转氨酶（ALT）或天冬氨酸转氨酶（AST）水平升高；⑤肾功能受损：尿蛋白＞2.0 g/24 h；少尿（24小时尿量＜400 ml，或每小时尿量＜17 ml），或血肌酐＞106μmol/L；⑥低蛋白血症伴腹水、胸水或心包积液；⑦血液系统异常：血小板计数呈持续性下降并低于$100×10^9$/L；微血管内溶血［表现有贫血、黄疸或血乳酸脱氢酶（LDH）水平升高］；⑧心功能衰竭；⑨肺水肿；⑩胎儿生长受限或羊水过少、胎死宫内、胎盘早剥等。

【诊断】

（一）病史

应了解患者孕前有无高血压、慢性肾炎、糖尿病等；无家族史及高危因素；次妊娠经过，出现异常现象的时间。

（二）症状和体征

1. 高血压　妊娠后发生高血压，同一手臂至少两次测量收缩压≥140mmHg和（或）舒张压≥90mmHg。若血压较基础血压升高30/15mmHg，但低于140/90mmHg时，不作为诊断依据。需严密观察。慢性高血压并发子痫前期血压可在孕20周以后血压持续上升。

2. 蛋白尿　蛋白尿的定义是在24小时内尿液中的蛋白含量≥300mg或随机尿≥0.3g/L或尿蛋白定性≥（+），应留取24小时尿做定量检查。

（三）辅助检查

1. 尿常规检查　注意尿量、测尿比重，如尿蛋白量＞0.5g/24h，同时有管型出现，说明肾功能已受损伤。

2. 血液检查

（1）测血细胞比容、血红蛋白含量、血液黏稠度，以了解血液浓缩情况。

（2）疑有弥散性血管内凝血时，可做血小板计数、凝血酶原时间、血纤维蛋白原、凝血时间或鱼精蛋白副凝试验。

（3）测定血液电解质和二氧化碳结合力，以了解有无电解质紊乱及酸中毒。

（4）肝、肾功能检查。可通过测定氨基转移酶、白蛋白与球蛋白的比值了解肝功能；可通过测定尿素氮、非蛋白氮、肌酐、尿酸等了解肾功能。

3. 眼底检查　视网膜小动脉可以反映体内主要器官的小动脉情况。因此，眼底改变是反映妊娠期高血压疾病严重程度的一项标志,对估计病情和决定处理均有重要意义。眼底的主要改变为视网膜小动脉痉挛,正常眼底动、静脉管径的比例为2:3,变为1:2或1:4,提示眼底小动脉痉挛,严重时可出现视网膜水肿、视网膜剥离,或有棉絮状渗出物及出血。

4．其他检查　心电图、胎儿电子监测、胎盘功能检查、胎儿成熟度及头颅CT检查等,可视病情而定。

【鉴别诊断】　妊娠期高血压疾病应与妊娠合并慢性肾炎及原发性高血压相鉴别,具体见表8-4。子痫发作时,应与癫痫、癔症、脑出血、尿毒症及糖尿病引起的昏迷相鉴别。

表8-4　妊娠期高血压疾病、妊娠合并慢性肾炎及原发性高血压的鉴别诊断

	妊娠期高血压疾病	妊娠合并慢性肾炎	妊娠合并原发性高血压
病史	无高血压史	有急性肾炎史	有高血压史
年龄与胎次	年轻初孕妇	30岁以下	年龄多为较大经产妇
发病时间	妊娠20周后	妊娠前	妊娠前
水肿	由踝部逐渐向上	眼睑与全身水肿	无或轻
血压	不超过200/120mmHg	随病情而定	常达200/120mmHg
蛋白尿	+～++++	+++～++++有各种管型	—
眼底	血管痉挛、视网膜水肿	蛋白尿性视网膜炎	动脉硬化,出血,渗出
血化验	尿酸可增高	尿素氮增高	正常
肾功能	正常略低	显著减低	正常
产后恢复	产后短期即可恢复	妊娠促使恶化产后不易恢复	产后持续高血压

【处理】　治疗目的是控制病情,延长孕周,确保母儿安全。治疗基本原则是休息、镇静、解痉,有指征地降压、利尿,适时终止妊娠。子痫应控制抽搐,病情稳定后终止妊娠。

（一）妊娠期高血压

可住院也可在家治疗。加强孕期检查,密切观察病情改变,防止发展为重症。

1．休息　适当减轻工作量,睡眠时多取左侧卧位,可以解除偏右旋的妊娠子宫对下腔静脉的压迫,有利于改善子宫胎盘血液循环。

2．饮食　饮食中应有足够的蛋白质、维生素,补足铁剂和钙剂。食盐不必严格限制,以免发生低钠血症,致产后血液循环衰竭,并且影响食欲而减少蛋白质的摄入,对母儿均不利。但也不宜进食过咸,全身水肿者应适当限制食盐的摄入。

3．药物　为保证充分休息,适当给予镇静剂,如地西泮2.5～5mg,睡前口服。若血压增高,可予降压治疗。

4．间断吸氧　可增加血氧含量,改善全身主要脏器和胎盘的氧供。

5．密切监护母儿状态　注意孕妇的自觉症状,每日测体重及血压,每两日复查尿蛋白。定期监测胎儿发育状况和胎盘功能。

（二）子痫前期

轻度患者需要卧床休息,给予镇静治疗,并密切监测母儿状况。重度患者需住院治疗,卧床休息,积极处理,防止子痫及并发症的发生。同时需了解全身各器官的损伤情况并对胎儿在宫内的状况及胎盘功能进行监测。

1. 休息　同妊娠期高血压。
2. 镇静　可消除患者的焦虑和精神紧张，达到降低血压，缓解症状及预防子痫发作的作用。

(1) 地西泮：具有较强的镇静、抗惊厥、松弛肌肉的作用，对胎儿及新生儿影响较小。用法：2.5～5mg，睡前口服，或10mg缓慢静脉注射。

(2) 冬眠药物：可广泛抑制神经系统，控制抽搐。用法：①哌替啶50mg、异丙嗪25mg肌内注射，间隔12小时可重复使用，若估计6小时内分娩者应禁用。②哌替啶100mg、异丙嗪50mg、氯丙嗪50mg加入10%葡萄糖溶液500ml内静脉滴注；紧急情况下可将1/3量加入25%葡萄糖溶液中缓慢静脉注射。余2/3量加入10%葡萄糖溶液250ml静脉滴注。应用此药需注意体位性低血压，观察血压下降情况，如血压下降过快，血压≤130/90mmHg需停药。因氯丙嗪可使血压骤降，仅用于硫酸镁治疗效果不佳者。

(3) 苯巴比妥及苯巴比妥钠、吗啡：均具有较好的抗惊厥、抗抽搐的作用。

3. 解痉　首选药物为硫酸镁，硫酸镁有预防和控制子痫发作的作用。镁离子能抑制运动神经末梢对乙酰胆碱的释放，阻断神经和肌肉间传导，故能有效地预防和控制子痫发作；镁离子可使血管内皮合成前列环素增多，解除小动脉痉挛，血压下降；镁离子通过阻断谷氨酸通道阻止钙离子的内流，解除血管痉挛、减少血管内皮的损伤。镁离子可提高孕妇和胎儿血红蛋白的亲和力，改善氧代谢。

(1) 用药指征：控制子痫抽搐及防止再抽搐；预防重度子痫前期发展为子痫；子痫前期临产前用药防止抽搐。

(2) 用药方案：①控制子痫：通常采用静脉给药。硫酸镁首次负荷量为2.5～5g，溶于10%葡萄糖溶液20ml中缓慢静脉注射（15～20分钟），继以每小时1～2g静脉滴注维持。24小时总量25～30g，疗程24～48小时。②预防子痫发作：负荷和维持剂量同控制子痫的处理。用药时间依病情而定，一般每日静脉滴注6～12小时，24小时总量不超过25g，用药期间每日评估病情变化。

(3) 毒性反应：面颊潮红、头晕、恶心，硫酸镁过量时会引起呼吸和心跳抑制，甚至死亡。正常孕妇血清中镁离子浓度为0.7～1.2mmol/L，治疗浓度为1.8～3.0mmol/L，超过3.5mmol/L，将出现中毒现象。首先为膝反射消失，随着浓度的增加则进一步出现肌张力减退及呼吸抑制，严重者可出现心脏停搏。

(4) 注意事项：应用硫酸镁时，要密切观察中毒症状，应遵循以下要求：①用药前或用药期间，每日检测膝反射是否存在；②呼吸每分钟不少于16次；③尿量每24小时不少于600ml，每小时不少于25ml；④备10%葡萄糖酸钙溶液。

4. 降压药物　以不影响心排出量、肾血流量及胎盘灌注为原则。故目前主要适用于由于血压过高防止脑血管意外及胎盘早期剥离等严重母胎并发症。收缩压≥160mmHg和（或）舒张压≥110mmHg的高血压孕妇必须降压治疗。妊娠前已进行降压治疗的孕妇应继续降压治疗。

目标血压：孕妇未并发器官功能损伤，收缩压应控制在130～155 mmHg为宜，舒张压应控制在80～105 mmHg；孕妇并发器官功能损伤，则收缩压应控制在130～139 mmHg，舒张压应控制在80～89 mmHg。降压过程力求血压下降平稳，不可波动过大，且血压不可低于130/80 mmHg，以保证子宫-胎盘血流灌注（Ⅲ-B）。在出现严重高血压，或发生器官损害如急性左心室功能衰竭时，需要紧急降压到目标血压范围，注意降压幅度不能太大，以平均动脉压（MAP）的10%～25%为宜，24～48小时达到稳定。

常用药物有肼屈嗪(肼苯哒嗪)、甲基多巴、硝苯地平(心痛定)等。

(1) 肼屈嗪:此药可使周围小动脉血管松弛、外周阻力降低,血压下降,但不减少心排出量及肾血流量和子宫胎盘血流量,故为首选药物。常用剂量为 10～20mg,每日 2～3 次,口服;或 25～40mg 溶于 5% 葡萄糖溶液 500ml 中静脉滴注,用药维持舒张压于 90～100mmHg 为宜。此药不宜静脉注射,以免血压下降过快;其不良反应为心动过速、呕吐、低血压性休克等。

(2) 硝苯地平:为钙通道阻滞药,抑制钙离子内流,能松弛血管平滑肌,降低外周阻力,使血压下降。剂量为每次 10mg,口服,每日 3 次,紧急时咬碎含舌下,见效快。

(3) 甲基多巴:为中枢性降压药,兴奋血管中枢的 α 受体,从而抑制外周交感神经,使血压下降,妊娠期使用效果良好。用法:250mg,口服,每日 3 次。

(4) 拉贝洛尔:为 α、β 受体拮抗药,对 α、β 受体均有拮抗作用,并能直接作用于血管,降低血压,不影响子宫胎盘血流量,对孕妇及胎儿无影响。剂量为每次 50mg,加于 5% 葡萄糖溶液静脉滴注;或 50～150mg,口服,每日 3～4 次。

(5) 硝普钠:强有力的速效血管扩张剂,扩张周围血管使血压下降。由于药物能迅速通过胎盘进入胎儿体内,并保持较高浓度,其代谢产物(氰化物)对胎儿有毒性作用,不宜在妊娠期使用。分娩或产后血压控制不满意时可用,用法:50mg 加入 5% 葡萄糖溶液 1000ml 中,以每小时 0.5～0.8μg/(kg·min) 缓慢静脉滴注,严格监测血压及心率。

(6) 酚妥拉明:α 受体拮抗药。用法:10～20mg 溶入 5% 葡萄糖溶液 100～200ml 中,10μg/min 静脉滴注。

5. 利尿药物 目前已不多用,只用于全身水肿、肺水肿、脑水肿、急性左心衰竭、伴有潜在肺水肿者。因应用利尿剂,血管内水分和电解质丢失,可加重血液浓缩和电解质紊乱,使病情加重。

(1) 呋塞米:20～40mg,静脉注射,注意低钾血症、低钠血症等并发症。

(2) 氢氯噻嗪:每 5mg,每日 1～2 次,口服。需同时口服氯化钾 1g,每日 3 次。

(3) 甘露醇:为渗透性利尿剂,进入体内后因渗透作用使组织间液渗入血液,引起血容量增加,增加心脏负担,故心力衰竭、肺水肿时禁用。常用剂量为 20% 甘露醇 250ml,快速静脉滴注,一般应在 15～20 分钟内滴完。

6. 适时终止妊娠 妊娠期高血压疾病是孕妇特有的疾病,故适时终止妊娠是治疗的有效措施,对母婴有利。

(1) 指征:①妊娠<26 周经治疗病情不稳定者建议终止妊娠;②妊娠 26～28 周根据母儿情况决定是否期待治疗;③妊娠 28～34 周子痫前期孕妇经积极治疗 24～48 小时无明显好转,促胎肺后终止妊娠;④子痫前期孕妇,孕龄≥34 周,胎儿成熟后可考虑终止妊娠;⑤妊娠 37 周后的重度子痫前期应终止妊娠;⑥子痫控制后 2 小时可考虑终止妊娠。

(2) 终止妊娠方式:①引产,适用于子宫颈条件较成熟,即宫颈软且宫颈管已消失时,可用缩宫素静脉滴注引产,或行人工破膜后加用缩宫素静脉滴注。临产后注意对胎儿及产妇的监护,保持产妇安静;适当缩短第二产程,根据情况行会阴切开和(或)胎头吸引、低位产钳助娩;第三产程注意胎盘和胎膜及时娩出,防止产后出血。②剖宫产术,适用于有产科指征、胎盘功能严重减退或有胎儿窘迫征象者、宫颈不成熟、引产失败(经 6～12 小时仍未临产)。产后 24 小时至 5 日内仍有发生子痫的可能,尽管随着时间推移,发生子痫的可能性减少,但仍需密切观察,积极治疗,以防止产后子痫的发生。

（三）子痫

原则是控制抽搐、预防并发症及及时终止妊娠。除上述治疗外，尚应重视下列情况：

1. 控制抽搐　一旦抽搐发作，应尽快控制。首选药物为硫酸镁，必要时加用强有力的镇静药物。如血压过高加用降压药物；如有脑水肿需降低颅内压时，给予20%甘露醇溶液250ml快速静脉滴注；出现肺水肿时则用呋塞米20～40mg静脉注射。使用抗生素预防感染。

2. 防止受伤　患者神志不清，不能自主，故需专人护理。床缘需置拦板，防止摔伤。准备好开口器，并用缠有纱布的压舌板或竹筷，插在上下齿之间，预防唇舌咬伤。

3. 减少刺激　声、光、触动等刺激都可诱发抽搐，故室内应置帘幔遮光、保持安静，操作动作轻柔。

4. 严密监护　密切注意血压、脉搏、呼吸、体温及尿量（留置尿管），记出入量，及时送尿常规检查，做眼底、血液化验及心电图等检查，及早发现及处理脑出血、肺水肿、急性肾衰竭及胎盘早期剥离等并发症。

（四）产后子痫（产后6周内）

重度子痫前期患者产后应继续使用硫酸镁24～48小时预防产后子痫。如血压≥160/110mmHg应继续降压治疗。

[附] HELLP综合征

HELLP综合征（hemolysis, elevated liver enzymes, low platelets syndrome, HELLP syndrome）是妊娠期高血压疾病的严重并发症。本病以肝酶升高、血小板减少，溶血性贫血为特点。国内报道重度子痫前期患者HELLP综合征发病率为2.7%。

【对母儿的影响】

1. 对孕妇的影响　可并发肺水肿、胎盘早剥、胸腹腔积液、产后出血、弥散性血管内凝血（DIC）、肾衰竭、肝破裂等，剖宫产率高，死亡率明显增高。

2. 对胎儿的影响　因胎盘供血、供氧不足，胎盘功能减退，导致胎儿生长受限、死胎、死产、早产。

【临床表现】　右上腹部疼痛、恶心、呕吐、全身不适，少数可有轻度黄疸，查体可发现右上腹肌紧张，体重增加明显，全身水肿。如凝血功能障碍可出现血尿、消化道出血。

【诊断】　病史及体征。辅助检查可出现血管内溶血、氨基转移酶升高、血小板减少。

1. 血管内溶血：外周血涂片见破碎红细胞、球形红细胞；胆红素 ≥ 20.5 μmol/L（即1.2 mg/dl）；血红蛋白轻度下降；LDH水平升高。

2. 肝酶水平升高：ALT ≥ 40 U/L 或 AST ≥ 70 U/L。

3. 血小板计数减少：血小板计数 < $100×10^9$/L。

【治疗】

1. 药物治疗　应用糖皮质激素治疗可使血小板及肝酶水平获得稳定或好转。同时应用抗血栓药物如小剂量阿司匹林、双嘧达莫（潘生丁）、肝素等，也可输新鲜冷冻血浆、血小板。

2. 分娩方式和麻醉选择　妊娠 ≥ 32周或胎肺已成熟、胎儿宫内窘迫、先兆肝破裂及病情恶化者应立即终止妊娠；病情稳定、妊娠 < 32周、胎肺不成熟及胎儿情况良好者，应考虑对症处理、延长孕周，通常在期待治疗4日内终止妊娠。分娩方式以产科因素而定。因血小板减少，有局部出血危险，故阴部阻滞和硬膜外麻醉是禁忌证。阴道分娩采用局部浸润麻醉，剖宫产采用局部浸润麻醉或全身麻醉。

【预防】 由于妊娠期高血压疾病的病因不明,尚不能做到完全预防其发生,但能做到以下预防措施,对预防妊娠期高血压疾病的发生有重要作用。

早期发现,并予以积极治疗,使其不致发展到严重阶段。早期发现的关键在于切实开展产前检查,加强产前保健工作。检查时注意血压、体重、蛋白尿,特别是对多胎、羊水过多、慢性高血压病史、肾疾病、糖尿病及家族史中曾有先兆子痫患者的孕妇更应注意。指导孕妇注意营养与休息,减少脂肪和过多盐的摄入,增加富含蛋白质、维生素、铁、钙和其他维生素的食品,对预防妊娠期高血压疾病有一定的作用。

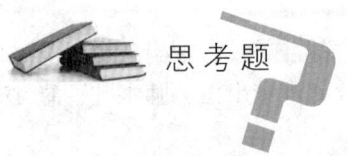

思考题

1. 妊娠期高血压疾病的分类是怎样的?
2. 什么是 HELLP 综合征?
3. 应用硫酸镁时有哪些注意事项?
4. 硫酸镁中毒时如何救治?

第七节 早 产

学习目标

1. 了解早产的病因。
2. 熟悉早产的临床表现。
3. 掌握早产的概念、诊断及治疗。

早产(premature delivery)是指妊娠满 28 周至不满 37 足周间的分娩。此时娩出的新生儿称早产儿(premature infant),出生体重为 1 000～2 499g。早产儿各器官发育尚不够成熟,出生孕周越小,体重约轻,预后越差。早产占分娩总数的 5%～15%。早产儿中约 15% 于新生儿期死亡。75% 以上的围生儿死亡与早产有关。近年来由于早产儿治疗技术的进步,其生存率明显提高。

案例

女性,28岁,妊娠31周,不规律宫缩1小时余,伴少量阴道流血。检查:宫缩每10分钟一次,宫颈口未开。

思考:是否可以保胎?如果保胎应如何处理?

【原因】 早产原因可分为自发性早产、未足月胎膜早破早产、治疗性早产。

1. 自发性早产 最常见的早产类型，约占45%。

（1）感染：大约70%以上的早产与感染有关。尤其是下生殖道及泌尿道感染，如B族溶血性链球菌、苍白密螺旋体、淋病奈瑟菌、沙眼衣原体、支原体的感染，以及急性肾盂肾炎等。

（2）子宫膨胀过度及胎盘因素，如羊水过多、多胎妊娠、前置胎盘、胎盘早剥等。

（3）子宫异常：如纵隔子宫、双子宫、双角子宫与子宫肌瘤、子宫内口松弛等。

（4）孕妇的不良行为：如酗酒、吸烟、吸毒等。

2. 未足月胎膜早破早产 与宫内感染、细菌性阴道病、子宫畸形、子宫过度膨胀、辅助生殖技术受孕等有密切关系。

3. 治疗性早产 因孕妇患妊娠期高血压疾病、心脏病、肾炎等疾病需要提前终止妊娠。

【预测】 对有高危因素的孕妇定期预测，有助于评估早产的风险。

1. 超声宫颈长度的测定 阴道超声检查：宫颈长度＜25mm，或宫颈内口漏斗形成伴有宫颈缩短。

2. 阴道后穹窿分泌物胎儿纤连蛋白（fetal fibronectin，fFN）检测 fFN＞50ng/ml为阳性，提示早产风险增加；若fFN阴性，则一周内不分娩的阴性预测值达97%，两周内不分娩的阴性预测值达95%。

知识链接

胎儿纤连蛋白

胎儿纤连蛋白是由胎膜分泌的一种糖蛋白，在蜕膜与绒毛间隙起到黏附作用。孕16～18周前存在于正常宫颈阴道分泌物中，随后在妊娠末期再次出现。当绒毛与蜕膜在子宫下段发生分离时胎儿纤连蛋白释放。胎儿纤连蛋白的阴性预测值约为95%，有阴性结果的患者被认为14日内不会分娩。

【临床表现及诊断】 早产的最常见的症状是子宫收缩，并常伴有少许阴道流血及血性分泌物，以后可发展为规则宫缩，与足月临产相似。胎膜早破较足月临产多。宫颈管先逐渐消退，然后扩张。应与妊娠晚期出现的生理性子宫收缩相区别。生理性子宫收缩一般不规则、无痛感，且不伴有宫颈管消退等改变。妊娠满28周后出现规或不规则宫缩，伴宫颈管缩短，可诊断先兆早产。我国将妊娠满28周至不满37足周，出现规律宫缩（20分钟宫缩≥4次，或60分钟宫缩≥8次），伴宫颈缩短≥80%、宫颈扩张1cm以上，诊断为早产临产。部分患者可伴有少量阴道流血或阴道流液。

B型超声检查宫颈长度及宫颈内口漏斗形成情况；阴道后穹窿棉拭子检测胎儿纤连蛋白预测早产的发生。

为确诊早产应常规做阴道检查，了解宫颈状态，同时取宫颈阴道分泌物做微生物检测，如有条件可做B超检查与胎儿纤连蛋白测定。

【治疗】 若胎儿存活、无胎儿窘迫、胎膜未破，应设法抑制宫缩，尽可能使妊娠继续维持至34周。若胎膜已破，早产已不可避免时，应尽力设法提高早产儿的存活率。

1. 卧床休息　取左侧卧位，可减少自发性宫缩，增加子宫血流量，增加胎盘对氧气、营养和代谢物质的交换。

2. 促胎肺成熟　糖皮质激素可促进胎儿肺泡Ⅱ型上皮性细胞早日成熟，明显降低新生儿呼吸窘迫综合征的发生。妊娠＜34周，一周内有可能分娩的孕妇，应用地塞米松6mg肌内注射，每12小时重复一次，共4次；必要时羊膜腔内注射10mg。也可应用倍他米松12mg肌内注射，间隔24小时，共2次。

3. 宫缩抑制剂　应用宫缩抑制剂是为了延长孕龄，使糖皮质激素起作用。

（1）β_2受体激动剂：能激动子宫平滑肌中的β_2受体，抑制子宫平滑肌收缩，减少子宫的活动而延长妊娠期。主要不良反应有：孕妇心率增快，心肌耗氧量增加，心肌缺血，肺水肿，血糖升高及血钾降低等。胎儿可出现心动过速等。对合并心脏病、高血压、未控制的糖尿病、重度子痫前期、明显产前出血的孕妇慎用或禁用。目前常用的药物有：

利托君（Ritodrine）：100mg加于5%葡萄糖溶液500ml，开始以5滴/分钟静脉滴注，每10～15分钟加5滴/分钟，最大剂量至35滴/分。静脉滴注时左侧卧位，以减少低血压危险。待宫缩抑制后至少持续滴注12小时，再改为口服10mg，每日4次。用药期间注意观察心率、血压、宫缩变化，限制静脉输液量，以防肺水肿。如患者心率＞120次/分，应减滴数；如心率＞140次/分，应停药。

（2）硫酸镁（Magnesium Sulfate，$MgSO_4$）：镁离子直接作用于子宫平滑肌细胞，拮抗钙离子对子宫收缩的活性，能抑制子宫收缩。常用方法为：首次量为5g，加入5%葡萄糖溶液100ml中，在30～60分钟内缓慢静脉滴注，然后以1～2g/h静脉滴注，每日总量不超过30g。用药过程中注意膝反射（存在），呼吸（每分钟不少于16次）及尿量（每小时不少于25ml）等。

（3）钙通道阻滞药：是一类能选择性减少慢通道Ca^{2+}内流，因而干扰细胞内Ca^{2+}浓度而影响细胞功能的药物。能抑制子宫收缩。常用硝苯地平5～10mg口服，每日3次，应密切注意孕妇心率及血压的变化。已用硫酸镁者慎用，以防血压急剧下降。

（4）前列腺素合成酶抑制剂：减少前列腺素的合成或抑制前列腺素的释放以抑制宫缩。常用的药物有吲哚美辛，开始50mg，每8小时口服一次，24小时后改25mg每6小时一次。因该药可使胎儿动脉导管狭窄或过早闭合，并引起胎儿肾血流量下降而尿排出量减少，临床上应慎用，故此类药应在孕32周前短期（一周内）选用。

4. 抗感染　因为感染是早产的重要诱因，抗感染治疗，可预防胎膜早破时阴道微生物上行感染。可降低产褥感染及新生儿感染率。对先兆早产和早产临产孕妇做阴道、宫颈分泌物细菌学检查，尤其是B族链球菌的培养。阳性者应根据药敏试验选用对胎儿安全的抗生素，对未足月胎膜早破者，必须预防性使用抗生素。

5. 分娩期处理　大部分早产儿可经阴道分娩，缩短第二产程，可做会阴侧切，预防早产儿颅内出血。对于早产有产科指征者，在权衡新生儿存活利弊基础上，可考虑剖宫产。

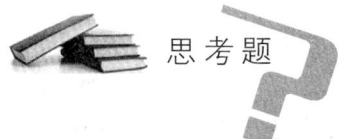

1. 什么是早产？
2. 如何诊断早产？
3. 什么情况下要促胎肺成熟？需用什么方法促胎肺成熟？

第八节 羊水量异常

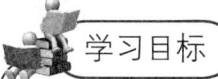

1. 了解羊水量异常的病因。
2. 熟悉羊水量异常对母儿的影响及治疗方法。
3. 掌握羊水量异常的诊断。

案例

经产妇，30岁，妊娠26周前孕期经过正常，随后腹部迅速膨大，出现腹部胀痛、呼吸困难和下肢水肿，于妊娠29周来院。检查：宫底位于剑突下两横指，腹围100cm，胎位触不清，听诊胎心不清，隐约触到胎动。

思考：
1. 腹部增大的原因是什么？
2. 还需做哪些检查来明确诊断？

一、羊水过多

正常妊娠时羊水量随孕周的增加而增多，最后2～4周逐渐开始减少，妊娠足月时羊水量为800～1000ml，凡在妊娠任何时期羊水量超过2000ml者，称羊水过多（polyhydramnios）。多数孕妇羊水增多较慢，在长时期内形成，称为慢性羊水过多；少数孕妇在数日内羊水急剧增多，称为急性羊水过多。文献报道羊水过多的发病率为0.5～1%，合并糖尿病时发生率高达20%。

【病因】 在羊水过多的孕妇中约1/3原因不明，称为特发性羊水过多。多数与胎儿畸形以及妊娠合并症等因素有关。

1. **胎儿畸形** 羊水过多孕妇中18%～40%合并胎儿畸形，以中枢神经系统畸形和消化道畸形最为常见，其中50%为神经管畸形如脊柱裂、脑膜膨出、无脑儿等脑脊膜裸露，脉络膜组织增殖，渗出液增加；无脑儿和脑积水儿，吞咽功能差，又缺乏抗利尿激素，以致尿量增多形成羊水过多。另外，食管或小肠闭锁以及肺发育不全时，不能吞食或吸入羊水，也可导致羊水聚积，引起羊水过多。

2. **胎盘血循环的影响** 巨大胎盘、胎盘血管瘤、多胎妊娠等，使胎盘分泌面积增大，导致羊水过多。

3. **孕妇的各种疾病** 糖尿病孕妇血糖增高，胎儿血糖可能也会增高，引起多尿而排入羊水中。母儿血型不合时，胎盘水肿，且绒毛水肿影响羊水交换，也可造成羊水过多。

4. **多胎妊娠及巨大儿** 多胎妊娠羊水过多的发生率为单胎妊娠的10倍，以单卵双胎居多，此时两个胎儿间血液循环相互沟通，占优势胎儿，循环血量多，尿量增加，致使羊水过多，多发生在其中体重较大的胎儿。巨大儿也容易合并羊水过多。

5. **特发性羊水过多** 约占30%，不合并任何孕妇、胎儿或胎盘异常，其原因至今不明。

【临床表现】羊水过多的症状之轻重与羊水量的多少和羊水过多发生的速度有直接关系。

1. **急性羊水过多** 较少见，多发生在20～24周，数天内子宫迅速增大，孕妇自觉腹部憋胀、行走不便、呼吸困难。查体：腹壁紧张，皮肤发亮，不能平卧，呈端坐呼吸。腹围、宫高明显大于妊娠月份，胎位不清，听不到胎心音或胎心音遥远，下肢及外阴部水肿。

2. **慢性羊水过多** 较多见，多数发生在妊娠晚期，羊水量系逐渐增加，症状、体征不如急性羊水过多明显。在产前检查时，发现宫高、腹围均大于同期孕妇。腹部皮肤发亮，变薄，触诊时感到皮肤张力大，有液体震颤感，胎位不清，有时扪及胎儿有漂浮感，胎心遥远或听不清。

【诊断和鉴别诊断】

（一）症状、体征

依据上述症状和体征，不难做出诊断，但应注意排除多胎妊娠或妊娠合并卵巢肿瘤及有无胎儿畸形。

（二）辅助检查

1. **B型超声检查** 图像显示以最大羊水暗区垂直深度测定表示羊水容量（amniotic fluid volume，AFV）的方法显示胎儿与子宫壁间距离增大，≥8cm考虑为羊水过多，其中AFV 8～11cm为轻度羊水过多，12～15cm为中度羊水过多，>15cm为重度羊水过多。若用羊水指数法（amniotic fluid index，AFI），AFI≥25cm为羊水过多。AFI 25～30cm为轻度羊水过多，36～45cm为中度羊水过多，>45cm为重度羊水过多羊水过多时，宫腔内看到大片暗区，胎儿在宫内只占小部分，且成自由体态。同时可了解有无胎儿畸形、双胎等。

2. **甲胎蛋白（AFP）测定** 因羊水过多若伴有开放性神经管畸形时，AFP常增高，测定孕妇血或羊水AFP含量可协助诊断。

【对母儿影响】羊水过多子宫高张，孕妇易并发妊娠期高血压疾病、早产。患者分娩期因子宫过于膨大，易引起宫缩乏力；破膜时羊水流出过快，宫腔突然缩小，可发生脐带脱垂、胎盘早剥及休克等诸多产科并发症；胎儿娩出后因宫缩乏力易发生产后出血。胎儿畸形的发生率较高，故胎儿死亡率亦高。

【处理】视羊水量多少，孕周及胎儿有无畸形决定处理方案。

1. **羊水过多伴胎儿畸形** 处理原则为及时终止妊娠。

（1）人工破膜引产：宫颈评分>7分者，可高位人工破膜，使羊水以每小时500ml的速度缓慢流出，以免宫腔内压力骤减而引起胎盘早剥。在放水过程中应注意血压、脉搏，注意产妇的一般情况及阴道有无出血，放水后腹部放置沙袋，预防发生休克。破膜后12小时无宫缩，可用缩宫素、前列腺素等引产。

（2）慢性羊水过多孕妇的一般情况尚好，无明显心肺压迫症状，采用经腹羊膜腔穿刺放出适量羊水后注入依沙吖啶 50～100mg 引产。

2．羊水过多胎儿正常时　应根据羊水过多的程度与胎龄而决定处理方法。

（1）对慢性羊水过多症状较轻者可以继续妊娠，注意休息，可给予低盐饮食、镇静剂。

（2）对症状严重，但胎肺不成熟者，可行经腹羊膜腔穿刺放羊水。放水时应在 B 超监测下进行，以免损伤胎盘或胎儿。放水时注意严格无菌操作，放置一塑料引流管，以每小时 500ml 的速度放水，一次放水不超过 1500ml，以孕妇感到症状缓解为度。如放水后羊水继续增长，于 1～2 周后仍可重复穿刺减压，以延长妊娠时间。严格消毒以防感染，酌情用镇静保胎药以防早产。

（3）吲哚美辛治疗：吲哚美辛为前列腺素合成酶抑制剂，有抑制利尿的作用。具体用量为 2.2～2.4mg/（kg·d），分 3 次口服。32 周前应用。用药一周胎尿减少明显，羊水再次增加可重复使用。用药期间，应每周做一次 B 超检查进行监测。鉴于吲哚美辛有引起动脉导管闭合的不良反应，故不宜长期应用。

（4）妊娠 ≥ 34 周，在确定胎儿已成熟的情况下，行人工破膜，终止妊娠。如胎肺未成熟，可在羊膜腔内注入地塞米松 10mg 促胎肺成熟，24～48 小时后再考虑引产。

无论选用何种方式放羊水，均应从腹部固定胎儿为纵产式，严格观察宫缩，注意胎盘早剥症状与脐带脱垂的发生，并预防产后出血。

二、羊水过少

妊娠晚期羊水量少于 300ml 者，称羊水过少（oligohydramnios）。羊水过少时，羊水呈黏稠、混浊、暗绿色。若羊水量少于 50ml，胎儿窘迫发生率达 50% 以上，围生儿死亡率达 88%。因此羊水过少是产科重点防治的疾病之一。

【病因】　其发病原因目前不清，临床多见下列情况：

1．胎儿畸形　以先天性泌尿系统异常最为多见，如胎儿先天肾缺如、肾发育不全、输尿管或尿道狭窄等畸形致尿少或无尿而引起羊水过少。另外肺发育不全与羊水过少相伴存在。

2．过期妊娠　过期妊娠时，胎盘功能减退，血液灌注量不足，胎儿脱水，导致羊水过少。过期妊娠胎儿成熟过度，其肾小管对抗利尿激素敏感性增加，尿量减少导致羊水过少。

3．胎盘因素　如妊娠期高血压疾病、胎儿生长受限、胎盘退行性变等均可导致胎盘功能异常，可使胎儿慢性缺氧而致血液循环重新分配，以保障脑和心脏，而肾血流量减少，胎尿生成减少故羊水过少。

【诊断】

1．临床表现　孕妇于胎动时常感腹痛，检查时可发现胎儿在子宫内有充实感，子宫敏感性高，轻微刺激即可引起宫缩，腹围、宫高均小于同期妊娠者。因胎儿在宫腔内活动受限故常见臀先露。破膜时可见羊水量很少，流出数十毫升或数毫升黄绿色、混浊、黏稠液体。临产后阵痛剧烈、宫缩不协调，宫口扩张缓慢，产程延长，易发生胎儿窘迫。羊水过少发生在妊娠早期，可致胎膜和胎体粘连，造成胎儿畸形，甚至肢体短缺。若发生在妊娠中、晚期，子宫周围压力直接作用于胎儿，可引起肌肉、骨骼畸形。如斜颈、曲背、手足畸形等。

2．B 型超声诊断　最大羊水池与子宫轮廓相垂直深度测量法（AFV）≤ 2cm 为羊水过少；≤ 1cm 为严重羊水过少。采用羊水指数法（AFI），AFI ≤ 5cm 诊断羊水过少；AFI ≤ 8cm 作为诊断羊水偏少。B 型超声还能及时发现胎儿先天肾缺如、肾发育不全、输尿管或尿道狭窄等畸形。

3. 羊水直接测量　破膜时以羊水少于 300ml 为诊断羊水过少的标准，其性质黏稠、混浊、暗绿色。

【对母儿的影响】

1. 对胎儿的影响　围生儿病死率明显增高。如发生在妊娠早期，胎膜与胎体粘连造成胎儿畸形；如发生在妊娠中、晚期，可发生胎儿肌肉骨骼畸形；先天性无肾造成的羊水过少可引起 Potter 综合征，预后极差，多数患儿娩出后即死亡。

2. 对孕妇的影响　手术分娩率和引产率增加。

【处理】　羊水过少是胎儿危险极其重要的信号，临床上应高度重视。

1. 终止妊娠　妊娠足月已确诊为羊水过少，应考虑终止妊娠。产程中须严密观察胎儿情况，如出现胎儿窘迫，在除外胎儿畸形，并估计于短时间内不能结束分娩者，可剖宫产结束分娩。剖宫产比阴道分娩可明显降低围生儿死亡率。

2. 保守期待　若妊娠未足月，且辅助检查未发现有胎儿畸形，可行保守期待。通过羊膜腔灌注液体法来增加羊水量，解除脐带受压，可降低胎心变异减速率、羊水粪染率以及剖宫产率，提高围生儿成活率。

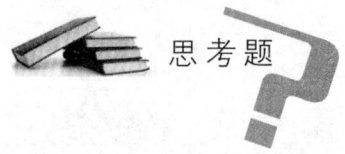

思考题

1. 何谓羊水过多、羊水过少？
2. 羊水过多和羊水过少对母儿分别有何影响？

第九节　多胎妊娠

学习目标

1. 了解多胎妊娠的分类。
2. 熟悉多胎妊娠的处理。
3. 掌握多胎妊娠的临床表现。

案例

女性，30岁，孕36周，双胎，胎位：第一个胎儿为LSA，第二个胎儿为ROA。现觉阵发性下腹部疼痛，阴道有少量血性分泌物。检查：血压 120/80mmHg，心、肺无异常，宫口开大2cm，未破膜，规律宫缩。

思考：双胎临产如何处理？

一次妊娠宫腔内同时有两个或两个以上的胎儿时称多胎妊娠（multiple pregnancy）。人类自然发生的多胎妊娠以双胎妊娠较多见，三胎少见，四胎及四胎以上罕见。多胎妊娠的发生随地区、种族不同而有差别，孕妇家庭中有多胎史者，多胎发生率则增加。近年来由于辅助生殖技术的广泛开展使多胎妊娠发生率有所上升。多胎妊娠的孕妇并发症多，早产发生率及围生儿死亡率高，故属高危妊娠范围，应予以重视，本节以双胎为例叙述。

【分类】 可分为双卵双胎和单卵双胎，前者较后者多见。

1. 双卵双胎 由两个卵子分别受精形成的双胎称双卵双胎（dizygotic twins）。占双胎的70%。两个卵子分别受精形成两个受精卵。两个受精卵可在子宫内不同部位着床，各自形成胎盘、羊膜和绒毛膜（图8-6）。当两者着床较近时，可能融合成一个大胎盘，但两个胎盘的血循环互不相通，胎儿各位于自己的胎囊中，两个胎囊之间的中隔由四层组成，两面为两层羊膜，中间为两层绒毛膜，若两层绒毛膜粘连牢固，则纵隔可能分为三层。两个胎儿的性别和血型可以相同，也可不同；其容貌与一个家庭中的兄弟姊妹相似。

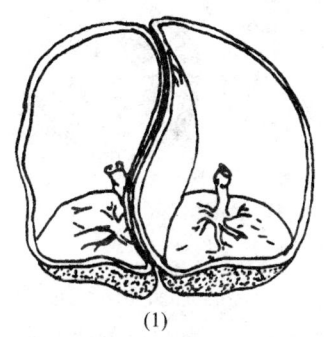 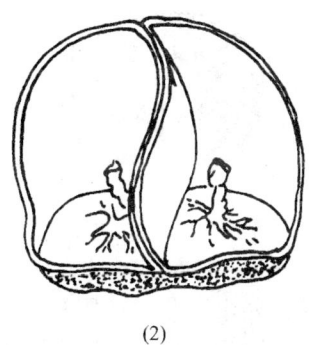

(1)　　　　　　　　　　　　　　(2)

图8-6 双卵双胎的胎盘及胎膜

2. 单卵双胎 由一个受精卵分裂而成的双胎妊娠称单卵双胎（monozygotic twins）。约占双胎妊娠的30%（图8-7）。形成原因不明，不受种族、遗传、年龄、胎次、医源的影响。一个受精卵分裂形成两个胎儿，具有相同的遗传基因，故两个胎儿性别、血型及外貌相同。由于受精卵在早期发育阶段发生分裂的时间不同，形成以下四种类型：

(1) 双羊膜囊双绒毛膜单卵双胎：如分裂发生在受精后的72小时内（桑葚期），即在内细胞团形成之前，就复制成两个各自独立的胚体，每个胎儿具有自己的胎盘、羊膜和绒毛膜，两个胎囊之间的中隔由两层羊膜及两层绒毛膜组成。约占30%左右。

(2) 双羊膜囊单绒毛膜单卵双胎：如分裂发生在受精后4~8日（囊胚期），即在内细胞团与滋养层明显分化之后，内细胞团复制成为两个发育中心，各自形成独立的胚胎，则两个胎儿具有共同的胎盘及绒毛膜，但有各自的羊膜囊，两个胎囊之间的中隔为两层羊膜。约占68%。

(3) 单羊膜囊单绒毛膜单卵双胎：在受精后9~13天分裂，此时羊膜囊已形成，两个胎儿共存一个羊膜腔内，共有一个胎盘。占1%~2%。

(4) 联体双胎：分裂若发生在受精后的13天以后，可导致不同程度、不同形式的联体双胎。

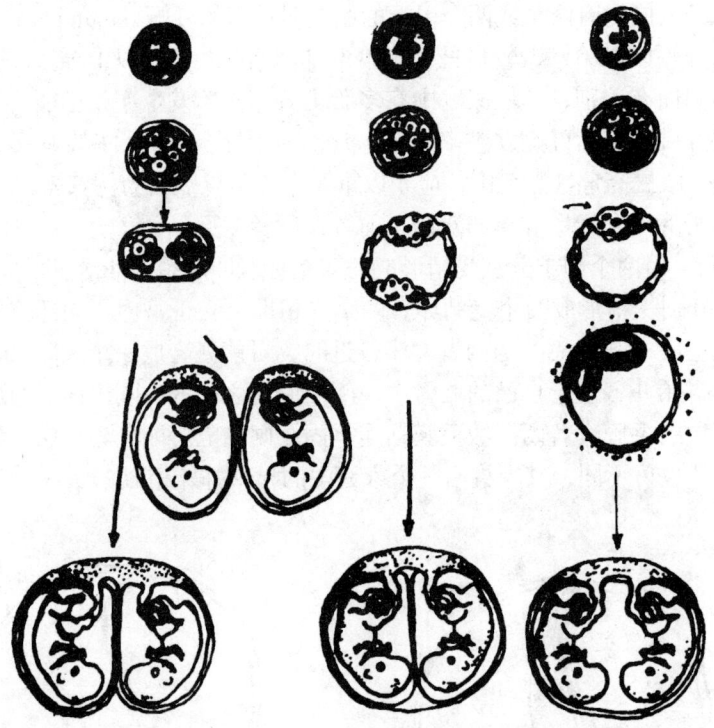

图 8-7 单卵双胎不同分裂时期示意图

单卵双胎时两个胎儿往往用一个胎盘，血液循环相通，心脏功能较强的胎儿发育较好，另一个胎儿发育较差，发育较差的胎儿甚至可因营养缺乏而死亡；若死亡时间过久，可被压成薄片，称纸样胎儿。单羊膜囊双胎妊娠时，若两个胎儿脐带互相缠绕，发生血循环障碍，则可致使胎儿死亡。单卵双胎的胎儿具有相同的基因，所以性别、血型相同，容貌相似。

【临床表现】

(一) 妊娠期

早孕反应较重，10 周后子宫体积即大于单胎，24 周后子宫增长尤为迅速，妊娠晚期常出现呼吸困难、心悸、下肢水肿和静脉曲张等压迫症状。双胎妊娠孕妇血容量的增加要比单胎多，又因两个胎儿同时发育，需要更多的营养物质，铁需求量更大，故孕妇容易合并贫血。双胎妊娠易并发妊娠期高血压疾病、羊水过多、胎儿畸形、早产、流产、前置胎盘、胎儿生长受限、宫内死胎、胎位异常等。双胎妊娠的胎位多为纵产式，以两个头或一头一臀常见，两个均为臀位较少见（图 8-8）。偶可见一个或两个胎儿为横位者。双胎妊娠时，由于子宫膨大、压力高，容易发生胎膜早破和流产，使围生儿死亡率增高。双胎妊娠时胎盘面积较大，有时扩展到子宫下段及宫颈内口，形成前置胎盘导致产前出血。

(二) 分娩期

双胎妊娠时出现的异常情况较多，其类型如下：

1. 产程延长　由于子宫过度膨胀，肌纤维过度延伸，容易发生原发性子宫收缩乏力，导致产程延长。

2. 胎膜早破及脐带脱垂　双胎胎位异常且常伴有羊水过多，子宫腔压力增高，容易发生胎膜早破及脐带脱垂。

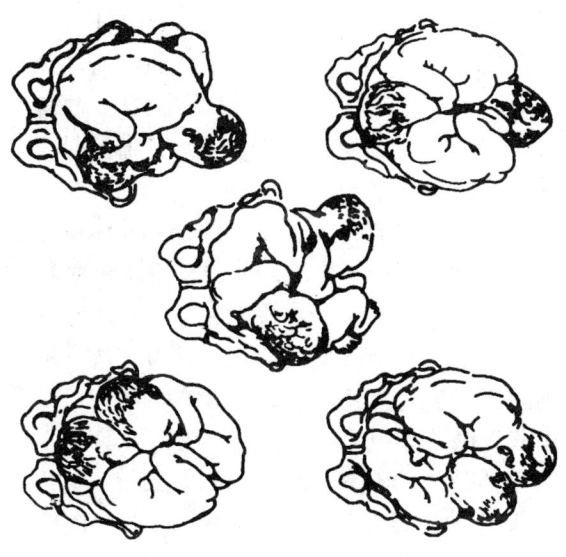

图 8-8 双胎妊娠的胎产式

3. 胎头交锁与嵌顿　若第一个胎儿为臀先露，而第二个胎儿为头先露，在第一个胎头尚未娩出前，第二个胎头已入盆，则两个胎头互相交锁，造成难产；若两个胎儿都为头位，但两个胎头同时入盆，也可发生嵌顿，造成难产。

4. 胎位异常　第一个胎儿娩出后，宫腔容积仍大，第二个胎儿因活动范围加大，可以发生胎位异常。

5. 胎盘早剥　当第一个胎儿娩出后，宫腔体积骤然缩小，致使胎盘附着面也随之缩小，使胎盘早期剥离。此外双胎常合并羊水过多，当羊水排出后，宫腔容积缩小，也可发生胎盘早剥。

6. 产后出血　因子宫膨胀、子宫肌纤维过度伸展，易引起子宫收缩乏力，造成产后出血。

7. 产褥感染　由于双胎妊娠并发症多，常伴贫血，抵抗力差，容易发生产褥感染。

【诊断】

（一）病史

早孕反应较重，腹部增大快，注意家族史与是否接受过促排卵药物治疗。

（二）产科检查

早期妊娠时诊断较为困难。妊娠中晚期子宫比孕周大，羊水量也多；腹部可触及多个小肢体或两个以上胎体，在不同部位可听到两个频率不同的胎心音，若两人同时计数1分钟，胎心率相差10次以上；或两个胎心率虽相差不到10次，但两个胎心音之间隔一无音区。

（三）辅助检查

1. 多普勒胎心仪　妊娠12周以后用多普勒胎心仪可听到两种频率不同的胎心音。

2. B型超声检查　在妊娠7~8周可见到两个妊娠囊，妊娠13周以后便可见到两个胎头光环和各自拥有的脊柱、躯干、肢体等。B型超声对中晚期的双胎诊断率几乎达100%。

【单绒毛膜双胎特有并发症】　单绒毛膜性双胎由于两个胎儿共用一个胎盘，胎盘之间存在血管吻合，故可以出现较多且较严重的并发症，围生儿并发率和死亡率均增加。

1. 双胎输血综合征（twin to twin transfusion syndrome，TTTS） 是双羊膜囊单绒毛膜单卵双胎的严重并发症。通过胎盘间的动-静脉吻合支，血液从动脉向静脉单向分流，使一个胎儿成为供血儿，另一个胎儿成为受血儿，造成供血儿贫血、血容量减少，致使生长受限、肾灌注不足、羊水过少，甚至因营养不良而死亡；受血儿血容量增多、动脉压增高、各器官体积增大、胎儿体重增加，可发生充血性心力衰竭、胎儿水肿、羊水过多。既往对于双胎输血综合征的诊断通常是通过产后检查新生儿，如果两个胎儿体重相差≥20%、血红蛋白相差＞50g/L，提示双胎输血综合征。目前国际上对TTTS的诊断主要依据为：①单绒毛膜性双胎；②双胎出现羊水量改变，一胎羊水池最大深度大于8cm，另一胎小于2cm即可诊断。有时供血儿出现羊水严重过少，被挤压到子宫的一侧，成为"帖附儿"（stuck-twin）。双胎输血综合征如果不经治疗，胎儿的死亡率高达90%。

2. 选择性的胎儿生长受限 亦为单绒毛膜性双胎特有的严重并发症。目前诊断主要是根据生长受限胎儿体重估测位于该孕周第10百分位以下，两胎儿体重相差25%以上。但诊断意义仍存在争议。其发病原因主要为胎盘分配不均，生长受限胎儿通常存在脐带边缘附着或帆状插入。

3. 单绒毛膜单羊膜囊双胎 为极高危的双胎妊娠，由于两胎儿共用一个羊膜腔，两胎儿之间无胎膜分离，因脐带缠绕和打结而发生宫内意外可能性较大。

【鉴别诊断】 应与葡萄胎、单胎合并羊水过多，巨大胎儿、畸形儿、妊娠合并子宫肌瘤和卵巢肿瘤等相鉴别，均可通过B超检查确诊。

【处理】

（一）妊娠期

按期进行产前检查，争取及早诊断，注意增加营养、补充足够的蛋白质、维生素、铁剂、叶酸、钙剂等，预防贫血和妊娠期高血压疾病。妊娠晚期，需多卧床休息，忌性生活，预防早产的发生。若确诊为联体胎儿时，妊娠26周前行引产术，26周后一般需行剖宫取胎。若发现双胎输血综合征，可在胎儿镜引导下，激光堵塞胎盘吻合血管，此法并发症较多。双胎中一个胎儿死亡的处理：早期死亡能被吸收或变为纸样儿，可不处理，孕晚期死亡能释放凝血活酶，引起弥散性血管内凝血。死胎稽留4周以上约30%出现凝血功能障碍，需测定相应指标。为保证另一活胎的继续妊娠，必要时可用小剂量的肝素，由于肝素分子量较大，不能通过胎盘而不影响活胎的凝血功能，期待至胎儿成熟适时分娩。产兆若发生在34周以前，应给予宫缩抑制剂。出现宫缩或阴道流液应住院治疗。双胎妊娠引产指征：①合并羊水过多，有压迫症状，孕妇腹部过度膨胀，呼吸困难，严重不适；②胎儿畸形；③孕妇患严重并发症，如重度子痫前期，不允许继续妊娠时；④预产期已到尚未临产，胎盘功能减退者。

对单绒毛膜性双胎，应每两周B型超声监测胎儿生长发育以便早期发现异常情况。

（二）分娩期

多数能经阴道分娩。

1. 第一产程 应密切观察宫缩和胎心率的变化，做好输血、输液及抢救新生儿的准备。如发现子宫收缩乏力或产程延长，可用缩宫素滴注，以加强产力。

2. 第二产程

（1）第一个胎儿的处理：当第一个胎儿娩出后，应立即断脐，并扎紧胎盘侧的脐带，以防第二个胎儿失血。

（2）第二个胎儿的处理：当第一个胎儿娩出后，助手在腹部用手固定第二个胎儿，使其保持纵产式。如无异常情况,可等待第二个胎儿自然娩出,一般应在20～30分钟内娩出。如超过15分钟仍无宫缩,可人工破膜或滴注缩宫素以促进宫缩。此时应注意观察胎心及阴道出血,及早发现胎盘早剥和脐带脱垂,一旦发生,应及时用产钳或臀位牵引术娩出第二个胎儿。如第二个胎儿为横位,可试行外转胎位术,不成功时改用联合转胎位术娩出胎儿。

(3) 双胎分娩异常情况的处理:①胎头交锁:若第一个胎儿为臀位,第二个胎儿为头位,为避免发生胎头交锁,可用手在腹部上推第二个胎儿的胎头,一旦发生胎头交锁,如第一个胎儿死亡行断头术,以保第二个胎儿。②两头碰撞:若两胎头同时入盆,为防止两头嵌顿,可自阴道用手上推第二个胎头,使第一个胎头下降;另外,第一个胎儿分娩时,助手应从腹部推开第二个胎儿,以免妨碍第一个胎儿肩娩出。

3. 第三产程

(1) 预防产后出血:为预防产后出血,第二个胎儿肩娩出时,静脉或肌内注射缩宫素或麦角新碱,并持续按摩子宫,以促使其收缩。

(2) 预防休克:第二个胎儿娩出后,应立即行腹部包扎或腹部放置沙袋,以防腹压骤降而发生休克。

(3) 详细检查胎盘、胎膜,了解其是否完整,并辨别是单卵双胎或双卵双胎。

(4) 若有感染可能者,给予抗生素预防感染。

剖宫产指征:①异常胎先露如第一胎儿肩先露,或已发生胎头交锁和碰撞的胎位及单羊膜囊双胎、联体双胎等;②脐带脱垂、前置胎盘、先兆子痫、子痫、胎膜早破、继发性宫缩乏力,经处理无效者;③第一个胎儿娩出后若发生先兆子宫破裂或宫颈痉挛,为抢救母婴生命也应行剖宫产;④胎儿窘迫,短时间不能经阴道分娩。

1. 什么是多胎妊娠?
2. 简述双卵双胎和单卵双胎的概念
3. 单绒毛膜双胎有哪些并发症?
4. 双胎妊娠分娩期可能出现哪些异常情况?

第十节 死 胎

1. 了解死胎的原因。
2. 熟悉死胎的概念。
3. 掌握死胎的诊断及处理方法。

> **案例**
>
> 孕妇，29岁，妊娠30周，孕期经过良好。两天前外出时摔倒，出现轻微腹痛，当时觉胎动频繁，未加注意。今日出现腹痛加重，阴道流血，胎动不明显。检查：血压80/50mmHg，持续宫缩，胎位不清，未及胎心。
>
> 思考：可能的诊断是什么？需做哪些检查以明确诊断？

妊娠20周以后，胎儿在宫内死亡称死胎（fetal death）。胎儿在分娩过程中死亡，称死产（stillbirth），也是死胎的一种。死胎如未及时排出，在宫腔内滞留过久，可引起母体凝血功能障碍。

【病因】 死胎常见的原因如下。

1. 胎盘及脐带因素 如胎盘前置、胎盘早剥、脐带帆状附着血管前置、急性绒毛膜羊膜炎、脐带打结、脐带扭转、脐带脱垂、脐带绕颈缠体等。

2. 孕妇因素 如妊娠期高血压疾病、过期妊娠、糖尿病、慢性肾炎、心血管疾病、全身和腹腔感染、各种原因引起的休克等。子宫局部因素有：子宫张力过大或收缩力过强、子宫肌瘤、子宫畸形、子宫破裂等致局部缺血而影响胎盘、胎儿。

3. 胎儿因素 胎儿严重畸形、胎儿生长受限、胎儿宫内感染、严重的遗传性疾病、母儿血型不合等。

【临床表现】 胎儿死亡后，孕妇自觉胎动停止，子宫不继续增大，体重不增或下降，乳房缩小，胀感消失。多数死胎在胎儿死亡后2～3周内自然娩出，如果胎儿未及时娩出，退行性变的胎盘可以释放凝血活酶进入母体循环，激活血管内凝血因子，引起弥散性血管内凝血（DIC），消耗血中纤维蛋白原及血小板等凝血因子。胎死宫内4周以上发生DIC机会明显增多，可引起分娩时严重出血。

【诊断】

1. 症状、体征 根据胎动、胎心音消失，子宫不继续增大等症状，可以考虑为死胎。有时需严密观察随访，才能确定诊断。

2. B型超声检查 B超显像发现胎心、胎动消失是诊断死胎的可靠依据。若死亡过久可见颅骨塌陷、颅骨重叠、胎头变形。

【处理】 死胎确诊后，立即引产。经腹羊膜腔内注入依沙吖啶引产，成功率很高。也可静脉滴注缩宫素引产或米非司酮加米索前列醇引产。应根据孕妇具体情况（如孕周、是否瘢痕子宫等），知情同意下选择。

胎儿死亡超过4周尚未娩出者，应做有关凝血功能的检查。若血纤维蛋白原含量＜1.5g/L，血小板＜$100×10^9$/L时，可用肝素治疗，剂量为每次0.5mg/kg，每6小时给药一次。一般用药24～48小时后，可使纤维蛋白原和血小板恢复到有效止血水平，然后再进行引产。临产时应配新鲜血备用，注意预防产后出血和感染。

建议产后进行尸体解剖并仔细检查胎盘、脐带及胎儿，尽可能明确死胎发生的原因。

产后及时服用退乳药，防止泌乳。

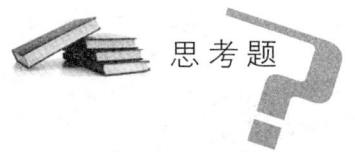

1. 简述死胎的定义。
2. 简述死胎的临床表现。

第十一节　过期妊娠

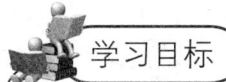

1. 了解过期妊娠的发病原因。
2. 熟悉过期妊娠对母儿的影响。
3. 掌握过期妊娠的概念、诊断和处理。

案例

女性，30岁，妊娠42周，胎动8次/12小时。以往月经周期规则，周期28天。B型超声检查提示双顶径10.1cm，羊水指数2.3cm。

思考：目前最恰当的处理是什么？

凡平时月经周期规律的孕妇，妊娠达到或超过42周尚未临产，称过期妊娠（postterm pregnancy）。其发生率占总妊娠数的3%～15%。过期妊娠的围生儿病率和死亡率增高，为足月分娩的3～6倍，并随妊娠期延长而增加。过期妊娠是影响围生儿发育与生存的病理妊娠。只要加强宣教，定期产前检查，适时结束分娩，即可降低发生率。

【病因】　过期妊娠的病因目前尚不清楚，可能与下列因素有关：

1. 内源性前列腺素和雌二醇分泌不足而孕酮水平增高，有学者认为过期妊娠系雌孕激素比例失调导致孕激素优势，抑制前列腺素和缩宫素，使子宫不收缩，延迟分娩发动。

2. 胎儿因素　胎儿畸形如无脑儿、脑积水或成骨发育不全等均伴有肾上腺皮质发育不良，不能产生足够的皮质激素和脱氢表雄酮供给胎盘产生雌激素以刺激分娩。

3. 胎盘缺乏硫酸酯酶　是一种罕见的X性连锁遗传病，均见于怀男性胎儿的病例。此酶缺乏时胎盘无法将活性较弱的脱氢表雄酮转化为雌二醇和雌三醇，并影响前列腺素的合成，使分娩发动延迟。

4. 遗传因素　少数女性可反复发生过期妊娠，有时可见于一个家族，说明这种现象可能与遗传有关。

> **知识链接**
>
> ### 胎盘硫酸酯酶缺乏症
>
> 胎盘缺乏硫酸酯酶，胎儿肾上腺与肝产生的16α-羟脱氢表雄酮硫酸酯不能脱去硫酸根转变为雌二醇、雌三醇，使雌二醇、雌三醇明显减少，降低子宫对缩宫素的敏感性，分娩难以启动。

【病理】

1. 胎盘的变化　过期妊娠的胎盘有两种类型。一种是胎盘功能正常，胎盘外观和镜检均与妊娠足月胎盘相似，仅重量略有增加。另一种是胎盘出现退行性变，功能减退，胎盘绒毛内血管床减少，间质纤维化增加，合体细胞小结增加，某些合体细胞小结断裂、脱落，绒毛表面出现缺损，缺损部位出现钙化灶，绒毛上皮和血管基底膜增厚，另外有绒毛间血栓、胎盘梗死等胎盘老化现象，使物质交换与转运能力下降。有资料证明，25%～30%过期妊娠胎盘中的绒毛和血管正常，15%～20%仅有血管形成不足，但无缺血现象，另有40%出现血灌流不足而导致缺血，供氧不足，使胎儿在临产后不能适应子宫收缩附加的缺氧而易发生意外。

2. 羊水　过期妊娠时，羊水量明显减少，可减少至300ml以下。因胎儿可能缺氧，肛门括约肌松弛，胎粪排出，使羊水粪染。

3. 胎儿　过期妊娠胎儿宫内生长模式有以下几种：

（1）正常生长：胎盘功能正常时，胎儿继续生长，体重增加，成为巨大胎儿，颅骨钙化明显，不易变形，导致阴道分娩困难，使新生儿病率相应增加。

（2）胎儿过熟综合征：由于胎盘血流不足致使胎儿缺氧及养分供应不足，胎儿不易再继续生长发育。为过度成熟的表现，胎儿容貌似"小老人"，表现为胎脂消失，皮下脂肪减少，皮肤干燥、松弛、多皱褶，头发浓密，指（趾）甲长，身体瘦长。因为羊水减少和胎粪排出，可使羊水和胎儿皮肤黄染，羊膜和脐带呈黄绿色。

（3）胎儿生长受限：小样儿（又称小于胎龄儿，宫内生长迟缓）可与过期妊娠共存，后者更增加胎儿的危险性，约1/3过期妊娠死产儿为生长受限小样儿。

【对母儿的影响】

1. 胎儿窘迫　过期妊娠胎盘老化，可致血流灌注量明显减少，影响母儿气体交换，使胎儿缺氧，尤其在临产后，胎儿不能适应子宫收缩所附加的缺氧而易发生窘迫。

2. 羊水过少　由于羊膜分泌功能降低，羊水减少，在分娩过程中，由于缺少正常羊水的适当缓冲作用，胎儿及胎盘直接承受反复增高的宫内压力，使胎儿宫内缺氧进一步加重。

3. 分娩困难及损伤　有些过期妊娠，胎盘功能正常时，因胎儿巨大或因颅骨坚硬，可能发生难产，因而胎儿颅内出血和手术产率增多。

【诊断】

1. 详细询问月经史　如孕妇月经规则，此次妊娠超过预产期2周以上者，应考虑为过期妊娠。

2. 妊娠征象　月经周期不规则、末次月经记忆不清或哺乳期受孕，不能准确计算预产期时,则可根据早孕反应出现的时间,早孕检查子宫大小,妊娠试验,开始性生活的时间,孕妇首次感到胎动的时间,子宫底的高度,胎儿的大小,羊水多少以及孕妇体重变化等来判断。如子宫已达到足月妊娠大小,胎头入盆,宫颈已成熟,羊水越来越少,孕妇体重不再增加而反有减轻趋势,则支持为过期妊娠。

3. 辅助检查　B 型超声:①通过 B 超检查动态观察来判断预产期,孕 20 周内,B 型超声对确定孕周有重要意义。妊娠 5～12 周内以胎儿顶臀径推算孕周较准确,妊娠 15～20 周以内以胎儿双顶径、股骨长度推算预产期较好。②根据妊娠初期血、尿 HCG 增高的时间推算孕周。

4. 判断胎儿安危状况

(1) 胎动情况:通过胎动自我监测,如胎动明显减少提示胎儿宫内缺氧。

(2) 电子胎儿监护:如无应激试验(NST)为无反应型需进一步做缩宫素激惹试验(OCT),若多次反复出现胎心晚期减速,提示胎盘功能减退,胎儿明显缺氧。

(3) B 型超声检查:观察胎动、胎儿肌张力、胎儿呼吸运动及羊水量。另外,脐血流仪检查胎儿脐动脉血流 S/D 比值,有助于判断胎儿安危状况。

(4) 羊膜镜检查了解羊水量及胎粪污染程度。

【处理】　目前一般在妊娠延期超过 1 周时,为了预防胎儿宫内窘迫及各种并发症,应考虑终止妊娠。过期妊娠应及时终止妊娠。终止妊娠方法应根据宫颈成熟度和胎盘功能综合考虑。

(一) 引产

适应于胎盘功能尚好,估计能阴道分娩者。

1. 宫颈成熟度差者,Bishop 评分 < 7 分者可选用前列腺素,或静脉滴注小剂量缩宫素促宫颈成熟。

2. 宫颈管已消失者可采用人工破膜,破膜后羊水清亮可经阴道分娩。若羊水量少且混有胎粪,甚至呈糊状者,应行剖宫产术结束分娩。因过期妊娠胎儿易发生宫内窘迫,临产后应特别注意胎心变化,有条件者同时应行胎心监护仪进行监护。若发生胎心异常,短时间内不能阴道分娩者应行剖宫产术,如宫口开全,胎先露在棘下 2cm 以下可行阴道助产术。

(二) 剖宫产术

过期妊娠时,胎盘功能减退,胎儿储备能力下降,需适当放宽剖宫产指征。

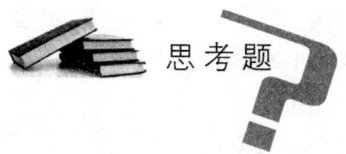

思考题

1. 过期妊娠对母儿有哪些影响?
2. 如何诊断过期妊娠?

第十二节 妊娠合并心脏病

1．了解妊娠合并心脏病的分类、心功能的分级。
2．熟悉妊娠、分娩产褥期对心脏病的影响。
3．掌握妊娠合并心脏病的临床表现及诊断。

案例

初产妇，风湿性心脏病、二尖瓣狭窄5年，平时不用药，登3层楼无明显不适。孕5个月起活动时常有轻度心悸、气促。现孕38周，应心悸、咳嗽，夜间不能平卧，心功能Ⅲ级而急诊入院。
思考：对该类产妇应如何处理？终止妊娠的方式是什么？

妊娠合并心脏病是产科领域里一种严重合并症，是孕产妇死亡的重要原因之一。在我国孕产妇死因顺位中高居第二位，为非直接产科死因的第一位。因此，正确诊断和处理妊娠合并心脏病对降低孕产妇及围生儿死亡率是非常重要的。

【妊娠、分娩、产褥期对心脏病的影响】

1．妊娠期　一方面妊娠期血容量增加，从妊娠6周起，母体血容量开始增多，妊娠32～34周达高峰，增加量为30%～45%，并维持高水平至足月。血容量的增多使心排出量增加，心率加快，心肌耗氧量加大，加重了心脏负担。表现为每次心搏量加大，心率增快。至分娩前1～2个月，心率平均每分钟增加10次，使心脏负担加重。另一方面，由于子宫增大，膈肌上升，也增加了心脏的负担。上述各种因素都使心脏负担加重，患病的心脏往往不能胜任此种负担，故当妊娠32周前后，容易导致心脏代偿功能不足，而发生心力衰竭。

2．分娩期　分娩期为心脏负担最重的时期。第一产程由于每次宫缩有250～500ml血液从子宫中被挤入体循环，因此全身血容量增加；第二产程除子宫收缩外，腹肌与骨骼肌都参加活动，使外周阻力更加增加，又因屏气用力，动静脉压同时增加，尤其是肺循环压力极度增高，加之腹压加大，使内脏血液涌向心脏。因此，在第二产程时心脏的负担特别重。第三产程在胎儿娩出后，子宫迅速缩小，胎盘循环停止，子宫血窦内约有500ml血突然进入体循环，另外腹腔内压力骤减，血液流向内脏，回心血量急剧减少，造成血流动力学的急剧变化。此时患心脏病的孕妇极易发生心力衰竭。

3．产褥期　产后3日内仍是心脏负担较重的时期。除由于子宫缩复，血液进入体循环外，机体组织内潴留的液体也开始回到血循环，此时的血容量暂时性增加，使心脏负担再度加重，仍要警惕心力衰竭的发生。

综上所述，妊娠32～34周后、分娩期（第一产程末、第二产程）、产后3天内心脏负担最重，是妊娠合并心脏病孕妇最危险的时期，临床上应给予密切监护。

【心脏病对妊娠的影响】 因慢性缺氧而引起胎儿生长受限和胎儿窘迫，当心力衰竭时，由于缺氧可引起子宫收缩，发生早产。围生儿的死亡率是正常妊娠的2～3倍。

【妊娠合并心脏病的种类】 妊娠合并心脏病中先天性心脏病占第一位，其次是风湿性心脏病、妊娠期高血压疾病性心脏病、围生期心肌病等、高血压性心脏病等。

（一）先天性心脏病

分为无发绀型和发绀型两类。大部分无发绀型患者能安全度过孕产各期，一部分患者因有不同程度的肺动脉高压，在第二产程，产妇屏气用力使肺动脉压力进一步升高，以及产后出血，体循环压力下降而发生血液右向左分流，出现发绀而诱发心力衰竭。发绀型患者对妊娠血流动力学改变的耐受差，一旦妊娠，母儿死亡率可高达30%～50%，因此不宜妊娠。

（二）风湿性心脏病

以单纯二尖瓣狭窄最多见，其次为二尖瓣狭窄合并关闭不全，主动脉病变少见。

1．二尖瓣狭窄　由于狭窄的二尖瓣阻碍血流从左心房到左心室，妊娠期血液循环量的增加和血流动力学的急剧改变使左心房压力骤增，造成急性肺水肿及心力衰竭。二尖瓣狭窄越严重，血流动力学的改变越明显，妊娠的危险性越大，肺水肿和心力衰竭的发生率越高，母儿的死亡率越高。尤其在分娩和产后，死亡率更高。

2．二尖瓣关闭不全　单纯二尖瓣关闭不全尚能适应妊娠，很少发生心力衰竭。

3．主动脉狭窄　单纯主动脉狭窄较少见，轻型孕妇能安全度过妊娠期、分娩期和产褥期。重症者早期即有活动后呼吸困难、眩晕或晕厥、左心衰竭，甚至死亡。

4．主动脉关闭不全　主动脉关闭不全的孕妇尚能耐受妊娠，但重症者可出现呼吸困难，甚至心力衰竭。

5．风湿性心脏病患者有下列情况不宜妊娠

（1）有肺动脉高压、慢性心房颤动、第三度房室传导阻滞者。

（2）近期有活动性风湿热或并发细菌性心内膜炎。

（3）有过心力衰竭史。

（4）合并有严重的其他内科疾病，如有慢性肾炎、高血压、肺结核、糖尿病者。

（三）妊娠期高血压疾病性心脏病

妊娠期高血压疾病时冠状动脉痉挛，心肌缺血受累，周围小动脉阻力增加，水、钠潴留及血黏稠度增加等，加重了心脏负担而诱发急性心力衰竭。临床常见为以往无心脏病史及体征，妊娠期出现妊娠期高血压疾病，多骤然发生心力衰竭。诊断及时，治疗得当，常能安全度过妊娠及分娩，产后病因消除，病情会逐渐缓解，多不遗留器质性心脏病变。

（四）围生期心肌病（peripartum cardiomyopathy）

是发生在妊娠最后3个月或产后6个月内的扩张型心肌病。与原发性扩张型心肌病的不同特点是本病与妊娠分娩有密切关系。既往无心脏疾病，也无妊娠期高血压疾病、肾方面的疾病。确切病因还不十分清楚。临床表现不尽相同，表现为气急、胸闷，甚至端坐呼吸、水肿、肝大、心律失常等；心室扩大，有附壁血栓、肺梗死和心肌细胞变性纤维化和心肌间质水肿等。胸部X线检查见心脏增大、肺淤血，心电图示左室肥大及ST段及T波异常改变，可伴有各种心律失常。经合理治疗，心力衰竭如能控制，预后良好。如心力衰竭进展或再度妊娠则预后欠佳。

预防本病在于加强妊娠期和围生期的体格检查，早期诊断，早期治疗。预防复发应采取避孕或绝育措施。

（五）心肌炎（myocarditis）

心肌炎可发生在妊娠任何阶段，是心肌本身局灶性或弥漫性炎性改变。目前认为与病毒感染有关。临床表现缺乏特异性，可为隐匿性发病，常有发热、咳嗽、咽痛、咳嗽、恶心、呕吐、乏力，之后出现心悸、胸痛、呼吸困难、心前区不适。检查可见与发热不平行的心动过速、心律失常、心脏普遍性扩大、心电图ST段及T波异常改变和各种心律失常。辅助检查见白细胞增多、血沉加快、C-反应蛋白增加、心肌酶谱增高。急性心肌炎病情控制良好者，可在密切监护下妊娠。心功能严重受累者，妊娠期发生心力衰竭的危险性很大。

【诊断】

（一）妊娠合并心脏病的诊断

1. 病史　详细询问妊娠前有无心脏病及患风湿热的病史，有无心力衰竭史。
2. 体格检查　注意以下有意义的体征：①发绀，杵状指，持续颈静脉怒张；②心脏听诊有舒张期杂音或全收缩期杂音；③严重心律不齐，如心房颤动。
3. 辅助检查　心电图检查心律失常或心肌损害，ST段及T波异常；X线检查心界扩大；超声心动检查发现城垛样改变提示二尖瓣狭窄，并对心内其他结构及功能异常做出诊断。

（二）心脏病心功能分级

为了更好地预防心力衰竭的发生，判定心脏病的严重程度，根据患者心脏代偿功能的情况，按孕妇所能负担的劳动程度分为四级：

Ⅰ级　一般体力活动不受限。

Ⅱ级　一般体力活动略受限，休息时舒适如常，但在日常体力活动或操作时即感疲劳、心悸和轻度气短。

Ⅲ级　一般日常体力活动明显受限制，虽然轻微活动但也感心悸、气短、心绞痛等，只有在完全休息时才无症状，或既往有心力衰竭史者。

Ⅳ级　一般体力活动严重受限制，不能做任何轻微活动，休息时仍出现明显的心功能不全症状。

（三）早期心力衰竭的诊断

1. 轻微活动即感胸闷、心悸、气急。
2. 夜间常因胸闷而坐起呼吸，或到窗口呼吸新鲜空气。
3. 休息时，心率>110次/分，呼吸>20次/分。
4. 肺底有少量持续性湿啰音，咳嗽后不消失。

（四）心力衰竭的诊断

1. 诱因　心力衰竭发生前有上呼吸道感染、妊娠期高血压疾病、重度贫血、心房颤动、产后发热或过度劳累等。
2. 临床表现　有气急、发绀、端坐呼吸、咳嗽、咯白色泡沫样痰，严重者咯粉红色泡沫痰。检查：心率增快、呼吸次数增多、肺底部可闻及湿啰音。颈静脉充盈、肝大、下肢水肿，有心脏病体征。

【防治】

（一）心脏病患者对妊娠耐受力的判断

能否安全度过妊娠期、分娩及产褥期，取决于心脏病的种类、病变程度、是否手术矫治、心功能级别及具体医疗条件等因素。

1. **可以妊娠**　心功能Ⅰ～Ⅱ级，既往无心力衰竭史，心脏病变较轻。
2. **不宜妊娠**　心功能Ⅲ～Ⅳ级，既往有心衰史、心脏病变较重、有肺动脉高压、发绀型先心病、严重心律失常、活动性风湿热、心脏病并发细菌性心内膜炎者。

（二）妊娠期

1. **终止妊娠**　凡不宜妊娠的心脏病孕妇应在孕12周前行人工流产。妊娠超过12周以上者，引产的危险不亚于继续妊娠，故一般不宜终止妊娠，应在严密观察下使其安全度过孕产期。对顽固性心衰病例，为减轻心脏负荷，应与内科医生配合，严格监护下行剖宫产术，常能改善预后。
2. **继续妊娠**　加强孕期保健，定期产前检查。在妊娠20周前，应每2周行产前检查一次。在妊娠20周后，尤其是孕32周以后，发生心力衰竭的概率增加，产前检查应每周一次，及早发现心力衰竭的早期征象。预防心力衰竭的发生，保证充分休息，避免劳累。给高蛋白、高维生素、低盐、低脂肪饮食。积极防治各种并发症，如上呼吸道感染、贫血、妊娠期高血压疾病等。最好在预产期前2周住院待产。凡有Ⅲ级心功能，或有心力衰竭征象者，应及时住院治疗。

动态观察心脏功能，定期行超声心动图检查，测定心脏射血分数、每分心排出量、心脏排血指数及室壁运动状态，判断随妊娠进展的心功能变化。

（三）分娩期处理

到妊娠晚期应提前选择好适宜的分娩方式。

1. **剖宫产术**　胎儿偏大，产道条件不佳及心功能在Ⅲ级及Ⅲ级以上者，应择期行剖宫产术。选择适当的麻醉方法（硬膜外麻醉），手术期血流动力学改变较阴道分娩为少，患者血压、脉搏及心率均较平稳；又由于肢体血管扩张，减少回心血量，避免了胎儿娩出后大量血液突然回心而增加心脏的负担，故剖宫产比较安全，应放宽剖宫产指征。术中、术后应严格限制输液量。不宜再妊娠者，应同时行输卵管结扎术。心功能不全或有心力衰竭者，剖宫产结束分娩较阴道分娩相对安全。手术由有经验的医师进行，并由心血管科医生协助监护。
2. **阴道分娩**　心功能Ⅰ～Ⅱ级，胎儿不大，胎位正常，宫颈条件良好者，可经阴道分娩。产时严密监护心功能。

（1）第一产程：安慰及鼓励产妇，消除其精神紧张。密切注意脉搏、呼吸、血压及心功能情况。阵缩开始后疼痛可加重心脏负担，适当给予地西泮、哌替啶等镇静药物。一旦发生心衰征象，应取半卧位，高浓度面罩吸氧，同时用强心剂，如毛花苷C 0.4mg加25%葡萄糖溶液20ml，缓慢静脉注射。必要时每隔4～6小时重复给药一次，每次0.2mg。产程开始后应给予抗生素预防感染。如心力衰竭不易控制，应在控制心力衰竭的同时行剖宫产术。

（2）第二产程：宫口开全，先露较低时，应阴道助产（胎头吸引术、低位产钳或臀牵引术），尽可能缩短第二产程。

（3）第三产程：胎儿娩出后，腹部应立即加沙袋，防止腹压骤降而诱发心力衰竭。预防产后出血，可静脉或肌内注射缩宫素10～20U，禁用麦角新碱，以防静脉压增高。必要时可输血、输液，但注意速度宜慢。分娩结束后，不应立即移动产妇，待病情稳定后，方可送回病房。

（四）产褥期处理

产后3天内特别是产后24小时内心脏负担依然很重，加之分娩后胎盘剥离面以及阴道内的小创伤均可能成为感染的来源,故预防心力衰竭及控制感染是产褥期处理的两大关键。应用广谱抗生素预防感染,至产后1周左右,无感染征象时停药。心功能Ⅲ级以上者,不宜哺育婴儿,应严格避孕或行绝育术,一般可在产后1周左右进行输卵管结扎术。但有心力衰竭者,须充分控制后,再选择适当时间行绝育术。

(五)心脏手术指征

妊娠期血流动力学的改变使心脏储备能力下降,影响心脏手术后的恢复,加之术中用药及体外循环对胎儿的影响,一般不主张在孕期手术,尽可能在幼年、孕前或延至分娩后再行心脏手术。

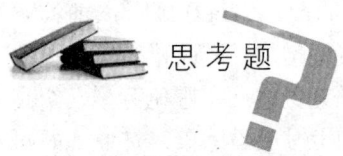
思考题

1. 哪三个时期是妊娠前心脏负担最重的时期?
2. 如何诊断早期心力衰竭?
3. 哪些心脏病患者不宜妊娠?

第十三节　妊娠合并病毒性肝炎

学习目标

1. 了解病毒性肝炎的鉴别诊断。
2. 熟悉病毒性肝炎对妊娠的影响、妊娠合并病毒性肝炎的产科处理。
3. 掌握重型肝炎的诊断、乙型肝炎病毒母婴传播阻断。

案例

初孕妇,27岁,妊娠37周,自觉乏力。食欲缺乏伴恶心、呕吐,尿色深黄1周。检查:神志清,全身皮肤及巩膜黄染,躯干及四肢皮肤可见散在的瘀点,胎心正常。

思考:
1. 最可能的诊断是什么?
2. 需再做哪些检查有助于明确诊断?

病毒性肝炎是由肝炎病毒引起的肝损害。妊娠的任何时期都有被肝炎病毒感染的可能。目前已确诊的肝炎病毒有5种,按病原分为甲型、乙型、丙型、丁型和戊型,以乙型肝炎最常见。妊娠合并病毒性肝炎较非孕时重,妊娠期越晚,病情越容易加重,母儿的危险越大。

重症肝炎仍是我国孕产妇死亡的主要原因之一。

【妊娠对病毒性肝炎的影响】 妊娠期间肝脏负担加重，营养需求量增加，内分泌的改变，易患肝炎，且会使原有肝损害进一步加重。

【病毒性肝炎对妊娠的影响】

(一)对母亲的影响

妊娠早期发生者，恶心、呕吐症状明显加重。妊娠晚期发病者，易转变成重症肝炎，易发生重度妊娠期高血压疾病（可能与醛固酮的灭活能力下降有关）。肝受损，凝血因子合成功能减退，产后出血率增加，易发生 DIC。妊娠晚期发生急性病毒性肝炎重症率及死亡率较非孕女高。

(二)对胎儿及新生儿的影响

流产、早产和死亡率增高，新生儿窒息率增加。妊娠早期患病毒性肝炎，胎儿畸形发病率升高，近年来有研究指出，病毒性肝炎与唐氏综合征的发病密切相关。妊娠期患病毒性肝炎胎儿可通过垂直传播而感染，围生期感染的婴儿有相当一部分将转为慢性病毒携带状态。

1. 母婴传播　不同类型肝炎传播情况也不同。甲型肝炎和戊型肝炎很少发生母婴垂直传播。乙型肝炎、丙型肝炎和丁型肝炎可发生母婴传播。

2. 传播途径　经胎盘传播、分娩时经产道接触母血或羊水传播、产后接触母亲体液或通过乳液传播。

知识链接

唐氏综合征

唐氏综合征（21三体综合征）是一种常见的常染色体三体性疾病。临床上以明显的智力障碍、特殊面容和多发畸形为特征，它是最早被确认的染色体病，由于染色体异常（多了一条21号染色体）导致。该病产生的主要原因是父母的生殖细胞减数分裂时染色体不分离。

因此，预防新生儿感染很重要。应对孕妇进行肝炎病毒的血清学筛查。

【诊断】 妊娠期病毒性肝炎诊断与非孕期相同，但比非孕期困难。应根据流行病学详细询问病史，结合临床症状、体征及实验室检查进行综合判断。

(一)病史

有与病毒性肝炎患者密切接触史，或半年内有输血、注射血制品史。潜伏期甲型病毒性肝炎平均约为30日，乙型病毒性肝炎约为90日，输血所致的丙型病毒性肝炎约为50日，戊型病毒性肝炎约为40日。

(二)临床表现

有消化道症状，如恶心、呕吐、食欲缺乏、腹胀、肝区疼痛，不能用妊娠或其他原因解释。有的表现为乏力、畏寒、发热。查体可见部分患者有皮肤及巩膜黄染，肝大、肝区叩击痛。

1. 甲型病毒性肝炎（viral hepatitis A）　由甲型肝炎病毒（HAV）引起，主要是通过粪 - 口传染。临床表现为急性起病，畏寒、发热、食欲缺乏、恶心、乏力、肝大、肝功能异常，部分患者出现黄疸。母婴传播少见。但妊娠晚期患甲型肝炎，分娩过程中接触母体血液或受粪便污染可使新生儿感染。

2．乙型病毒性肝炎（viral hepatitis B） 由乙型肝炎病毒（HBV）引起，通过血液和体液传播，有慢性携带者。临床表现多样化，可发展成慢性肝炎和肝硬化，甚至肝癌。孕期感染乙肝可通过垂直传播或接触传播给胎儿或新生儿。

3．丙型病毒性肝炎（viral hepatitis C） 由丙型肝炎病毒（HCV）引起，已证实HCV存在母婴传播。传播途径及临床表现与乙肝相似。主要经血液和血制品传播，是输血后肝炎的主要原因，其次为性接触及家庭内密切接触传播。

4．丁型病毒性肝炎（viral hepatitis D） 由丁型肝炎病毒（HDV）引起，这是一种小的缺陷病毒，需与乙肝病毒共生才能复制。传播途径与HBV相似，孕期少见。

5．戊型病毒性肝炎（viral hepatitis E） 由戊型肝炎病毒（HEV）引起，传播途径及临床表现与甲型病毒性肝炎相似。孕期感染戊型病毒性易发生重症肝炎，且易引起流产死胎，需要重视。

（三）实验室检查

氨基转移酶增高，血清总胆红素升高。

（四）病血清病原学检测

1．甲型病毒性肝炎 检测血清HAV抗体及血清HAV RNA。HAV-IgM阳性代表近期感染，HAV-IgG在急性后期和恢复期出现，属保护性抗体。

2．乙型病毒性肝炎 检查血清中HBV的标志物，主要是乙肝"两对半"和HBV DNA。乙肝病毒血清学标记及其临床意义见表8-5。

表8-5 乙型肝炎病毒血清学标记及其临床意义

血清学标记物	定性	提示内容	临床意义
表面抗原（HBsAg）	阳性（+）	感染乙型肝炎病毒	乙型肝炎患者或乙型肝炎病毒携带者
表面抗体（HBsAb）	阳性（+）	曾感染过乙型肝炎病毒	产生免疫
e抗原（HBeAg）	阳性（+）	血液中有大量乙型肝炎病毒存在	传染性较强
e抗体（HBeAb）	阳性（+）	乙型肝炎感染恢复期	传染性较低
核心抗体（HBcAb）	IgM阳性（+）	乙型肝炎病毒复制阶段	处于感染期

3．丙型病毒性肝炎 单项HCV抗体阳性多为既往感染，不可作为抗病毒治疗的证据。

4．丁型病毒性肝炎 HDV是一种缺陷的嗜肝RNA病毒，需依赖HBV的存在而复制和表达，伴随HBV引起肝炎。需同时检测血清中HDV抗体和乙肝"两对半"。

5．戊型病毒性肝炎 由于HEV抗原检测困难，而抗体出现较晚，在疾病急诊期有时难以诊断，即使抗体阴性也不能排除诊断，需反复检测。

（五）重症肝炎的诊断

消化道症状明显，黄疸迅速加深，肝进行性缩小，有肝臭气味；出现精神神经症状如嗜睡、烦躁不安、神志不清，甚至昏迷。肝功能异常，酶胆分离，血清总胆红素升高，凝血功能障碍，全身出血，以及急性肾衰竭。若出现以下三点可临床诊断为重型肝炎：出现乏力、食欲缺乏、恶心呕吐等症状；凝血酶原时间百分活度＜40%；血清总胆红素＞171μmol/L。

【鉴别诊断】

1. 妊娠剧吐　妊娠早期因反复呕吐和长期饥饿，导致水、电解质及酸碱平衡紊乱，甚至肝、肾功能受损。虽然孕妇有恶心、呕吐、肝功能异常，但本病氨基转移酶轻度升高，黄疸轻微，尿酮体阳性，经过补液纠正酸碱平衡，水、电解质紊乱后，症状迅速好转，病毒血清学检查无异常。

2. 妊娠期高血压疾病　病情严重时也可致肝损害，表现为氨基转移酶轻度至中度升高，但胃肠道症状不明显，且有妊娠期高血压疾病的典型表现，终止妊娠后肝功能迅速恢复，这些特点可与肝炎鉴别，但需注意病毒性肝炎常合并妊娠期高血压疾病。

3. 妊娠期肝内胆汁淤积症　妊娠28周前后出现全身瘙痒，随后出现黄疸，无明显消化道症状，一般情况良好。血清直接胆红素升高，胆酸明显升高，氨基转移酶正常或轻度升高。

4. 妊娠急性脂肪肝　妊娠晚期特有的疾病，表现为明显的消化道症状、黄疸、出血倾向及肝、肾衰竭，尿胆红素多为阴性，易误诊为重症肝炎。但终止妊娠后病情明显好转及病毒血清学检查有助于鉴别诊断。

5. 妊娠期药物性肝损害　有使用损害肝细胞药物史，无肝炎接触史，无消化道症状，有时出现皮疹、瘙痒，嗜酸性粒细胞增高，可与肝炎鉴别，停药后多数恢复正常。

【处理原则】　与非孕期相同，但孕期需注意应尽量避免使用损害肝细胞药物，以免加重肝负担；注意休息，避免劳累，加强营养，予高维生素、高蛋白、足量糖类（碳水化合物）、低脂肪饮食。

1. 积极保肝治疗，可服用葡醛内酯（肝泰乐）等保肝药物。

2. 轻型肝炎可继续妊娠。

3. 重型肝炎的处理

（1）保肝治疗：可用胰高血糖素加胰岛素疗法促进肝细胞再生。并可用新鲜血浆200～400ml，每2～3日一次，能补充凝血因子。

（2）预防和处理感性脑病　出现肝性脑病前驱症状时，应限制蛋白质摄入，增加糖类（碳水化合物），保持大便通畅，减少氨及毒素的吸收。还可以给一些促肝细胞再生和使患者清醒的药物如支链氨基酸或复方氨基酸；补充鲜血、血浆、白蛋白等。

4. 预防及治疗DIC　DIC是妊娠期重症肝炎的主要死因。不应盲目使用肝素，应及时行凝血功能检查，补充鲜血及凝血因子，有DIC时可在监测凝血功能情况下，小剂量使用肝素，肝素剂量宜小不宜大。产前4小时至产后12小时内不宜使用肝素，否则将导致或加重出血。

5. 肾衰竭的治疗　严格限制入液量，及时补充血容量，改善肾血液循环，增加尿量，限制含钾食物，纠正酸中毒。可予利尿及扩血管治疗。

【产科处理】

（一）妊娠期

如早期患重症肝炎，积极治疗，病情好转后终止妊娠。妊娠中、晚期者积极保肝治疗，并治疗合并症，病情好转，继续妊娠；病情恶化，应考虑终止妊娠。加强胎儿监护，防治妊娠期高血压疾病，避免妊娠延期或过期。

（二）分娩期

主要预防感染、胎儿窘迫和产后出血。准备好新鲜血液，间断吸氧，注意胎心变化及凝血功能。防止滞产，宫口开全后应缩短产程，可行会阴侧切术，必要时行胎头吸引或产钳助产。动作要轻柔，防止软产道裂伤。及时娩出胎盘，防止胎盘残留，预防产后出血，可给缩宫素及按摩子宫。

（三）产褥期

采用对肝细胞损害小的抗生素预防感染，注意血压、脉搏及阴道出血量，观察病情及肝功能的变化，不宜哺乳者应尽早回乳，回乳避免使用雌激素。

（四）关于剖宫产的问题

轻型肝炎患者，如有产科指征应行剖宫产。妊娠合并重症肝炎选择有利时机采用剖宫产方式结束妊娠。妊娠合并重症肝炎常发生产时及产后出血，这是患者病情加重与死亡的主要原因之一。必要时行剖宫产，同时行子宫次全切除术。

【乙型肝炎病毒母婴传播阻断】

1. HBV母婴传播途径　包括宫内传播、产时传播和产后传播。

（1）宫内感染：是产后免疫接种失败的主要原因。有关HBV发生宫内感染的机制尚不明确，HBV可能经阴道上行感染胎膜、羊水、胎儿。

（2）产时感染：是母婴传播的主要途径。分娩时新生儿经过产道，接触含有HBV的母血、阴道分泌物、羊水等，或在分娩中子宫收缩使胎盘绒毛血管破裂，少量母血渗漏入胎儿循环，导致新生儿感染。一般认为，母血清HBV DNA含量越高，产程越长，感染率越高。目前还没有足够证据证明剖宫产可降低母婴传播风险。

（3）产后感染：可能与新生儿密切接触母亲的唾液和乳汁有关。关于母乳喂养问题，多年来一直争议较多。近年来一般认为，新生儿经主、被动免疫后，母乳喂养是安全的，但HBsAg与HBeAg同时阳性的母亲进行母乳喂养是否安全，目前尚缺乏充分证据。

2. HBV母婴传播阻断　产后新生儿联合使用乙型肝炎疫苗和乙肝免疫球蛋白（HBIG），可以有效地阻断HBV母婴传播。对HBsAg阳性母亲的新生儿，在出生后24小时内尽早（最好在出生后12小时内）注射HBIG，剂量100～200IU，同时在不同部位接种10μg重组酵母或20μg中国仓鼠卵母细胞异型肝炎疫苗；在1个月和6个月分别再次接种第2针和第3针乙型肝炎疫苗（0、1、6方案），可显著提高阻断母婴传播的效果。HBsAg阳性母亲分娩的新生儿经主、被动联合免疫后，可以接受母乳喂养。HBsAg阳性孕妇所生婴儿应在疫苗接种完成后6个月检测HBV标志物，以判断免疫接种是否成功。在12月龄后，如果HBsAg阳性，通常提示存在感染。

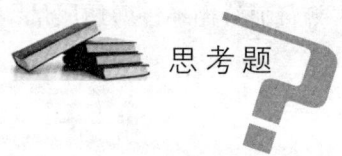

思考题

1. 简述乙肝病毒血清学标记及其临床意义。
2. 简述病毒性肝炎对妊娠的影响。
3. 如何阻断HBV母婴传播？

第十四节 妊娠期糖尿病

学习目标

1. 了解妊娠对糖尿病的影响。
2. 熟悉妊娠期糖尿病的处理。
3. 掌握妊娠期糖尿病的诊断及处理。

案例

经产妇，35岁。孕30周。一年前因妊娠5个月死胎而行引产术。产前检查：血压130/80mmHg，宫底高度36cm，腹围112cm，胎心140次/分，空腹血糖7mmol/L。

思考：对患者应做哪些检查以明确诊断？

孕妇的糖尿病包括妊娠期糖尿病（gestational diabetes mellitus，GDM）和糖尿病者妊娠两种情况。妊娠期糖尿病指妊娠时才出现或首次发现的糖尿病。此类孕妇多数于分娩后糖代谢能恢复正常，但将来患2型糖尿病的机会增加。糖尿病合并妊娠指原有糖尿病的基础上合并妊娠者。无论何种情况，由于孕妇糖尿病的临床过程较为复杂，对母儿有较大的危害，必须引起重视。

【妊娠对糖尿病的影响】

1. 妊娠使孕妇对胰岛素的需求量增加　妊娠期甲状腺素、肾上腺皮质激素、生长激素分泌增多，尤其是妊娠中晚期胎盘激素，如胎盘生乳素、雌激素、孕激素显著增多，这些激素可降低周围组织对胰岛素的敏感性。另外，胎盘产生的胰岛素酶又增加了胰岛素的降解，无疑增加了孕妇胰的负担，对胰岛素的需要量与非孕时比约增加了1倍。

2. 妊娠使糖尿病诊断难度加大　妊娠早期的食欲缺乏和剧吐；分娩期体力消耗加大的同时进食却往往减少，种种情况造成糖代谢大幅度变化，再加上肾排糖阈降低，尿糖不能准确反映病情，影响对胰岛素需要量的正确计算。妊娠的各种并发症、哺乳和产后感染也增加了病情的复杂性。胎盘催乳素具有较强促进脂肪分解及酮体形成作用，在正常妊娠时，尤其饥饿后，脂肪代谢加速，容易形成酮体，发生酮症。糖尿病患者糖代谢紊乱，更易发生酮症。孕期糖尿病若不及时调整胰岛素的用量，较易发生酮症酸中毒、低血糖等并发症。

【糖尿病对孕妇、胎儿及新生儿的影响】

（一）对孕妇的影响

1. 自然流产　流产多发生在早孕期，主要见于漏诊糖尿病或显性糖尿病病情严重而血糖未能够控制的情况下的妊娠，早孕期血糖过高常使胎儿发育受累，最终导致胚胎死亡、流产。糖尿病孕妇胎儿畸形发生率高，使自然流产发生率增加。

2. 妊娠期高血压疾病　糖尿病孕妇妊娠期高血压疾病的发病率比正常孕妇高2~4倍。

可发生小血管内皮细胞的增厚及管腔狭窄，组织供血不足。尤其并发肾病变时，妊娠期高血压疾病的发生率可高达50%以上。糖尿病孕妇一旦并发妊娠期高血压疾病，病情较重，对母儿影响极大。

3. 感染　糖尿病造成白细胞的多种功能缺陷，抵抗力下降易发生感染，常由细菌或者真菌引起，如泌尿系统感染或外阴阴道假丝酵母菌感染，严重者引起感染性休克。

4. 羊水过多　羊水中含糖量过高，刺激羊膜分泌增加，加之胎儿尿量增多，使羊水过多的发病率较非孕妇多10倍。

5. 手术产及产伤　因巨大儿导致难产，使剖宫产率升高。由于胎儿较大，常导致肩难产及软产道损伤。

6. 产后大出血　因糖利用不足，能量缺乏，易出现宫缩乏力，导致产程延长，产后大出血。

7. 酮症酸中毒　由于胰岛素相对或绝对缺乏，血糖不能被利用，体内脂解增加，酮体产生增多。少数因为早孕反应严重引起饥饿性酮症。酮症酸中毒严重时诱导昏迷甚至死亡，不仅是糖尿病孕妇死亡的主要原因，发生在孕早期还有致畸作用，发生在妊娠中晚期易导致胎儿窘迫及胎死宫内。

8. 妊娠期糖尿病孕妇再次妊娠时，复发率高达33%~69%。远期患糖尿病概率增加，17%~63%将发展为2型糖尿病。

（二）对胎儿及新生儿的影响

1. 巨大儿　发生率高达25%~42%。其原因为葡萄糖可通过胎盘进入胎儿血循环，胎儿长期处于高糖状态，刺激胎儿胰岛B细胞增生，产生过量胰岛素，促进蛋白、脂肪合成和抑制脂解作用，使胎儿全身脂肪聚集，导致胎儿巨大，手术产发生率增高。

2. 胎儿生长受限（FGR）　妊娠早期高血糖有抑制胚胎发育的作用，导致妊娠早期胚胎发育落后。糖尿病合并微血管病变时，胎盘血管常出现异常，影响胎儿发育。

3. 畸形胎儿发生率高　可能与代谢紊乱、缺氧或应用治疗糖尿病的药物有关。

4. 早产　发生率为10%~25%。其原因有羊水过多、妊娠期高血压疾病、胎儿窘迫及其他合并症的出现，常需提前终止妊娠。

5. 新生儿合并症　若糖尿病合并妊娠期高血压疾病、酮症酸中毒，使胎儿慢性缺氧，诱导红细胞生成素产生增多，引起红细胞生成增多，导致新生儿红细胞增多症发生。新生儿出生后体内大量红细胞被破坏，胆红素产生增加，造成新生儿高胆红素血症；高胰岛素血症具有拮抗糖皮质激素的作用，因而使胎儿肺表面活性物质分泌减少导致胎儿肺成熟延迟，故新生儿呼吸窘迫综合征发生增多；胎儿娩出后，母体血糖供应中断出现反应性低血糖。

【诊断】既往有死胎、巨大儿、畸形儿或多次流产史；糖尿病家族史；反复发作的念珠菌性阴道炎；早孕期出现多饮、多食、多尿，体重不升或下降，甚至出现血糖增高伴酮症酸中毒。或孕前已诊断为糖尿病者，可能是糖尿病合并妊娠。高龄、肥胖、孕期多次尿糖阳性、反复真菌性阴道炎、本次妊娠胎儿偏大或羊水过多等情况的孕妇，患妊娠期糖尿病的概率较高。

1. 糖尿病合并妊娠的诊断

（1）妊娠前已确诊为糖尿病患者。

（2）首次产前检查时应明确是否存在妊娠前糖尿病，达到以下任何一项标准应诊断为糖尿病合并妊娠：①空腹血糖（fasting plasma glucose，FPG）≥7.0mmol/L（126mg/dl）；②糖化血红蛋白≥6.5%；③伴有典型的高血糖或高血糖危象症状，同时任意血糖≥11.1mmol/L（200mg/dl）。

2. 妊娠期糖尿病的诊断

（1）有条件的医疗机构，在妊娠24～28周及以后应对所有尚未被确诊为糖尿病的孕妇进行口服葡萄糖耐量试验（oral glucose tolerance test，OGTT）。

OGTT的方法：前一日晚餐后禁食至次日晨（最迟不超过上午9时），OGTT试验前3日正常体力活动，即每日进食糖类（碳水化合物）不少于150g，检查期间静坐、禁烟，检查时，5分钟内口服含75g葡萄糖的液体300ml，分别抽取服糖前、服糖后1小时、2小时的静脉血（从开始饮用葡萄糖水计算时间）测定血浆葡萄糖水平。

诊断标准：空腹及服糖后1小时、2小时血糖值分别为5.1mmol/L、10.0mmol/L、8.5mmol/L。任何一点血糖值达到或超过上述标准即诊断为妊娠期糖尿病（GDM）。

（2）医疗资源缺乏的地区，建议妊娠24～28周首先检查空腹血糖（fasting plasma glucose，FPG）。FPG≥5.1mmol/L，可以直接诊断为GDM，不必再做OGTT；而4.4mmol/L≤FPG＜5.1mmol/L者，应尽早做75g OGTT；FPG＜4.4mmol/L，可暂不行OGTT。

（3）具有GDM高危因素的孕妇，首次OGTT正常者，必要时在妊娠晚期重复OGTT。

GDM的高危因素：①年龄≥35岁、妊娠前超重或肥胖、糖耐量异常史、多囊卵巢综合征；②糖尿病家族史；③不明原因的死胎、死产、流产史、巨大儿分娩史、胎儿畸形和羊水过多病史；④本次妊娠发现胎儿大于孕周、羊水过多。

【妊娠合并糖尿病的分期】根据患者发生糖尿病的年龄、病程以及是否存在血管并发症等进行分期（White分类法），有助于判断病情的严重程度及预后。

A级：妊娠前诊断的糖尿病。

A_1级：经控制饮食，空腹血糖＜5.3mmol/L，餐后2小时血糖＜6.7mmol/L。

A_2级：经控制饮食，空腹血糖≥5.3mmol/L，餐后2小时血糖≥6.7mmol/L。

B级：显性糖尿病，20岁以后发病，病程小于10年。

C级：发病年龄10～19岁，或病程达10～19年。

D级：10岁以前发病，或病程≥20年，或合并单纯性视网膜病。

F级：糖尿病肾病。

R级：眼底有增生性视网膜病变或玻璃体积血。

H级：冠状动脉粥样硬化性心脏病。

T级：有肾移植史。

【处理】

（一）妊娠前咨询

已有严重的心血管病史、肾功能减退或眼底有增生性视网膜炎者不宜妊娠，若已妊娠应及早人工终止。器质性病变较轻或血糖控制较好者，可以继续妊娠。

（二）妊娠期治疗

饮食控制十分重要，早孕期与非妊娠患者相同，中晚孕期每日热量增加8400kJ（200kcal）。其中糖类（碳水化合物）占45%～55%，蛋白质占20%～25%，脂肪占25%～30%。以空腹血糖控制在3.3～5.6mmol/L；餐前30分钟控制在3.3～5.8mmol/L；餐后2小时控制在4.4～6.7mmol/L；夜间控制在4.4～6.7mmol/L，孕妇无饥饿感为理想，否则需给予药物。通常用胰岛素，剂量应根据血糖水平试用。但由于孕期胰岛素的用量个体差异极大，尚无统一标准可供参考，一般从小剂量开始，并根据病情、孕期进展及血糖值加以调整，维持孕期血糖接近正常范围。调节剂量时，应注意防止低血糖或酮症酸中毒。临产后密切监测血糖及酮体的变化，以防发生低血糖。

（三）产褥期治疗

分娩后由于胎盘排出，抗胰岛素激素水平迅速下降，患者对胰岛素特别敏感，所需胰岛素量明显下降，孕前糖尿病者产后胰岛素用量减少 1/2～2/3，并且根据空腹血糖调整胰岛素用量。需输液者可按 4g 葡萄糖加 1U 胰岛素比例，若产后血糖过高者液体中胰岛素用量适当增加。

（四）产科监护

1. 孕妇监护　包括肾功能监护、眼底检查、血压监测、血糖监测；宫底高度测量、B型超声及早发现羊水过多或巨大儿。妊娠早期应密切监测血糖变化，及时调整胰岛素用量以防发生低血糖。每周检查一次至妊娠第 10 周。妊娠中期应每 2 周检查一次，一般妊娠 20 周时胰岛素的需要量开始增加，需及时进行调整。妊娠 32 周以后应每周检查一次。注意血压、水肿、尿蛋白情况。

2. 胎儿监测　糖尿病孕妇中死胎及畸形儿发生率较高，应对胎儿进行监测。血糖控制不满意的患者应及时收入院严密监护，包括胎儿生长发育情况、胎儿成熟度、胎盘功能监测。

（五）终止妊娠

1. 分娩时间　严格控制孕期血糖，加强胎儿监测，尽量推迟终止妊娠时间，若妊娠期糖尿病孕妇血糖控制良好，妊娠晚期无合并症，胎儿情况正常，一般应到近预产期再终止妊娠。如果孕期血糖控制不理想，并伴有妊娠期高血压疾病等，或出现了胎儿缺氧情况，应及时终止妊娠。

2. 分娩方式　巨大儿、胎盘功能不良、糖尿病病情较重、胎位异常或有其他产科指征者，应行剖宫产分娩。麻醉可选用持续硬脊膜外阻滞。经阴道试产过程中应严密监护胎心率，有胎儿窘迫或产程进展缓慢，应行剖宫产。阴道分娩过程中，应及时监测血糖、尿糖和尿酮体，以防发生低血糖。产程中避免产程过长，应在 12 小时内结束分娩，产程大于 16 小时易发生酮症酸中毒。产程中一般停用胰岛素，每 2 小时测定血糖，维持血糖在 4.4～6.7mmol/L。血糖升高时检查尿酮体的变化，根据血糖水平决定静脉滴注胰岛素的用量。分娩后应注意电解质平衡；应用广谱抗生素预防切口感染；防治产后出血。

（六）胎儿、新生儿特殊处理

1. GDM 孕妇血糖控制不满意以及其他原因需提前终止妊娠者，应在分娩前 48 小时行羊膜腔穿刺术，了解胎儿肺成熟情况，同时羊膜腔内注射地塞米松 10mg 以刺激肺表面活性物质产生，减少新生儿呼吸窘迫综合征的发生。

2. 剖宫产术前 3 小时停用胰岛素，以防新生儿发生低血糖。

3. 糖尿病产妇的新生儿抵抗力弱，不论其体重大小均应按早产儿处理。注意防治低血糖、高胆红素血症、低钙血症、低镁血症。由于产后母体血糖来源断绝，新生儿本身又有胰岛 B 细胞增生，极易发生反应性低血糖，因此新生儿娩出后 30 分钟开始定期滴服 25% 葡萄糖溶液，多数新生儿在出生后 6 小时内血糖恢复正常值。足月新生儿血糖 < 2.2mmol/L，可诊断新生儿低血糖。若出生时一般状态较差，则应根据血糖水平必要时静脉滴注葡萄糖液。

（七）产后处理

分娩后抗胰岛素物质迅速下降，故产后 24 小时内的胰岛素用量应减至原用量的一半，

48小时减少至原用量的1/3,有的患者甚至完全不需要用胰岛素治疗。产后要定期检查血糖情况,以便及时发现糖尿病并进行治疗。

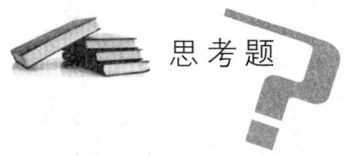 思考题

1．简述妊娠期糖尿病的定义。
2．简述妊娠合并糖尿病的分期。
3．简述妊娠期糖尿病的诊断方法。

（刘　瑛　其木格）

第九章

异常分娩

决定分娩是否顺利的主要因素是产力、产道、胎儿及精神心理因素，这些因素在分娩过程中相互影响。任何的因素异常，或因素间不能适应，均会使分娩进程受到阻碍，称为异常分娩（abnormal labor），又称难产（dystocia）。在分娩过程中，顺产随时有可能会变为难产。

第一节 产力异常

学习目标

了解产力异常的原因和处理原则。

产力包括子宫平滑肌、腹肌、膈肌及肛提肌的收缩力，其中主要是子宫收缩力，子宫收缩力贯穿于分娩全过程。产力异常主要表现为子宫收缩力异常。在分娩过程中，子宫收缩的节律性、对称性、极性或强度、频率发生改变，称为子宫收缩力异常，简称产力异常。精神心理因素可直接影响产力，亦为产力异常的重要影响因素。

临床上将子宫收缩力异常分为子宫收缩乏力（uterine inertia）和子宫收缩过强两大类，每类又分为协调性子宫收缩和不协调性子宫收缩。按收缩时和间歇时的宫腔内压的高低，又可分为高张性和低张性子宫收缩力异常。

案例

患者，30岁，因停经39周，规律宫缩2小时入院。平素月经规律。定期医院产检。各项化验检查无异常。不规律宫缩48小时，规律宫缩2小时于17:00入院。

查体：宫缩40秒/3分钟，强度中等，胎心130次/分，规则。消毒阴道检查示：先露头，S-2，宫口开大1cm。

于21:00再次行阴道检查示：宫口开大1cm。查体示：宫缩30～40秒/3～5分钟，强度弱。患者精神欠佳，自觉腹痛难忍。小便困难。

思考：此患者具体的治疗方案是什么？

一、子宫收缩乏力

【原因】 子宫收缩乏力（uterine inertia）多由几种因素综合引起，常见原因有以下几种：

1. 精神因素 由于产妇对分娩有恐惧心理，精神过度紧张或临产后进食少，甚至呕吐以及过多地消耗体力，使产妇处于疲惫状态，均可导致宫缩乏力。

2. 产道及胎儿因素 产力异常往往继发于头盆不称或胎位异常。如骨盆狭小及骨盆形状异常，胎儿过大或胎位异常，胎儿先露部下降受阻，不能紧贴子宫下段及子宫颈部，因而不能引起反射性子宫收缩，导致继发性宫缩乏力。

3. 子宫因素 子宫发育不良、子宫畸形（如双角子宫等）、子宫壁过度膨胀（如双胎妊娠、巨大胎儿、羊水过多等）、多次妊娠分娩或曾有慢性子宫感染，可使子宫肌层发生纤维变性，结缔组织增生或子宫肌瘤等，均能引起宫缩乏力。

4. 内分泌及电解质等异常 临产后，产妇体内缩宫素、前列腺素、乙酰胆碱等合成或释放不足，电解质浓度（钾、钠、钙、镁等）异常，雌激素不足致低缩宫素受体水平均可影响子宫肌纤维收缩能力。

5. 药物影响 临产后使用大剂量镇静剂及镇痛剂，如氯丙嗪、硫酸镁、哌替啶、苯巴比妥钠等，可使子宫收缩受到抑制。

【临床表现】

（一）协调性子宫收缩乏力（低张性子宫收缩乏力）

协调性子宫收缩乏力按发生时间又可分为原发性和继发性两种。

1. 原发性子宫收缩乏力 亦称低张性宫缩乏力。产程一开始就出现子宫收缩乏力。子宫收缩强度低，其节律性、对称性和极性表现正常的协调性，收缩强度弱，持续时间短，间隔时间长且不规律，宫缩 < 2 次 /10 分。先露下降及子宫颈口扩张缓慢，产程延长。产妇在早期无特殊不适，能安静休息，随着产程延长，可出现疲劳、食欲缺乏、肠胀气、尿潴留等。由于宫腔内张力低，对胎儿影响不大。

2. 继发性子宫收缩乏力 产程开始时子宫收缩正常，当产程进展到某一阶段后，出现宫缩乏力。多发生在第一产程宫口扩张活跃期或第二产程，子宫收缩力减弱，产程停滞，先露不能继续下降，宫口不再扩大。若处于第二产程，则可能导致宫口开全两小时而胎儿尚不能娩出。产妇因过度疲劳，可出现肠胀气、尿潴留及酸中毒等，胎儿易出现宫内窘迫。

（二）不协调性子宫收缩乏力

亦称高张性子宫收缩乏力。子宫收缩无对称性，子宫收缩的兴奋点不是自两侧子宫角开始，而是从子宫一处或多处开始；无节律性；极性倒置，收缩波自子宫颈开始向上扩散。这种宫缩不能形成有效宫缩且宫腔内压力高，宫缩间歇期子宫迟缓欠佳，产妇感到下腹部持续疼痛、拒按，宫口扩张及胎先露下降终止，致产程停滞。产妇常伴发肠胀气、尿潴留、酸中毒、脱水及电解质紊乱。易出现胎儿-胎盘循环障碍，胎儿宫内窘迫。

【诊断】 根据产程观察、产程图曲线的反映以及电子外胎心监护的结果，子宫收缩乏力可有 7 种表现：

1. 潜伏期延长（prolonged latent phase） 临产后，从规律性宫缩开始至子宫颈口扩张 3cm 为潜伏期。初产妇潜伏期超过 16 小时，称为潜伏期延长。

2. 活跃期延长（prolonged active phase） 从子宫颈口扩张 3cm 开始至宫口开全为活跃期。初产妇活跃期超过 8 小时宫口尚未开全，称为活跃期延长。

3. 活跃期停滞（protracted active phase） 进入活跃期后，子宫颈口不再扩张达 2 小时以上，称为活跃期停滞。

4. 第二产程延长（prolonged second stage） 第二产程初产妇超过 2 小时，经产妇超过 1 小时，使用持续硬膜外麻醉无痛分娩者超过 3 小时，称为第二产程延长。

5. 胎头下降延缓（prolonged descent） 活跃期晚期至宫口扩张 9～10cm，胎头下降速度初产妇每小时少于 1cm，经产妇每小时少于 2cm 称为胎头下降延缓。

6. 胎头下降停滞（protracted descent） 活跃期晚期或第二产程时，胎头停留在原处不下降达 1 小时以上，称为胎头下降停滞。

7. 滞产（prolonged labor） 总产程超过 24 小时称为滞产。

以上 7 种产程进展异常可以单独存在或合并存在。近年，在综合国内外相关领域文献资料的基础上，结合美国国家儿童保健和人类发育研究所、美国妇产科医师协会、美国母胎医学会等提出的相关指南及专家共识，中华医学会妇产科学分会产科学组专家撰写了《新产程标准及处理的专家共识》（2014），其中部分概念与上述标准稍有差异，在第 6 章正常分娩中有详述，可以参考。

【对母儿影响】

（一）对产妇影响

由于产程延长，产妇休息不好，进食少，体力消耗大，致疲乏无力、肠胀气、排尿困难等，影响子宫收缩，严重时可引起脱水、酸中毒。如胎膜早破，多次阴道检查常易导致宫内感染。由于第二产程延长，胎头对盆底组织持续压迫，可损伤局部组织，导致产后子宫脱垂或膀胱膨出，甚至出现泌尿生殖道瘘。滞产使手术产、产后出血和产后感染的机会增加。

（二）对胎儿影响

协调性宫缩乏力易造成产程延长，增加手术产机会，可能引起产伤及感染。不协调子宫收缩乏力对子宫胎盘循环影响大，易发生胎儿窘迫。

【处理】 无论是协调还是不协调性宫缩乏力，均应首先检查是否存在头盆不称和胎位异常，了解宫颈扩张和胎先露下降的情况，头盆不称不能从阴道分娩者，及时行剖宫手术。

（一）协调性子宫收缩乏力

1. 第一产程

（1）改善全身情况：加强护理，消除思想顾虑。在产程中，鼓励产妇进食，注意营养、水分和电解质的补充。及时解大小便。必要时采用分娩镇痛。产妇如出现精神不安或过度疲劳，可肌内注射镇静剂地西泮 10mg。使其充分休息，以恢复体力和正常的子宫收缩。经过上述处理，多数产妇宫缩可以转好。

（2）加强子宫收缩：经过上述处理，子宫收缩仍然乏力，且能排除头盆不称、胎位异常和骨盆狭窄，无胎儿窘迫，可选用以下方法加强子宫收缩。

1）人工破膜：宫口扩张 ≥ 3cm，无头盆不称，胎头已衔接者，可行人工破膜。破膜后胎头直接压迫子宫下段和子宫颈，反射性加强子宫收缩。破膜前必须检查有无脐带先露，破膜应在宫缩间歇期进行。用宫颈成熟度评分法估计人工破膜引产或加强宫缩的效果，见表 9-1。当评分为 7～9 分时，人工破膜的成功率为 80%，超过 9 分者均成功。

2）地西泮静脉缓慢注射：地西泮能使宫颈平滑肌松弛，软化宫颈，促进宫口扩张，适用于宫口扩张缓慢及宫颈水肿时。常用剂量为 10mg。

表 9-1　Bishop 宫颈成熟评分法

指标	分数			
	0	1	2	3
宫口开大（cm）	0	1~2	3~4	5~6
宫颈管消退（%）（未消退 2~3cm）	0~30	40~50	60~70	80~100
先露位置（坐骨棘水平 =0）	-3	-2	-1~0	+1~+2
宫颈硬度	硬	中	软	
宫口位置	后	中	前	

3）缩宫素的应用：常用静脉滴注。应用缩宫素时，必须有专人监护，观察产程进展，监测宫缩情况、听胎心及测量血压；随时调整剂量和滴速，必要时可调整浓度，以免因子宫收缩过强而发生子宫破裂或胎儿窘迫。在胎儿娩出前严禁肌内注射缩宫素。缩宫素静脉滴注方法：缩宫素 2.5U 加入乳酸钠林格液（或 0.9% 氯化钠溶液）500ml，摇匀，静脉滴注，调节滴速为 8 滴 / 分起，根据宫缩强弱调整滴数，一般不宜超过 40 滴 / 分，以子宫收缩达到持续 40~60 秒，间隔 2~3 分钟为宜。若宫缩仍欠佳，则换用缩宫素 5U 加入乳酸钠林格液（或 0.9% 氯化钠溶液）500ml 静脉滴注，不宜超过 40 滴 / 分。如子宫收缩过强（持续时间超过 1 分钟，间隔少于 2 分钟），或胎心率有变化，应立即停止缩宫素静脉滴注。如停药后仍不好转，可加用宫缩抑制剂抑制强直宫缩。

（3）剖宫产术：如经过上述处理产程仍无进展，或出现胎儿窘迫征象时，应及时行剖宫产术。

2．第二产程　于第二产程期间出现宫缩乏力时，应先给予导尿，补充营养。若仍无改善，给予缩宫素静脉滴注，以加强宫缩。第二产程延长者，可根据情况选用胎头吸引术，产钳术或臀位牵引助产。并做好抢救新生儿的准备。

3．第三产程　为预防产后出血，当胎儿前肩娩出时，肌内注射缩宫素 10U，并同时静脉滴注缩宫素 10~20U，亦可肌内注射麦角新碱 0.2mg（无心脏疾病或高血压患者），加强宫缩，促使胎盘剥离与娩出。

（二）不协调性子宫收缩乏力

处理原则是调节子宫收缩，恢复其对称性、极性及节律性。可给予镇静剂地西泮 10mg 静脉注射，或哌替啶 100mg 肌内注射，使产妇充分休息，多能恢复为协调性宫缩。若宫缩力弱，可采用协调性宫缩乏力时加强宫缩的各种方法处理。但在协调性子宫收缩恢复之前，严禁应用缩宫素。若经过处理，不协调性宫缩乏力得不到纠正，或发现头盆不称、胎儿窘迫征象均应行剖宫产术。

二、子宫收缩过强

（一）协调性子宫收缩过强

协调性子宫收缩过强是指宫缩的节律性、极性均正常，仅收缩过频，收缩力过强，宫颈口于短时间内迅速开全，分娩在短时间内结束，总产程不足 3 小时，称为急产（precipitous labor）。多见于经产妇。

【对母儿影响】

1．对母体的影响　宫缩过频、过强，产程过快，宫颈、阴道特别是会阴可发生撕裂伤；接产时来不及消毒而导致感染；胎儿娩出后因子宫缩复不良易发生胎盘滞留或产后出血。

2．对胎儿的影响　过强、过频的宫缩使胎盘血液循环受阻，胎儿在宫内缺氧，易发生胎儿窘迫，新生儿窒息或死亡。胎头娩出过快，胎头在产道内的压力突然解除，不能适应外界压力的突然变化，导致新生儿颅内出血。接产时来不及消毒，新生儿易发生感染。若发生坠地可致骨折、外伤。

【防治】　凡有急产史的孕妇，在预产期前 1～2 周不宜外出远走，以免发生意外。有条件者应提前住院待产。临产后不应灌肠。提前做好接产及抢救新生儿窒息的准备。切忌强行阻止胎头娩出，以免引起子宫破裂及新生儿颅内出血。产后仔细检查软产道有无裂伤，如有裂伤，立即缝合。新生儿应肌内注射维生素 K_1 10mg，预防颅内出血。如果未能消毒接生及新生儿坠地者，母儿均应肌内注射精制破伤风抗毒素 1500U。若属未消毒接生，母儿皆产后应用抗生素预防感染。

（二）不协调性子宫收缩过强

1．强直性子宫收缩（tetanic contraction of uterus）　常由于不适当地应用宫缩药物或临产后明显的头盆不称使分娩发生梗阻，或胎盘早剥引起子宫强直性痉挛性收缩，宫缩无间歇或间歇时间短。

【临床表现】　产妇烦躁不安，持续性腹痛，拒按。胎位触不清，胎心听不清，有时可出现病理缩复环、血尿等先兆子宫破裂征象。

【处理】　一经确诊，应立即给予宫缩抑制剂，如 25% 硫酸镁 20ml 加于 5%～10% 葡萄糖液 20ml 缓慢静脉注射（不少于 5 分钟）。若属梗阻性原因，应立即行剖宫产术。若胎死宫内可用乙醚吸入麻醉，若仍不能缓解强直性宫缩，应行剖宫产术。

2．子宫痉挛性狭窄环（constriction ring of uterus）　子宫壁某部肌肉呈痉挛性不协调收缩所形成的环状狭窄，称子宫痉挛性狭窄环。狭窄环可出现于子宫的任何部位，多在子宫上下段交界处，宫颈外口及围绕在胎体较小部分，如胎颈、胎腰处最常见（图 9-1）。多因精神紧张、过度疲劳、不适当应用缩宫素或粗暴地进行阴道内操作所致。

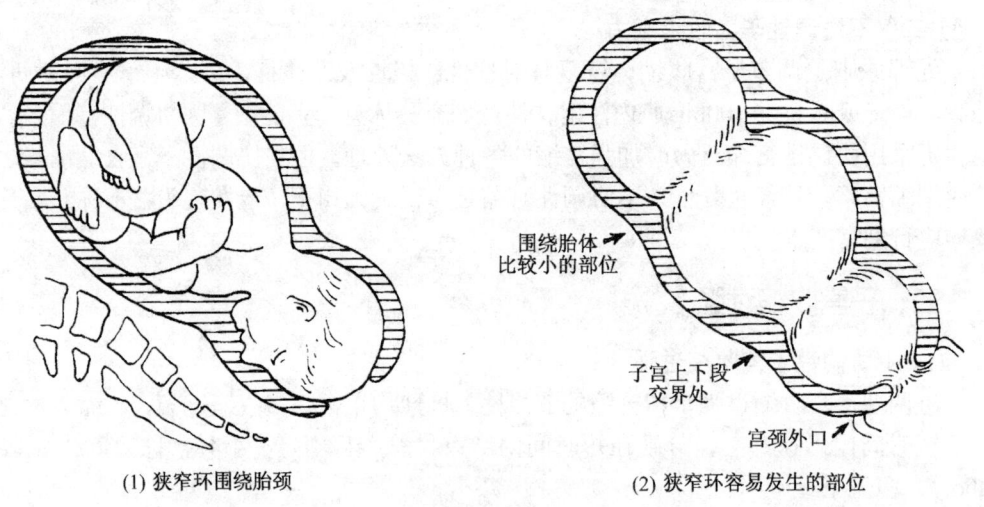

(1) 狭窄环围绕胎颈　　　(2) 狭窄环容易发生的部位

图 9-1　子宫痉挛性狭窄环

【临床表现】 产妇持续腹痛,烦躁不安,产程停滞,胎心时快时慢。此环在腹部检查不易扪清,阴道检查时宫腔内可触及较硬而无弹性的环状狭窄,此环与病理缩复环不同,环的位置不随宫缩上升。

【处理】 寻找可能导致子宫痉挛性狭窄环的原因,及时纠正。停止一切刺激,特别是粗暴的阴道操作及缩宫素的使用。给予宫缩抑制剂,如25%硫酸镁加入5%~10%葡萄糖溶液20ml缓慢静脉注射;镇静剂如哌替啶100mg,或吗啡10mg肌内注射,消除异常宫缩,等宫缩恢复正常时,可行阴道助产,或等待自然分娩。如经过上述处理,狭窄环仍不能缓解,胎儿有宫内窘迫,或宫口未开全,胎先露较高,均应行剖宫产术。

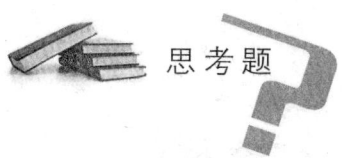

1. 简述宫缩乏力的治疗原则。
2. 如何处理强直性宫缩?

第二节 产道异常

了解产道异常的临床表现。

产道包括骨产道(骨盆)及软产道(子宫下段、子宫颈、阴道及外阴),是胎儿娩出的通道。临床上产道异常以骨产道异常多见。

一、骨产道异常

骨盆形态异常或径线过短,致使骨盆小于胎头可以通过的限度,称为狭窄骨盆。狭窄骨盆可以是一个径线或多个径线同时过短,也可以是一个平面或多个平面同时狭窄,在一个径线狭窄时,要观察同一个平面其他径线的大小,再结合整个骨盆腔的大小及形态进行综合分析,做出正确的判断。

【狭窄骨盆的分类】

(一)骨盆入口平面狭窄

主要特点为骨盆入口前后径缩短,横径正常,常见两种类型。

1. 单纯性扁平骨盆(simple flat pelvis) 骨盆入口呈横扁圆形,骶岬向前下突出,使骨盆入口前后径缩短而横径正常(图9-2)。测量骶耻外径在18cm以下。

2. 佝偻病性扁平骨盆(rachitis flat pelvis) 童年患佝偻病,骨骼软化使骨盆变形,骶岬被压向前,骶骨下段向后移,变直向后翘。尾骨翘如钩状突向骨盆出口平面。骨盆入口与单纯扁平骨盆相似，坐骨结节外翻使坐骨结节间径增大，耻骨弓角度增大，骨盆出口横径变宽（图9-3）。

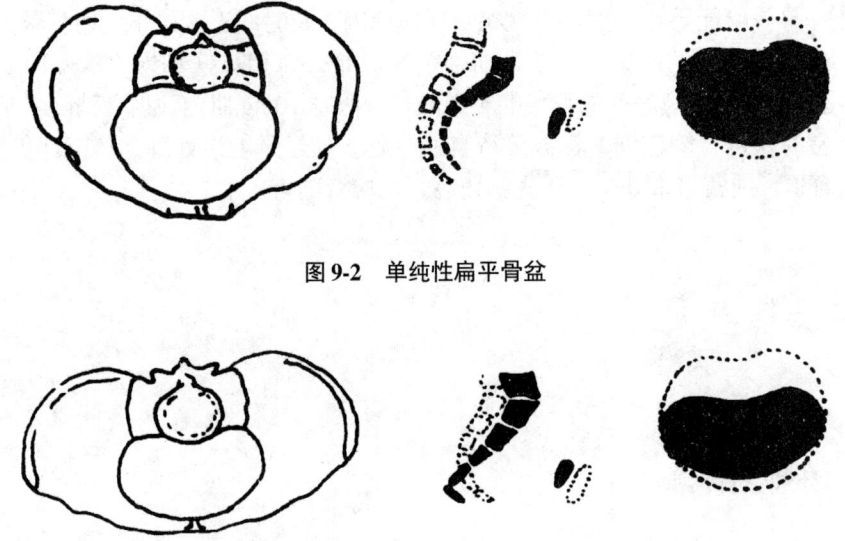

图9-2　单纯性扁平骨盆

图9-3　佝偻病性扁平骨盆

由于扁平骨盆除入口前后径缩短外，其他径线正常或稍大，因而双顶径能通过入口平面时，即可经阴道分娩。

（二）中骨盆平面及出口平面狭窄

以漏斗骨盆（funnel pelvis）最常见，骨盆入口各径线值在正常范围，两侧骨盆壁向内倾斜，形状似漏斗而得名。中骨盆及出口平面明显狭窄，坐骨棘间径缩短，耻骨弓角度 < 90°，坐骨结节间径与出口后矢状径之和 < 15cm（图9-4）。横径狭窄骨盆（transversely contracted pelvis）较少见，与类人猿型骨盆相似。骨盆各平面前后径均长，横径均短，坐骨切迹宽（图9-5）。

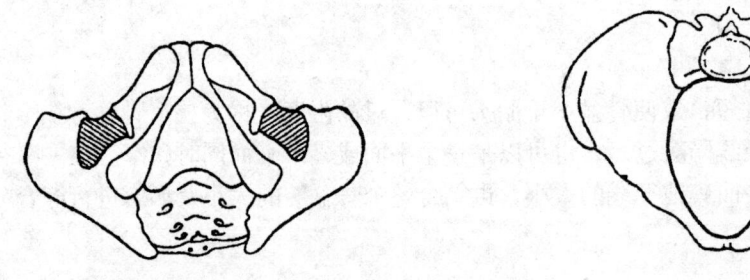
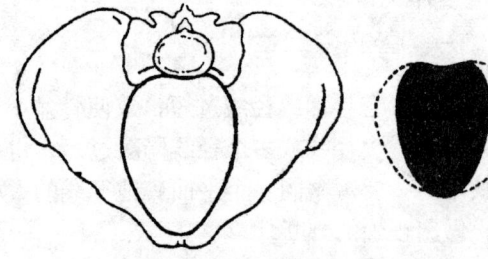

图9-4　漏斗骨盆　　　　　　　　　图9-5　横径狭窄骨盆

（三）均小骨盆（generally contracted pelvis）

形状如正常妇女型骨盆，但骨盆三个平面均狭窄，骨盆各径线小于正常值2cm以上（图9-6）。多见于身材矮小、体型匀称的妇女。如胎儿较小，胎位正常，子宫收缩良好，仍有可能经阴道分娩。

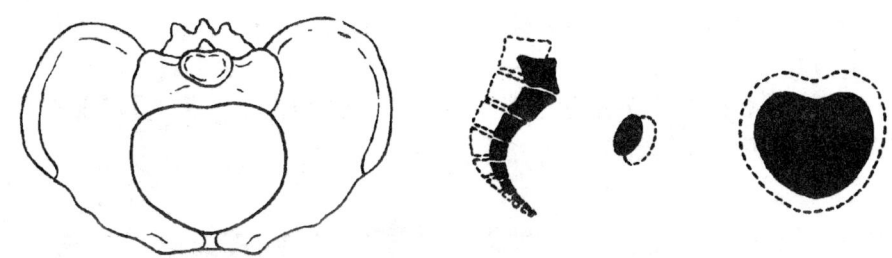

图 9-6 均小骨盆

（四）畸形骨盆

指由于疾病或外伤导致骨盆外形不对称，失去正常形态。

1. 骨软化症骨盆（osteomalacic pelvis） 见图 9-7。现已罕见。由于缺少钙、磷、维生素 D 及日光照射引起，多见于经产妇。骨盆变形严重者不能经阴道分娩。

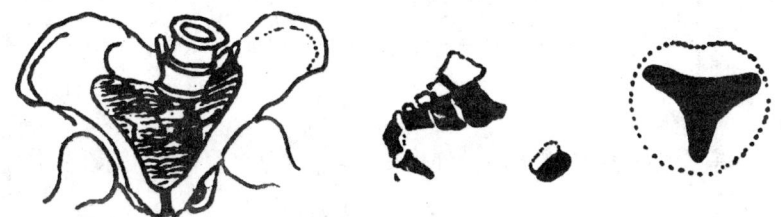

图 9-7 骨软化症骨盆

2. 偏斜骨盆（obliquely contracted pelvis） 由于髋关节疾病如结核、脱臼等引起，患者躯体重量全靠健侧来承担，使健侧骨盆壁向内后推移引起骨盆一侧斜径缩短而形成偏斜骨盆（图 9-8）。

3. 骨外伤所致的畸形骨盆 骨盆骨折愈合后形成不规则的骨盆内腔狭窄。

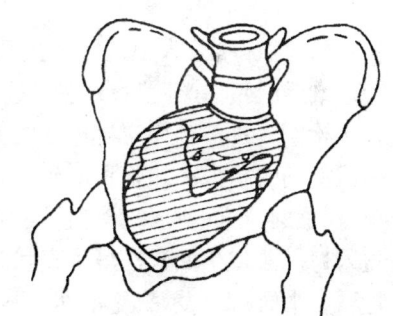

图 9-8 偏斜骨盆

【狭窄骨盆的临床表现】

（一）骨盆入口平面狭窄的临床表现

1. 临近产期，初产妇胎头尚未入盆，孕妇呈尖腹或悬垂腹，经检查跨耻征阳性或可疑阳性。

2. 若已临产，临床表现为潜伏期及活跃期早期延长，活跃期后期产程进展顺利。若胎头迟迟不入盆，常出现胎膜早破和继发性的宫缩乏力。

（二）中骨盆平面狭窄的临床表现

1. 胎头正常衔接时，潜伏期及活跃期早期进展顺利。当胎头下降至中骨盆时，由于内旋转受阻，常出现持续性枕横位或枕后位。同时出现继发性宫缩乏力，活跃期后期及第二产程延长，甚至第二产程停滞。

2. 当胎头受阻于中骨盆时，胎头开始变形，颅骨重叠，胎头受压，软组织水肿，形成产瘤，若宫缩较强，可发生胎儿宫内窘迫，先兆子宫破裂及子宫破裂。

（三）骨盆出口平面狭窄的临床表现

骨盆出口平面狭窄与中骨盆平面狭窄常同时存在，单纯骨盆出口狭窄极少见。多表现为第二产程停滞，继发性宫缩乏力。胎头双顶径不能通过出口横径，强行阴道助产，可导致严重的软产道损伤。

【狭窄骨盆的诊断】 骨盆在分娩的过程中，是个不变因素。狭窄骨盆可影响胎位及胎先露下降及旋转，也能影响子宫收缩力。

> **知识链接**
>
> 目前国内大多数医院在孕前检查时均行骨盆测量以决定分娩方式。由于人为的因素可对骨盆测量的结果产生影响，所以间接提高了剖宫产率。2011年中华医学会妇产科学分会产科学组起草了《孕前和孕期保健指南》，其中明确提出不建议常规行骨盆测量。现在世界范围内，绝大多数国家均不建议常规行骨盆测量。骨盆测量存在的意义仅在于没有行急诊剖宫产条件的医院，应孕期检查骨盆并及时将骨盆异常的患者转至上级医院就诊。

（一）病史

询问孕妇幼年有无佝偻病、结核病及外伤史。对经产妇应详细询问既往分娩经过。

（二）一般检查

测量身高。孕妇身高 < 145cm 应注意均小骨盆。观察孕妇体型、步态，下肢有无畸形或跛足，有无脊柱及髋关节畸形，米氏菱形窝是否对称，有无尖腹或悬垂腹。

（三）腹部检查

1. 估计胎儿大小及头盆关系　估计胎儿大小。估计头盆关系，正常情况下初产妇近预产期或经产妇临产后胎头应入盆。若已临产，胎头仍未入盆，则应充分估计头盆关系。

检查方法：产妇应排空膀胱仰卧，两腿伸直。检查者用一手于耻骨联合上方向骨盆方向推压浮动的胎头，如胎头低于耻骨联合平面，表示头盆相称，胎头可以入盆；如胎头无法低于耻骨联合平面，表示头盆可能不称，称胎头跨耻征可疑阳性；将孕妇上身抬高45°，使骨盆入口平面与孕妇脊柱呈垂直状态，再次检查跨耻征，若胎头仍无法进入骨盆入口平面（耻骨联合平面），表示头盆不称，称胎头跨耻征阳性（图9-9）。

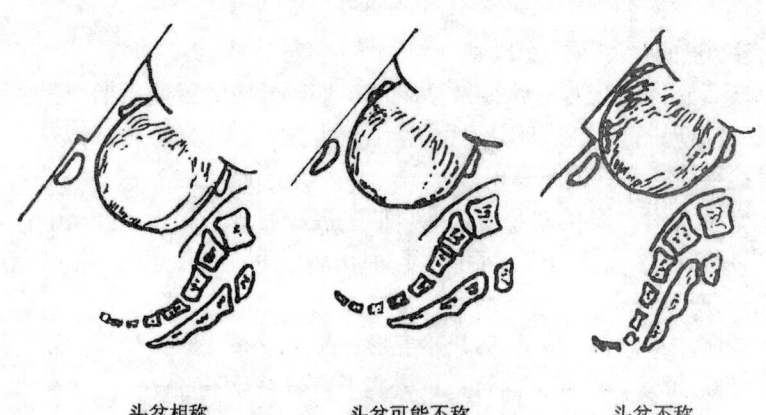

头盆相称　　　头盆可能不称　　　头盆不称

图 9-9　检查头盆相称程度

2. 胎位异常　骨盆入口狭窄往往使胎头不易入盆导致胎位异常，如臀先露、肩先露。中骨盆狭窄影响已入盆的胎头内旋转，导致持续性枕后位、枕横位。

（四）骨盆测量

骨盆在分娩的过程中，是个不变因素。狭窄骨盆可影响胎位及胎先露下降及旋转，也能影响子宫收缩力。目前国内大多数医院在孕前检查时均行骨盆测量以决定分娩方式。由于人为的因素可对骨盆测量的结果产生影响，所以间接提高了剖宫产率。现在世界范围内，绝大多数国家均不建议常规行骨盆测量。其存在的意义仅在于没有行急诊剖宫产条件的医院，应孕期检查骨盆并及时将骨盆异常的患者转至上级医院就诊。

1. 骨盆外测量　骨盆外测量可初步估计骨盆的类型及径线。骨盆外测量各种径线<正常值 2cm 或以上为均小骨盆。骶耻外径< 18cm 为扁平骨盆。坐骨结节间径< 8cm，耻骨弓角度< 90°，为漏斗骨盆。骨盆两侧斜径（一侧髂前上棘至对侧髂后上棘间的距离）及同侧（髂前上棘到同侧髂后上棘间的距离）直径相差> 1cm 为偏斜骨盆。

2. 骨盆内测量　骨盆外测量发现异常，应进行骨盆内测量。对角径< 11.5cm，骶岬突出属于骨盆入口平面狭窄，为扁平骨盆。中骨盆平面及骨出口平面狭窄往往同时存在，应测量骶骨弯度（图 9-10）、坐骨棘间径、坐骨切迹宽度（即骶棘韧带宽度）（图 9-11）。若坐骨棘间径< 10cm，坐骨切迹宽度< 2 横指，为中骨盆平面狭窄。若坐骨结节间径< 8cm，为骨盆出口平面狭窄。应测量出口后矢状径及检查骶尾关节活动度（图 9-12）。坐骨结节间径与出口后矢状径之和< 15cm，则估计胎儿无法经阴道娩出，宜剖宫产终止。

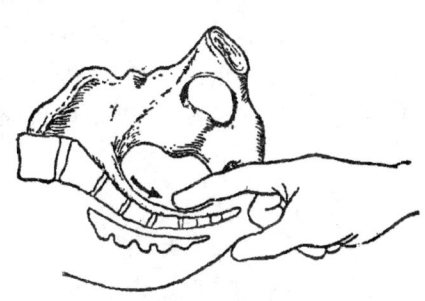

图 9-10　检查骶骨前面弯度

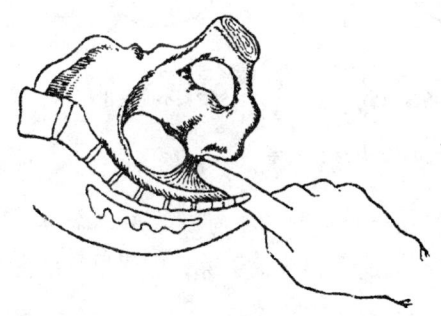

图 9-11　检查坐骨切迹宽度

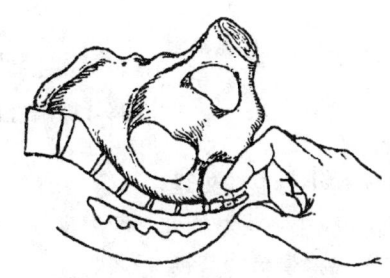

图 9-12　检查骶尾关节活动度

【狭窄骨盆对母儿的影响】

1. 对产妇的影响　骨盆狭窄，常引起胎位异常、继发性宫缩乏力，产程延长或停滞。胎头长时间嵌顿于产道内，压迫软组织引起局部缺血、水肿、坏死，于产后形成生殖道瘘。胎膜早破及手术助产增加感染机会。严重的梗阻性难产若不及时处理，可导致先兆子宫破裂，甚至子宫破裂，危及产妇生命。

2. 对胎儿影响　易发生胎膜早破，脐带脱垂，导致胎儿窘迫，甚至胎儿死亡。产程延长,胎头受压、缺血、缺氧导致颅内出血。手术助产机会增加,易发生新生儿产伤及感染。

【狭窄骨盆的处理】

(一)骨盆入口狭窄的处理

1. 明显头盆不称 骨盆入口平面骶耻外径＜16cm,上口前后径＜8.5cm,胎头跨耻征阳性者,足月活胎不能经阴道分娩,应行剖宫产术。

2. 轻度头盆不称 如足月活胎体重＜3500g,胎位正常,产力良好,可在严密监护下试产。根据产程进展情况,做出相应处理。

(二)中骨盆狭窄的处理

可在严密监护下试产。若胎头双顶径可达坐骨棘水平以下,可经阴道助产。若胎头双顶径无法达到坐骨棘水平以下或出现胎儿窘迫征象时,应行剖宫产术。

(三)骨盆出口狭窄的处理

骨盆出口是骨产道的最低部位,应于临产前对胎儿大小、头盆关系做出充分估计,决定能否经阴道分娩,诊断为骨盆出口狭窄,不应进行试产。若出口横径值与出口后矢状径之和＞15cm,胎儿体重估计＜3500g,可阴道试产(图9-13)。若发现出口横径显著狭窄,或出口横径与出口后矢状径之和＜15cm者,足月胎儿应行剖宫产术。

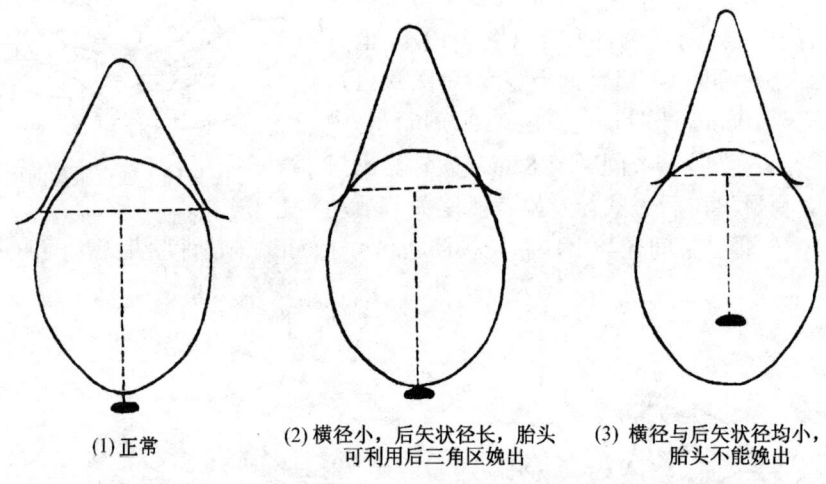

图9-13 骨盆出口横径与后矢状径的关系

(四)均小骨盆的处理

若胎儿较小,头盆相称,产力良好,可以试产。若有明显头盆不称,应尽早行剖宫产术。

(五)畸形骨盆的处理

畸形严重,明显头盆不称者,应及时行剖宫产术。

二、软产道异常

软产道包括子宫下段、宫颈、阴道及外阴。软产道异常所造成的难产少见,容易被忽视。

【外阴异常】

1. 会阴坚韧 常见于外阴营养不良或创伤后瘢痕。组织坚韧,缺乏弹性,会阴伸展性差,在第二产程中常使胎先露部下降受阻,于胎头娩出时造成会阴裂伤。处理:分娩时应行会阴切开术,以利胎儿娩出,严重者宜行剖宫产终止。

2. 外阴水肿　重度妊娠期高血压疾病、重症贫血、心脏病及慢性肾炎孕妇,在全身水肿的同时,可伴有外阴水肿。处理:在产程中可局部应用50%硫酸镁湿敷,分娩时可行会阴切开术。

【阴道异常】

1. 先天性阴道横隔或纵隔　阴道横隔较坚韧,多位于阴道上段,完全性横隔不可能受孕,不完全性横隔可阻碍胎先露下降。临产后在直视下,从横隔中央小孔处做十字形切开,使胎儿娩出。分娩后剪去多余的组织,用肠线间断或连续锁边缝合切缘。若横隔高且厚,则需行剖宫产术。阴道纵隔常伴有双子宫及双宫颈,位于一侧子宫内的胎儿通过该侧阴道分娩时,将阴道纵隔推向对侧,一般很少影响分娩。若系单子宫颈,则阴道纵隔位于先露之前,可阻碍胎先露下降,应于第二产程中行纵隔切开术,待分娩结束后再切除剩余隔,用可吸收线间断或连续锁边缝合断端。

2. 阴道狭窄　由产伤、药物腐蚀、手术感染致使阴道瘢痕挛缩,轻者随着妊娠的进展可渐渐变软,在会阴切开下可经阴道分娩。若严重阴道狭窄者可行剖宫产术。

3. 阴道囊肿和肿瘤　阴道壁囊肿较大,阻碍胎先露下降时,可行囊肿穿刺抽出囊液,待产后再选时机进行处理。阴道内肿瘤阻碍胎先露下降而又不能经阴道切除者,应行剖宫产术。

4. 阴道尖锐湿疣　妊娠期尖锐湿疣生长迅速,若体积大,范围广泛可阻碍分娩,容易发生产道裂伤、血肿及感染。为预防新生儿喉乳头瘤,应行剖宫产术。

【宫颈异常】

1. 子宫颈坚韧　常见于宫颈裂伤修补术后,宫颈深部电烙术后,宫颈锥形切除术后,宫颈缺乏弹性不易扩张。应在严密观察下试产,如宫颈仍不扩张,应行剖宫产术。

2. 宫颈水肿　多见于胎位异常或宫缩不协调,产妇过早屏气用力。宫颈组织受压,血液回流受阻可引起宫颈水肿而扩张缓慢。嘱产妇勿在宫颈口开全前屏气向下用力,可于宫颈局部注射1%利多卡因5～10ml或50%硫酸镁宫颈局部湿敷,待宫口近开全,用手将水肿的宫颈上推,使其逐渐越过胎头,常可使胎儿顺利分娩。推宫颈时决不可暴力,否则易造成宫颈裂伤出血。若经过上述处理无明显效果,产程停滞,可行剖宫产术。

3. 宫颈肌瘤　若较大的子宫肌瘤位于子宫下段及子宫颈部,占据盆腔或阻塞产道,均应行剖宫产术。若不阻塞产道,不影响分娩,可于产后再行处理(图9-14)。

4. 子宫颈癌　宫颈硬而脆且缺乏伸展性,临产后影响宫颈口扩张,若经阴道分娩,有发生大出血、裂伤、感染及癌扩散等危险,故不应经阴道分娩,应行剖宫产术。

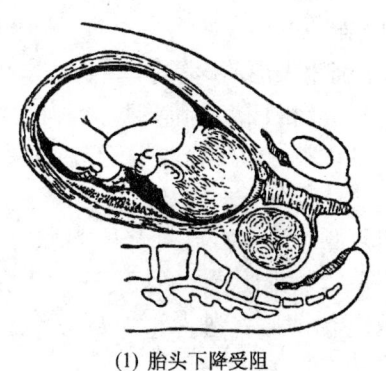
(1) 胎头下降受阻

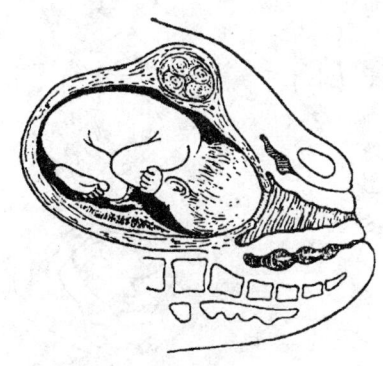
(2) 不影响胎头下降

图9-14　妊娠合并子宫肌瘤

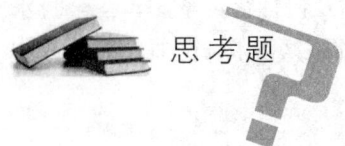

思考题

1. 何种产道异常不能经阴道分娩,需行剖宫产终止妊娠?
2. 头盆不称的临床表现有哪些?

第三节 胎位异常

1. 了解胎位异常的类型。
2. 熟悉胎位异常的处理。

胎位异常是造成难产的常见因素之一。分娩时枕前位为正常的胎位约占90%,其余10%为异常胎位。

一、持续性枕后位、枕横位

在分娩过程中,胎头枕部持续位于母体骨盆后方或侧方,达中骨盆后不再向前旋转者,称持续性枕后位(persistent occiput posterior position,POPP)(图9-15),或持续性枕横位(persistent occiput transverse position,POTP)。

【原因】

1. 骨盆异常 胎头常常以枕后位或枕横位入盆,而胎头在中骨盆平面又无法有效向前旋转,从而形成持续性枕后位或持续性枕横位。

2. 其他 子宫收缩乏力、胎盘前置、复合先露、胎头过大或胎儿发育异常等,均可影响胎头俯屈及内旋转,造成持续性枕后位或持续性枕横位。

【临床表现及诊断】

1. 产程特点 临产后胎头衔接较晚及俯屈不良,常导致子宫收缩乏力及宫颈口扩张缓慢,使产程延长。因枕骨位于骨盆后方,直接压迫直肠,故在宫口尚未开全时,产妇即出现肛门下坠及排便感,产妇过早使用腹压,容易导致宫颈前唇水肿及产妇疲劳,影响产程进展,导致产程停滞或延长。

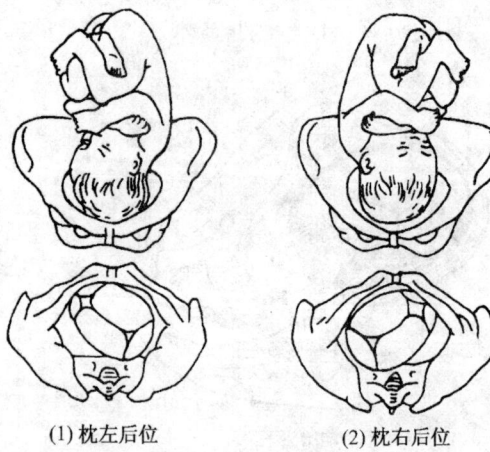

(1) 枕左后位　　(2) 枕右后位

图9-15　持续性枕后位

2. 腹部检查 在子宫底部触及胎臀,胎

背偏向母体后方或侧方，在对侧明显触及胎儿肢体。

3．肛查或阴道检查　宫口部分或完全扩张时，枕后位时感到盆腔后部空虚。枕横位时胎头矢状缝位于骨盆横径上。借助胎儿耳廓与耳屏位置及方向判定胎头方位。若耳廓朝向骨盆后方，诊断为枕后位；若耳廓朝向骨盆侧方，诊断为枕横位。

4．B型超声检查　协助明确胎头位置，及时诊断。

【分娩机制】　多数枕横位或枕后位，在有强而有力的宫缩，又无明显头盆不称情况下，胎头枕部可向前旋转90°～135°成为枕前位自然分娩，如不能转为枕前位者，有以下分娩机转：

1．枕左（右）后位　胎头枕部到达中骨盆向后旋转45°，使矢状缝与骨盆前后径一致，胎儿枕骨朝向骶骨呈正枕后位。其分娩机制有两种。

（1）胎头俯屈较好时，胎先露降至耻骨联合下缘后，以前囟为支点，胎头进一步俯屈，以枕下前囟径使顶部及枕部自会阴前缘娩出，继之胎头仰伸，使额、鼻、颏部相继从耻骨联合下娩出［图9-16（1）］。

（2）胎头俯屈不良时，胎先露降至耻骨联合下缘后，以鼻根部为支点，胎头先俯屈，以枕额径使额、前囟、枕部相继从会阴前缘娩出，然后仰伸，使鼻、口、颏部相继从耻骨联合下娩出［图9-16（2）］。

2．枕横位　部分枕横位于下降过程中无内旋转动作，或枕后位的枕部仅向前旋转45°成为持续性枕横位，多数需用手或行胎头吸引器将胎头旋转成枕前位分娩。

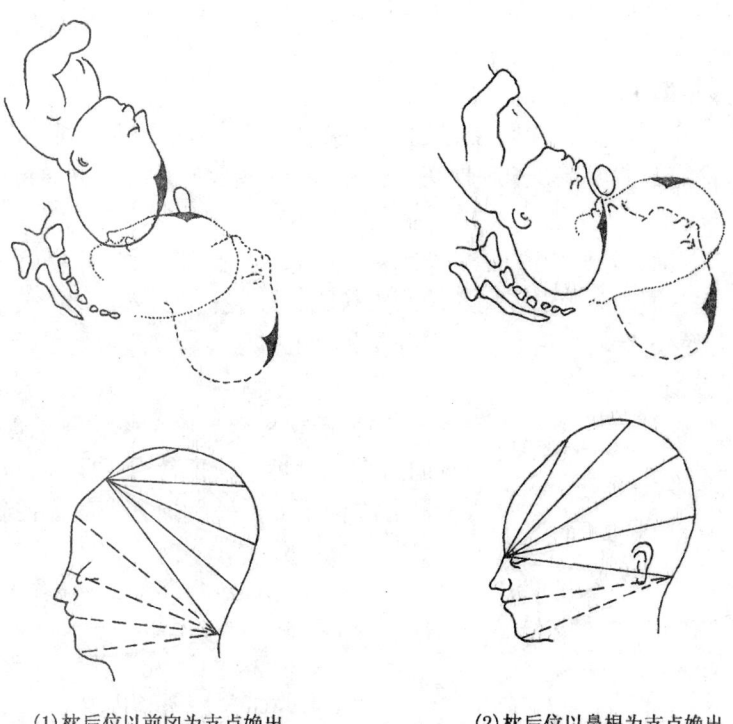

（1）枕后位以前囟为支点娩出　　　（2）枕后位以鼻根为支点娩出
　　　（胎头俯屈较好）　　　　　　　　　（胎头俯屈不良）

图9-16　枕后位分娩机制

【对母儿的影响】

1. 对母体的影响　胎位异常导致继发性宫缩乏力，使产程延长，产妇疲劳，常需手术助产，易发生软产道损伤，增加产后出血及感染机会。若胎头长时间压迫软产道，可引起软组织缺血、水肿，甚至坏死、脱落，形成生殖道瘘。

2. 对胎儿的影响　由于产程延长及手术助产机会增多，常引起胎儿窘迫和新生儿窒息。

【处理】　持续性枕后位、持续性枕横位在骨盆无异常、胎儿不大时，大多数能够转成枕前位分娩，故临产后严密观察产程。

1. 第一产程

(1) 需保证产妇充分的营养与休息。

(2) 活跃期延长或停滞时应及时行阴道检查。可行人工破膜。必要时可静脉滴注缩宫素。在试产过程中，出现胎儿窘迫现象，应行剖宫产结束分娩。宫口开全之前，嘱产妇不要过早屏气用力，减少体力消耗，防止宫颈水肿。

2. 第二产程　宫口开全1小时应行阴道检查。可手转儿头，使矢状缝与骨盆出口前后径一致，以利于自然分娩或阴道助产。若第二产程延长则应手转儿头后行产钳助产。若胎头位置较高，疑有头盆不称，需行剖宫产术，禁止使用中高位产钳。

3. 第三产程　因产程延长，易并发子宫收缩乏力，胎盘娩出后应立即静脉注射或肌内注射宫缩剂，以防发生产后出血。

二、前不均倾位

枕横位的胎头（胎头矢状缝与骨盆入口横径一致）以前顶骨先入盆称为前不均倾位（anterior asymmetry）。

【临床表现及诊断】

1. 产程特点　产程延长，胎头迟迟不衔接，或衔接也难以顺利下降，宫口扩张至3~5cm时产程停滞，前顶骨嵌于耻骨联合后方压迫尿道及宫颈前唇，导致尿潴留、宫颈前唇水肿及胎膜早破。胎头受压过久，出现胎头水肿。

2. 腹部检查　前不均倾位时胎头不易入盆，在临产早期，在耻骨联合上方可触及胎头前顶部。随着产程进展，胎头继续侧屈使胎头与胎肩折叠于骨盆入口处，使胎肩高于耻骨联合平面，胎头则折叠于胎肩之后，此时在耻骨联合上方可能触到胎肩而触及不到胎头，易误认为胎头已入盆。

3. 阴道检查　胎头矢状缝于骨盆入口横径上，向后靠近骶岬，前顶骨嵌于耻骨联合后方，产瘤大部分在前顶骨，而后顶骨大部分在骶岬之上，使骨盆后半部空虚（图9-17）。

【处理】　如确诊为前不均倾位，应以剖宫产结束分娩。

三、面先露（颜面位）

面先露（face presentation）多发生于临产后胎头极度仰伸、下降，使胎儿枕部与胎背接触。面先露以颏部最低。以颏为指示点有：颏左前、颏左横、

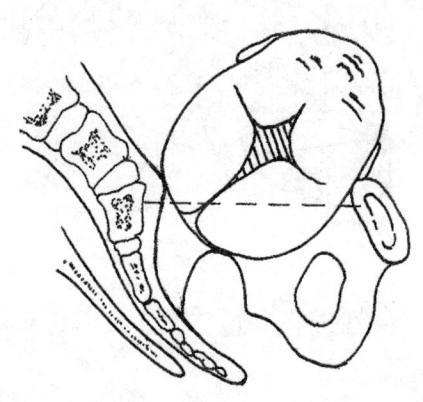

图9-17　前不均倾位

颏左后、颏右前、颏右横、颏右后六种胎方位。以颏左前及颏右后位较多见。

【病因】 在临产后胎头衔接受阻，阻碍胎头俯屈，导致胎头极度仰伸。一些特殊情况，如无脑儿、胎儿甲状腺肿大等均可使胎头以仰伸姿势嵌入骨盆入口。

【诊断】

1．腹部检查 因胎头入盆受阻，极度仰伸，胎体伸直，故宫底位置较高，颏前位时，孕妇腹前壁容易触及胎儿肢体；颏后位时，胎背靠近孕妇腹壁，在耻骨联合上方可触及胎儿枕骨隆突与胎背间有明显凹陷沟。

2．肛门及阴道检查 先露为凸凹不平、软硬不均的颜面部，若宫口开大可触及胎儿口、鼻、颧骨及眼眶等面部特征。但偶可将胎儿的口误认为肛门。然而肛门与坐骨结节在一直线，而口与颧突形成一个三角形，以此可以作为鉴别面先露与臀先露的参考。

3．B型超声检查 可以明确面先露并能探清胎位。

【分娩机制】 颏前位时，胎头以仰伸姿势衔接、下降，达骨盆底时，胎头极度仰伸，颏部为最低点，向前内旋转45°使颏部达耻骨弓下，胎头继续下降，当颏部自耻骨弓下娩出后，由于胎颈可以适应产道的小弯（耻骨联合），胎头俯屈，胎头后部可以适应产道的大弯（骶骨凹），使口、鼻、眼、额、前囟及枕部相继自会阴前缘娩出。颏后位时，胎颈已极度伸展，不能适应产道大弯，故足月活胎不能经阴道自然娩出（图9-18），需行剖宫产结束分娩。

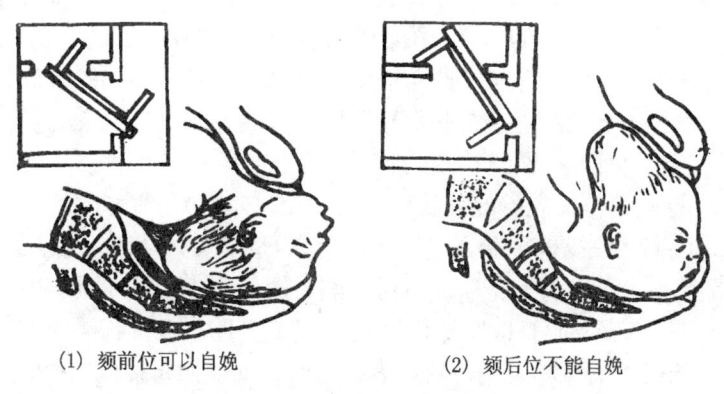

(1) 颏前位可以自娩　　(2) 颏后位不能自娩

图9-18　颏前位及颏后位分娩示意图

【对母儿影响】

1．对母体的影响 颏前位时，常引起宫缩乏力，使产程延长。容易发生软产道裂伤。颏后位时，若处理不及时，可发生梗阻性难产，造成子宫破裂，危及产妇生命。

2．对胎儿的影响 由于产程延长，胎儿面部受压，颜面部青紫肿胀，口唇及会厌水肿，出生后影响吸吮及吞咽动作，需加强护理。

【处理】

1．颏前位 若无骨盆狭窄，产力正常，有可能自然分娩。若第二产程延长，可行低位产钳助娩。如有头盆不称或胎儿窘迫征象，应行剖宫产术结束分娩。

2．颏后位 持续性颏后位者需剖宫产结束分娩。

四、臀先露

臀先露（breech presentation）为胎位异常中最常见的一种。占妊娠足月分娩总数的

3%~4%。臀先露以骶骨为指示点,有骶左前、骶左横、骶左后、骶右前、骶右横、骶右后六种胎位。

【原因】 妊娠30周以前,臀先露较多见,妊娠30周以后多能自然转为头先露。臀先露可能与以下因素有关。

1. 胎儿在宫内活动范围过大 如羊水过多、早产儿、经产妇腹壁松弛等。

2. 胎儿在宫内活动范围受限 如子宫畸形(单角子宫、双角子宫等)、胎儿畸形(如脑积水、无脑儿)、羊水过少及双胎妊娠等。

3. 胎头衔接受阻 如骨盆狭窄、前置胎盘、盆腔肿瘤及巨大胎儿等。

【临床分类】 根据胎儿两下肢所取的姿势不同,可分为以下三类。

1. 单臀先露或腿直臀先露(frank breech presentation) 胎儿双髋关节屈曲,双膝关节直伸,以臀部为先露,临床上最为多见。

2. 完全臀先露或混合臀先露(complete breech presentation) 胎儿双髋关节及膝关节均屈曲,有如盘膝坐,臀与双足为先露,临床上较多见。

3. 不完全臀先露或足先露 单足或双足,单膝或双膝为先露,膝先露是暂时的,产程开始后转为足先露,临床上较为少见。

【诊断】

1. 腹部检查 子宫呈纵椭圆形,于子宫底部可触到圆而硬,按压时有浮球感的胎头,耻骨联合上可触到不规则、较宽的胎臀,胎心音位置较高,多在脐的左上方或右上方。

2. 肛门及阴道检查 可了解宫口扩大程度及有无脐带脱垂。如胎膜已破,能直接触及胎臀、外生殖器及肛门,此时应注意与颜面相鉴别。

3. B型超声检查 可准确提示臀先露类型。

【分娩机制】 臀先露与头先露的分娩机制有一个基本区别,由于胎头是胎儿最大部分,肩次之,臀最小,因而头先露时,胎儿娩出先难后易;臀先露分娩时,先易后难,故臀先露时必须注意臀、肩、头三部分分娩机制。以骶右前为例,分述如下(图9-19)。

1. 胎臀娩出 临产后,胎臀以股骨粗隆间径衔接于骨盆入口右斜径上[图9-19(1)]。骶骨位于右前方,胎臀逐渐下降,达骨盆底遇阻力时,前髋向母体的右侧作45°内旋转,使其达耻骨弓下,此时粗隆间径与母体骨盆前后径一致,骶骨位于母体右侧[图9-19(2)],胎臀继续下降,胎体稍侧屈,后髋先自会阴前缘娩出。随即胎体稍伸直,使前髋自耻骨弓下娩出[图9-19(3)]。继之双腿双足娩出。胎体行外旋转,胎背转向前方[图9-19(4)]。

2. 胎肩娩出 当胎背转向前方时,胎儿双肩径衔接于骨盆右斜径或横径,并沿此径逐渐下降,当双肩达骨盆底时,前肩向右旋转45°转至耻骨弓下,使双肩径与骨盆出口前后径一致,同时胎体侧屈使后肩及其上肢从会阴前缘娩出,继之前肩及其上肢从耻骨弓下娩出。

3. 胎头娩出 当胎肩娩出时,胎头矢状缝衔接于骨盆入口左斜径或横径[图9-19(5)],并沿此径线逐渐下降[图9-19(6)],同时胎头俯屈,枕骨达骨盆底时,胎头向母体左前方旋转45°,使枕骨紧贴于耻骨联合之后[图9-19(7)],以枕骨下凹为支点,胎头继续俯屈,使颜面、额相继自会阴前缘娩出,随后枕部自耻骨弓下娩出[图9-19(8)]。

【对母儿影响】

1. 对母体影响 臀先露时,由于先露部不规则,不能紧贴子宫下段及宫颈,容易引起子宫收缩乏力或胎膜早破,使子宫颈口扩张缓慢,产程延长,增加产后出血及感染机会。若宫口未开全而强行牵拉,易造成宫颈撕裂,甚至延及子宫下段。

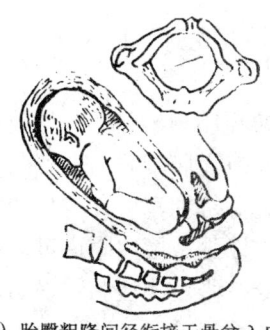
(1) 胎臀粗隆间径衔接于骨盆入口右斜径上

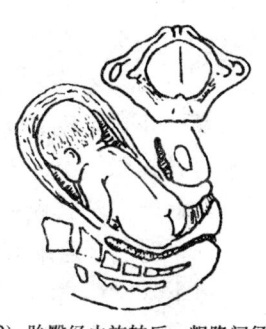
(2) 胎臀经内旋转后，粗隆间径与母体骨盆出口间径一致

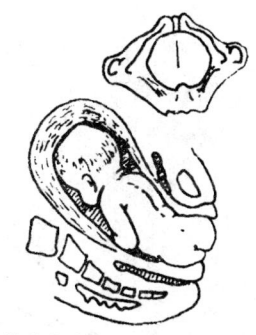
(3) 前髋自耻骨弓下娩出，臀部娩出时粗隆间径与骨盆前后径一致

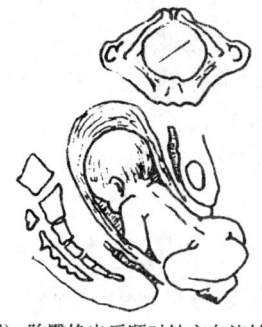
(4) 胎臀娩出后顺时针方向旋转，胎臀转向前方

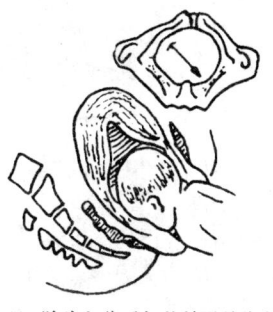
(5) 胎头矢状缝衔接于骨盆入口的左斜径上

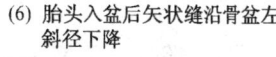
(6) 胎头入盆后矢状缝沿骨盆左斜径下降

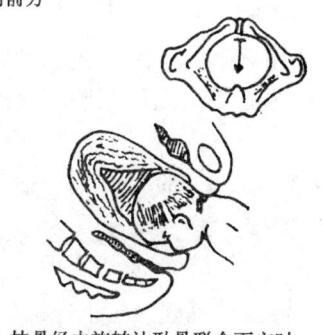
(7) 枕骨经内旋转达耻骨联合下方时，矢状缝与骨盆出口前后径一致

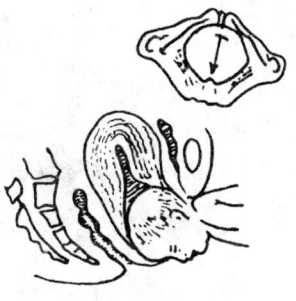
(8) 枕骨下凹达耻骨弓下时，胎头俯屈娩出，此时胎儿矢状缝仍与骨盆前后径一致

图 9-19　骶右前位分娩机制

2．对胎儿及新生儿影响　由于臀先露不规则，对前羊膜囊压力不均匀，易发生胎膜早破，此时脐带脱垂概率相应增加，若脐带回纳不成功，则易导致胎儿死亡。臀先露分娩时，小而软的臀部先娩出，大而硬的头部后娩出，后出的胎头通过未经充分扩张的产道时遇到困难较大，常发生新生儿窒息、颅内出血、臂丛神经损伤、骨折等。

【处理】

（一）妊娠期

妊娠 30 周以前，臀先露多能自然转为头先露。若妊娠 30 周以后仍为臀先露，目前不建议自行纠正胎位。

（二）分娩期

分娩方式应根据孕妇年龄、孕产次、骨盆大小、胎儿大小、胎儿是否存活、臀先露类型及有无合并症等综合考虑。

1. 择期剖宫产术的指征　胎儿体重估计3500g以上、非单纯性臀先露、非骶前位者。
2. 决定经阴道分娩的处理

（1）第一产程：产妇应侧卧待产，不宜下床活动，不灌肠，避免胎膜早破。一旦破膜或胎心有改变，应立即做阴道检查，了解宫颈扩张情况、先露部位及有无脐带脱垂。若胎心正常，产程进展顺利，应耐心等待到宫口开全。宫口近开全时，于宫缩时用无菌巾以手掌堵住阴道口，让胎臀下降，待宫口及阴道充分扩张后才让胎臀娩出。此法有利于胎头的顺利娩出（图9-20）。应每隔10~15分钟听胎心一次，并注意宫口是否开全。宫口近开全时，要做好接产和抢救新生儿窒息的准备。

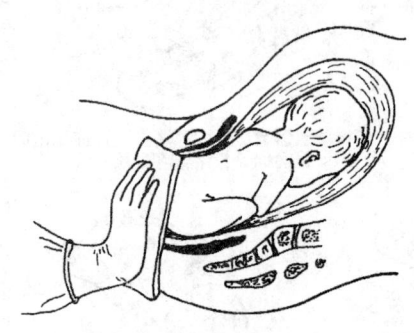

图9-20　用手掌堵住外阴促使胎臀下蹲

（2）第二产程：应先导尿排空膀胱。初产妇应做会阴侧切，根据臀分娩机转娩出胎儿。

臀先露在第二产程经阴道分娩应注意以下几点。

1）初产妇的臀先露，宫口开全后只要胎心好，应耐心等待，可在消毒情况下用消毒巾进行堵臀，以使阴道充分扩张，为后出头做好准备。

2）为预防新生儿窒息，当胎儿脐部娩出后，一般应在2~3分钟娩出胎头，最长不超过8分钟。

3）助产必须遵循臀先露分娩机制，当胎头娩出困难时，不应猛力牵拉，以免造成新生儿颅内出血，胸锁乳突肌血肿或臂丛神经损伤应及早使用后出头产钳，迅速结束分娩。

4）胎儿臂上举时，应转动胎体使上举之臂垂向母体后方，以使用手法娩出，同时助手应从腹部压迫儿头使其俯屈便于娩出。

（3）第三产程：胎儿娩出后，及时应用缩宫素或麦角新碱，防止产后出血。行手术操作及有软产道损伤者，应及时检查并缝合。

五、肩先露

肩先露（shoulder presentation）指胎体横卧于骨盆入口之上，先露部为肩。胎体纵轴与母体纵轴相垂直为横产式（transverse lie），亦称横位，占分娩总数的0.25%，多见于经产妇，是对母儿最不利的胎位。除死胎及早产儿胎体可折叠娩出外，足月活胎不可能经阴道娩出。如不及时处理，容易发生子宫破裂，危及母儿生命。根据胎头在母体左或右侧和胎肩胛朝向前或后方，分为肩左前、肩左后、肩右前、肩右后四种胎位。

【原因】　主要原因是先露衔接受阻如骨盆狭窄、前置胎盘、盆腔肿瘤等；亦可见于经产妇腹壁松弛、羊水过多、子宫畸形、胎儿畸形等情况。

【诊断】

1. 腹部检查　子宫外形呈横椭圆形，子宫底高度低于妊娠周数，耻骨联合上方较空虚，母体腹部一侧可触及胎头，另一侧可触及胎臀。肩前位时，胎背朝向母体腹壁，触之宽大平坦；肩后位时，胎儿肢体朝向母体腹壁，触及不规则小肢体。胎心在脐周两侧最清楚（图9-21）。

2. 肛门及阴道检查　若先露浮动，胎膜未破，肛门及阴道检查不易触及先露部。若胎膜已破，宫口扩张者，阴道检查可触及胎肩、胎臂、腋窝或肩胛骨。判断胎方位的方法：腋窝的尖端指向胎儿头端,以此来判断左右;依肩胛骨在母腹的前后而决定前后(图9-22)。胎手若已娩出阴道口外,可用握手方法鉴别是胎儿左手或右手,因检查者的手只能与胎儿同侧的手相握。若右手脱出,则胎位可能为肩右后或肩左前;若左手脱出,则胎位为肩左后或肩右前。

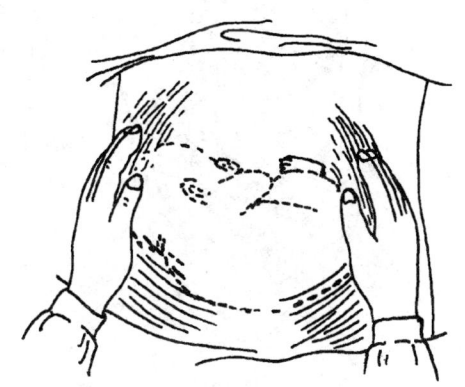

图9-21 横位(肩右前位的腹部检查)

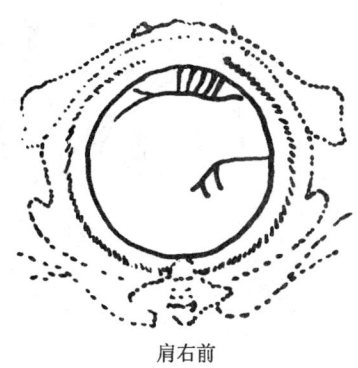

肩右前

图9-22 根据腋窝方向及肩胛骨位置确定胎位

【临床经过及对母儿影响】 分娩开始后,容易发生子宫收缩乏力并易发生胎膜早破。破膜后,羊水迅速外流,胎儿上肢或脐带容易脱垂,导致胎儿窘迫甚至胎儿死亡。在破膜后,宫缩渐加强,胎肩及胸廓部分被挤入盆腔,上肢脱出于阴道口外,胎头与胎臀仍被阻止于骨盆入口上方,称为忽略性横位或嵌顿性横位(neglected shoulder presentation)。子宫收缩继续加强,子宫上段与子宫下段之间形成环形凹陷,并随宫缩逐渐上升达脐或以上,形成病理缩复环(pathologic retraction ring)(图9-23)。病理缩复环是子宫破裂的先兆,若不及时处理,势必导致子宫破裂,可能危及母儿生命。

【处理】
1. 妊娠期 肩先露产妇应提前住院决定分娩方式。
2. 分娩期 应于临产前行择期剖宫产术。

六、复合先露

复合先露(compound presentation)是指先露部除头或臀之外,尚有肢体同时进入骨盆入口,临床上以头与手复合先露较常见,头与足复合先露较少见(图9-24)。

【病因】 凡胎先露部不能完全充满骨盆入口,在其周围有空隙时,均可发生复合先露。临床上常见的原因有临产后胎头高浮、骨盆狭窄、早产、双胎、羊水过多及经产妇腹壁松弛等。

【诊断】 当产程进展缓慢或停滞时,行阴道检查发现胎先露部为胎头,其旁有小肢体、胎手或胎足,即可明确诊断。诊断时应注意与臀先露、肩先露相鉴别。

【临床经过及对母儿影响】 仅胎头旁为胎手者,多能顺利分娩。若破膜后,上臂完全脱出,则阻碍分娩。下肢和胎头同时入盆,直伸的下肢也能阻碍胎头下降,若不及时处理,可致梗阻性难产,威胁母儿生命。胎儿可因产程过长,脐带脱垂,致使缺氧造成胎儿窘迫,甚至死亡。

【处理】 发现复合先露,首先应检查是否头盆不称。若头盆不称,让产妇向脱出肢体的

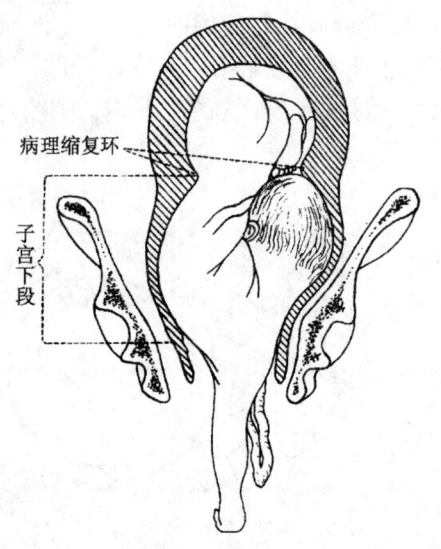
图 9-23　忽略性横位

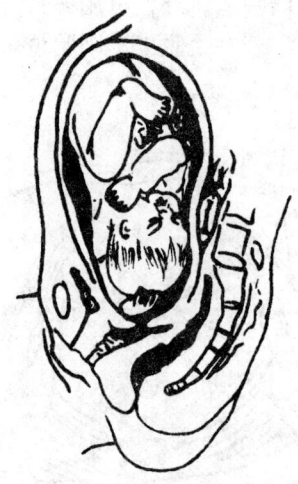
图 9-24　复合先露

对侧侧卧，肢体常可自然缩回。脱出肢体与胎头已入盆，待宫口近开全或开全后上推肢体将其还纳以产钳助娩。若头盆不称明显或伴有胎儿窘迫征象，均应尽早行剖宫产术。

1. 绝对不能经阴道分娩的胎位有哪些？
2. 臀位分娩时需要符合哪些条件？

第四节　胎儿发育异常

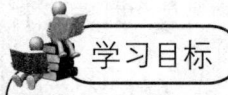

1. 熟悉胎儿发育异常的类型。
2. 了解胎儿发育异常的临床处理原则。

胎儿发育异常可引起难产，如巨大胎儿及胎儿畸形（如脑积水、无脑儿、联体胎儿）。

一、巨大胎儿

巨大胎儿（fetal macrosomia）指胎儿体重达到或超过 4000g 者。

【原因】　可能与遗传、过期妊娠、孕妇患糖尿病等因素相关。经产妇胎儿体重有随分娩次数增多而增加的倾向。

【诊断】

1. 症状　孕妇可无症状，也可有呼吸困难，腹部沉重，两肋部胀痛等不适。

2. 腹部检查　视诊腹部明显膨隆，子宫底高；触诊胎体大，胎头也大，先露部不能如期入盆而高浮。检查时需与双胎、羊水过多相鉴别。

3. B型超声检查　根据胎儿腹围及股骨长估算胎儿体重。超声检查亦可以排除羊水过多、双胎及某些胎儿畸形。

【处理】

1. 发现胎儿明显大于胎龄，应检查孕妇有无糖尿病，如确诊为糖尿病，应积极治疗，并根据糖尿病控制情况，决定终止妊娠时机，一般在38周之后分娩。单纯胎儿巨大并非引产指征。

2. 无头盆不称，初产妇可试产，根据产程中状况，决定分娩方式。有头盆不称者，择期剖宫产结束分娩。巨大胎儿经阴道分娩对母婴均有较大伤害，胎儿方面可造成锁骨骨折、臂丛神经损伤、肩难产、颅内出血，甚至死亡。母体方面易发生严重的软产道裂伤，甚至子宫破裂、尾骨骨折、尿瘘、粪瘘等。因此在产前尽量正确估计胎儿大小，仔细认真观察产程进展，适时正确处理。

二、胎儿先天畸形

胎儿先天畸形并不少见，我国原卫生部出生缺陷监测机构1986年10月至1987年9月底的945所医院资料，全国出生缺陷总的发生率为1.3%。发生的原因较为复杂，主要与遗传、环境、药物、食物、病毒感染等有关。但目前临床诊断准确率差，发现时间迟。随着产前诊断技术的不断进展使得先天畸形得以在宫内早期诊断处理，降低围生儿死亡率。

（一）侧脑室增宽

胎头脑室内有大量脑脊液（500～3000ml）蓄积于颅腔内，使颅腔体积增大，颅缝明显增宽，囟门显著增大，称为脑积水（hydrocephalus）。目前一般诊断为侧脑室增宽（lateral ventriculomegaly），脑积水为严重的侧脑室增宽，此名称已不经常使用。此疾病常伴有脊柱裂、足内翻畸形（图9-25）。

【诊断】

1. 腹部检查　头先露者，在耻骨联合上可触及宽、大略有弹性且骨质较软的胎头。胎头跨耻征阳性。

2. 阴道检查　阴道检查时，如为头先露，可感觉胎头大，颅缝宽，囟门大且紧张，颅骨软而薄，触及犹如乒乓球的感觉。

3. B型超声波检查　孕20周后，脑室率＝中线至侧脑室侧壁距离/中线至颅骨内缘距离＞0.5，侧脑室宽度＞1cm应考虑侧脑室增宽的存在。脑室结构不清，颅内被大部分液性暗区占据，中线漂动。

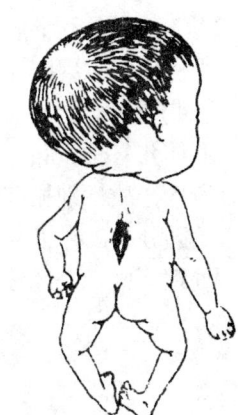

图9-25　脑积水儿伴有脊柱裂

4. 核磁共振检查　可明确胎儿颅脑情况并了解有无合并其他部位畸形。

【处理】　胎儿轻度侧脑室增宽（＜1.2cm）且不伴有其他部位畸形者，宜定期随诊观察。对于合并了其他部位畸形、脑室非对称性增宽或侧脑室中重度增宽患者宜及早诊断，与患者及家属充分沟通后，由患者及其家属决定下一步处理方案。

（二）无脑儿

无脑儿（anencephalus）是先天性胎儿畸形中最常见的一种，女胎较男胎多4倍，由于胎头缺少头盖骨，脑脊髓暴露，脑部发育原始，不能存活。无脑儿特殊外观无颅盖骨，双眼突出，颈短（图9-26）。如伴有羊水过多常致早产；如不伴有羊水过多，则常为过期产。

【诊断】 腹部检查时，可感觉胎儿较小。B型超声探查见不到圆形颅骨光环，X线摄片，可见无头盖骨的胎头。

【处理】 在妊娠期一经确诊，即应引产。在分娩期发现，可自然分娩。由于无脑儿胎头小，扩张软产道不充分，有时发生胎肩娩出困难，需耐心等待。偶有因脑脊膜膨出过大而造成分娩困难者，处理时可以毁胎，但以母体免受损伤为原则。

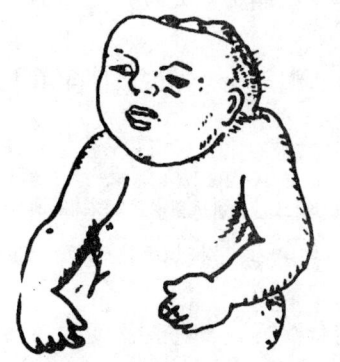

图9-26 无脑儿

（三）脊柱裂

脊柱裂（spinabifida）属脊椎管部分未完全闭合状态，脊柱裂的缺损大多在后侧。脊柱裂包括许多缺损。

1. 隐性脊柱裂 这种异常位于腰骶部，外面有皮肤覆盖，只是脊椎管缺损，脊髓和脊神经通常正常，没有神经症状。

2. 脊髓脊膜膨出 缺损涉及一两个脊椎骨，脊膜就从这个孔突出，表面能看到一个皮肤包着的囊有时囊很大，不仅含脊膜而且含脊髓及神经，通常有神经症状。

3. 脊髓裂 形成脊髓部分的神经管没有形成，停留在神经褶和神经沟阶段。脊髓发育不良必然引起后弓发育异常，因此脊髓裂必然合并脊柱裂。妊娠18～20周后，通过B型超声波，可探及某段脊柱两行强回声的间距变宽或形成角度呈"V"或"W"形，脊柱短小，不规则弯曲，不完整或伴有不规则的囊性膨出物。

对于此种情况，国外已经有大量报道，于孕期（26周之前），行开宫手术，予以修补，其效果优于出生后修补。此种患者宜行剖宫产终止妊娠，并尽早转至小儿外科手术治疗。

（四）联体儿

联体儿（conjoined twins）极少见。系单卵双胎在孕早期发育过程中未能分离，或分离不完全所致，故性别相同。联体儿可有头部联合、胸部联合或臀部联合等多种形式。检查不易与双胎区分，B型超声、X线检查可帮助诊断。

处理原则：一经诊断应尽早终止妊娠，应采取对母体最安全的方法，足月妊娠应行剖宫产术。

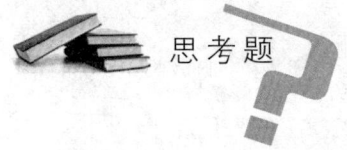

侧脑室增宽的胎儿处理原则是什么？

[附1] 新生儿窒息

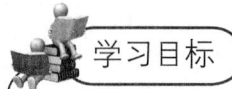

1. 熟悉新生儿窒息的原因及诊断。
2. 了解新生儿复苏的流程。

新生儿窒息（asphyxia neonatorum）指新生儿娩出后1分钟，仅有心跳而无呼吸，或未建立规律呼吸而造成的缺氧状态。其发生率可达活产数的5%~10%。

【病因】
1. 胎儿窘迫　胎儿窘迫的病因在娩出前未能得到纠正，就会延续为新生儿窒息。
2. 呼吸中枢受到抑制或损伤。
3. 新生儿呼吸道阻塞。
4. 其他　如胎儿先天性肺发育不良、膈疝、心脏发育畸形等。

【临床表现与诊断】　根据窒息的程度，以出生后1分钟Apgar评分（具体细则参见第六章第四节）为标准，分为轻度和重度两阶段，两阶段可相互转化。

1. 轻度窒息　Apgar评分4~7分，新生儿面部与全身皮肤呈青紫色，呼吸表浅或不规律，心跳规则，强而有力，心率常减慢（80~120次/分），对外界刺激有反应，肌肉张力好，喉反射存在，但如不及时治疗，可转变为重度窒息。

2. 重度窒息　Apgar评分0~3分，皮肤苍白，口唇暗紫，无呼吸或仅有喘息样微弱呼吸，心跳不规则且弱，心率少于80次/分，对外界刺激已无反应，肌肉张力松弛，喉反射消失，如不及时抢救可致死亡。

出生后1分钟Apgar评分反映生后即刻状态，评分越低则低氧血症及酸中毒越重。5分钟评分则更多反映缺氧对中枢抑制的深度，对估计预后有意义。如5分钟评分仍<3分，则新生儿死亡率及日后发生脑部后遗症的机会都明显增加。5分钟Apgar评分未达10分的新生儿需在10分钟时再次对其状态进行评价。除Apgar评分外，血气改变也是窒息最客观的表现，可显示低氧血症、呼吸性或代谢性酸中毒或混合性酸中毒。

【处理】　对于有高危因素的产妇或出生后可疑异常的新生儿应及时呼叫儿科医生到场进行复苏抢救。产房应常备氧气、球囊、面罩、气管插管等抢救用物品。复苏的目的是使新生儿建立起正常呼吸，保证脏器供氧，避免脏器因缺氧而受损伤。具体措施如下。

（一）初步复苏

出生后30秒内进行。

1. 擦干保暖　新生儿刚出生时适宜室温为27~31℃，在整个复苏过程必须注意保暖。出生后立即揩干羊水及血迹，以减少体表蒸发散热。新生儿应放在辐射床上进行抢救，复苏床局部温度调至37~38℃。

2. 体位　胎儿娩出断脐后放在温暖的抢救台上，新生儿稍呈头低脚高位有利气道分泌物的排出。在枕部或肩背部用布类垫高2~3cm，使头微后仰15°~30°，有利于气道通畅。

3. 清理呼吸道　保证气道通畅是复苏成功的先决条件。胎头娩出后，及时用吸引管或手挤压法清除鼻咽部黏液及羊水。及时吸引呼吸道分泌物，吸引的顺序先为口咽，后鼻腔，操作应轻巧而彻底，防止损伤或刺激咽后壁引起迷走神经反射而导致心率减慢或呼吸抑制。

羊水Ⅲ度浑浊时，应在胎头娩出后立即彻底吸引口咽及鼻腔的羊水，全身娩出后在出现首次呼吸前，尽量吸净羊水；或采用胎粪吸引管吸出气管内胎粪及羊水，以防止发生新生儿胎粪性肺炎。

4. 刺激呼吸　呼吸道通畅后立即设法使新生儿建立呼吸，促其啼哭。刺激呼吸的方法可先通过拍打新生儿足底、摩擦背部皮肤等，大多数轻度窒息儿对此有良好反应。若对刺激无反应，应立即做球囊面罩正压氧气吸入，直至建立自主呼吸为止。

（二）正压通气

若初步复苏后仍无有效呼吸、心率＜100次/分或常压给氧后仍呈中心性青紫时应行气囊-面罩正压人工呼吸，40～60次/分，30秒后再次评价呼吸和心率。重度窒息者，经气管插管吸净黏液后，应加压给氧30秒，评价呼吸及心率状况。若心率仍＜60次/分，应进行胸外按压。

（三）胸外按压

当心率＜60次/分时应立即进行胸外按压，同时采用正压通气（30次/分）。常用双手法，频率为90次/分，每按压3次，间隔予以正压通气一次，做胸外按摩以保证充足的心搏出量，如有效可触及股动脉搏动。30秒后再次评估心率，若心率仍＜60次/分，应进行胸外按压的同时，考虑应用肾上腺素。

（四）复苏用药

1. 肾上腺素　是首选药物，它能提高心率，增强心肌收缩。常用剂量1∶10 000肾上腺素；若静脉给药，则0.1～0.3ml/kg；也可经气管插管气管内给药0.5～1.0ml/kg。必要时3～5分钟重复一次。

2. 呼吸兴奋剂　用于分娩前使用了镇静剂或麻醉药，如哌替啶等的患者。常用纳洛酮0.1mg/kg，气管内或静脉给药。

3. 新生儿复苏时一般不推荐使用碳酸氢钠。

【复苏后处理】　对于有新生儿窒息的患儿在初步复苏后宜转至新生儿科继续观察。注意保温，密切注意皮肤颜色、呼吸、心率、液体出入量以及神经、精神状态。

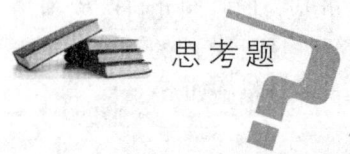思考题

1. 新生儿窒息是如何诊断的？
2. 发现新生儿窒息该如何处理？

[附2] 新生儿产伤

学习目标

1. 掌握新生儿产伤的类型及原因。
2. 熟悉新生儿产伤的临床表现。
3. 了解新生儿产伤的治疗。

一、颅内出血

新生儿颅内出血（intracranial hemorrhage），系由早产、缺氧或分娩创伤引起。临床上以窒息及中枢神经系统的兴奋、抑制表现及颅内压增高为特征。严重者可留下脑积水、脑性瘫痪、智力低下、癫痫等各种后遗症。应积极预防其发生。

【出血部位】

1. 早产或缺氧引起的颅内出血　常见部位为：①脑室内出血，主要发生在早产儿，是早产儿死亡及致残的主要原因；②原发性蛛网膜下腔出血，经CT检测体重＜1000g的新生儿发生率可达7%，足月儿少见；③脑实质出血，多见于早产儿。

2. 产伤引起的颅内出血　常见部位为：①大脑镰和小脑幕撕裂；②硬脑膜下出血；③盖伦静脉破裂。

【临床表现】　临床症状与出血部位及量有直接关系。重者可发生严重肌张力低下和呼吸功能不全，呼吸暂停。随着颅内压增高，出现脑干压迫症状，出生后迅速死亡；轻者可毫无症状。有的硬脑膜下出血可在数周或数月后才有硬膜下积液表现。一般患儿常在生后不久或1～2天内以中枢神经系统兴奋症状开始，表现为躁动不安、突然尖叫、局限性或全身惊厥等；然后进入抑制状态出现不吃、不哭、不动、嗜睡、昏迷等情况。

体检可见呼吸不规则，阵发性青紫，但无其他呼吸窘迫表现。常有颅内压增高征，如前囟紧张、饱满、隆起、骨缝增宽及眼部异常（两眼凝视、斜视、眼球震颤、瞳孔大小不等）。重症及早产儿常以抑制表现为主。

【诊断】　凡有窒息、缺氧或产伤者，一旦出现中枢神经系统症状及体征，均应考虑本病。采用B型超声及计算机断层摄影（CT）进行诊断。

【治疗】　转入新生儿科病房治疗，以保守治疗为主，必要时行手术治疗。

【预防】　定期产前保健，及时发现早产的危险因素，减少早产及其他产科合并症及并发症的发生。积极观察产程，及早发现胎儿窘迫征象，及时处理，避免使用中高位产钳助产。产后对新生儿加强护理，及时发现异常征象，及时诊治。

二、头颅血肿和胎头水肿

头颅血肿是由于胎儿娩出时颅骨受挤压骨膜下血管破裂，血液积留在颅骨与骨膜之间所致。可因胎头负压吸引、产钳手术等引起，亦可见于自然分娩的新生儿。血肿多位于顶骨，偶见于枕骨和额骨。一般在产后数小时甚至数天内逐渐增大，常以颅骨边缘为界限，而不越

过骨缝。血肿外覆盖的头皮不变颜色，血肿下的颅骨一般无骨折，但有时可伴有颅骨线形骨折。胎头水肿系胎头在产道持续受压，使局部血循环受阻，血管通透性增加，致淋巴液淤积，而形成先露部位头皮水肿。故胎头水肿于出生后即可出现，其部位在胎儿先露部。

【诊断及鉴别诊断】 头颅血肿与胎头水肿诊断常无困难，两者处理完全不同，故需鉴别（表9-2及图9-27）。

表 9-2 头颅血肿与胎头水肿的鉴别

项目	头颅血肿	胎头水肿（产瘤）
部位	骨膜下	先露部皮下组织
范围	不越过骨缝	不受骨缝限制
出现时间	产后2～3天	娩出时即存在
消失时间	3～8周	产后2～3天
局部特点	波动感	凹陷性水肿

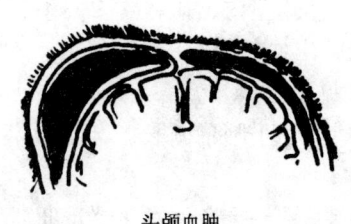
头颅血肿

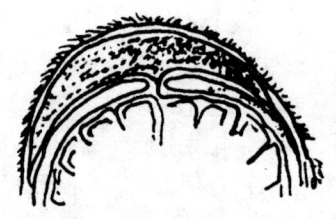
胎头水肿

图 9-27 头颅血肿与胎头水肿

【处理】 胎头水肿属生理性，不需处理。头颅血肿的治疗方法如下。
1. 保持安静，勿揉挤局部，不穿刺抽吸，以防引起感染。
2. 血肿大，发展快，可加压包扎或外敷云南白药。
3. 应用维生素 K_1，每次 1mg，肌内注射。
4. 如合并感染宜静脉滴注抗生素治疗。

三、新生儿骨折

新生儿骨折多因困难的阴道手术助产或助产手术不当所致。常见的有锁骨骨折，其次为肱骨骨折、股骨骨折。

【临床表现及诊断】 患骨活动障碍，有骨摩擦音，局部肿胀压痛。一般于仔细观察或检查后发现，根据体征和X线摄片检查确诊。

【处理】 请儿外科或骨外科医师处理。上述骨折大部分预后良好。少数伴有臂丛神经受损者需长期做恢复性训练。

四、周围神经损伤

周围神经损伤常见为臂丛神经损伤和面神经损伤。

臂丛神经损伤主要由头位产时胎儿巨大，或发生肩难产；臀位助产时，由于强拉锁骨上窝所致。表现为患侧手臂下垂贴身，前臂不能弯曲，或手和腕部屈肌、骨间肌及蚓状肌等麻痹，大小鱼际萎缩并伴有水肿，握持反射消失，臀部感觉亦受影响。面神经损伤大多由产钳压迫面神经引起。患侧面瘫，眼睑不能闭合，鼻唇沟消失，哭时口角向健侧歪斜。

应及早发现新生儿异常，请儿外科等相关科室医生会诊，及时诊治。

1. 新生儿颅内出血的临床表现是什么？
2. 如何鉴别头颅血肿和胎头水肿？

（刘　俊　李　奎）

第十章 分娩期并发症

第一节 胎膜早破

学习目标

1. 掌握胎膜早破的概念。
2. 熟悉胎膜早破的病因。
3. 掌握胎膜早破的诊断和治疗。
4. 熟悉胎膜早破对母儿产生的影响。

胎膜在临产前自然破裂,称胎膜早破(premature rupture of membrane,PROM)。其发生率占全部妊娠的10%。胎膜早破是早产的常见原因之一,可使围生儿死亡率、宫内感染率及产褥感染率升高。

【病因】

1. 创伤、宫颈内口松弛、胎膜发育不良(胎膜菲薄)或羊膜腔内压力升高(如多胎妊娠、羊水过多)。

2. 头盆不称或胎位异常,使胎儿先露部与骨盆上口未能很好衔接,羊膜腔内压力不均。

3. 下生殖道感染及妊娠后期性交使胎膜炎发生率升高,机械性刺激,特别是精液内的前列腺素可诱发子宫收缩,使羊膜腔内压力发生改变。也有人报道缺乏微量元素可引起胎膜早破。

【临床表现及诊断】 胎膜破裂后,阴道内有较多液体不受控制而流出,流液量时多时少,有的人只有腹压增加时(咳嗽、负重等)羊水才流出。阴道检查时触不到前羊膜囊,上推胎先露时见到羊水自阴道流出可确诊。胎膜早破应与尿失禁、阴道炎溢液鉴别。为明确诊断可进行以下辅助检查。

1. 阴道排液 窥器下见后穹窿液池或可见液体自宫颈口流出。

2. 阴道液酸碱度检查 阴道液pH为4.5~5.5,羊水pH为7.0~7.5,尿液pH为5.5~6.5。用酸碱试纸(石蕊试纸或硝嗪试纸)测定,如果阴道液pH≥7,胎膜早破的可能性极大。

3. 阴道液涂片检查 阴道液干燥片检查见羊齿状结晶出现,用亚甲蓝染色见淡蓝色或不着色胎儿上皮及毳毛,用苏丹Ⅲ染色可见橘黄色脂肪小粒,可确定为羊水,其结果比试纸测定pH更可靠。

4. 超声检查 对于自述症状明显,但阴道检查无阳性发现的患者,行超声检查,若宫内羊水明显减少或过少,则支持诊断。

5. 其他 可采用宫颈纤连蛋白检查（fFN）等方法协助诊断。

6. 感染征象诊断

（1）孕妇体温高于38℃，并进行性升高；脉搏≥100次/分，并进行性加快；持续性胎心增快，大于160次/分。

（2）母体末梢血白细胞计数：白细胞≥15×10^9/L，并进行性升高。

（3）C-反应蛋白测定（CRP）：进行性升高。

（4）子宫压痛或分泌物异味；

（5）产后胎盘病理提示胎膜内有中到大量中性粒细胞浸润。

【对母儿的影响】 胎膜早破可诱发早产，可增加宫内感染及产褥感染机会，胎膜早破距分娩开始的时间愈长，宫内感染机会愈高。临近妊娠足月时发生胎膜早破，则多数在破膜后24小时内临产，破膜一般不影响产程进展。如有胎位不正、骨盆狭窄，先露不能与骨盆上口衔接，在羊水流出时，脐带脱垂发生机会增加。如羊水流尽，可使宫颈口扩张缓慢、产程延长；子宫壁紧贴胎儿身体，影响胎盘血液循环可致胎儿宫内窘迫，若胎儿吸入感染的羊水可发生肺炎。

【预防】 要重视孕期卫生指导，积极预防和治疗下生殖道感染，加强孕期保健，避免负重和外伤，妊娠后期禁止性交，宫颈内口松弛者应于妊娠14~16周行预防性宫颈环扎术。

> **案例**
>
> 患者，25岁。停经33周，阴道流水2小时入院。
>
> 查体：窥器下见后穹窿液池，pH试纸变蓝色。宫颈管长2cm。胎心150次/分。宫缩30秒/3分钟，强度中等。
>
> 思考：制订此患者的诊治方案。

【处理】

1. 未足月胎膜早破的处理 如不伴感染体征，又未临产应保胎，具体措施为：住院、安静卧床以防脐带脱垂；注意宫缩及羊水情况（羊水的性状、气味），保持外阴部清洁；测体温与查血常规及CRP；可根据情况应用宫缩抑制剂如硫酸镁、硝苯地平或吲哚美辛等。破膜12小时以上可预防性使用抗生素如青霉素（因多数单位对亚临床感染难以及时诊断）。若B超监测残余羊水量在饮足水后羊水池深度≤2cm时应考虑终止妊娠。胎龄<34周则需促胎肺成熟，地塞米松5mg每12小时一次，肌内注射，共4次。有任何感染征象随时终止妊娠。若胎龄大于35周，则处理同足月妊娠，及早引产。

2. 足月妊娠胎膜早破的处理 如无规律宫缩，未临产，应在破水2~12小时内及早引产。

3. 有剖宫产指征者行剖宫产结束分娩。

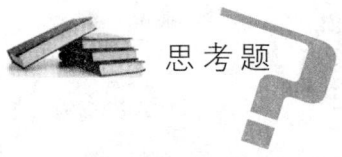

1. 足月胎膜早破的处理原则是什么？
2. 胎膜早破的诊断方法有哪些？

第二节 脐带异常

> **学习目标**
> 1. 了解脐带异常的病因。
> 2. 熟悉脐带异常对母儿的影响。
> 3. 掌握脐带先露与脱垂的诊断、预防及处理。

一、脐带长度异常

足月妊娠时脐带长度为 30～70cm，平均长 50cm。

1. **脐带过长** 以前，把脐带长度＞70cm 称脐带过长，目前已去除本项定义。脐带过长易致缠绕、打结或受压，当胎膜破裂羊水流出时可引起脐带脱垂。

2. **脐带过短** 脐带长度＜30cm 称脐带过短。脐带过短在分娩前常无临床征象。临产后随胎先露下降，脐带受牵拉过紧，从而影响胎儿血供，使胎儿缺氧，故可出现胎心率异常；过度牵拉可造成胎盘早剥，或由于脐带过短阻碍先露部下降而使产程延长。

二、脐带先露与脱垂

胎膜未破时脐带位于胎先露部前方或侧方时称脐带先露（presentation of umbilical cord）（图 10-1），也称隐性脐带脱垂。当胎膜破裂时，脐带可降至宫颈口外、阴道，甚至阴道口外，则称脐带脱垂（prolapse of umbilical cord）（图 10-2），发生率为 0.4%～10%。

【病因】 凡胎先露不能与骨盆入口完全衔接可导致脐带先露及脐带脱垂：骨盆狭窄、头盆不称所致的胎头入盆困难；肩先露、臀先露、枕后位等异常胎位；脐带过长、羊水过多、先露高浮、人工破膜时均可使脐带随羊水冲出子宫口；早产或多胎妊娠的第二个胎儿因胎儿小，胎先露不能与骨盆入口很好衔接而易诱发脐带脱垂。

【对母儿的影响】 脐带先露时，如胎膜未破仅在胎动或宫缩后，脐带受压可出现胎心率改变。如胎膜破裂，发生脐带脱垂，是需紧急处理的严重产科并发症。因破膜后脱垂的脐

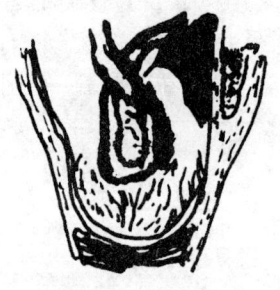
隐性脐带脱垂

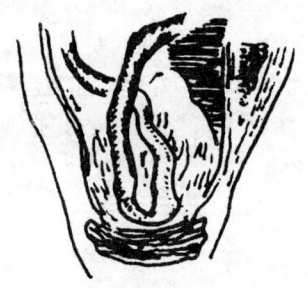
脐带先露

图 10-1 脐带先露

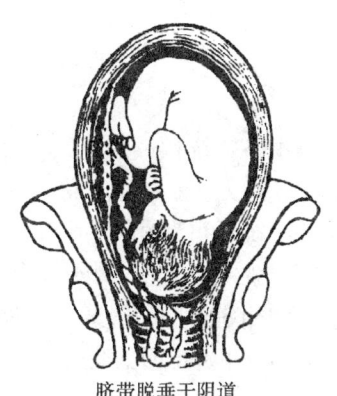 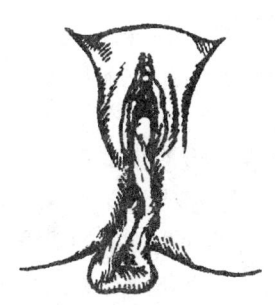

脐带脱垂于阴道　　　　　　脐带脱垂于会阴口外

图 10-2　脐带脱垂

带被挤压在胎儿先露部与骨盆壁之间，胎儿血循环受阻，可出现严重胎心率异常，当脐带血循环阻断 8 分钟时可出现胎儿宫内死亡。所以脐带脱垂可直接威胁胎儿生命，其死亡率可达 40%。而为迅速娩出胎儿，手术产率增加，故也增加了母体感染、损伤的机会。

【诊断】 有脐带先露及脱垂原因存在，胎膜早破，胎先露高浮，在胎动或宫缩后胎儿监护显示胎心异常，而改变体位、提高臀部或上推胎先露时胎心可恢复正常，则考虑为脐带先露。破膜后出现的胎心率异常则应立刻行阴道检查，在胎先露旁或下方，或在阴道内触到脐带或脐带脱出于阴道口外则可确立诊断。确诊时要注意脐带血管有无搏动。

【处理】

1．脐带脱垂的处理

（1）剖宫产：确诊为脐带脱垂，胎儿存活者应尽快在数分钟内结束分娩，在此期间应设法解除脐带受压，嘱孕妇垫高臀部并立即将胎头推至骨盆入口以上，监测胎心，将脱出阴道口外的脐带还纳回阴道内，以防外界刺激引起脐血管痉挛、迷走神经兴奋引起的血流受阻。宫颈口未开全者，尽快行剖宫产术。

（2）宫颈口已开全，胎头已入盆，应立即行产钳术或胎头吸引术，臀位则行臀牵引术，肩先露行内转胎位术结束分娩。

（3）宫颈口未开全，胎心好无剖宫产条件，可上推胎先露并试行脐带还纳术，让产妇头低臀高位减少脐带受压；给宫缩抑制剂，以使子宫血管扩张，改善胎盘胎儿血供，勤听胎心并迅速送上级医院。

2．隐性脐带脱垂、胎心存在时，产妇需改变体位，垫高臀部；胎心保持良好，宫缩好，可等待宫口扩张经阴道分娩；如经处理胎心仍不好转或产程进展不良，短时间内不能经阴道分娩，或隐性脐带脱垂合并胎位异常（臀位或横位），均应立即行剖宫产结束分娩。

3．脐带脱垂或隐性脐带脱垂，胎心已消失超过 10 分钟，确诊胎死宫内，将情况通知家属，则任其自然经阴道分娩，为避免软产道损伤，可行穿颅术。

【预防】 脐带脱垂一旦发生，胎儿死亡率高，所以预防其发生意义重大。进入产程后，胎先露未入盆、胎位异常，多胎妊娠或羊水过多者，应嘱产妇卧床待产，尽量不做或少做阴道检查。必须行人工破膜者，应采取高位破膜；特别是羊水过多者，应同时将手放在阴道内，使羊水缓慢流出，以防脐带随羊水冲出时脱出。人工破膜应在宫缩间隙期进行，破膜前要先查清先露四周有无脐带，疑有脐带隐性脱垂时切忌破膜；破膜后应行胎心监护，如有胎心改变,立即阴道检查,以明确诊断,及时处理。

三、脐带缠绕

脐带缠绕胎儿颈部、躯干及四肢称脐带缠绕,其中脐带绕颈最多见,占90%。脐带绕颈占分娩总数的13%~25%。绕颈1~2周者居多,3周及以上者少见。发生原因与脐带过长、胎动过频、羊水量多及脐带本身胶质含量有关。脐带缠绕后可致相对性脐带过短,当缠绕周数多或缠绕过紧可致脐带血流受阻,使胎儿缺血缺氧致胎儿窘迫、胎死宫内或新生儿死亡。在分娩过程中,随胎儿先露部的下降,脐带缠绕所致的相对性脐带过短可致胎盘早剥或先露下降受影响引起产程延长。有的也可无任何症状,仅在胎儿娩出时发现。

【诊断】
1. 妊娠晚期及分娩期胎动、胎心突然出现异常,阴道检查无脐带脱垂存在。
2. 分娩过程中,胎先露下降受影响,胎心外电子监护出现变异减速。
3. 超声检查用于产前诊断脐带绕颈,其准确率可达94.2%。

【处理】 胎心监护无异常时,按照正常分娩处理。若产程中出现胎心异常应吸氧,改变产妇体位,按胎儿窘迫处理。如经处理胎心仍不能恢复正常,宫颈口已开全,无头盆不称应行阴道助产,尽快结束分娩。如宫口未开全或胎先露较高,应立即剖宫产。娩出时脐带绕颈过紧,牵拉较重时应立即钳夹、剪断脐带,并迅速娩出胎儿。产前应做好抢救新生儿准备。

四、脐带打结

脐带打结分假结及真结。假结是因脐带内的脐血管较脐带长,或脐动脉较脐静脉长,较长的血管本身卷曲形成假结而得名;很少因血管破裂而出血,所以临床上危害不大。脐带真结较少见,发生率为1.1%。其围生期死亡率为6.1%,多在妊娠3~4个月间形成,多发生在脐带过长者,开始脐带缠绕胎体,后胎儿又穿越脐带套环而形成真结。如形成真结后未拉紧则无症状;但拉紧后脐血管闭塞,胎儿血循环受阻,可致胎死宫内。多在分娩后确诊。

五、脐带帆状附着

脐带帆状附着(cord velamentous insertion)指脐带附着在胎膜上,脐带血管通过羊膜与绒毛膜之间进入胎盘(图10-3)。

【诊断】 脐带帆状附着时,当胎盘血管越过子宫下段或胎膜跨过宫颈内口时,则成为前置血管,当胎膜破裂时易造成前置血管破裂出血。前置血管被胎先露压迫时,可致循环受阻而发生胎儿窘迫。临床表现为胎膜破裂时,发生无痛性阴道出血,同时胎心不规则甚至胎心消失,胎儿死亡。取血涂片找到有核红细胞或幼红细胞,即可做出前置血管破裂的诊断,因有核红细胞或幼红细胞仅能来自胎儿血液。脐带帆状附着破膜后常常出现脐带脱垂。

【处理】 出现脐带脱垂或胎儿窘迫时按脐带脱垂处理。

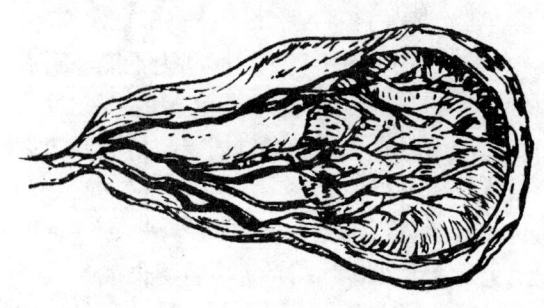

图10-3 帆状胎盘

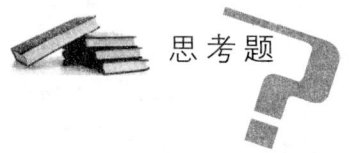

1. 如何预防脐带脱垂？
2. 脐带绕颈是剖宫产指征吗？为什么？

第三节 产后出血

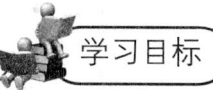

1. 掌握产后出血的概念及原因。
2. 掌握产后出血的诊断。
3. 掌握产后出血的预防及治疗。

产后出血（postpartum hemorrhage）是指胎儿娩出后24小时内阴道出血量超过500ml。主要发生在第三产程和产后2小时内。产后出血是常见而严重的分娩期并发症之一，在我国孕产妇死亡原因中居首位，其发病率占分娩总数的2%～3%。如产妇在短时间内发生大量出血可迅速进入休克状态，重者危及生命；休克时间长会导致脑垂体缺血坏死，继而发生严重腺垂体功能减退——希恩综合征（Sheehan syndrome），所以对此病必须高度重视和积极预防。

产后出血的原因为宫缩乏力、软产道裂伤、胎盘因素以及凝血功能障碍。

> **案例**
>
> 患者，30岁，主因停经39周，规律宫缩6小时入院。入院后5小时经阴道分娩一男婴，4000g。胎儿娩出后1小时，阴道出血500ml。查体：神情淡漠。脉搏110次/分，血压90/60mmHg。阴道有活动性鲜血流出。
> 思考：此患者下一步的诊治方案是什么？

一、产后宫缩乏力

产后宫缩乏力是引起产后出血的主要原因，占产后出血的70%～80%。

【原因】

1. **全身性因素** 产妇精神过度紧张，阻塞性难产使产程延长、滞产，致产妇疲劳；产程中使用过量镇静剂；合并全身急慢性疾病等。

2. 局部因素 子宫过度膨胀，肌纤维过度伸展，如羊水过多、双胎、巨大胎儿致子宫肌失去弹性；子宫肌纤维发育不良如先天性子宫畸形或子宫肌瘤；子宫有感染、子宫肌组织水肿、严重贫血、妊娠期高血压疾病、子宫胎盘卒中及前置胎盘附着的子宫下段血窦不易关闭等均可影响产后子宫收缩，引起产后出血。

【临床表现】产后子宫收缩乏力常是产程中宫缩乏力的延续，多发生于胎盘娩出后或表现为胎盘剥离延缓，阴道流血过多，出血呈暗红色，有血凝块形成，宫缩好时出血可减少，宫缩差时出血又增多。有时阴道出血不多，但大量血液积聚在子宫腔内，按压宫底时方可见大量血液或血块自阴道涌出，出血量多或出血速度快时可使产妇迅速进入休克。出现面色苍白、头晕、心慌、出冷汗、打哈欠、脉搏快而弱、血压下降，不及时治疗会危及生命。检查时宫底较高，子宫壁松软，有时甚至摸不清子宫轮廓。应警惕隐性产后出血，由于子宫收缩乏力，大量血液积存于宫腔内而无力排出。虽阴道出血不多，但患者可出现失血表现，仅在按压宫底时有大量血液流出。

【诊断】根据产前已有宫缩乏力、滞产等因素存在，产后出现上述症状及体征，诊断不困难，但要排除胎盘因素，软产道裂伤及凝血功能障碍引起的产后出血，且要用弯盘收集测量出血量，因目测估计的阴道出血量远少于实际出血量。

【处理】原则为加强子宫收缩以达迅速止血目的，防治休克及预防感染

（一）止血

加强子宫收缩是治疗宫缩乏力性出血最迅速而有效的止血方法。

1. 刺激子宫收缩

（1）经腹按摩子宫：助产士一手置于宫底部，拇指在前壁，四指在后壁，将子宫底握于手掌中，均匀而有节律的按摩，以促进子宫收缩，经按摩后子宫会逐渐开始收缩变硬（图10-4）。

（2）经阴道及腹壁按摩子宫：一手握拳置于阴道前穹窿，顶住子宫前壁，另一手经腹部压子宫后壁，两手相对紧压子宫并按摩，直至子宫恢复正常收缩，且能维持良好收缩状态为止。按摩时应注意无菌操作（图10-5）。此种方法一般只用于其他方法效果欠佳，准备开腹止血时作为临时措施使用。

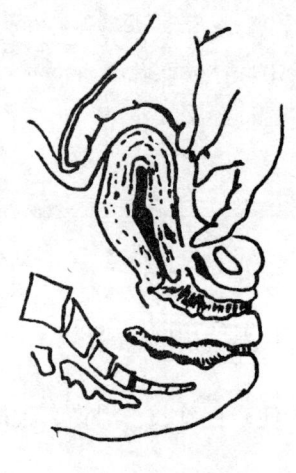

图10-4 按摩子宫方法

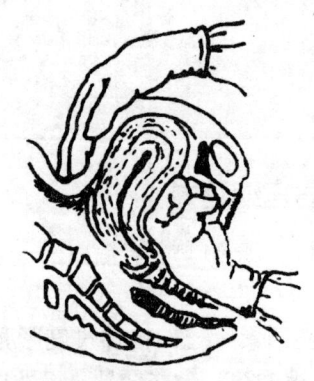

图10-5 双手压迫按摩子宫法

（3）使用宫缩剂：在按摩子宫同时可用以下药物促进子宫收缩。

1）缩宫素 10U 肌内注射，也可直接注入肌层（经宫颈或宫底部）促使子宫收缩而止血。然后将缩宫素 10～20U 加入乳酸钠林格溶液 500ml 内静脉滴注，以维持子宫处于良好收缩状态，每天最大应用剂量为 60U。

2）麦角新碱 0.2～0.4mg 静脉滴注或缓慢注射，麦角新碱可引起宫体肌肉及子宫下段甚至宫颈的强烈收缩，但心脏病及高血压患者禁用。

3）前列腺素：有较强的子宫收缩作用，可采用口服制剂（如米索前列醇 200～400μg）舌下含服。或经腹壁直接注入子宫肌层，止血效果迅速而持久。

4）其他：亦可用卡贝缩宫素 100μg 静脉注射；或卡孕栓（卡前列甲酯栓）1～3mg 舌下含服或肛门塞入，或欣母沛（卡前列氨丁三醇）250μg 肌内注射，加强宫缩。使用时需要注意各种药物的禁忌证和毒副作用。

2．宫腔填塞　应用消毒长纱布条填塞宫腔，局部止血效果好。手术者一手在腹部固定宫底，另一手持卵圆钳将无菌纱布条自宫底依次充满宫腔，不留空隙，24 小时取出纱布条，取出前应先用宫缩剂。宫腔填塞纱布后应密切观察生命体征及宫底大小和高度，以防因填塞不紧宫腔内继续出血而阴道不流血的止血假象，并要注意预防感染。

3．髂内动脉或子宫动脉栓塞　可由介入科行髂内动脉或子宫动脉栓塞法止血。

4．盆腔血管结扎　上述各种方法无效，对于子宫收缩乏力，前置胎盘及 DIC 所致的严重产后出血而患者又迫切希望保留生育功能可采用盆腔血管结扎止血。

5．子宫切除术　对于难以控制并危及生命的产后出血，在积极治疗的同时行子宫次全切除术或子宫全切除术。

（二）防治休克

关键是要及时补充血容量，即迅速开放 2 条静脉，在失血 1 小时内补充失血量的 40%。积极补液，根据出血情况补充悬浮红细胞、血小板、血浆，以及纤维蛋白原等。监测血常规及凝血功能。

二、胎盘因素出血

胎盘因素是引起产后出血的另一重要原因，根据胎盘剥离情况，胎盘因素致产后出血有以下类型。

1．胎盘剥离不全　胎盘部分自宫壁剥离，部分尚未剥离影响子宫收缩，已剥离面的血窦开放引起出血不止。多见于宫缩乏力或胎盘未剥离时过早牵拉脐带或挤揉刺激子宫。

2．胎盘剥离后滞留　胎盘从宫壁全部剥离但仍滞留于宫腔内，影响子宫收缩而引起出血，多由于宫缩乏力，膀胱膨胀等所致。这是胎盘滞留的常见因素。胎儿娩出后 30 分钟，胎盘仍未娩出者称胎盘滞留（retained placenta）。

3．胎盘嵌顿　胎盘已剥离，但由于子宫上下段交界处（宫颈内口附近）子宫肌痉挛性收缩形成狭窄环，使已剥离的胎盘嵌顿于环上而不能娩出，从而影响子宫收缩而致出血。常见于宫缩剂使用不当或粗暴按摩子宫。

4．胎盘粘连　胎盘全部或部分粘连于子宫壁不能自行剥离称胎盘粘连，全部粘连时可无出血，部分粘连因胎盘已剥离而血窦开放，胎盘未能娩出影响子宫收缩，会引起大量出血。胎盘粘连的常见原因是蜕膜发育不良、子宫内膜炎或多次人工流产致子宫内膜损伤等。

5．胎盘植入　胎盘绒毛全部或部分深入到子宫肌层内，甚至可达浆膜层称胎盘植入，近期随着剖宫产率的大幅增加，患者再次妊娠时发生率明显增加。全部植入常不出血，部分植入则由于未植入部分剥离血窦开放，胎盘未能娩出影响子宫收缩而大量出血。其原因是子宫蜕膜层发育不良或完全缺如，而使胎盘绒毛直接植入到子宫肌层。

6. 胎盘和（或）胎膜残留　胎盘部分小叶、副胎盘或部分胎膜残留在子宫腔内可影响子宫收缩而出血，常见原因为过早牵拉脐带，过早用力揉挤子宫。

【临床表现及诊断】　胎盘娩出前阴道大量暗红色出血时应考虑胎盘因素所致，根据各种胎盘因素所致出血的特点诊断并不困难。

【处理】　胎盘因素出血按种类不同，处理如下：

1. 胎盘已从宫壁剥离未排出滞留于宫腔、膀胱过度膨胀者，应导尿排空膀胱，再用手按摩使子宫收缩，同时轻压子宫底，另一手轻牵脐带协助胎盘娩出。

2. 胎盘嵌顿应给予静脉全身麻醉，使子宫狭窄环松弛后用手取出胎盘。

3. 胎盘部分粘连或发现娩出的胎盘有部分小叶残留在宫腔内，应行宫腔探查，可徒手深入宫腔协助胎盘剥离，取出残留的胎盘或胎盘小叶。残留的胎盘胎膜组织徒手取出困难时，可行清宫术，用大刮匙将其清除，过程中注意无菌操作。

4. 胎盘植入的处理　徒手剥离胎盘时发现胎盘与宫壁紧密相连，难以剥离，可能为植入胎盘，应立即停止剥离，最安全的治疗方法是行子宫切除术。出血不多需保留子宫者，可用甲氨蝶呤行保守治疗。在上述治疗的同时，应控制休克，补充血容量，娩出胎盘的同时，应用宫缩剂加强宫缩，并应用抗生素预防感染。

三、软产道裂伤

软产道裂伤包括会阴、阴道壁、子宫颈，甚至子宫下段的撕裂伤。常见于胎位异常、宫口未开全时娩出胎儿、急产、经阴道手术助产、会阴体坚韧、阴道瘢痕、胎儿巨大、会阴保护不当等。出血量与裂伤程度以及是否累及血管有关。表现为胎儿娩出时或娩出后短时间内阴道持续不断、大量鲜红色血液流出，或胎盘完整娩出后阴道仍有持续鲜红色血液流出。检查子宫收缩良好，仔细检查软产道可发现具体裂伤及出血的确切部位。

【会阴及阴道裂伤】　分娩时会阴及阴道裂伤最常见。轻者仅限于皮肤、黏膜及阴唇系带，重者可累及阴道、盆底肌肉及筋膜，甚至可致肛门括约肌断裂及直肠的前壁撕伤。阴道裂伤多见于侧壁、后壁，多呈不规则撕裂伤。会阴裂伤按轻重程度分为3度：Ⅰ度系指会阴皮肤及阴道入口黏膜撕裂，未达肌层，出血少。Ⅱ度系指会阴体肌层、阴道后壁黏膜，甚至沿阴道后壁两侧沟向上撕裂，裂伤多不规则，原解剖结构不清，出血较多。Ⅲ度系指肛门外括约肌已断裂，甚至阴道直肠隔及部分直肠前壁损伤。此时裂伤重，但出血量不一定很多。

【宫颈裂伤】　初产妇分娩时宫颈常有深度不超过1cm的裂伤，常无出血，产后自然愈合。但当宫颈裂伤深度＞1cm，造成不同程度的出血时称为宫颈裂伤（cervical laceration）。胎儿娩出后立即出现持续而鲜红色阴道流血，检查子宫收缩好，而外阴部无明显裂伤，应考虑宫颈裂伤的可能，需对宫颈进行仔细检查：阴道拉钩暴露宫颈，直视下用两把无齿卵圆钳夹提宫颈边缘，依次检查子宫颈一周，裂伤在2cm以上或2cm以内有活动性出血时即可诊断宫颈裂伤。子宫颈两侧肌纤维较少，所以撕裂易自两侧开始向上延伸，可累及穹窿甚至子宫下段。子宫下段裂伤属子宫破裂。

【处理】　软产道裂伤均应修补缝合。缝合时要注意按照解剖关系逐层缝合，注意无菌技术及止血，避免血肿形成。术后给予抗生素以防感染，失血多者应补充血容量。

四、凝血功能障碍

凝血功能障碍在产后出血的原因中较少见，一旦发生后果较为严重。孕妇患有全身出血性疾病如白血病、再生障碍性贫血、血小板减少等血液病及重症肝炎者，产后易致大出血。在孕前及妊娠期有出血倾向，产后血凝障碍易致大出血。另一情况为产科并发症致凝血功能障碍，多见于胎盘早剥、羊水栓塞、过期流产、死胎滞留及重度子痫前期。羊水有形成分、退化坏死的胎盘和蜕膜组织都可释放凝血活酶物质，进入母体血液循环中可引起DIC，从而导致难以控制的产后出血。表现为子宫大量出血或少量持续不断地出血，血液不凝及全身其他部位出血。

【诊断】 根据病史，胎盘剥离或产道损伤时发生大出血的特点及凝血功能障碍的实验室检查（血小板减少、凝血酶原时间延长、纤维蛋白原减少等）可做出诊断。

【处理】 重症肝炎及严重血液病是妊娠禁忌证，在妊娠早期合并存在时应行人工流产终止妊娠（应在内科医师协助下进行）；妊娠中晚期应对病因进行治疗，对血小板减少、再生障碍性贫血应输新鲜血或血小板。发生弥散性血管内凝血应积极抢救。

五、产后出血的预防

做好工作可降低产后出血发病率，故应从以下几方面进行预防。

（一）产前预防

1. 做好孕前及孕期宣教及保健。对有妊娠禁忌证的妇女如重症肝炎及凝血障碍疾病应做好计划生育，对不宜妊娠的妇女，如果妊娠应及时在早孕时终止妊娠。

2. 加强孕期管理，积极治疗血液系统疾病及妊娠期并发症如妊娠期高血压疾病及胎盘早剥。对有可能发生产后出血的孕妇如子宫发育不良、多孕、多产、多次宫腔手术及有子宫手术史者，有妊娠期合并症及并发症者，合并肝炎、血液病者应提前入院待产，完善化验，相关科室会诊，共同制订预案和分娩方案，积极预防产后出血的发生。

（二）产时预防

1. 第一产程中应密切观察产妇情况，保证充分休息，消除紧张情绪，防治水、电解质紊乱，配合适当处理以防止产程延长。

2. 第二产程中则应正确指导产妇使用腹压，避免胎儿娩出过快造成产道损伤，正确掌握会阴切开术及阴道手术助产的指征，并把握好手术时机，规范操作。对已发生宫缩乏力者，在胎儿前肩娩出后，可立即肌内注射缩宫素10U以加强宫缩减少出血，并可继续静脉滴注缩宫素，防止产后出血的发生。

3. 第三产程胎盘未娩出，阴道出血多或胎儿娩出后30分钟仍无胎盘自然剥离征象，则应行宫腔探查及人工剥离胎盘术。剥离困难者禁止强行挖取。胎盘娩出后应认真检查胎盘及胎膜是否完整，检查软产道有无裂伤及血肿，检查子宫收缩是否正常。第三产程中还应准确收集并测量产后出血量。

（三）产后预防

产后2小时内发生产后出血者高达80%，所以产后应继续留产妇在产房观察2小时，注意其一般情况、生命体征、子宫收缩情况及阴道出血量。鼓励产妇及时排尿，不能排空者应及时导尿；早期哺乳可刺激子宫收缩、减少出血。失血多者应及早补充血容量，防止Sheehan综合征的发生。

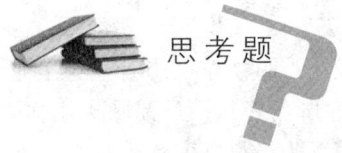

1. 产后出血的原因有哪些？
2. 宫缩乏力性产后出血的治疗原则是什么？
3. 如何预防产后出血？

第四节 子宫破裂

1. 熟悉子宫破裂的病因与分类。
2. 掌握子宫破裂的临床表现。
3. 掌握子宫破裂的诊断与鉴别诊断。
4. 掌握子宫破裂的预防与处理。

子宫破裂（rupture of uterus）指子宫体部或子宫下段于妊娠晚期或分娩期发生裂伤，是产科极严重的并发症，可威胁母儿生命。多发生于经产妇。随妇女保健工作的加强及计划生育的推行，子宫破裂的发病率已在我国显著降低。

【原因】 子宫破裂的发生与以下因素有关。

1．胎先露部下降受阻 骨盆狭窄、胎位异常、胎儿巨大、胎儿脑积水以及卵巢肿瘤嵌入盆腔造成软产道阻塞时，使分娩过程中胎儿先露部下降受阻，为克服阻力子宫上段肌层强烈收缩而下段被牵拉而伸长变薄，最终导致下段破裂。

2．子宫肌壁的病损 多次流产或刮宫后子宫肌壁有损伤或感染；多产妇子宫肌纤维变性使子宫壁弹性及扩张性减低；子宫壁的陈旧损伤，如剖宫产术、子宫穿孔修补术及子宫肌瘤挖除术后的子宫瘢痕愈合不佳，使子宫在妊娠期或分娩期发生破裂。子宫体部瘢痕易于在妊娠晚期自发破裂，多为完全破裂；子宫下段瘢痕多在临产后破裂，多为不完全破裂。

3．宫缩剂使用不当 缩宫素应用指征掌握不当，剂量过大或子宫对缩宫素过于敏感均可引起子宫强烈收缩，加之先露下降受阻时，可造成子宫破裂。

4．分娩时的手术损伤 多见于不恰当或粗暴的阴道助产手术，如宫口未开全行产钳或臀牵引术可导致严重宫颈撕裂，甚至波及子宫下段，引起子宫下段破裂。此外，忽略肩先露强行内转胎位、断头术时手术操作不慎及植入胎盘强行剥离均可造成子宫破裂。

【临床表现】 子宫破裂绝大多数发生在分娩期，多发生于子宫下段，大部分由胎先露部下降受阻所致。发生于妊娠期者少见，多为子宫本身病变、瘢痕及畸形所致，常为子宫体部破裂。子宫破裂分为先兆子宫破裂和子宫破裂两个阶段。

(一)先兆子宫破裂(threatened uterine rupture)

在分娩过程中,胎先露部下降受阻,子宫收缩力较强或呈痉挛性收缩,使子宫体增厚变短,而下段被动牵拉伸长变薄,两者之间出现环状凹陷,此凹陷随宫缩会逐渐上升达脐平甚至脐上,而形成病理缩复环(pathologic retraction ring)。产妇自述下腹剧痛致其烦躁不安,呼吸急促,脉搏增快。查体见子宫下段隆起,压痛明显,宫缩时子宫呈葫芦状,胎动频繁,胎心率不规则,变慢或由于过频的宫缩而听不清胎心音。膀胱受胎先露部压迫可发生黏膜水肿损伤出血,出现血尿。此时如不及时处理,子宫会在病理缩复环处或其下方破裂。

(二)子宫破裂

根据破裂程度分为完全破裂和不完全破裂两种。

1. 不完全破裂(incomplete rupture of uterus) 指子宫肌层已全部或部分断裂,但浆膜层保持完整,宫腔与腹腔未相通,胎儿及附属物仍在宫腔内。腹部检查子宫破裂有固定压痛,胎心音多不规则。如破裂发生在阔韧带前后叶之间,可形成阔韧带血肿,在子宫体的一侧可扪及逐渐增大且有压痛的包块。

2. 完全性子宫破裂(complete rupture of uterus) 指子宫全层破裂,宫腔与腹腔相通,伴胎膜破裂。致使羊水、胎儿的一部分或全部被挤入腹腔。子宫破裂时,产妇突感腹部一阵撕裂样疼痛,子宫破裂后宫缩停止,产妇会感觉腹痛缓解,但很快又出现由于羊水、胎儿刺激腹膜的持续性腹痛,并进入休克状态。面色苍白,出冷汗,呼吸表浅,血压下降,阴道流鲜红色血液。腹部查体:全腹压痛,反跳痛,在腹壁下面可清晰地触及胎体,胎体一侧可触及已收缩的小子宫体,胎心音听不到。瘢痕子宫破裂的病例,先兆症状表现不明显,一开始就是子宫破裂的表现,多发生在妊娠后期或分娩期。有时子宫瘢痕裂开,但胎膜未破,胎心率良好,需立即行剖宫产术,否则一旦延误,胎儿就会进入腹腔,产生典型的子宫破裂的后果(图10-6)。

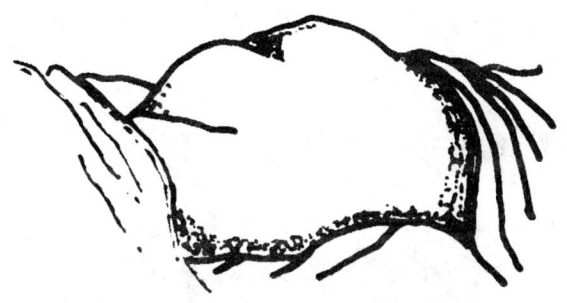

图10-6 先兆子宫破裂时的腹部外观

【诊断】 通过询问病史,有梗阻性难产出现上述临床表现即可诊断。当临床出现不能解释的胎心监护异常时要高度警惕发生此病的可能。检查时导尿可见血尿,阴道检查发现宫口缩小,胎先露部上移,甚至在子宫腔内能触到破裂口。破裂口被胎盘覆盖,裂口在后壁或症状不典型的不完全破裂诊断较为困难,常需阴道检查助诊。为明确有无内出血可采用腹腔穿刺或后穹窿穿刺,一般用于产后疑诊子宫破裂者。B超也可协助诊断子宫破裂。要与起病急并剧烈腹痛、内出血及休克的胎盘早剥相鉴别。

【预防】

1. 加强及健全孕期保健。详细询问病史,包括剖宫产史、人工流产穿孔史、子宫肌瘤切除史等,对于前次剖宫产史的孕妇要了解手术距离此次妊娠的时间间隔、前次手术指征、术中情况、术后恢复情况。对有上述病史的妊娠妇女从孕早期即应加强管理,及时发现异常,并根据情况给予恰当处理。

2. 对有胎位、胎儿及产道异常的孕妇应在产程中严密观察,当产程异常或发现子宫先兆破裂征象应及时行剖宫产。

3. 对于子宫瘢痕及畸形的孕妇试产时间不宜过长,可放宽剖宫产指征。

4. 应用缩宫素应有严格指征,切勿滥用,应用时需有专人观察胎心及宫缩情况。

5. 严格掌握手术指征,剖宫产术时以子宫下段剖宫产为宜,因下段切口愈合较好,而体部切口在子宫收缩时血供较差,愈合欠佳。另外,在阴道手术操作时也须严格掌握指征,且操作时应避免粗暴。

【治疗】

1. 子宫先兆破裂　立即采取措施抑制子宫收缩,防止子宫破裂。常用哌替啶 100mg 肌内注射,需要时给予全身麻醉,同时争取时间尽快行剖宫产术。

2. 子宫破裂　无论胎儿是否存活,应在抗休克、抗感染同时行剖腹探查手术,以抢救孕妇生命。术中根据患者全身状况、子宫破裂程度、感染时间的长短和程度以及有无子女决定手术方式。原则为采取迅速而能达止血目的方法,如破口小、感染轻微、裂口整齐,可行裂口修补术;破口大而不整齐,感染明显可行子宫次全切除术;如破口延及宫颈则行全子宫切除术。子宫下段破裂时还应检查周围组织,如膀胱、输尿管、宫颈及阴道有无损伤,有损伤者应同时给予修补。术后应用抗生素抗感染。

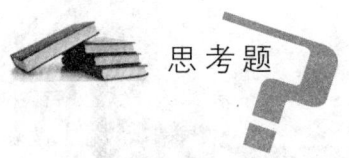

1. 先兆子宫破裂的临床表现有哪些?
2. 先兆子宫破裂的发病原因有哪些?

第五节　胎儿窘迫

1. 熟悉胎儿窘迫的病因和临床表现。
2. 掌握胎儿窘迫的诊断和处理。

胎儿在宫内有缺氧、酸中毒危及胎儿健康和生命者称胎儿窘迫(fetal distress)。可发生于妊娠后期或产程中。胎儿窘迫是以胎心率、一系列代谢及反应发生改变的综合病症,是剖宫产术的主要指征之一。

【病因】　胎儿窘迫的病因可归纳为下述几个方面。

1. 母体因素　母体血液含氧量不足是引起胎儿缺氧的重要因素,如妊娠合并心力衰竭、急性失血致失血性休克。胎盘早剥或前置胎盘,妊娠合并高血压或妊娠期高血压疾病,胎盘血管痉挛影响胎盘胎儿血供;母血红细胞含氧量不足,母体重度贫血或一氧化碳中毒;子宫胎盘血运受阻,如羊水过多、多胎妊娠,导致子宫过度膨胀等。

2. 胎盘、脐带因素 脐带异常导致脐带血运受阻，妊娠期并发症如胎盘早剥、前置胎盘、胎盘发育障碍、胎盘功能低下、过期妊娠均可使母体与胎儿间氧及营养物质输送通道受阻而致胎儿窘迫。

3. 胎儿因素 胎儿先天发育畸形，如严重的先天性心血管疾病及胎儿宫内感染，母儿血型不合等可严重影响胎儿心血管系统功能致胎儿缺氧。

4. 产程处理不当 宫缩剂使用不当会使子宫收缩过强、产程延长致使胎头在盆底受压过久，产程中止痛及麻醉药物使用不当及难产处理中致胎儿大脑产伤等均可引起胎儿循环障碍和缺氧。

【临床表现及诊断】 根据发生速度分为急慢性两类，急性主要发生于分娩期，慢性多发生于妊娠末期，且往往延续至分娩期。

1. 胎心率变化 急性胎儿窘迫最明显的临床征象就是胎心的改变。胎心率＞160次/分，是胎儿初期缺氧的表现，随缺氧的加重，胎心率减慢至＜110次/分，尤其是＜100次/分，提示胎儿有危险。胎心率快慢不均表示胎儿可能有缺氧。初期缺氧时通过自主神经反射刺激使交感神经兴奋，心率加快加以代偿，当进一步缺氧，则会使迷走神经兴奋，胎心变慢、变弱，继续缺氧则会使胎心进一步减慢而不规则，最终会使胎儿死亡。

2. 胎心监护 对胎心率变化进行持续监护和记录，同时也能观察及记录宫缩以及胎动时胎心的变化。出现以下表现时可诊断为胎儿窘迫：①频繁出现早期减速或胎心率低于100次/分。②频繁出现晚期减速。③出现重度变异减速，表明胎儿脐带受压。④胎心基线变异持续＜5次/分为基线变异平直；胎动时胎心率增速＜10次/分，持续时间＜10s；合并晚期减速。⑤胎心率持续＞160次/分。

3. 胎动 胎儿缺氧时胎动减少，孕妇通过自数胎动来监测有无胎儿窘迫发生。孕32周以后，于每日早、中、晚各1小时孕妇自己计数胎动次数。如胎动次数减少50%以上表示胎儿缺氧。胎动减少是慢性缺氧的重要指标；但胎动骤增（胎动频繁）后减少则为急性胎儿窘迫和胎死宫内前的表现，胎动消失后24小时内胎心也会消失。胎动过频是胎动消失的前驱症状，故应予以重视，以免失去抢救时机。

4. 羊水胎粪污染 胎儿缺氧可兴奋迷走神经使肠蠕动亢进、肛门括约肌松弛，因而胎粪排入羊水中，使羊水污染。根据污染的程度分为：羊水Ⅰ度污染，即羊水呈浅绿色；羊水Ⅱ度污染，羊水呈黄绿色；羊水Ⅲ度污染，羊水混浊呈棕黄色，胎脂亦被染为黄色，可见胎粪颗粒。羊水Ⅰ度甚至Ⅱ度污染，胎心始终良好者，应密切监护，不一定表示胎儿窘迫；出现羊水Ⅲ度污染，则为胎儿窘迫，应及早结束分娩。

5. 酸中毒 破膜后取胎儿头皮血或分娩后取脐动脉血行血气分析。pH＜7.20（正常值7.25～7.35），PO_2＜10mmHg（正常值15～30mmHg），PCO_2＞60mmHg（正常值35～55mmHg）表示有酸中毒，应诊断为胎儿窘迫。

【治疗】

(一) 分娩期胎儿窘迫的处理

1. 缓解胎儿缺氧，纠正酸中毒

(1) 给产妇吸氧，并嘱产妇侧卧位，以提高血氧含量。

(2) 疑有脐带受压，应嘱产妇改变体位、抬高床尾等。

(3) 产妇因呕吐、肠胀气、进食少引起脱水，酸中毒时，应静脉补液同时加5%酸碳氢钠溶液250ml纠正酸中毒。

2. 尽快终止妊娠　如经以上处理胎心率转为正常，可继续观察；如窘迫仍未好转，应迅速结束分娩。

（1）宫口开全，先露部已达坐骨棘平面下2cm者，可行阴道手术助产（产钳术或胎头吸引），使胎儿迅速娩出，减少宫内缺氧时间，减少新生儿死亡。

（2）宫口未开全或先露部高，应立即行剖宫产结束分娩。

（3）胎儿娩出前，做好抢救新生儿准备。

（二）孕期胎儿窘迫的处理

应针对病因积极预防。此外应根据孕周、胎儿成熟度和窘迫的严重程度决定如何处理。

1. 嘱孕妇侧卧位，吸氧，积极治疗合并症及并发症，改善胎盘血供。

2. 孕晚期，可疑有胎儿窘迫征象时可行无应激试验（non-stress test，NST），NST无反应，重复监测后仍无反应，估计胎儿娩出后生存机会较大者应行催产素激惹试验（oxytocin challenge test，OCT），OCT阳性表示胎儿缺氧，应尽快终止妊娠。

3. 距离足月妊娠越远，胎儿娩出后生存机会越小，应将情况通报家属。胎盘功能不佳者，胎儿发育会受影响，所以预后较差。

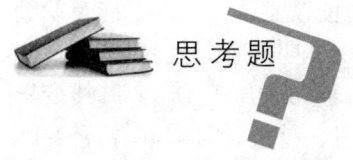

思考题

1. 如何诊断胎儿窘迫？
2. 胎儿窘迫如何治疗？

第六节　羊水栓塞

学习目标

1. 了解羊水栓塞的概念、相关高危因素、病因和病理生理过程。
2. 掌握羊水栓塞的临床表现、诊断、预防及处理原则。

羊水栓塞（amniotic fluid embolism）是指分娩过程中羊水进入母体血液循环引起肺栓塞、休克、弥散性血管内凝血（DIC）及肾衰竭或突然死亡的一系列综合病症。为严重的产科并发症，也是孕产妇死亡的重要原因之一，一旦发病，产妇死亡率高达70%～80%。早孕大月份刮宫术、中期引产及足月分娩均可发生此病。

【病因】　羊水主要经子宫颈黏膜静脉或胎盘附着处的静脉窦或在分娩过程中出现损伤有开放的血管而进入母体循环。所以强烈宫缩、死胎、过期妊娠、产程长、难产、胎儿窘迫等均与羊水栓塞发病相关。

【病理生理】　羊水中含有胎儿毳毛、胎脂、胎儿脱落的角化上皮细胞及胎粪，故羊水一旦进入母血循环，这些有形成分就会栓塞肺小动脉和毛细血管，小支气管痉挛造成肺动脉高压，使肺灌注量减少。而肺血管痉挛、小气管收缩、支气管内分泌物增加，严重影响了肺的通气和换气功能，使肺缺血、缺氧，肺泡和毛细血管通透性增加，导致肺水肿、肺出血，引起急性呼吸衰竭。肺动脉高压又可引起右心衰竭。肺动脉高压，进入左心的血液减少，左心排出量下降，引起周围循环衰竭，血压下降，出现休克，导致呼吸循环衰竭。而羊水中的有形物质均为致敏原，进入母血后可引起母体发生过敏性休克，加之以上所述的呼吸循环衰竭，可立即造成机体严重缺血缺氧，引起全身重要脏器功能障碍，患者可迅速死亡。羊水中含有丰富的凝血活酶物质，所以进入母血会引起弥散性血管内凝血，继之纤维蛋白严重消耗，纤溶系统被激活，导致难以控制的全身广泛出血，大量阴道流血、切口渗血、皮肤黏膜出血及消化道大出血。严重产后出血、失血性休克也是致死的主要原因。由于呼吸循环衰竭、过敏性休克及DIC，使肾缺血缺氧，出现肾器质性损害，所以在羊水栓塞后期，会出现肾衰竭、少尿、无尿及尿毒症的表现（图10-7）。

【临床表现】 羊水栓塞根据其临床经过分为以下三个阶段。

1. 休克期　可发生在第一产程末，宫缩较强时及胎儿娩出后短时间内，尤其在破膜后出现烦躁不安、寒战、气急、咳嗽等先兆症状，继而表现为呼吸困难、发绀、咯粉色泡沫痰、心率加快、血压下降、抽搐、肺部有湿啰音。严重者发病急，没有先兆症状，只发生惊

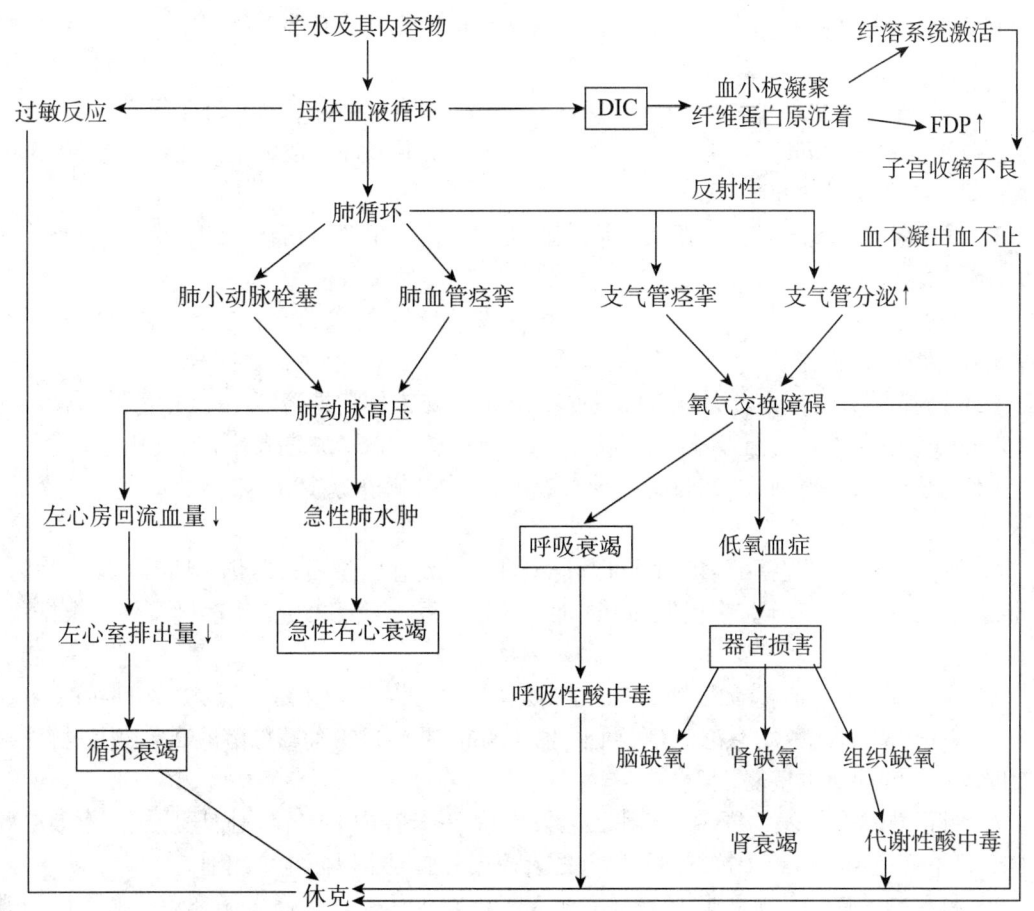

图10-7　羊水栓塞的病理生理

叫而迅速进入休克状态及昏迷，甚至会在数分钟内死亡。

2. DIC期　度过第一阶段的部分患者，随之会出现大量阴道出血，持续不断且血液不能凝固，皮肤、黏膜及胃肠道出血及创面出血，表现为难以控制的全身广泛性出血。

3. 急性肾衰竭期　在羊水栓塞的后期出现少尿、无尿、尿毒症表现。

以上三个阶段在典型的病例中是按顺序出现，也有同时发生者；不典型者只有休克和DIC期。其发病的快慢与羊水进入母体循环的量，特别是和羊水中所含有形成分、胎粪及黏液的量有重要关系。所以在中期引产时发生的羊水栓塞较足月分娩者预后好。

【诊断】　分娩过程中，破膜后或胎儿娩出前后不久，或钳刮时出现呼吸困难、发绀、休克等应初步诊断为本病。应立即组织抢救，在抢救同时应抽取腔静脉血，镜检查找羊水有形成分，如毳毛、鳞状上皮等，以确诊是否为羊水栓塞。同时行床头X线肺部摄片，可显示双肺弥散性点片状浸润影，沿肺门周围分布伴右心扩大。床头心电图提示右侧房室扩大。应做有关DIC的实验室检查。如果猝死者应尸检，证实在肺小血管内有羊水成分的栓塞。约一半的病例在子宫或阔韧带血管内也可见到羊水有形物质。

【治疗】　休克阶段主要是抗休克、抗过敏，解除肺动脉高压，纠正呼吸循环衰竭。此阶段应早期抗凝，补充凝血因子；晚期抗纤溶，同时也应补充凝血因子。肾衰竭期积极纠正休克，疏通微循环，使用利尿剂，积极治疗肾衰竭。一旦出现羊水栓塞的临床表现，积极采取措施进行抢救（图10-8）。

1. 加压给氧　嘱患者取半坐位，行气管插管正压给氧，必要时行气管切开；保证氧气的有效供给，从而减轻肺水肿，改善组织缺氧。

2. 抗过敏　应早期使用大剂量糖皮质激素，地塞米松20mg加入25%葡萄糖溶液中静脉缓慢注射后再加20mg于5%～10%葡萄糖溶液中静脉滴注，也可用氢化可的松500mg静脉滴注，每日用量可达500～1000mg。

3. 解除肺动脉高压　为解除支气管和血管痉挛，使用解痉药物，纠正肺动脉高压以改善机体缺氧。

（1）盐酸罂粟碱30～90mg加入10%～25%葡萄糖溶液20ml中缓慢静脉注射，能解除平滑肌痉挛，扩张肺、脑血管及冠状动脉。

（2）阿托品1mg或山莨菪碱20mg加入10%～25%葡萄糖溶液10ml中静脉缓慢注射。每15～30分钟一次，直至患者面色潮红，微循环改善。心率快的患者不宜使用。

（3）氨茶碱250mg加到25%葡萄糖溶液10ml中缓慢静脉注射，松弛血管平滑肌及冠状动脉。

4. 抗休克　用右旋糖酐-40 500ml静脉滴注，补足血容量后血压仍不回升，可用血管活性药物抗休克以升高血压，多巴胺20mg加入5%葡萄糖溶液250ml中静脉滴注，根据病情调节速度。

5. 纠正酸中毒　5%碳酸氢钠250ml静脉滴注，早期应用效果好，能及时协助纠正休克。

6. 纠正心力衰竭　用毛花苷C（西地兰）0.4mg加入10%葡萄糖溶液20ml中静脉注射，必要时4～6小时后可重复。

7. 纠正DIC及继发性纤溶　羊水栓塞发生后10分钟内DIC高凝阶段应用肝素效果好；在DIC纤溶亢进期则应给予抗纤溶药物并配合应用凝血因子以防止大出血。

8. 利尿剂的应用　为预防肾衰竭发生，积极纠正休克，疏通微循环后，血压已回升，循环血容量已补足而出现尿少、无尿时，可应用呋塞米20～40mg静脉注射或甘露醇静脉滴注以增加尿量,如尿量仍未增加则表示肾衰竭,需按肾衰竭做相应处理。

9. 产科处理 原则上应在母体循环呼吸功能得到改善,凝血功能纠正后结束妊娠。第一产程中发病应考虑立即剖宫产结束分娩,以去除病因。第二产程发病者应及时阴道助产结束分娩。对于难以控制的产后子宫出血患者,即使处于休克情况下也应在积极抢救休克的同时行子宫全切术,以阻断羊水继续进入母体循环,同时去除胎盘剥离面血窦的出血,使病情不再恶化,可以抢救患者生命。发病时正在使用缩宫素者应立即停止,钳刮术中发生者应停止手术积极抢救(图10-8)。

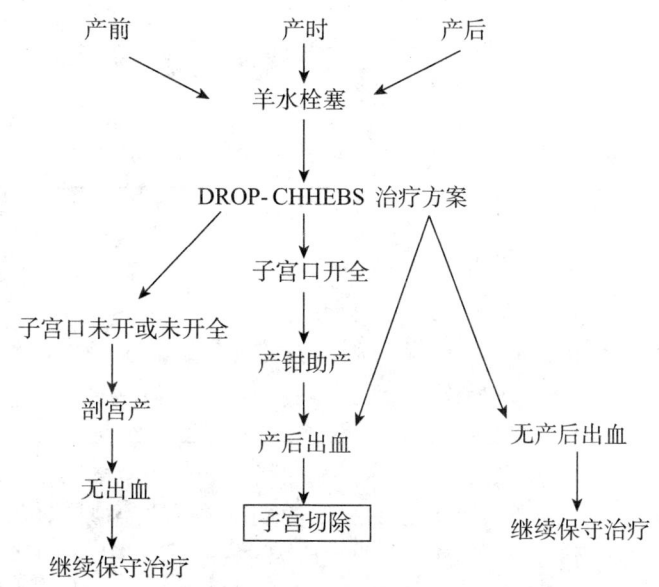

图 10-8 羊水栓塞的处理

D- 多巴胺 R- 酚妥拉明 O- 氧 P- 罂粟碱 C- 西地兰 H- 激素 HE- 肝素 B- 输血 S- $NaHCO_3$

【预防】 根据诱发因素进行预防。对于死胎、胎儿宫内窘迫、过期妊娠时羊水混浊者及前置胎盘、胎盘早剥等实行人工破膜时,一定要注意让羊水缓慢流出,且破膜应在宫缩间歇期进行,切不可在宫缩时人工破膜。使用缩宫素时应有专人看护,防止宫缩过强。并要掌握好剖宫产指征。

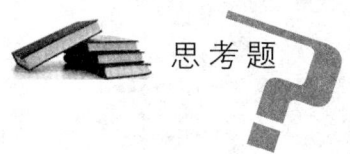 思考题

1. 羊水栓塞的治疗原则是什么?
2. 如何预防羊水栓塞?

(刘俊 庄臻丽)

第十一章

异常产褥

第一节 产褥感染

1. 熟悉产褥感染与产褥病率的概念。
2. 了解产褥感染的病因及病理基础。
3. 掌握产褥感染的临床表现及临床处理。
4. 熟悉产褥感染的诊断及鉴别诊断。

产褥感染（puerperal infection）指分娩及产褥期生殖道受病原体侵袭，引起的局部或全身性炎症变化。产褥感染是孕产妇死亡四大原因之一，发病率6%。产褥病率（puerperal morbidity）指分娩24小时以后的10天内，用口表每日测量体温4次，间隔4小时，凡体温有2次≥38℃者。导致产褥病率的主要原因为产褥感染，但生殖道以外的感染如急性乳腺炎、泌尿系统感染、上呼吸道感染、血栓静脉炎等也可引起产褥病率。

【病因】

（一）感染诱因

病原体入侵机体是否会引起感染及其严重程度与病原体的种类、数量、毒力以及机体的防御能力密切相关。妊娠期及分娩期女性生殖道的防御功能和自净作用下降，使自身防御功能降低，病原体入侵机会增加。若产妇伴有贫血、体质虚弱、营养不良、胎膜早破、产程延长、产道损伤、产前产后出血过多、胎盘残留或手术产等，均会使机体抵抗力降低，而成为产褥感染的诱因。

（二）病原体种类

孕期及产褥期生殖道内有许多病原体寄生，包括需氧菌、厌氧菌、衣原体、支原体及真菌，这些非致病菌病原体在环境发生改变时可以致病。且此时外源性病原体也会入侵引起局部或全身炎症。

1. 需氧性链球菌　是外源性病原体致产褥感染的主要致病菌，其中β-溶血性链球菌毒力最强，能产生致热外毒素和溶组织酶，可引起严重感染，且炎症可迅速扩散，重者可发生败血症。

2. 厌氧性革兰阳性链球菌　为存在于阴道的条件致病菌，也是产褥感染中最常见的病原体，当胎盘残留、产道损伤局部组织坏死缺氧时，可迅速繁殖，常与大肠埃希菌混合造成感染，放出异常恶臭气味。

3. **大肠埃希菌属** 与其相关的革兰阴性杆菌、变形杆菌也是产褥感染的主要外源性致病菌，是菌血症和感染性休克最常见的病原菌。

4. **葡萄球菌** 易引起伤口感染，其中金黄色葡萄球菌引起的感染最重，多为外源性感染，而表皮葡萄球菌存在于阴道菌群中，只引起较轻的感染。

5. **革兰阴性杆菌的厌氧类杆菌属** 可导致产褥感染，因这类细菌有加速血液凝固的特点，可引起感染邻近部位的血栓性静脉炎。此外目前尚可见淋病奈瑟菌、衣原体和支原体及病毒引起的产褥感染。

综上所述，产褥感染一般为需氧菌和厌氧菌混合感染。

（三）感染途径

1. **内源性感染** 正常生育年龄妇女生殖道或其他部位寄生有大量病原体，多数并不致病，当机体抵抗力下降出现感染诱因时则可致病。内源性感染比外源性感染危害性更大，因不仅导致产褥感染，还可通过胎盘、胎膜、羊水间接感染胎儿，导致流产、早产、胎膜早破、胎儿发育不良及死胎等。

2. **外源性感染** 由外界病原体进入生殖道引起。由于消毒隔离制度不严，接触被病原菌污染的衣物、用具、物品，可引起感染。另外，空气中的细菌播散，一些医疗操作中无菌技术不严，灭菌不够以及不规范的多次内诊、临近预产期的不洁性交及盆浴均可将外界病原菌带入生殖道引起感染。

【病理及临床表现】

1. **急性外阴、阴道、宫颈炎症** 最常见为分娩时会阴裂伤或会阴切口处伤口感染。患者自觉局部疼痛、灼热、下坠或小便困难，低热，深部脓肿形成时可出现高热，查体时发现黏膜充血、溃疡，局部伤口红肿、发硬、有脓性分泌物，伤口部分或全部裂开，重者日后会导致阴道粘连或瘢痕形成。分娩时宫颈会有不同程度裂伤，裂伤处发生感染会形成急性宫颈炎，表现为局部红肿，表面有脓性渗出，有时裂口边缘有组织坏死，炎症可向深部组织蔓延，向宫旁组织扩散，引起盆腔结缔组织炎。

2. **急性子宫内膜炎、子宫肌炎** 急性子宫内膜炎是产褥感染中常见的病变。病原体经胎盘剥离处的创面侵入，扩散到蜕膜，沿及整个子宫内膜，侵及子宫肌层时则称子宫肌炎（myometritis）。两者常同时存在。轻症致病菌多为大肠埃希菌及厌氧链球菌，感染常较表浅，患者可出现低热，下腹疼痛较轻，恶露量多而混浊，有臭味，下腹部有压痛，子宫复旧欠佳。如感染及时控制，则内膜可在数日内修复。重症者致病菌多为溶血性链球菌，肌层常受累，表现为寒战、高热、头痛、下腹痛，子宫有明显压痛，但恶露不一定多，因而容易误诊。治疗不及时，细菌迅速入侵宫旁组织，感染进一步扩散而引起败血症。

3. **急性盆腔结缔组织炎** 多由急性子宫内膜炎发展而造成，或宫颈炎细菌经淋巴或血行蔓延达宫旁组织而致。临床表现为寒战、发热、两侧或一侧下腹疼痛。检查时，子宫固定，其一侧或两侧组织增厚、压痛，病变部位可出现包块，并形成脓肿，病变未控制或脓肿破溃后引起腹膜炎。

4. **急性输卵管炎** 大都是由宫颈或宫壁经淋巴扩散而来，病原体先侵犯输卵管系膜、浆膜，后累及管壁及黏膜，管腔内有浆液或脓性分泌物，伞端可闭锁。常和子宫内膜炎并存。淋病双球菌可沿生殖道黏膜上行感染，侵及输卵管后很快累及输卵管各层，其主要病理特点为：黏膜水肿，出现浆液或脓性渗出，输卵管肿胀、迂曲、伞端闭锁时形成输卵管积脓。多于产后 8～9 天发病，患者高热、腹痛。检查时，子宫两侧或一侧有条索状物，质地稍硬，压痛明显。

5．急性盆腔腹膜炎及弥漫性腹膜炎　炎症进一步发展会扩散至子宫浆膜，形成盆腔腹膜炎，继而发展成弥漫性腹膜炎，盆腔腹膜水肿充血，腹膜面分泌大量渗出液，纤维蛋白覆盖使大网膜、肠管和盆腔器官之间相互粘连，其间有炎性渗出物聚集而形成脓肿（即盆腔脓肿）。患者寒战、高热、恶心、呕吐及腹胀、腹痛，检查时下腹部有压痛，反跳痛及腹肌紧张，后穹窿饱满，会出现明显触痛，且可触到子宫直肠窝肿块，与周围组织粘连，有波动感。炎症累及膀胱可出现排尿困难，子宫直肠窝形成脓肿，直肠受炎症刺激可出现腹泻和里急后重。不及时治疗常可发展为败血症和感染性休克，急性期如治疗不彻底可发展为慢性盆腔炎而导致不孕。

6．血栓静脉炎　是产褥感染中较为严重的一种类型，为胎盘剥离处的血栓感染脱落而引起，常在产后 1～2 周发病。常见病原体为厌氧菌，因为此细菌能分泌肝素酶，将肝素分解，因而可促成凝血。盆腔内血栓性静脉炎常侵及子宫静脉、卵巢静脉、髂内静脉和阴道静脉。表现为在子宫内膜炎基础上，出现寒战、高热且反复发作，呈弛张热型。检查时体征不明显，不易与盆腔结缔组织炎鉴别。与病变的静脉位置高而且深有关。盆腔静脉炎症向下扩展累及下肢静脉造成下肢静脉栓塞与炎症时称下肢血栓性静脉炎。病变多发生在股静脉及大隐静脉。患者出现寒战、高热、下肢疼痛肿胀。站立时症状加重，可影响行走。检查时见局部静脉压痛，触之呈硬索条状。因血栓使静脉阻塞，血液回流受阻，导致下肢水肿且皮肤发白，故称"股白肿"。彩色超声多普勒检查可协助诊断。

7．脓毒血症及败血症　感染血栓脱落后进入血液循环可引起脓毒血症，导致肺、脑、肾脓肿及肺栓塞。细菌进入血循环并大量繁殖则形成败血症，患者持续高热、寒战、全身出现明显中毒症状，重者谵语、昏迷，发展为感染性休克而危及生命。

【诊断与鉴别诊断】

1．病史　应详细询问孕期、分娩期及产后有无引起产褥感染的原因和诱因，及其产褥感染的症状，并排除引起产褥病率的其他疾病以及切口感染等。

2．全身检查　包括体温、脉搏、血压、上呼吸道视诊、肺部听诊和乳房检查，除外常致产后发热的上呼吸道感染、肺结核、乳腺炎及泌尿系感染等。

3．局部检查　要做腹部检查及双合诊，甚至三合诊检查。注意伤口愈合情况，恶露量及气味、性状，阴道、子宫颈有无裂伤及其他异常，有无子宫压痛，有无输卵管增粗及盆腔包块等。

4．实验室检查　血常规、尿常规检测，子宫腔分泌物的细菌培养和药物敏感试验，能协助确定致病病原体种类。检测急性期的血清 C-反应蛋白，以利于对感染做出早期诊断。根据病情还可选择其他辅助检查，如疑盆腔脓肿时可行 B 超检查，胸部 X 线摄片可协助诊断肺栓塞并排除肺结核，彩色超声多普勒检查可协助诊断血栓性静脉炎。通过以上检查和辅助检查，可确定病变部位。

【预防】

1．孕期　做好孕期宣教，临产前 2 个月避免性生活及盆浴，加强孕期保健，增强抵抗力。积极治疗全身及生殖系统炎症。

2．分娩期　严格无菌操作是分娩期预防感染的关键。尽可能减少产道损伤，有损伤应及时正确缝合。认真检查胎盘胎膜的完整性，防止产后出血。对于有感染可能的患者要及早应用抗生素预防感染。

3. 产褥期　产褥期内不坐浴，严禁性生活，有产前及产时感染者积极使用抗生素。产褥期要保持外阴清洁，防止切口感染。

【治疗】

1. 支持疗法　加强营养，纠正酸中毒及电解质紊乱，增强全身抵抗力。贫血或病情严重者应给予输血或血浆，应采取半卧位以避免炎症局限于盆腔内，有利于恶露排出，避免炎症扩散。高热者则需物理降温。

2. 抗生素的应用　应按细菌培养的药敏试验选用高效而敏感的抗生素。但治疗常需在细菌培养结果出来之前开始，而产褥感染多由需氧菌与厌氧菌混合感染引起，所以开始即选抗需氧菌及抗厌氧菌的抗生素联合应用。常首选青霉素类与抗厌氧菌的甲硝唑联合静脉滴注。感染严重时可加用糖皮质激素（短期应用），以提高机体应激能力。

3. 局部处理及手术治疗　有胎膜胎盘宫内残留者，应在控制感染后清除宫腔残留物。有盆腔脓肿形成，而药物治疗仍高热持续不降可行后穹窿切开引流或经腹部切开引流。

4. 血栓静脉炎　应用强有力抗生素治疗的同时，应加用肝素钠150U/（kg·d）加入5%葡萄糖溶液500ml，每6小时一次，体温下降后改为每日2次，可连用4~7天。也可应用活血化瘀及溶栓类中药治疗。

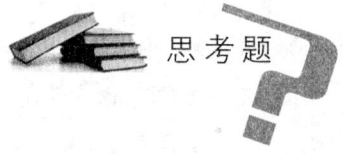
思考题

1. 产褥感染的临床表现有哪些？
2. 产褥感染的治疗原则是什么？

第二节　晚期产后出血

学习目标

1. 了解晚期产后出血的概念。
2. 熟悉晚期产后出血的原因、临床表现及治疗原则。

晚期产后出血（late puerperal hemorrhage）是指分娩24小时后，在产褥期内发生的子宫大量出血。以产后1~2周发病最为常见，亦有迟至产后6~8周发病者。阴道流血少量或中量，持续或间断。亦可表现为急剧大量流血，同时可伴有血凝块排出。产妇多伴有寒战、低热，常因失血量过多而导致严重贫血或休克。

【病因及临床表现】

1. 胎盘、胎膜残留　为阴道分娩最常见的原因，多发生于产后10天左右。残留的胎盘、胎膜组织发生变性、机化，并可形成胎盘息肉，当坏死组织脱落时，使其基底部血管暴露，引起大量出血。临床表现为血性恶露持续时间延长，以后反复出血或突然大量出血。检查发现子宫复旧不全，宫口松弛，有时可触及残留胎盘组织。

2. 蜕膜残留　正常情况下，脱膜多在产后1周内脱落，随恶露排出。如蜕膜剥离不全而长时间残留宫内，也影响子宫复旧，继发子宫内膜炎而引起晚期产后出血。临床表现与胎盘残留不易鉴别，宫腔刮出物病理检查可见坏死蜕膜组织，混以纤维素或可见玻璃样变的蜕膜和红细胞而不见绒毛。

3. 子宫胎盘附着面感染或复旧不全　子宫胎盘剥离面在分娩后6～8周得以修复。但常因修复过程中胎盘附着面感染，血管内形成的血栓溶解脱落，使血窦重新开放或胎盘附着面复旧不全（子宫逐渐恢复到未孕状态的过程延长），而引起大量出血；多发生在产后两周左右，表现为突然阴道大量出血；检查时发现子宫大而软，宫口松弛，阴道及宫颈口有血块堵塞。

4. 剖宫产术后子宫伤口裂开　多见于子宫下段横切口的两侧端。近年来子宫下段横切口剖宫产开展广泛，所以有关剖宫产术后子宫伤口裂开的报道增多，应引起产科医生的注意。产生原因如下：

（1）子宫下段横切口剖宫产术时，切断近切口两端的子宫动脉下斜行分支，而使局部血供不足或术中止血不良形成局部血肿而使切口愈合不良造成晚期产后出血。

（2）横切口时切口选择过低或过高：过低近宫颈侧，此处血供差，组织愈合能力差，近阴道易感染；过高时切口上缘宫体肌组织与切口下缘肌组织厚薄相差大，缝合时不易对齐，愈合不良。

（3）缝合切口断端时组织对位不佳，技术不当，切口两侧端回缩血管未能缝扎致两侧角部形成血肿及缝扎组织过紧、过密都会使切口血循环不良，组织坏死，而导致切口愈合差，当缝线溶解脱落后，血窦重新开放后引起出血。出血多在术后2～3周。

5. 其他因素　产后子宫内膜炎、子宫黏膜下肌瘤感染、子宫滋养细胞肿瘤也可引起晚期产后出血。

【诊断】

1. 病史　晚期产后出血患者有产后血性恶露持续时间长、有臭味、反复或突然阴道大出血史，致患者贫血甚至休克而危及生命。剖宫产者则要询问手术指征、术式以及术后恢复是否顺利，患者多有恶露不尽和发热史。

2. 体格检查　出血多致患者有贫血貌，但要和血液系统疾病相鉴别。患者出血多应在有抢救条件下（消毒、输液、备血、积极纠正休克）进行双合诊检查。一般可发现子宫增大、质地较软、宫口松弛，常可见血块或组织物堵塞。

3. 辅助检查　检查血常规、尿常规，了解感染与贫血情况。B超检查，了解宫腔内有无组织物残留及切口愈合情况。还可做宫腔分泌物细菌培养及涂片检查了解致感染菌群。宫腔刮出物标本或子宫切除者行病理组织学检查。

【预防】

1. 产后须仔细检查胎盘、胎膜是否完整，有胎膜残缺应及时取出，有胎盘残留时应进行宫腔探查，必要时需行清宫术，术后要用抗生素预防感染。产后要仔细观察患者，发现产后出血应积极采取相应处理措施,因晚期产后出血的产妇常能追溯到有第三产程或产后2小时出血较多的病史。

2. 剖宫产手术时要正确掌握指征并合理选择切口,尽量防止子宫下段横切口两侧角部的严重撕裂,如有撕裂要给予合理缝合,避免回缩血管的未缝合结扎。

3. 做好产褥期保健,加强宣教,产褥期不宜长期卧床休息,宜适当进行产后锻炼。

【治疗】

1. 对于少量出血、持续不断或中等量出血,可给予子宫收缩剂和广谱抗生素,以促使子宫收缩和预防感染,同时可以配合中药治疗及支持疗法。

2. 疑有胎盘、胎膜及蜕膜组织残留和胎盘附着部子宫复旧不全者,应复查超声,用抗生素的同时或在感染控制后行刮宫术。刮宫可以清除宫腔内容物,促使子宫收缩,一般多能奏效,但操作时动作要轻柔,因子宫软,易穿孔,所以要做好开腹手术的准备。在出血多、患者情况危急时,应积极纠正休克,立即行刮宫术以制止出血,术前应使用宫缩剂。刮出物应送病理检查,术后继续给予抗生素和子宫收缩制剂。

3. 剖宫产术后出血的处理原则为使用宫缩剂和抗生素并严密观察,大量出血时则要积极抢救,刮宫术要慎重,因剖宫产组织残留机会少,刮宫则有可能损伤原切口导致更多量出血。可采用股动脉插管栓塞子宫动脉或髂内动脉法治疗,或开腹,髂内动脉、子宫动脉结扎法以止血保留子宫。如已有子女可切除子宫,行子宫全切术或低位子宫次全切除术,因病灶在子宫下段,切除子宫时必须包括子宫体和部分宫颈。

4. 如为绒毛膜癌,则应按绒毛膜癌处理;若为黏膜下子宫肌瘤,抗感染治疗无效则在宫腔镜下切除黏膜下肌瘤或行子宫次全切除术。

思考题

1. 晚期产后出血的原因有哪些?
2. 如何预防晚期产后出血?

第三节 产褥期抑郁症

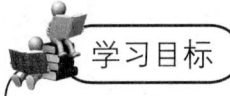学习目标

了解产褥期抑郁症的临床表现及预防治疗原则。

产妇在产褥期内出现抑郁症状称产褥期抑郁症(postpartum depression),是产褥期精神综合征中最常见的一种类型。多在产后2周内出现症状。其发生率为8%~15%。

【临床表现和诊断】 常表现为产后2周内出现易激惹、恐惧、焦虑、沮丧和对自身及婴儿健康状况过度担忧，可失去自理生活能力，不能照料婴儿，甚至还会进入错乱或嗜睡状态。诊断标准如表 11-1 所示。

表 11-1　产褥期抑郁症诊断标准

1. 产后 2 周内出现下列 5 条或 5 条以上的症状，必须具备①②两条
　①情绪抑郁
　②对全部或多数活动明显缺乏兴趣或愉悦
　③体重显著下降或增加
　④失眠或睡眠过多
　⑤精神运动性兴奋或阻滞
　⑥疲劳或乏力
　⑦遇事皆感毫无意义或自罪感
　⑧思维力减退或注意力涣散
　⑨反复出现死亡想法
2. 在产后 4 周内发病

【治疗】　产褥期抑郁症通常需要心理治疗和药物治疗。

1．心理治疗　进行心理咨询，以解除致病心理因素。因产褥期抑郁症多有婚姻关系不良、心理恐惧及既往有精神障碍史等诱因，所以家属对产妇应多加关心及开导，给予无微不至的照顾，尽量让产妇心情舒畅，调整好家庭中的各种关系，指导其养成良好的睡眠习惯。

2．药物治疗　应到精神科或心理科就诊。给予抗抑郁症药物：帕罗西汀（Paroxetine）开始剂量为 20mg/d，逐渐增量至 50mg/d 口服；氟西汀（Fluoxetine）开始剂量为 20mg/d，逐渐增量至 80mg/d；阿米替林（Amitriptyline），开始剂量为 25mg/d，逐渐增量至 50～100mg/d 口服等，因这类药物不会进入乳汁中，故可用于产褥期抑郁症。

【预后】　产褥期抑郁症预后良好，约 70% 的患者在一年内治愈，症状持续一年以上者仅极少数，但再次妊娠有 20% 的复发率。

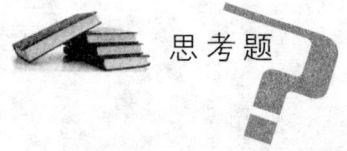

思 考 题

产褥期抑郁症的治疗原则是什么？

第四节 产褥期中暑

1. 熟悉产褥期中暑的病因及临床表现。
2. 掌握产褥期中暑的治疗方法。

产妇在高温闷热环境中，体内余热不能及时散发所引起的中枢神经性体温调节功能障碍称为产褥期中暑（puerperal heat stroke）。表现为高热，水、电解质紊乱，循环衰竭和神经系统功能损害等。此病发病急、病情重、死亡率高。

【病因】 因门窗紧闭，将产妇关在室内且包头盖被，盛夏季节亦不例外，产妇穿长袖衣、长裤，使产妇居于高温，严重影响产妇出汗散热。更甚者，产妇有发热症状时，不管是何原因而用衣被覆盖，强行出汗，严重捂压，导致产妇体温调节中枢功能衰竭而出现高热、意识丧失和循环功能衰竭。另外也与产时失血、脱水、体力耗竭而使体温调节功能失常有关。当人体处于超过散热机制的极度负荷时，因体内热蓄积过度而引起高热、中暑。

【临床表现】

1. 先兆中暑 在炎热季节突然出现心悸、口渴、多汗、恶心、呕吐、胸闷、头晕眼花、四肢无力，发病急剧，此时体温正常或低热。

2. 轻度中暑 先兆中暑未及时正确处理，产妇体温开始升高达38.5℃，皮肤多干燥无汗且有痱疹，随后面色潮红，呼吸、心率加快，胸闷。

3. 重度中暑 产妇体温升高达41～42℃，呈稽留热，可出现谵妄、昏迷、抽搐、面色苍白，血压下降，呼吸急促，反射减弱，瞳孔缩小，皮肤干燥、无汗，胃肠及皮下出血等危急症候群。若不积极抢救，常在数小时内出现呼吸和循环衰竭而死亡。即使幸存也常遗留中枢神经系统障碍的后遗症。

【诊断和鉴别诊断】 在炎热季节，根据患者家居环境闷热、产妇的衣着及临床表现，产褥期中暑不难诊断。但要与产后子痫、产褥感染败血症及季节性传染病如中毒性细菌性痢疾、流行性乙型脑炎相鉴别。要注意产褥感染产妇可发生产褥期中暑，而产褥期中暑患者又可并发产褥感染。

【预防】 产褥期中暑主要在于预防，加强产褥期保健，卫生宣教，破除旧的风俗，居室保持空气流通。避免室温过高很重要。另外夏季产妇衣着应宽大透气，产妇应多喝水，保持皮肤清洁。此外，产妇及家属应识别产褥中暑的先兆症状，以便及早就医及恰当治疗。

【治疗】 原则是立即改变高热和不通气环境，迅速降温，及时纠正酸中毒和休克，补充水分和氯化钠。

先兆中暑首先要注意通风休息，积极补充水分及中药治疗如给予藿香正气丸口服等。要注意物理降温、输液等对症治疗。重者首先应将患者置于阴凉、通风处，用冷水、乙醇等擦浴，进行快速物理降温，按摩四肢以促进肢体血液循环。但已发生循环衰竭者慎用物理降温，以免使血管收缩加重循环衰竭。可给予糖皮质激素如地塞米松。应重视纠正脑水肿，用20%甘露醇快速静脉滴注，盐酸氯丙嗪25～50mg加于葡萄糖溶液500ml静脉滴注，1～2小时滴完，4～6小时可重复一次。紧急时也可使用盐酸氯丙嗪加盐酸异丙嗪静脉滴注，使体温降至38℃时，停止降温处理。降温的同时积极纠正酸中毒及水、电解质紊乱。用地西泮、硫酸镁等抗惊厥、解痉。还应重视纠正呼吸、循环衰竭。24小时补液量控制在2000～3000ml之间，并注意补充钾、钠盐。记24小时出入量，注意血压、体温、呼吸及心、肾情况，加强护理，预防和治疗心、脑、肾合并症，给予抗生素预防感染。

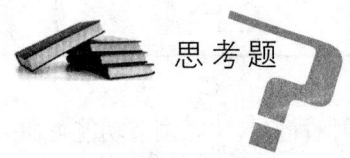

思考题

如何预防产褥中暑？

（刘俊　庄臻丽）

第十二章

产科常用手术

1. 熟悉产科常用的各种手术的适应证和禁忌证。
2. 了解产科常用的各种手术的操作过程。

第一节 会阴切开缝合术及会阴裂伤缝合术

【会阴切开缝合术】 会阴切开缝合术（episiotomy）是产科常用的一种手术。常用的术式可分为会阴后斜切开术（postero-lateral episiotomy）及会阴正中切开术。主要用于第二产程时，胎儿经阴道分娩过程中，切开会阴，保护盆底软组织，避免其过度伸展及胎头长时间压迫造成的组织损伤。

（一）适应证

1. 会阴组织坚韧，会阴体长，会阴伸展不良。
2. 初产妇需行阴道手术助产（如产钳术、胎头吸引术或足月臀位牵引术）者。
3. 需缩短第二产程者，如妊娠合并心脏病、重度妊娠期高血压疾病、严重肺结核。
4. 胎儿窘迫、巨大儿或早产儿等。
5. 严重的炎症、巨大尖锐湿疣等未经过规范治疗的产妇，在分娩时可能导致严重裂伤。

（二）麻醉

阴部神经阻滞麻醉及局部浸润麻醉。

1. 阴部神经阻滞麻醉 在坐骨结节与肛门连线中点处用1%利多卡因先注射一皮丘，以示指伸入阴道向外后方扪及坐骨棘做引导，向坐骨棘尖端内下方约1cm处进针，回抽如无血，即可注入麻药10ml（图12-1）。
2. 局部神经浸润麻醉 在切开侧的大小阴唇皮下做扇形注射（图12-2）。如正中切开，则在会阴部注入麻醉剂，但防止刺入直肠。

（三）方法

1. 会阴后斜切开术 是常用的切开方式，但需要掌握切开时间，应在估计会阴切开后5~10分钟内，即估计胎儿即将在2~3个宫缩内分娩时进行。

（1）切口：一般行会阴左侧切口，术者以左手示、中指伸入阴道与先露之间，自会阴后联合中线向左侧45°方向于宫缩时切开会阴。如会阴高度膨隆时，剪开角度为60°~70°（图12-3）。切口一般4~5cm，注意切忌角度过小，误伤直肠；同时皮肤与黏膜切开等长。切开

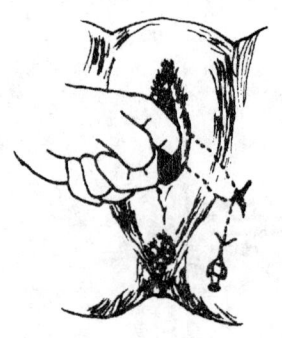 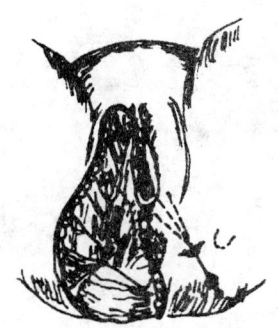

图 12-1　阴部神经阻滞麻醉　　　　图 12-2　皮下浸润麻醉

后应用纱布压迫止血，必要时钳夹结扎止血。

(2) 缝合：原则上要按解剖层次逐层缝合、严密止血、不留无效腔。注意缝合前首先仔细检查伤口有无裂延和其他损伤，有无明显出血，出血的小血管应该单独结扎，以免血肿（hematoma）形成。先用 2-0 可吸收线连续缝合阴道黏膜层，从切口顶端外 0.5～1cm 处开始（图 12-4），直达处女膜外缘，不留死腔，不宜过密，针距 0.5～0.8cm，缝合时应注意多带一些黏膜下组织，将处女膜外缘对齐；再间断缝合肌肉层，注意恢复解剖关系，既不能缝合过深穿透直肠壁，又不能留有死腔。缝合皮下组织：用同样线缝合皮下。缝合皮肤：可用Ⅰ号丝线间断缝合，也可用 4/0 薇荞线做皮内缝合（图 12-5）。术后检查阴道内有无残留纱布，并做肛诊检查，如发现肠线穿过直肠黏膜，应拆除后重新缝合。缝合后记录皮肤外缝针术，擦净外阴血渍。

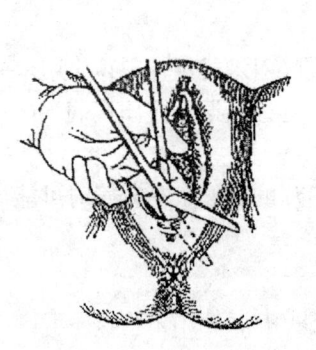 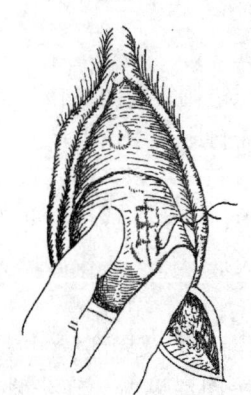

图 12-3　会阴后斜切　　　　图 12-4　缝合阴道黏膜

2. 会阴正中切开术　优点是组织损伤小、出血少、术后疼痛水肿轻、瘢痕小，但不宜用于会阴体短、产钳术或臀位牵引术、胎儿偏大、接生技术不熟练者，以免切口下延造成会阴Ⅲ度裂伤。

(1) 切口：沿会阴后联合中点垂直切开，长 2.5～3cm（图 12-6），注意勿损伤肛门括约肌。

(2) 缝合：同会阴侧切开术。

（四）术后处理

1. 保持外阴清洁。大小便后及时擦洗。术后 4 天拆线，正中切开术 3 天拆线。

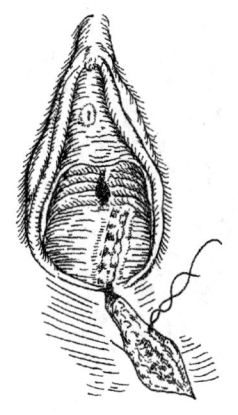 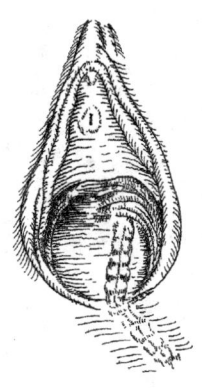 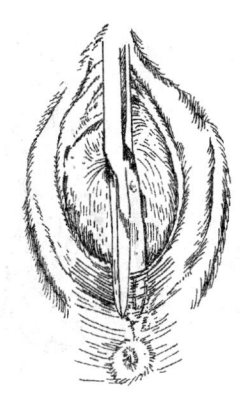

图 12-5　缝合脂肪及皮肤　　　　　图 12-6　正中切开

2．外阴肿胀者，可用 50% 硫酸镁热敷，必要时预防性使用抗生素。

3．常向健侧卧位，以免切口受恶露影响，若切口化脓感染，立即拆线引流，高锰酸钾坐浴。

（五）常见的手术失误

1．过早切开，会阴没有充分扩张，出血较多。

2．切口过小，导致会阴撕裂伤。

（六）常见并发症及处理

1．会阴切口出血　过早会阴切开，会阴没有充分扩张，切口容易出血。正确掌握会阴切开的时机，可减少伤口出血，会阴切开后局部应用纱布压迫，有活动性出血时，可用止血钳钳夹止血点后结扎止血。

2．会阴切口裂伤和延长　可能损伤会阴和阴道的任何部位。会阴缝合前应仔细检查伤口局部的情况，会阴裂伤处予以修补加强抗感染，必要时留置尿管。

3．直肠损伤　包括缝穿直肠和直肠裂开。当会阴伤口较深时，在会阴缝合时应当将手指放入肛门内引导缝合，可以避免会阴缝合时缝针穿透肠壁；直肠裂开伤口小时，可用可吸收线内翻缝合，外加固一层缝合，切开大者，按会阴裂伤修补。

4．会阴伤口感染　会阴伤口属于污染性伤口，容易引起感染、裂开、缝线外露等。产后应积极预防性抗感染，保持会阴清洁，当发生感染时，应注意清除异物（包括缝线等）、高锰酸钾坐浴、局部换药、理疗等。

【会阴裂伤缝合术】　会阴裂伤按程度分为Ⅲ度。Ⅰ度系指会阴皮肤及阴道入口黏膜撕裂，未达肌层。Ⅱ度伤口已达会阴体肌层，累及阴道后壁黏膜，甚至阴道后壁两侧沟向上撕裂。Ⅲ度包括肛门外括约肌、阴道直肠隔及部分直肠前壁裂伤。

1．Ⅰ度会阴裂伤缝合术　注意恢复原来的解剖层次，避免无效腔的形成及缝线穿透直肠黏膜。方法同会阴后斜切开术。

2．Ⅱ度会阴裂伤缝合术　术者左手示、中指置于阴道裂伤的两侧缘，向后下方压迫阴道壁，充分暴露伤口，辨清解剖关系，如肌层撕裂较深，可先用 0 号肠线间断缝合裂伤的肌层，再用 0 号肠线自裂伤的顶端连续或间断缝合阴道黏膜。如肌层撕裂不太深，亦可与阴道黏膜合为一层做连续缝合，但必须将裂开的肌层全部缝合，勿留无效腔。

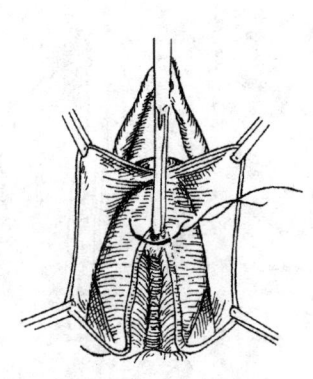
图 12-7 缝合直肠前壁

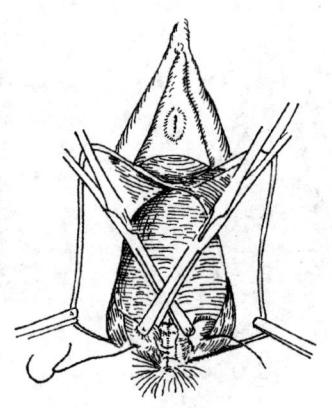
图 12-8 缝合肛门括约肌

3．Ⅲ度会阴裂伤缝合术　常用 1% 利多卡因阴部神经阻滞麻醉。缝合前局部冲洗。如有直肠前壁撕裂，应先用小圆针细肠线间断褥式缝合直肠前壁（图 12-7），注意不要穿进直肠黏膜；然后，用两把鼠齿钳分别夹住两侧肛门括约肌断端，用 7 号丝线"8"字缝合 2 针（图 12-8），继以 0 号肠线间断缝合肛提肌（图 12-9）；再以 0 号肠线连续缝合阴道黏膜，最后用丝线间断缝合皮肤（图 12-10）。

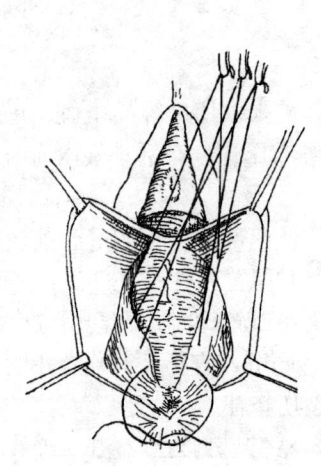
图 12-9 缝合肛提肌

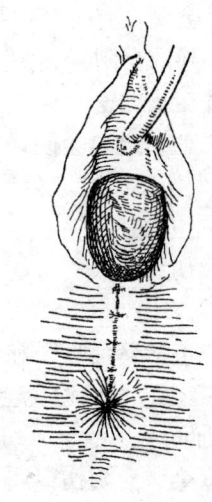
图 12-10 缝合阴道黏膜及皮肤

4．术后处理
（1）保持局部清洁，大小便后均应清洁外阴。
（2）无渣饮食 3 天，控制 3 天不大便，以利伤口愈合，可服复方樟脑酊 2ml，每日 3 次，连服 3 日。
（3）预防性使用抗生素。
（4）3～5 天拆除缝线，也可用薇荞线缝合，不用拆线，但在加固肛门括约肌时应用丝线，一般术后 7 天拆线。

5．手术技巧与要点
（1）术后感染是手术失败的主要原因，在修补缝合之前，应用消毒液重新彻底清洗伤口。术中强调严格无菌操作,术后应给予广谱抗生素。

(2) 仔细检查软产道,缝合前用无菌带尾纱布卷填入阴道顶端,以阻止来自子宫的出血影响手术野。检查时应有良好的照明,用阴道拉钩牵开阴道壁,在直视下自上而下(穹窿、阴道上段、阴道下段)依次仔细检查阴道前后壁及左右侧壁,以免遗漏。尤须注意有时可能有裂伤被阴道拉钩遮住,故应移动拉钩全面检查。

(3) 辨清解剖关系是手术成功的关键,一定要分清各层组织,尤其要准确辨识肛门括约肌断端,然后进行正确的 8 字缝合。

(4) 如果阴道撕裂上延较深,不能暴露裂伤的顶端时,可在肉眼所及之处先缝一牵引线,向下牵拉此线即可将裂伤的顶端充分暴露,再自顶端向下缝合即可。

6. 常见并发症及处理

(1) 术后感染可造成会阴伤口肿胀、裂开。此时应局部湿热敷,必要时,拆除缝线,清洁伤口,Ⅱ期缝合。

(2) 瘘管形成和大便流入阴道常由于会阴解剖层次不清,肛门正常结构未能恢复,大便不能控制。应于 6 个月后,重新进行肠道准备,再次修补。

(3) 会阴血肿生成常由于局部止血不彻底造成。缝合时要仔细检查并结扎出血点

第二节 宫颈裂伤缝合术

分娩时宫颈裂伤,常由于急产、子宫口未开全强行阴道助产手术或者有宫颈陈旧性裂伤时发生。宫颈裂伤多发生于两侧或一侧,也可以多处裂伤。一旦可疑宫颈裂伤,应用阴道拉钩暴露阴道,以无齿卵圆钳按一定方向钳夹宫颈,检视一周,确定部位,立即缝合。

1. 缝合

(1) 阴道拉钩扩开阴道,用宫颈钳或两把卵圆钳钳夹子宫颈,并向下牵拉使之充分暴露。

(2) 在直视下,有卵圆钳循序倒替,按顺时针或逆时针方向依次检查宫颈 1 周。如发现裂伤处,将两把卵圆钳钳夹于裂口的两侧,自裂伤的顶端,用 0 号肠线或薇荞线向子宫颈外口做连续或间断缝合(图 12-11)。

(3) 宫颈环形脱落伴有活动出血者,可循宫颈撕脱的边缘处,用 0 号肠线或薇荞线做连续锁边缝合。

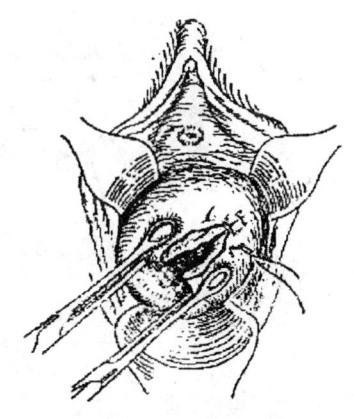

图 12-11 缝合宫颈裂伤

(4) 若宫颈裂伤合并阴道穹窿部裂伤者一并修复缝合,合并子宫下段破裂者或阔韧带血肿者及内出血休克者应行剖腹探查术。

2. 手术技巧与要点

(1) 没有活跃出血的宫颈裂伤不做特殊处理。

(2) 宫颈裂伤伴有活动性出血者,均应立即行宫颈裂伤缝合术。

(3) 若裂伤深达穹窿,子宫下段,甚至子宫破裂,应当进行彻底缝合。

(4) 伤及子宫动静脉或其分支,引起严重的出血或形成阔韧带内血肿,应剖腹探查。

(5) 偶尔可见到宫颈环形裂伤或脱落,即使出血不多,也应进行缝合。

(6) 宫颈裂伤超过 3cm 以上时,应予以缝合。

3．手术并发症及处理

（1）出血：个别患者在肠线或薇荞线吸收或脱落时（大约在产后10天）发生出血，多为创面出血。当发现患者阴道出血量异常时，应当及时检查产道，寻找出血部位，可以先用肾上腺素盐水纱布压迫止血，经观察无效时，可以再次予以缝合。

（2）颈管狭窄：宫腔积血缝合时，缝线过紧，造成宫颈狭窄和变小。此种情况较少见。应嘱患者产褥期结束后或月经来潮后，来医院检查，发现经血潴留、痛经和颈管狭窄，应当做进一步的检查，必要时做颈管扩张术。

第三节　胎头吸引术

胎头吸引术是借助吸引器形成负压，吸住胎头先露部分并进行牵引或旋转，协助胎儿娩出的手术，在一定条件下可以替代低位产钳术。但对胎头行负压吸引可能发生胎儿头部的损伤，因此，必须严格掌握适应证。

【胎头吸引器构造】　胎头吸引器由吸头器、橡皮导管及抽气器三部分组成。

1．吸头器　一般为金属喇叭形或金属扁圆形。胎头端有大、中及小号，直径各为6cm、5cm、4cm，胎头端口缘包有橡皮圈以减少对胎头的损伤。牵引端顶部有牵引环，环下方两侧各有一个牵引柄，其中一个为空心管与吸头器主体内腔相通，称牵引柄气管，供与橡皮导管连接抽气用（图12-12）。胎头较高者宜采用长弯形，胎头低者可使用直短形。

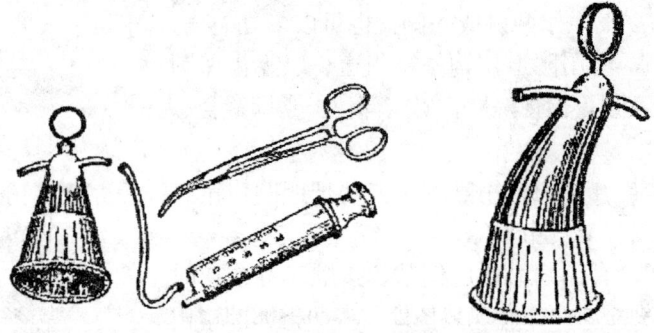

图12-12　胎头吸引器构造

2．橡皮导管　橡皮导管是用于连接吸头器与抽气器两者之间的管道。

3．抽气器　一般用电动吸引器或100ml注射器代用。电动吸引器产生负压较快且较恒定，并可随时控制调整负压。

【适应证】

1．第二产程延长。

2．缩短第二产程，产妇合并心、肺、肾等器官并发症，重度先兆子痫等不宜过度用力者。

3．胎儿宫内窘迫。

【禁忌证】

1．头盆不称，胎位异常（面先露、额位、横位、臀位）。

2．产道畸形、阻塞，子宫颈癌。

3．子宫脱垂手术后，尿瘘修补术后。

【必备条件】
1. 无明显头盆不称，胎头双顶径已达坐骨棘水平，先露骨质部已达 s+3 或以下。
2. 只用于枕或顶先露，而不适用于面先露、额位、高直位、臀位及横位。
3. 宫口已开全或近开全。
4. 胎膜已破。
5. 有一定强度的子宫收缩，预计 10 分钟内胎儿可以娩出。

【手术步骤】
1. 取膀胱截石位、消毒、铺单和导尿。
2. 阴道检查：再次了解骨盆有否狭窄、头盆关系、胎方位、先露高低、宫口扩张情况，胎膜未破者行人工破膜。
3. 常规麻醉，初产妇会阴过紧者应做会阴切开术。
4. 放置吸引器，以左手示、中指掌侧撑开阴道后壁，右手持涂以润滑油的吸引器，先经阴道后壁送入，逐渐滑入阴道，使吸引器与胎头紧贴，再次检查吸引器与胎头之间有无阴道壁和宫颈组织，如有应推开。同时调整吸引器，牵引横柄与胎头矢状缝一致，以作为旋转胎头标记（图 12-13）。
5. 抽吸负压至所需程度，根据胎头位置的高低，电动吸引器负压掌握在 300～450mmHg 之间，或用 50～100 ml 的空注射器缓慢抽出吸引器内的空气，一般抽出 150～200ml。将抽气橡皮管钳夹并轻牵拉，以检查吸引器是否牢固吸住胎头，以维持负压（图 12-14）。注意压力的大小应该根据胎头部位、产力大小进行调整，抽吸后用止血钳夹住橡皮管，等待 2～3 分钟，使胎头形成产瘤，吸引器即可牢固的吸住胎头。

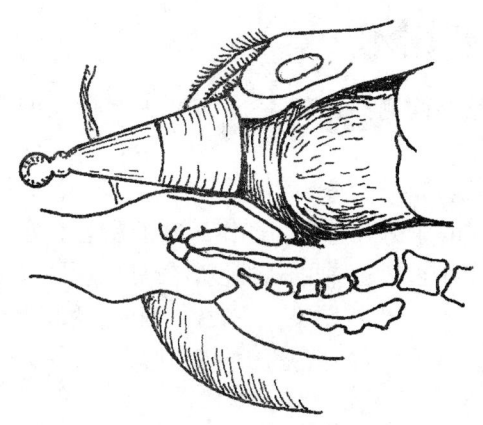

图 12-13 放置胎头吸引器

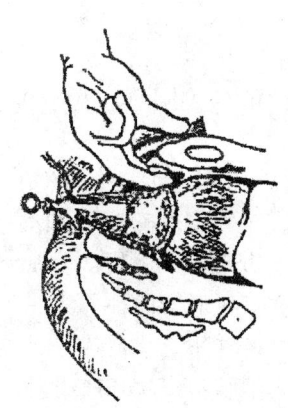

图 12-14 检查吸引器附着位置

6. 牵引 当宫缩时，让产妇向下屏气，手术者手持牵引柄，沿着骨盆轴的方向，并循自然分娩机转牵引，即先向下牵引保持胎头俯屈。当胎头枕部抵达耻骨联合下缘时，吸引器逐渐向上牵引，使胎头逐渐仰伸娩出。注意：①宫缩间歇时暂不继续用力牵引，但应保持原牵引位置不松手，不让胎头回缩，宫缩时再行牵引，并注意保护会阴（图 12-15）。枕后位或枕横位者在牵引的同时缓慢旋转胎头，使枕部转至枕前位娩出，旋转时助手在腹部予以协助。如无可能，可以按照枕后位分娩机制，牵引胎头娩出。②牵引的角度、用力的大小和保持吸引器与胎头的密接，不使吸引器漏气或滑脱，争取一次成功。

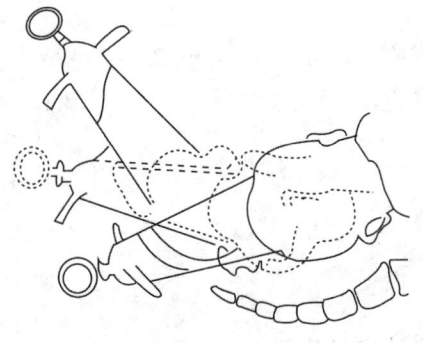

图 12-15 胎头牵引

7．取下吸引器　胎头一经娩出，立即放开气管钳，消除吸引器内负压，取下吸引器，按正常分娩步骤娩出胎体。

【注意事项】

1．严格掌握适应证，早产儿、宫缩乏力者慎用。

2．吸引器必须安置正确　若怀疑有轻度头盆不称，枕后位或横位时，最好用手回转胎头至枕前位后再行胎头吸引术。术时逐渐增加负压，以形成良好的人工产瘤，使吸引器牢固地吸附在胎头上，牵引力勿过大，沿产轴方向牵引，并在宫缩时进行。同时避开囟门。

3．选择最小有效的负压强度，牵引力不应过大，牵引时间不宜过长，一般主张最长不超过 20 分钟。

4．牵引次数不应超过两次，滑脱两次者改用其他方式结束分娩。

5．术后检查阴道，若有损伤，立即缝合，密切观察新生儿，肌内注射维生素 K，预防头皮血肿及颅内出血。

【常见并发症及处理】

1．产妇易致软产道损伤，如外阴、阴道的撕伤、阴道壁的血肿、宫颈的撕伤等；出现产道损伤时，用薇荞线予以缝合。缝合时，缝线应当超过伤口的顶端 0.5cm。

2．新生儿头皮损伤、头颅血肿、颅骨骨折、颅内出血。新生儿头颅有异常者应给予对症处理，尽量减少搬动，给予药物治疗。

第四节　产钳术

产钳术（delivery forceps）是应用产钳夹持胎头两侧、固定胎头、牵引娩出胎儿的助产手术。

【产钳构造】　各种产钳均由左、右两叶组成，每叶又分为钳匙、钳颈、钳锁和钳柄四部分。钳匙中间有个卵圆形窗孔，以减少对胎头的压力。常用的产钳每叶的钳匙有两个弯曲，上边凹，下边凸，呈弧形弯曲，称为盆弯，以适应产道轴的弯曲度；钳匙内面凹，外面凸，亦呈弧形弯曲，称为头弯，适应胎头的形状，便于夹持胎头。一般钳锁和钳柄的构成固定为左叶在下，右叶在上，两叶相互扣锁。扣合后的产钳两柄完全靠拢，两匙间留有间隙，足以容纳胎头。两叶产钳最宽处为 9cm，钳叶前端间距为 3cm（图 12-16）。

【产钳术分类】　根据放置产钳时胎头在盆腔内位置高低而分。

1．高位产钳（high forceps）　指胎头尚未衔接，即双顶径未过骨盆入口。由于对母儿危险大，故现已不用，而由剖宫产术代替。

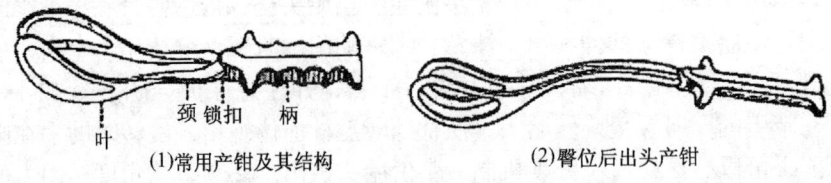

(1) 常用产钳及其结构　　　(2) 臀位后出头产钳

图 12-16　产钳

2. 中位产钳（mid forceps） 指胎头双顶径已过骨盆入口，但未达盆底。现已基本不用。

3. 低位产钳（low forceps） 双顶径已达坐骨棘平面以下，先露骨质部已达 s+2 或以下，是目前常采用的方法。若胎头露出于阴道口实施的产钳术称为出口产钳术（outlet forceps）。

【适应证】

1. 同胎头吸引术。

2. 胎头吸引术失败者。

【条件】

1. 宫口开全或近开全。

2. 无明显头盆不称（cephalo-pelvic disproportion），先露骨质部达 s+2 或以下。

3. 胎儿存活，胎膜已破，未破膜者可行人工破膜。

4. 正常活胎，对死胎或明显畸形，如脑积水等行毁胎术或穿颅术。

5. 先露部为顶先露或枕先露，颜面位必须是颏前位，臀位时只用于牵拉后出头。

【手术步骤】

（一）术前准备

产妇取膀胱截石位，常规消毒、铺巾、导尿。行双侧会阴神经阻滞麻醉，确定宫口开全否、胎先露高低、胎方位、有无头盆不称、骨盆的大小，初产妇行会阴后斜切开术。

（二）步骤

1. 放置产钳 在放置产钳之前先确定左右叶及上下方向，经消毒、液状石蜡润滑后，将右手拇指以外的四指伸入阴道左侧壁与胎头之间，查清胎儿耳部再次确定胎方位。左手以执笔式握持左叶钳柄使钳叶直立，钳匙头弯向上，盆弯向外，钳匙顶端由会阴左侧置入胎头左侧与右手掌之间，把钳匙贴在胎儿左耳外侧，使钳叶及钳柄在同一水平位（图 12-17），改由助手把持左叶并保持钳柄位置。术者改用左手示、中指伸入胎头与阴道右侧壁之间，并用右手握持右叶产钳徐徐滑向胎头右侧方到达与左叶对称的位置（图 12-18）。

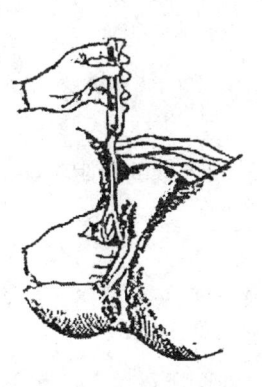　　　　　　　　　　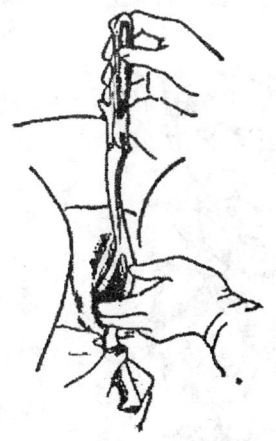

图 12-17　放置左叶产钳　　　　　　　图 12-18　放置右叶产钳

2. 扣合 产钳放置正确时，两叶钳锁平行交叉容易扣合（图 12-19）。检查胎头矢状缝与会阴 12 点与 6 点连线是否重合。稍有错位应调整后置入的右叶，这是由于先置入的钳叶较为准确，调整后仍不能扣合时，应取出产钳，查清胎位后再次放置。扣合后的产钳应避免软组织和脐带夹入。注意：①如果不能合拢，则表示放置不当，应该加以调整或重新放置；

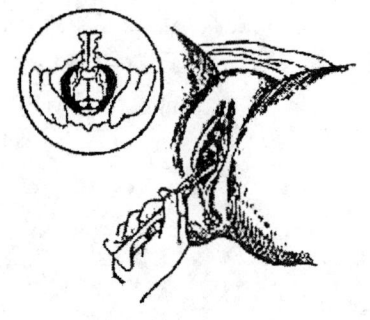

图 12-19 合拢钳柄

②产钳扣合后应立即听胎心，注意有无变化以防止夹住脐带。

3. 牵拉　沿着产钳走向，宫缩时合拢钳柄，向外、向下缓慢牵拉。当先露部着冠时逐渐将钳柄向上移，使胎头渐仰伸而娩出（图12-20）。一次宫缩不能娩出时可稍放松锁扣，待下次宫缩时再合拢锁扣牵拉。如遇紧急情况上好产钳后可立即牵拉，不必等待宫缩。如枕后位会阴切口应大些，开始水平向外牵拉，前额或鼻根部抵达耻骨联合下缘时略抬高钳柄使枕部徐徐自会阴娩出，然后稍向下牵拉使前额、鼻、面颊相继娩出（图12-21）。

4. 取出产钳　当胎头着冠、前额完全牵出或胎头接近全部牵出时即可取下产钳。取钳次序与放钳相反，先取右叶后取左叶。取钳后按正常分娩机转娩出胎儿。胎儿娩出后应常规检查宫颈阴道有无裂伤，若有及时缝合。

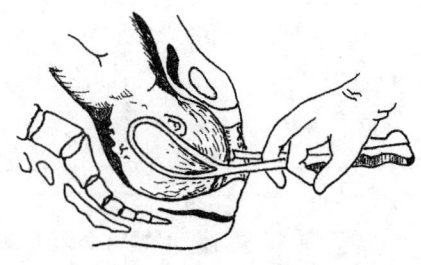

图 12-20　牵拉

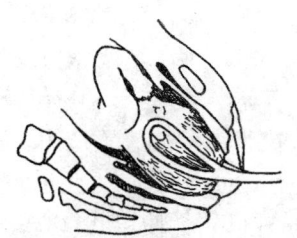

图 12-21　枕后位产钳

5. 臀位后出头产钳　操作时助手先将胎体提起，术者在胎体下面（腹侧）置入产钳。先将左叶产钳沿骶骨凹向胎头左侧插入，然后放置右叶产钳，扣合好略向前并略向上牵引，当枕骨抵耻骨联合下缘时，可缓慢继续向上抬高钳柄，使胎头俯屈并将胎儿同时上举娩出胎头（图12-22）。

【常见并发症的处理】

1. 产妇产道损伤　阴道裂伤，以纵裂多见，常为侧切口上延。

（1）会阴裂伤：包括不同程度的会阴组织撕裂伤（详见"会阴阴道损伤修补术"）。

（2）宫颈裂伤：

1）纵裂：以宫颈3、9点处纵行裂伤比较多见。当裂口较浅（不超过0.5cm）无活动性出血时，可不必缝合，如超过1cm纵裂，可用1号薇荞线间断缝合。

2）横裂：宫颈环形裂口多发生于滞产、宫口未开全时施行阴道助产手术的病例，不易缝合；可用1号薇荞线缝合，

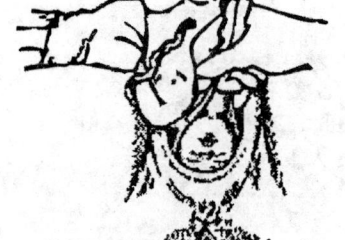

图 12-22　臀位后出头产钳

使宫颈恢复正常解剖形态。

3）宫颈裂伤：上延累及子宫下段时，需开腹手术，如裂口整齐、组织无明显水肿、坏死，可以缝合修补。如裂口复杂，组织损伤严重，须子宫切除术。术中需要探查膀胱、直肠

和输尿管,确认无邻近组织器官损伤后,才可关闭腹壁各层。

(3) 软产道多处撕裂伤:应待胎盘完全娩出后依次进行缝合。缝合按宫颈、穹窿、阴道、外阴的顺序,先里后外,依次缝合各部位。但对有活动性出血的部位,应先结扎止血,以免失血过多。

(4) 骨盆骨及关节损伤:由于困难的产钳可引起骨性产道损伤,包括耻骨联合分离、尾骨骨折、骶髂关节或骶尾关节受损等。当骨产道损伤时,术者往往可以听到声响,摄骨盆X线片可明确诊断,并应请相关的科室会诊,对骨产道损伤无特殊疗法,主要为卧床休息,服用钙片、鱼肝油可促进骨愈合。

2. 胎儿损伤

(1) 头面部压挫伤:产钳匙可导致头面部压迹、擦伤等软组织损伤,多可自行恢复。

(2) 头面部神经损伤:产钳夹于胎头乳突部或颊部,可引起面神经瘫痪等并发症,应给予维生素 B_1、B_{12} 等治疗。

(3) 颅内出血:轻症可治愈,重症颅内出血可导致新生儿死亡,即使能存活也会遗留后遗症。可给予维生素 K_1 肌注预防,并转入儿科治疗。

(4) 颅骨骨折:多为颅骨凹陷性骨折,如钳匙置于眼部,可导致眼眶骨折。应请神经外科协助治疗。

【注意事项】

1. 严格掌握产钳术的适应证及条件。操作准确、谨慎,避免并发症。施术时注意预防母体软产道损伤及胎儿颅内出血、面神经麻痹,甚至眼球压伤等。发生的原因多因为胎位查不清引发。若产钳不易扣合应取下,重新检查宫颈、胎位、胎头大小及胎头进展情况,以便及时做出处理。

2. 牵引力要持续稳妥、均匀,用力适当。按胎头分娩机转操纵胎头进展,切忌左右摇摆钳柄,否则易导致母儿损伤。牵拉困难时要及时查找原因。

3. 若用力牵引数次不成功,多系判断错误,则应放弃产钳。根据情况活胎行剖宫产,死胎行穿颅术。

4. 胎头娩出时需保护会阴缓缓娩出。

5. 新生儿处理同胎头吸引术。

第五节 臀位牵引术

臀位是异常胎位的一种,臀位分娩时,因臀部及肢体不能很好地扩张软产道,且胎头比臀部周径大,未经变形,以致胎头娩出困难。臀位易发生胎膜早破导致脐带脱垂,产程延长,引起胎儿窘迫,常需手术干预。

【臀位分娩的类型】

1. 自然分娩 未予任何助产,胎儿完全靠自然产力娩出。

2. 臀位助产术 胎儿自然娩出至脐部,胎肩和胎头由助产者协助娩出。

3. 臀牵引术 胎儿全部由助产者牵引娩出。

【适应证】 臀位时因胎腹受压可出现胎粪,如胎心正常仅有胎粪不提示胎儿宫内窘迫。凡胎儿自然娩出至脐显露于阴道口而停止者,应予牵引,因脐带受压超过8分钟将致死产,故应在8分钟内牵出胎儿。

1. 胎儿窘迫。
2. 第二产程延长。
3. 需缩短第二产程的妊娠合并症和并发症，如心、肺、肾疾病及妊娠期高血压者。横位或其他异常胎位行内倒转术后，继以牵引娩出胎儿。
4. 第二产程发生脐带脱垂者。

【手术条件】
1. 无骨盆狭窄。
2. 估计胎儿体重小于3500g。
3. 胎头不仰伸。
4. 宫口开全，胎膜已破。

【手术步骤】
1. 产妇取膀胱截石位，消毒、铺单、导尿。行会阴神经阻滞麻醉，初产妇行会阴后斜切术。
2. 牵出下肢　如胎儿单足或双足已脱落于外阴或阴道内，术者即以手握持牵引（图12-23），牵引方向应先向产妇的后下方，随胎儿下降握持点渐移至胎儿大腿，胎臀显露后，双手拇指分别放在胎儿腰骶部两侧，其余四指握住髋部扶持胎臀，并有旋转动作使胎儿呈骶前位（图12-24）。注意应当用双手大鱼际与手掌间的力量握胎儿，避免指端挤压胎腹，以防损伤内脏。当脐部娩出后应稍等，将脐带向外牵出5～10cm，以防脐带过紧影响胎儿血液循环。

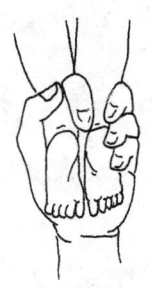 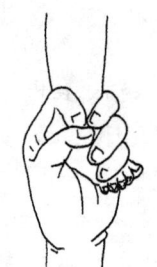 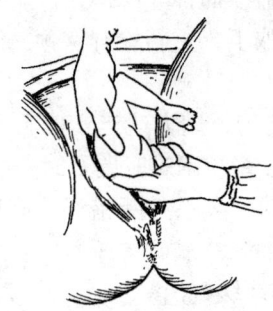 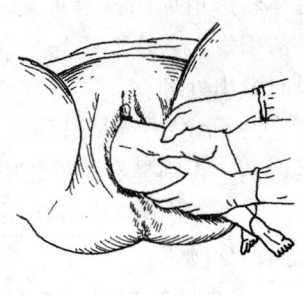

图 12-23　全臀牵引　　　　　　　　　图 12-24　胎臀牵出

如为单臂，术者可用一手或双手轻钩腹股沟向下牵引，若为骶后位在牵引中使其转成骶前位（图12-25），然后将双手大拇指置于胎儿大腿侧，其余四指放在胎儿背部握持胎儿，随宫缩时将胎儿向背侧方上举牵引，使两伸直的腿自会阴前缘滑出。

如为单足先露而另一腿上直伸时，若胎儿呈骶后位，术者先牵引先露侧下肢，同时旋转（牵右下肢时顺时针方向旋转，牵左下肢时逆时针方向旋转），使胎儿渐成骶前姿势。而胎臀显露时，可用示指钩住直伸腿之腹股沟，向胎儿背侧方向上举牵引，于是伸直腿可经会阴前缘自然滑出。

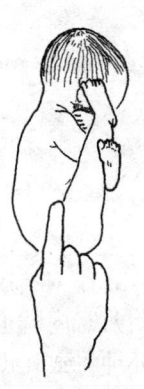 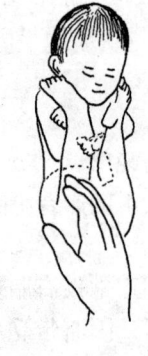

图 12-25　单臂牵引

3. 娩出肩及上肢　当肩及两侧腋窝牵出时，可用两种方法娩出肩部及上肢。

（1）滑脱法：右手握持胎儿双足，向前上方提起，使后肩显露于会阴，再用左手示、中指伸入阴道，由后肩沿上臂至肘窝处，协助上肢沿前胸滑出阴道。然后将肢体放低，前肩自然由耻骨弓下娩出。

（2）旋转胎体法：以消毒巾包裹臀部，双手紧握，避免滑脱。拇指在脊侧，另四指在腹侧（避免挤压脐带），将胎体向逆时针方向旋转，同时稍向下牵拉，右肩及右臂自然从耻骨弓下滑出（图 12-26）。再将肢体顺时针方向旋转，娩出左肩及左臂。

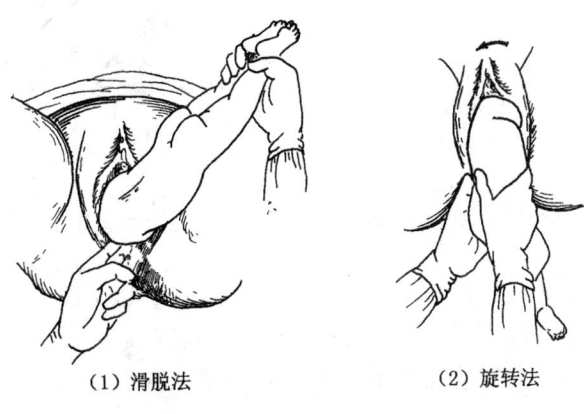

（1）滑脱法　　　　　（2）旋转法

图 12-26　娩出上肢

4．娩出胎头　胎肩及上肢全部娩出后，应将胎背转向正前方，使胎头矢状缝与骨盆下口前后径一致，同时将肢体骑跨在术者一手前臂上，中指伸入胎儿口内，示指及无名指扶在两侧上颌骨部，另一手中指压低胎儿枕部，使胎头俯屈，示指和无名指置于胎儿双肩及锁骨上，注意切勿放入锁骨上窝，以防牵引误伤臂丛神经。先向下方牵引，同时助手于产妇的下腹正中向下施加适当的压力，使胎头保持俯屈。当胎儿枕骨结节抵耻骨弓下时，即可以其为支点，逐渐将胎体上举，使胎儿下颏、口、鼻、眼、额相继娩出（图 12-27）。胎头娩出困难的可用后出头产钳协助娩出（见产钳术）。

【注意事项】

1．娩肩部及后出头时均应按分娩机转进行，不得强拉硬拽，以免造成胎儿产伤。

2．胎臂上举（胎臂位于颈背部者），牵引时应向胎儿手指所指示的方向旋转，即右上肢上举时逆时针旋转，左上肢上举时顺时针旋转，使胎臂转于胸前后娩出（图 12-28）。

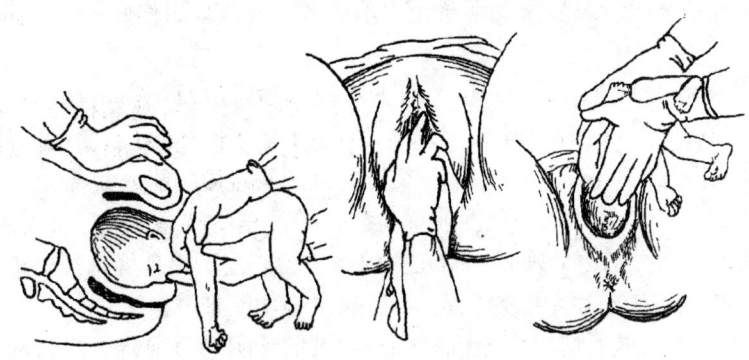

图 12-27　娩出胎头

3. 当后出头时，因其径线较大需保护会阴，防止产道严重裂伤，术后常规查产道，若有裂伤及时缝合。

4. 当脐部娩出后，脐带已开始受压，使牵出部分松解，应在8分钟内娩出胎儿，防止新生儿窒息（图12-29）。

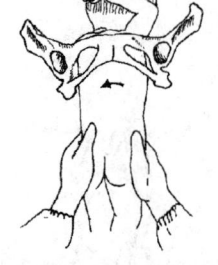 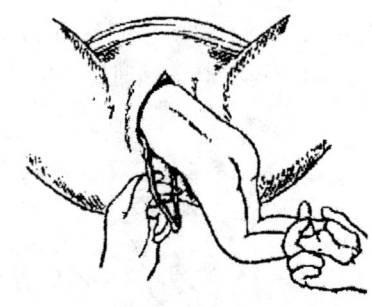

图 12-28　臂后上举转于胸前娩出　　图 12-29　向下牵出脐带

5. 牵引胎头时搭在两肩上的手指，不得抠压锁骨上窝，以免损伤臂丛神经造成上肢瘫痪。
6. 若胎儿已死或已知畸形者，可待其自然分娩或行穿颅术。
7. 新生儿常规肌内注射维生素 K 和维生素 C 以防颅内出血。

第六节　剖宫产术

剖宫产（caesarean section，CS）是指经腹切开子宫壁娩出胎儿及其附属产物的手术，是产科常见的手术。适当放宽 CS 指征并不一定能够降低孕产妇死亡率及围生儿死亡率，而且不必要的 CS 同时也增加了母儿的危险性，故不是围生医学进步的合理标志。

术式有子宫下段式、子宫体式、腹膜外式。以子宫下段式最常见。

【适应证】　剖宫产指征很复杂，难以用一表罗列，其指征可以是单一的，也可以是多因素的。

1. 绝对指征　即不可阴道分娩，一旦确诊就应选择 CS 分娩，以保母子平安。

(1) 骨盆狭窄或畸形。

(2) 软产道异常：软产道瘢痕狭窄或闭锁、宫颈坚韧、水肿、不扩张或肿物阻塞产道。宫颈癌及尖锐湿疣有宫颈裂伤、出血、癌肿扩散、尖锐湿疣传给胎儿的危险。

(3) 子宫有瘢痕者，子宫发育畸形矫正手术史者，或瘘、裂伤修补术，体部剖宫术估计切口愈合差。

(4) 胎位异常：①额位，高直后位、前不均倾、颏后位及颏横位难以手法纠正者，足月活胎考虑应剖宫分娩。②初产臀位足先露，估计胎儿大于 3500g 或胎头仰伸呈望星式者。③双胎第一个胎儿臀位、横位，如发生两头交锁，或两头碰撞不能入盆者。

(5) 其他方面：如部分性或完全性前置胎盘；子宫先兆破裂，或已破裂者；脐带脱垂，胎心好，短时间内不能经阴道分娩者；胎儿宫内窘迫胎心监护出现异常经处理无改善者，或头先露羊水粪染短时间内不能结束分娩者、心脏病（心功能Ⅲ至Ⅳ级）。

2. 相对指征　出现以下情况应分析对待，如果估计阴道分娩将会威胁母儿健康，可以放宽 CS 指征。

（1）相对头盆不称。骨盆轻度狭窄或胎儿较大，经试产失败者。

（2）异常头位方向，持续性枕后位及持续性枕横位经充分试产，复合先露，先露下降不到s+2者，考虑剖宫产。

（3）高龄初产、初产臀位、子宫肌瘤剔除术史、严重的外阴白斑导致弹性病变差、外阴和阴道严重的静脉曲张。

（4）产科并发症，如羊水过少（oligohydramnios）、严重的产前出血危及母儿安全者、滞产、剖宫产史（history of previous cesarean section）等。

（5）全身严重合并症或并发症不能耐受分娩者，如肾病、重症肝炎。

（6）引产失败（failed induction of labor）。

（7）畸形儿，一般不考虑剖宫产，但如畸形难以阴道碎胎者，也应行剖宫产。

【术前准备】

1. 备皮　同一般开腹手术范围。

2. 术前合并症处理　如水、电解质失衡的纠正，胎儿窘迫的宫内复苏，使相关化验接近正常。

3. 备血与输血　对有出血倾向者，增加备血量，有急性大出血者边输血边手术。

4. 保留导尿管　置入尿管如遇先露低压迫尿道时，可用示、中两指沿尿道两侧插于先露与阴道前壁之间，使尿管易于插入，并可防尿道损伤。

5. 术前用药　对于有感染或疑有感染者，术前应给予抗生素。未成熟胎儿术前给予地塞米松。术前禁用呼吸抑制剂，如吗啡、哌替啶等。

6. 备好气管插管、氧气及急救用品，以便抢救新生儿。

7. 予孕妇及家属术前充分交代病情、手术指征及手术相关风险，并签署知情同意书。

【体位】　取仰卧位，为避免仰卧位低血压综合征，稍倾斜手术台15°～30°。

【麻醉】　硬膜外麻醉（epidural analgesia）是较理想的首选麻醉。局部麻醉也是一种安全有效的方法。局部麻醉适用于不宜搬动的患者在紧急情况下或医疗条件差的地区实施，优点是安全、经济、方便，不影响血压、呼吸，不需要严格的麻醉监护，缺点是止痛不完全，肌肉松弛不良，常影响手术操作。全身静脉麻醉或吸入性麻醉起效快，镇痛完全，但是并发症比较多，且需要特殊设备监护，所以临床应用不多。联合蛛网膜下腔和硬膜外麻醉，结合了腰麻的速效和持续硬膜外麻醉的长效麻醉作用，以其起效快，镇痛全又持久的优点而越来越多地被使用。

【种类与选择】　剖宫产手术一般分子宫下段剖宫术（lower segment transverse incision）、子宫体部剖宫术（古典式剖宫术 classical cesarean section、腹膜外剖宫术（extra-peritoneal cesarean section）和 Stark 剖宫术（Michael stark cesarean section）。

1. 子宫下段剖宫术（lower segment transverse incision）　优点：切口愈合好，再次分娩时子宫破裂率低；并发症少，很少发生腹膜炎及肠麻痹；术时出血少，便于止血；子宫切口因有腹膜覆盖，术后与腹前壁、大网膜及肠管罕有粘连。

2. 子宫体部剖宫术（古典式剖宫术 classical cesarean section）　优点为操作简易、迅速，缺点为体部肌肉壁厚，血管丰富，出血多，缝合不理想，常对合不良，肌纤维收缩时，对肌纤维及血管再生不利，再孕时子宫破裂率高，切口易与大网膜、腹膜、小肠袢粘连，手术后肠胀气、肠麻痹的发病率高。故已被下段剖宫产代替，仅适用于中央性前置胎盘，下段形成不好，或二次剖宫产严重粘连者。

3．腹膜外剖宫术（extra-peritoneal cesarean section） 特点是不切开腹壁，仅将腹膜反折自膀胱顶剥离，到达子宫下段，不进入腹腔，适用于宫腔感染及潜在感染者（如破膜时间长、反复阴道内诊、产程延长）。优点为减少腹腔内污染、肠蠕动恢复快及腹痛轻。但是无法在术中探查腹腔及盆腔脏器状况。对于胎儿巨大、有手术史的患者不适合。

4．Stark 剖宫术（Michael stark cesarean section） 由以色列 Stark 在传统子宫下段剖宫术的基础上改良的一种手术方式，特点如下：

（1）采用 Joel Cohen 的开腹方法以及独特的关腹方法。Joel Cohen 的切口位置比 Pfannenstiel 切口位置高，远离锥状肌，使腹直肌易于撕拉，开腹时对皮下采取撕拉的方法，使走行于其中的血管、神经借助于本身的弹性完整保留。既减少了出血，也减少了因为结扎血管或电凝止血造成的局部缺血，大大地缩短了从开腹到胎儿娩出的时间，更适宜紧急情况下的剖宫产。关腹时皮肤、皮下脂肪全层宽距离缝合，整个切口仅仅缝合 2～3 针，不仅简单、省时，而且有利于愈合，减少瘢痕形成。

（2）子宫肌肉一层缝合：优点是减少肌肉的损伤，减少因为缝合过多造成的缺血甚至局部坏死。

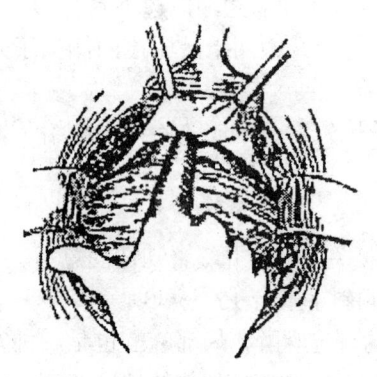

图 12-30　下推膀胱

（3）不缝合膀胱腹膜反折与腹膜。

其余步骤同子宫下段剖宫产术，应用该术式时，应该注意筋膜下血肿、腹膜粘连和腹壁切口裂开等并发症，适用于手术操作熟练的医生施行，初学者易造成严重粘连。

【手术步骤】 以子宫下段剖宫术为例。

1．腹部常规消毒，铺无菌巾。

2．腹部切口　下腹正中、旁正中纵切口或横切口三种，依次切开腹壁各层进腹腔。

3．探查子宫位置、下段扩张情况、胎先露高低、胎头大小等。

4．横行剪开子宫膀胱反折腹膜，向两侧圆韧带延伸总长约 10cm，提起切口下缘，下推膀胱，以充分暴露子宫下段为度（图 12-30）。

5．切开子宫　在子宫下段前壁做小横切口，用两手示指向两侧弧形撕开（或剪开）约 10cm（图 12-31）。

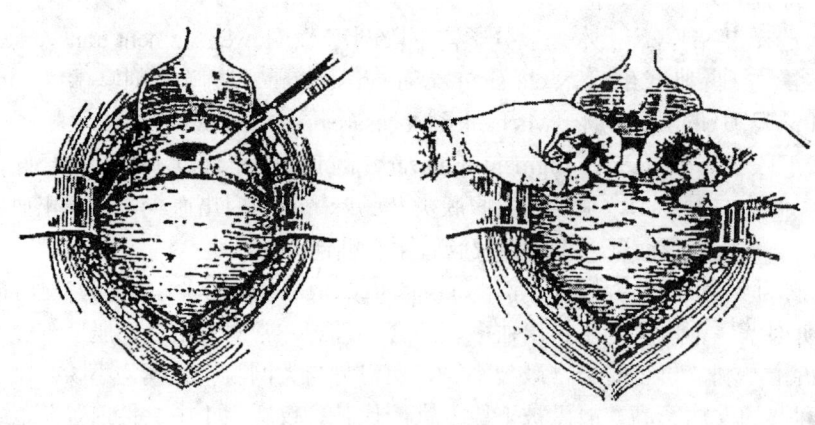

图 12-31　下段横切口并钝性分离

6. 娩出胎儿 刺破胎膜、吸净羊水后,术者右手入宫腔,用手指掌面托起胎头,另一手或助手在子宫底部加压协助胎头娩出(图12-32)。胎头娩出后立即用手挤出胎儿口、鼻腔中的液体。胎身相继娩出,断脐交台下处理。若为臀位,先将先露部娩出子宫切口后,按臀助产方式娩出胎儿。若为横位手入宫腔握住胎足牵引,按臀位分娩的方式缓慢娩出子宫切口。若胎头浮于子宫切口上,可推压宫底迫使胎头下降,并固定于切口下,以便娩出,或行产钳牵引,或手入宫腔寻握胎足以臀牵引方式娩出胎儿。若手法娩出胎头困难,可以向宫底方向剪开倒"T"字形切口,利于胎儿娩出。

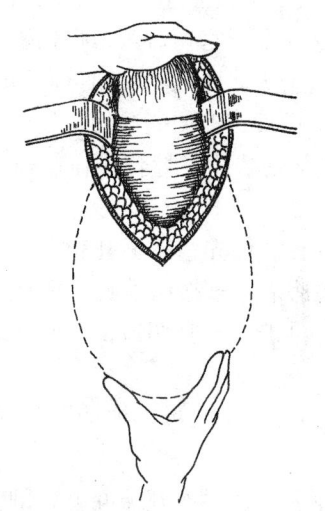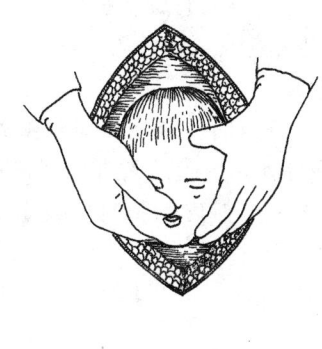

图 12-32 娩出胎儿

7. 胎盘娩出 胎儿娩出后,子宫体部注射缩宫素10U等待胎盘自行剥离或用手剥离胎盘,胎盘交台下检查,卵圆钳夹干纱布擦净宫腔内残余胎膜组织(图12-33)。注意不使胎盘胎膜组织残留,对高危感染因素者,可以取碘酊纱布块擦拭宫腔一次,预防产后感染。

8. 缝合子宫切口 原则:由厚向薄(由上向下)。对合准确,不留空隙,避免切口内打结,用2-0可吸收缝合线缝合,不要将子宫内膜缝入子宫切口内,各层缝合时应穿插进针。第一层全层连续缝合,第二层间断或连续褥式包埋缝合,亦可全层连续缝合。

9. 缝合腹膜反折 先检查子宫缝合口,特别注意两角以及子宫膀胱剥离面有无出血,用3-0可吸收线连续缝合腹膜反折。

10. 清理腹腔 先检查子宫及双侧附件有无异常,彻底清除腹腔积液及积血,清点敷料器械。

11. 关闭腹腔 连续缝合腹膜,间断或连续缝合筋膜,间断缝合皮下脂肪,连续皮内缝合皮内缝合皮肤。

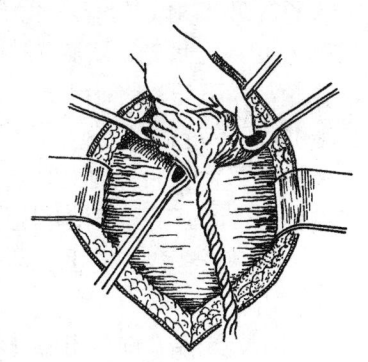

图 12-33 娩出胎盘

【注意事项】

1. 严格掌握剖宫产适应证,术时、术后出血及感染发生率比阴道分娩明显升高且严重。麻醉及其他意外和损伤也增加母儿患病率及死亡率。虽然被视为较安全的手术,但亦蕴藏着诸多不安全的因素。

2. 避免仰卧位低血压综合征，因妊娠增大的子宫压迫及腰椎的代偿性前突，加之硬膜外麻醉对血压的影响，易发生血压下降，剖宫产术宜向左侧倾斜15°～30°。可减少下腔静脉压力（10～15cmH$_2$O），并增加回心血量，起到内输液作用。

3. 子宫切口的选择　切口大小及位置是预防术中出血以及胎头娩出困难的关键。切口过小、未按分娩机转娩出胎头或用暴力等可使切口延裂累及子宫动、静脉。

4. 注意勿伤胎儿　直视下切开子宫，由浅入深渐次切开，需扩大切口时，术者以左手示指伸入宫腔切口下，挡开胎体，用钝头剪刀延长切口，以防刺伤胎儿。

5. 注意勿伤膀胱及输尿管　子宫切口不宜过低，应距腹膜反折2cm以上，以防娩出胎儿时切口延长伤及膀胱，若胎头嵌入骨盆较深，易发生子宫切口撕裂损伤输尿管及子宫动静脉，此时可由术者在无菌操作下，自阴道向上推送胎头，协助其娩出。同时，在钝性撕开子宫下段破口时要注意子宫的右旋的特点，以免切口过长，偏向一侧而损伤子宫动脉，引发大出血。一旦发生裂伤应该辨认其解剖关系，将出血点结扎或缝合止血，切勿盲目钳夹、缝扎，以免伤及输尿管。

6. 缝合子宫　缝合时注意切缘对合整齐，若有裂伤先给予缝扎止血，切忌过多过密缝扎，以防切口缺血坏死。关腹前常规清理腹腔，关腹后常规按压宫底，排出阴道积血。

7. 预防羊水栓塞　刺破胎膜时需吸净羊水，再扩大子宫切口，当胎儿娩出后涌出羊水同样吸净后再操作。

8. 术后鼓励产妇早活动、半卧位，无并发症者24小时可下地活动，有利于恶露排出，并防止肠粘连。

9. 要求避孕者可以在关腹之前行输卵管结扎手术；再次妊娠问题，剖宫产术后多主张至少2年内不受孕。

【特殊情况的处理】

在娩出胎儿过程中，可能会发生以下情况：

（1）子宫前壁切口下有胎盘组织：如前壁切口下为胎盘组织，应避免胎盘"打洞"或剪开胎盘，可迅速从胎盘一侧破膜后娩出胎儿。

（2）子宫切口过小：术中估计不足，子宫切口过小而发生出头困难时，助手将左手迅速伸入子宫切口内做引导，术者右手持剪刀迅速向宫体延长切口，使胎儿能顺利娩出。

（3）臀位足先露或膝先露深入骨盆：此时胎头多位于较低水平，可伸手入宫腔，绕过胎头顶部向下压，将胎头推于子宫切口处，再用手指端向上撬托胎头，以头位分娩方式娩出胎儿。

（4）横位：胎背向上时下肢位于切口处，可直接拉一足或双足以臀位的方式娩出胎儿。胎背向下，可沿胎臀辨认并握住近产妇脊柱的胎足，行臀位牵引娩出胎儿。

（5）复合先露：胎手已入盆时，不能强行牵拉，应先旋转胎儿，使手臂从胎头部滑下再向上娩出胎头

（6）娩出胎盘前后出血过多的处理：

1）胎儿娩出后出血过多：应立即静脉滴注缩宫素。助手用小拉钩拉紧子宫切口或在子宫切口两端各缝一针可吸收线，并提起拉紧，使血窦受压减少出血。

2）当切口下胎盘被推至一侧时，娩出胎儿后，应立即徒手剥离胎盘并全部取出，同时尽快用宫缩剂。出血多者，可行按摩子宫或宫腔内填压纱布垫。

【并发症】

1. 感染（infection） 感染率可以达到3.6%～8.1%。如子宫内膜炎、尿道感染、子宫或腹壁切口感染、血栓性静脉炎、盆腔脓肿等。

2. 出血（bleeding） 剖宫产术中、术后，远、近期的出血率可达5%～6%。剖宫产术中大出血是产科严重的并发症，病情危急，常危及产妇生命，必须寻找原因，迅速采取有效的止血方法。剖宫产术中大出血多见于子宫收缩不良，胎盘附着部位出血，损伤血管等。剖宫产术晚期出血多见于感染。

3. 脏器损伤（organ wound） 剖宫产术造成的脏器损伤较少见，可有膀胱、肠管、输尿管等损伤。

4. 栓塞（embolism） 由于手术后卧床不动，易发生栓塞，其中以肺栓塞最多见，是剖宫产术孕产妇死亡的主要原因之一。

5. 远期并发症 手术后盆腔炎、月经不调、腰痛、异位妊娠等并发症明显比阴道分娩高，可能与感染及术后粘连有关。剖宫产术后再次妊娠，前置胎盘、胎盘植入的机会也明显增加；如行人工流产或足月妊娠时子宫破裂的危险性比无剖宫产史者高。子宫内膜异位症的发生率也随着剖宫产率的增加而升高，至于腹壁切口疝显然与剖宫产术密切相关。

6. 剖宫产儿综合征 剖宫产儿胸廓未经过产道挤压，胎儿缺乏活性纤溶酶，从而影响肺泡表面活性物质的合成，再加上麻醉的影响，容易出现湿肺、产后呼吸困难等，称剖宫产儿呼吸困难综合征。剖宫产儿由于没有经历反复的子宫收缩的刺激，也没有阴道分娩过程中自然产生的一系列适应功能的改变，故剖宫产儿常表现出以后的适应力差、反应迟钝等感觉综合失调的征象。

（王晓茜　李　奎）

第十三章

妇科病史及体格检查

 学习目标

1. 掌握如何正确采集妇科病史及盆腔检查方法。
2. 熟悉妇科常见症状的鉴别要点。
3. 了解全身体格检查。
4. 掌握双合诊和三合诊检查技能,根据采集的病史及临床检查正确书写完整的病历。
5. 能与患者及家属进行良好沟通,采集到有效的病史。

病史和体格检查是诊断、治疗疾病的主要依据,妇科病史(gynecologic history)有不同于其他各科的某些特点。妇产科临床医生应该通过不断的临床实践,逐步掌握妇科病史的采集及盆腔检查这一妇产科所特有的临床基本技能。

第一节 妇科病史

妇科病史是否完整、准确是正确诊断疾病的关键。因此,医务人员不但要熟悉有关疾病的基本知识,还应该掌握采集病史的基本方法和手段。首先应该态度和蔼、语言亲切、耐心细致地询问病情,必要时加以启发,但是避免暗示或主观猜测。对危重患者应该边了解病情,边进行急救处理,以免贻误治疗。外院转诊者,应该重视病情介绍,但又必须重点核对和必要补充。对不亲自口述的患者,可以向了解其病情的家属或亲友询问。若遇到难言之隐者,可以避开陪同的家属或友人单独询问。既不可盲目信任其陈述,也不宜反复追问,而应该通过进一步检查或化验后,再单独补充询问,才能了解真情。

【一般项目】 如系住院患者,应详细记载患者姓名、性别、年龄、籍贯、职业和工种、民族、住址、入院日期、病史记录日期和病史陈述者。如非本人陈述应注明其与患者的关系及可靠性。

【主诉】 此次就诊的主要症状或体征和持续时间,通常不超过20字。围绕患者的主要症状、体征、发生发展的过程及持续时间描述。主诉的描述一般使用医学症状名词,最好不使用疾病名称。如:阴道出血×日、腹痛×日。但患者无任何自觉症状,只是体检时发现子宫肌瘤的,可以主诉为:体检发现"子宫肌瘤"×日。

【现病史】 本次疾病发生、发展和诊疗的全过程。多以主要症状为核心,按时间先后依

次描述。发病的时间、有无诱因、主要症状、部位、性质、持续时间及病情的发展与演变过程，诊断治疗经过，以及伴随症状与主要症状关系。发病后何时、何地如何诊治，诊治结果，用药及手术情况均应详细记述。要询问全身情况，有无发热，食欲情况，有无呕吐，大小便异常否，体重变化，睡眠情况等。对鉴别有意义的相关症状，即使为阴性也应写入现病史中。与本次疾病无密切关系，但是需要治疗的其他疾病的情况，可在现病史后另起一段记录。

【月经史】 包括初潮年龄，月经周期及经期持续时间、经量、经期伴随症状。可简写，如$14\dfrac{3\sim7}{28\sim30}$天，周期是否规律，每次月经的颜色，月经量可问每日更换卫生巾的次数，有无血块、痛经，经前有无不适，如乳房胀痛、水肿、易激动或精神抑郁等。常规询问末次月经日期（LMP），前一次月经日期（PMP），绝经年龄，绝经后有无出血或异常分泌物。

【婚育史】 婚次及结婚年龄，对方年龄、健康状况，是否近亲结婚，采取何种避孕措施及时间和效果，有无不良反应，双方性生活情况，有无性病史。婚育史包括足月产、早产、流产次数及现有子女数，如足月2，无早产，流产1次，现有子女2人，可简写2—0—1—2，或用孕3产2（G3 P2）表示；记录分娩方式，有无难产史，婴儿出生情况；如为流产则注明是自然流产或人工流产，产时产后有无异常；末次分娩、流产时间。

【既往史】 以往健康和疾病情况，包括一般情况、疾病史、传染病史及预防接种史，有无手术、外伤史、输血史、药物过敏史，如患过某种疾病则记录疾病名称、日期、患病情况及诊疗过程。

【个人史】 生活和居住情况，出生地和曾暂住地，烟酒嗜好及有无有毒有害物质接触史。

【家族史】 父母、兄弟、姐妹及子女健康情况。家庭中有无遗传性疾病（如白化病、血液病等），或可能与遗传有关的疾病（如癌症、高血压、糖尿病等）及传染病史。

第二节 体格检查

体格检查（physical examination）应在采集病史后进行。体格检查包括全身检查、腹部检查、盆腔检查。除急诊外，应按照下列顺序进行，记录应按次序准确记录，内容应包括与疾病有关的阳性体征及有鉴别意义的阴形体征，检查完结果应告知家属及患者。

【一般检查】 包括体温、脉搏、呼吸、血压、体重、神志、精神状态、面容、体态、发育状况、毛发、皮肤、黏膜、淋巴结（特别是左锁骨上淋巴结和腹股沟淋巴结）；头部器官、颈部、胸部、腹部、直肠、肛门、外生殖器、脊柱、四肢、神经系统。

【腹部检查】 腹部检查是妇科检查的重要组成部分，应在盆腔检查之前进行，系统地进行视诊、触诊、叩诊、听诊。视诊注意腹部的形状，有无隆起，有无瘢痕、静脉曲张、妊娠纹及局部有无隆起等。触诊包括肝、脾有无肿大及压痛；腹部软硬度，有无压痛、反跳痛、肌紧张，有无肿块、肿块部位、有无压痛、大小、形状、硬度、活动度、表面是否光滑等。叩诊时注意鼓音和浊音的分布范围，有无移动性浊音。听诊了解肠鸣音情况。如合并妊娠，应检查宫底高度、胎位、胎动、胎心等。

【盆腔检查】 盆腔检查又称妇科检查，包括外阴、阴道、宫颈、宫体及双附件。

（一）注意事项

1. 检查环境要安静、舒适，检查者要态度认真，语言亲切，告知患者盆腔检查可能引起的不适,不必紧张并尽可能放松腹肌。

2. 每检查一人,应更换置于臀部下面的垫单或纸单(应是一次性使用),避免交叉感染。寒冷季节要注意保暖。

3. 除尿失禁患者外,嘱患者先排尿,必要时导尿排空膀胱。大便充盈者应在排便或灌肠后检查。

4. 取膀胱结石位,戴无菌手套进行检查。有月经来潮者一般不做妇科检查,待月经结束后再检查,以防感染。必须检查时,先消毒外阴后再检查。

5. 对无性生活史患者禁止做双合诊和阴道窥器检查,应行直肠-腹部诊。若确有必要检查,应先征得患者和家属同意后,方可进行。男医生对患者进行检查时,需要有其他医护人员在场,以减轻患者紧张心理和避免发生不必要的误会。

6. 疑有盆腔内病变的腹壁肥厚、高度紧张不配合的患者,若盆腔检查不满意,可以行B超检查,必要时在麻醉下进行盆腔检查。

(二)检查方法

1. 外阴部检查　外阴的发育,有无畸形、阴毛的分布疏密情况,阴阜、阴蒂、大阴唇、小阴唇、尿道口有无红肿、溃疡、色素减退、赘生物等变化。阴道处女膜是否完整,未婚型阴道仅强容一指,有无会阴裂伤及侧切瘢痕,检查时嘱患者向下屏气,观察阴道前后壁有无膨出,用腹压有无子宫脱垂、尿失禁等。

2. 阴道窥器检查法(vaginal speculum examination)　根据患者阴道口大小阴道壁的松弛情况,选用适当大小的阴道窥器,用阴道窥器观察阴道壁和子宫颈。

(1) 放置和取出方法:阴道窥器先涂润滑剂,但拟取阴道分泌物做阴道涂片检查或宫颈细胞学检查时时,则不宜用润滑剂,以免影响检查结果,必要时用0.9%氯化钠溶液湿润。用一手分开小阴唇,另一手将两叶并拢的阴道窥器以45°沿阴道后壁缓缓插入,然后旋转成正位,使其柄朝向患者背部,缓慢插入阴道穹窿(图13-1),缓慢张开两叶,暴露宫颈及阴道壁(图13-2)。取出窥器之前,应将窥器前后叶合拢后再沿阴道侧后壁缓慢取出。

(2) 阴道和宫颈视诊:观察阴道前后壁和侧壁及穹窿黏膜颜色、皱襞,有无出血、充血、溃疡、肿物、畸形;阴道分泌物多少、性状、颜色、有无异味;子宫颈大小、颜色、有无充血及出血、外口形状,有无糜烂样改变、异型血管、裂伤、外翻、息肉或肿物,颈管内有无出血及分泌物。进行宫颈细胞学、分泌物及阴道分泌物等检查。

3. 双合诊(bimanual examination)　是盆腔检查中最重要的一种。目的在于检查盆腔内生殖器官、宫旁韧带及邻近器官是否有异常情况。检查者手戴无菌手套,示指和中指沾润

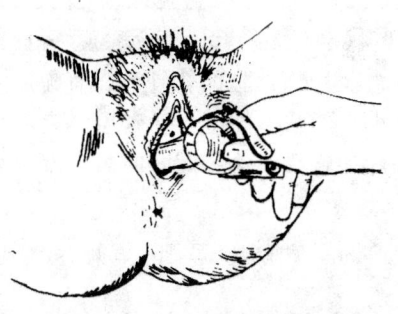

图13-1　沿阴道侧后壁放入阴道窥器

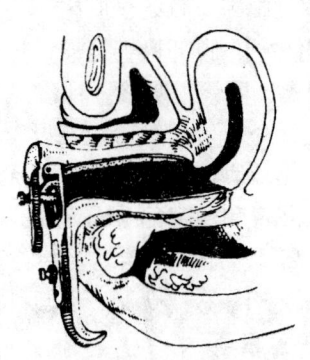

图13-2　暴露宫颈

滑剂轻轻沿阴道后壁插入，检查阴道的弹性、通畅度、宽度、深度，有无畸形、瘢痕肿块以及穹窿部情况，然后触扪子宫颈的大小、长度、方向、软硬度、是否光滑，有无举痛及接触性出血，再将两手指放在宫颈下，腹部手掌心面朝下平放于患者腹部脐平面按下腹部逐渐移动至耻骨联合处，两手配合触摸子宫的位置、轮廓、大小、硬度、活动度及有无压痛（图13-3）。子宫体向耻骨方向称前倾，朝向骶骨为后倾，子宫体与子宫颈之间向前形成角度为前屈，向后形成角度为后屈，一般子宫为前倾略前屈位。摸清子宫后将两手指移向子宫一侧，另一手在腹壁由上向下与阴道手指在侧穹窿互相对合触摸子宫旁组织、卵巢、输卵管等处（图13-4）。在正常情况下，正常卵巢偶可扪及，为椭圆形，3cm×2cm×1cm大小，活动，触之有酸痛感，正常输卵管不可触及。如扪到增厚组织或肿块，需注意大小、形状、质地、活动度、有无压痛及与周围组织关系。

4. 三合诊　阴道、直肠及腹部的联合检查称为三合诊，目的在于弥补双合诊不足。需要进一步了解子宫后方及盆腔后部情况时用三合诊。一手示指进入阴道、中指置入直肠，另一手置于下腹部进行检查，方法同于双合诊。三合诊（图13-5）检查可以了解盆腔病变的范围、病变与子宫、直肠、盆壁、骶骨关系以及直肠病变。三合诊对生殖器官的恶性肿瘤、结核、子宫内膜异位症、炎症的检查尤为重要。

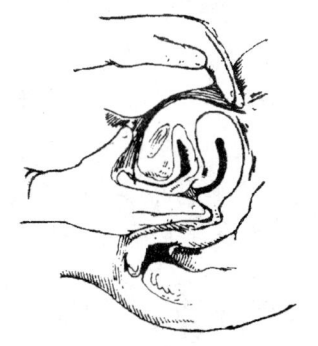

图13-3　双合诊检查子宫

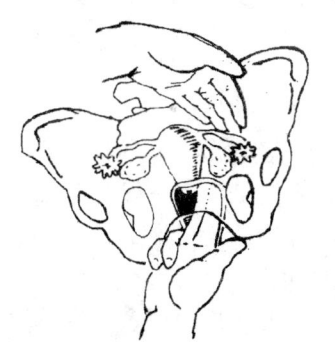

图13-4　双合诊检查子宫附件

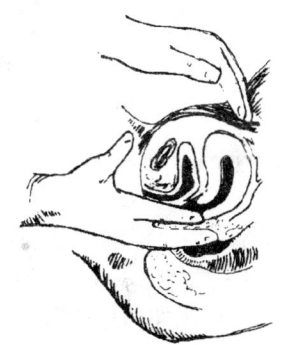

图13-5　三合诊检查子宫

5. 直肠-腹部诊（anus-abdominal examination）　一手示指深入直肠，另一手在腹壁辅助检查。适用于未婚妇女、阴道闭锁等不宜做阴道检查者。无论双合诊、三合诊、肛腹诊，除应按常规操作外，还应注意以下几点：①检查者两手进入阴道后，患者感不适时，可改用一指代替双指进行双合诊；②腹壁紧张，检查不满意时，可以边检查边与患者谈，让其放松，或令其张口呼吸使腹肌放松；③当检查者无法判明检查器官解剖时，不要强行检查，待休息后再查，可获满意效果；④三合诊时为减少患者疼痛感，当中指进入肛门时可嘱患者向下屏气，使肛门括约肌自动放松。

（三）记录

盆腔检查结束后应根据检查的情况按解剖部位顺序进行记录。外阴：按检查所见情况记录，发育情况及婚、产式及其异常情况。阴道：是否通畅，分泌物量、颜色、性状、有无异味，阴道黏膜及皱襞情况。子宫颈：位置、硬度、大小、有无糜烂样改变及其程度、有无裂伤、息肉、外翻或肿物，有无接触性出血、举痛摆痛等。子宫：位置、大小、软硬度、活动度、是否有压痛。附件：有无肿块、大小、软硬度、活动度、表面是否光滑、有无增厚、压痛、与子宫及盆腔关系、左右两侧情况。

第三节 妇科疾病常见症状的鉴别要点

阴道出血、异常白带、下腹痛、下腹部肿块是妇科疾病常见症状，需注意鉴别。

一、阴道出血（vaginal bleeding）

是最常见的主诉。可来自外阴、阴道、宫颈、子宫体等部位，虽然大多数来自子宫，不论来源何处，除正常月经以外，均称"阴道出血"。其原因可能是：①卵巢内分泌功能失调；②异常妊娠；③生殖器炎症及肿瘤；④损伤、异物、外源性药物；⑤全身疾病等。应该结合患者的年龄询问阴道出血的时间、出血量、持续时间、与月经的关系；出血的诱因，是否有接触性出血，有无停经史、伴随症状，与避孕方法有无关系等。其中，年龄对诊断有重要参考价值。如新生儿期女婴出生后数日阴道少量出血是因为离开母体后雌激素的突然下降，子宫内膜脱落所致；儿童期阴道出血应除外外伤、异物后，考虑性早熟或生殖道恶性肿瘤的可能；青春期少女阴道出血多为无排卵性功能失调性子宫出血，血液系统疾病及肝功能异常；性成熟期阴道出血首先应考虑妊娠相关的疾病，其次考虑卵巢内分泌功能异常引起的出血，最后考虑生殖器炎症及生殖器肿瘤等；绝经过渡期及绝经后期首先除外生殖器肿瘤后，考虑卵巢内分泌功能异常及炎症。

阴道出血常见以下类型：

1. 月经量增多 周期正常，在经期出血多和（或）经期延长，多与子宫肌瘤、子宫腺肌病、排卵性功能失调性子宫出血、宫内节育器等有关。

2. 停经后阴道出血 发生在育龄妇女，一般应考虑与妊娠有关的疾病，如流产、异位妊娠、妊娠滋养细胞疾病等。发生在围绝经期（menopause）妇女，首选考虑无排卵性功血，但也应警惕子宫内膜癌或宫颈癌的可能。

3. 不规则阴道出血 如发生在儿童期，应考虑生殖道异物、肿瘤、损伤、性早熟的可能。育龄妇女应多考虑与妊娠有关的疾病。如在青春期或围绝经期多为无排卵性功能失调性子宫出血，但更年期首先应排除子宫内膜癌或宫颈癌。同时除外药物及宫内节育器因素。

4. 月经中期阴道出血 多为排卵期出血。

5. 经前或经后少量阴道出血 排卵性月经失调、宫内节育器或子宫内膜异位及子宫腺肌病所致。

6. 绝经后阴道出血 除外生殖系统炎症后应考虑子宫内膜癌的可能。

7. 性交后出血 性生活后当即有鲜血出现应考虑宫颈糜烂、息肉、早期宫颈癌或黏膜下肌瘤的可能，大量出血考虑阴道壁及穹窿裂伤。

8. 阴道出血伴随排液 一般应考虑晚期子宫内膜癌或宫颈癌或黏膜下肌瘤伴感染。阵发性阴道流血水，应警惕有输卵管癌。

9. 阴道出血伴有白带增多 一般考虑子宫黏膜下肌瘤伴感染、早期宫颈癌、子宫内膜癌等。

10. 外伤后出血 骑跨伤，流血量可多可少。

二、异常白带

白带（leucorrhea）是由阴道黏膜渗出物、宫颈管、子宫内膜及输卵管腺体分泌物组成，正常为蛋清样或白色、黏稠、量少、无异味的稀糊状。其形成与雌激素有关。在阴道炎和宫颈炎或发生癌变时，白带数量显著增多且形状也有改变，称病理白带，临床常见的有：

1．黄白色或灰黄色泡沫状白带　多为滴虫性阴道炎的特征，可伴有外阴瘙痒。

2．凝乳状或豆腐渣样白带　为假丝酵母菌阴道炎的特征，常伴有严重外阴瘙痒或灼痛。

3．鱼腥味灰白色均质白带　常见于细菌性阴道病。

4．脓样白带　多为细菌感染或淋病奈瑟菌等所致，宫颈炎、颈管炎、宫腔积脓、宫颈癌、阴道癌或阴道内异物亦可导致脓样白带，常伴有异味。

5．血性白带　安放宫内节育器可引起血性白带，还应考虑宫颈息肉、子宫内膜癌、宫颈癌或黏膜下肌瘤之可能。

6．透明黏性白带　外观与正常白带相似，但是量显著增多，应考虑慢性宫颈炎、卵巢功能失调或宫颈高分化腺癌等。

7．水样白带　持续出现淘米水样白带，奇臭者一般考虑晚期宫颈癌、阴道癌或黏膜下子宫肌瘤伴感染。间断性排除清澈、黄红色或红色水样白带，应考虑输卵管癌的可能。

三、下腹痛

下腹痛（subabdominal pain）多由妇科疾病引起，但也应除外生殖器官以外的疾病。

1．疼痛部位　下腹正中部疼痛多系子宫性疼痛；一侧下腹痛应考虑该侧卵巢囊肿破裂或蒂扭转、如输卵管妊娠破裂或盆腔腹膜炎时，可引起整个下腹疼痛甚至全腹疼痛，右下腹痛还应除外急性阑尾炎。

2．疼痛性质　持续性钝痛多为炎症或腹腔内积液所致。子宫或输卵管等器官收缩表现为阵发性绞痛，宫腔内有积血或积脓不能排出常导致下腹坠痛。肿瘤蒂扭转多为突发剧痛。异位妊娠或卵巢肿瘤破裂可引起撕裂性锐痛。下腹痛放射至肩部应考虑为腹腔内出血；放射至腰骶部多为宫颈、子宫病变所致。难以忍受的顽固性疼痛应考虑晚期癌的可能。

3．疼痛时间　经期出现下腹痛者多称为痛经，如为继发性，应考虑子宫内膜异位症、子宫肌腺症的可能；周期性下腹痛但无月经来潮者，应考虑因经血排出受阻所致，可见于先天性生殖道畸形或术后宫腔、宫颈管粘连等，与月经周期无关的疼痛多考虑术后粘连、慢性盆腔炎、残余卵巢综合征、盆腔静脉淤血、子宫内膜异位症、子宫腺肌病及恶性肿瘤晚期。

4．起病缓急　起病缓慢而逐渐加剧伴发热者，多为盆腔感染或恶性肿瘤所引起；发病急骤者，应考虑卵巢肿瘤的破裂或扭转。生育年龄妇女，反复隐痛伴有阵发性剧痛，伴有阴道出血者，应想到异位妊娠破裂或流产的可能。

5．伴随症状　同时有停经史，多为妊娠合并症；伴恶心、呕吐考虑有卵巢肿瘤蒂扭转的可能；有畏寒、发热常为盆腔感染；有休克症状应考虑腹腔内出血；出现肛门坠胀常因直肠子宫陷凹有积液所致；伴有恶病质为晚期恶性肿瘤的表现。

6．放射部位　放射到肩部应考虑腹腔内出血；放射至腰部多为宫颈、子宫病变所致；放射至腹股沟或大腿内侧，一般为该侧子宫附件病变所引起。

四、下腹部肿块

下腹部肿块（subabdominal mass）是妇科患者就医时常见的主诉。肿块可能是患者本人或家属无意中发现，或体检行B超检查盆腔时发现，根据肿块的性质不同，可分为囊性和实性两种。①囊性：一般为良性病变，如充盈的膀胱、卵巢囊肿、输卵管积水等。②实性：除妊娠子宫、子宫肌瘤、卵巢纤维瘤、附件炎症等实性为良性外，其他实性肿块应首先考虑为恶性肿瘤。下腹部包块也应除外其他系统肿瘤以及肠道粪块。

1. 增大的子宫　多见于下腹正中且与宫颈相连的肿块。

（1）妊娠子宫：育龄妇女有停经史，妊娠试验阳性，下腹部正中扪及包块，应首先考虑为妊娠子宫。停经后出现不规则阴道出血且子宫迅速增大者，应想到葡萄胎的可能。

（2）子宫肌瘤：子宫均匀增大，或表面有不规则隆起，常伴有月经过多。带蒂的浆膜下肌瘤仅蒂与宫体相连，应与实质性卵巢肿瘤鉴别。

（3）子宫肌腺症：子宫均匀增大、质硬，多有明显的继发痛经。

（4）子宫畸形：双子宫或残角子宫可扪及子宫另一侧有与其对称或不对称的包块，两者相连，硬度亦相同。

（5）子宫和阴道积血或宫腔积脓：若至青春期无月经来潮，伴有周期性下腹痛，可能发生生殖道积血而出现下腹部肿块。绝经后或宫颈癌放射治疗后，子宫腔偶可积脓而增大。

（6）子宫恶性肿瘤：围绝经期及绝经后妇女，子宫软而增大，伴有不规则阴道出血，有子宫内膜癌的可能。子宫增长迅速，伴有腹痛及不规则阴道出血有可能为子宫肉瘤。以往有葡萄胎史，若子宫增大，甚至外形不规则，且伴有出血，应考虑子宫绒毛膜癌的可能。

2. 附件包块　通常输卵管和卵巢不能扪及，当附件出现肿块时多为病理现象，常见的有以下几种：

（1）输卵管妊娠：包块位于子宫旁，大小、形状不一，有明显触痛。多有短期停经后阴道持续少量出血及下腹痛。

（2）炎性包块：多为双侧性，位于子宫两旁，与其有粘连，压痛明显。急性期患者有发热、腹痛。慢性盆腔炎患者常伴有下腹痛及不育史，甚至出现反复急性盆腔炎发作。

（3）卵巢肿物：包块位于子宫的一侧或双侧。良性肿瘤多发生在生育年龄，包块表面光滑、囊性且可活动，一般无腹水。恶性肿瘤多为实性或囊实性、增大迅速、表面不规则、活动受限、多伴有腹水和恶病质。

（4）卵巢瘤样病变：黄体囊肿和滤泡囊肿最多见，多为单侧可活动性的囊性包块，直径一般不超过5cm。卵巢子宫内膜异位症多为与子宫有粘连，活动受限且有压痛的肿块。

（5）卵巢巧克力囊肿：多为与子宫粘连、活动欠佳、压痛的囊肿，可伴有继发性痛经、不孕等病史。

3. 其他　还有腹壁血肿或脓肿、充盈膀胱、移位肾、阑尾脓肿、粪块嵌顿、肠系膜肿块、结肠癌、腹膜后肿瘤或脓肿、包裹性结核性腹膜炎及腹部手术后粘连等的可能。

 思考题

1. 为什么要进行双合诊和三合诊检查？
2. 能引起阴道出血的妇科疾病有哪些？
3. 盆腔检查要注意哪些事项？

（文　佳　王艳丽）

第十四章

外阴上皮非瘤样病变及外阴瘙痒

学习目标

1. 掌握外阴上皮内非瘤样病变的临床特点。
2. 熟悉外阴瘙痒的常见病因。
3. 了解外阴瘙痒的治疗原则。

外阴上皮非瘤样病变是一组女性外阴皮肤和黏膜组织发生色素改变和变性的常见慢性病变，临床表现常为外阴皮肤和黏膜色素减退，此类病变过去被称为外阴白色病变，归类于外阴营养不良，根据1987年国际外阴疾病研究学会与国际妇科病理学家学会共同讨论并提出的新的疾病分类系统和命名，建议将外阴非肿瘤样病变与肿瘤性病变截然分开，将外阴上皮内非瘤样病变分为鳞状上皮细胞增生和外阴硬化性苔藓，以及其他皮肤病，本章重点讲述前两种病变。

第一节 外阴鳞状上皮细胞增生

外阴鳞状上皮细胞增生是以外阴瘙痒为主要症状的鳞状上皮细胞良性增生为主的外阴疾病，是最常见的外阴上皮非瘤样病变，曾称为增生性营养不良。病因不明，但外阴局部皮肤潮湿、阴道分泌物及外来刺激物刺激可能与其发病有关。

【病理】 病理变化为表皮层角化过度和角化不全，棘细胞层不规则增厚，上皮脚向下延伸，上皮脚之间的真皮层有淋巴细胞及少量浆细胞浸润。上皮细胞排列整齐，细胞的大小和核形态、染色均正常。

【临床表现】 多发于50岁左右的中年妇女，外阴难以耐受的瘙痒是此病最主要症状。搔抓可暂时缓解患者的瘙痒，但搔抓又可导致皮肤进一步损伤，触发新的瘙痒反应，形成恶性循环。病损常呈对称性分布，主要累及双侧大阴唇、阴唇间沟、阴蒂包皮、阴唇后联合等处。病变较轻时，皮肤颜色暗红或粉红，角化过度部位则呈现白色。随着病程的延长，皮肤呈皮革样，色素增加，多数呈小多角形扁平丘疹，并群集成片，可出现苔藓样变。如出现溃疡长期不愈，特别是有结节隆起时，应警惕局部癌变的可能而及早活检确诊。

【诊断】 根据上述临床症状及体征可做出初步诊断，但确诊要依靠病理检查。活检应在皲裂、溃疡、隆起、硬结或粗糙处进行，并应选择不同部位多点取材。临床上常用1%甲苯胺蓝涂抹病变皮肤，待自干后用1%醋酸液擦洗脱色，不脱色区表明该处有裸核存在，故在该处取材,可提高诊断准确率。

【鉴别诊断】

1. 外阴白癜风　为局部黑素细胞破坏而引起的疾病,多见于年轻的妇女。外阴皮肤出现界限分明的白色区,但表面光滑润泽,质地正常,且无任何自觉症状,不恶变,不需治疗。

2. 外阴炎　外阴皮肤增厚,发白或发红,伴有瘙痒且阴道分泌物增多者,应首先排除念珠菌、滴虫感染所致阴道炎和外阴炎。炎症治愈后,皮肤色泽可恢复正常,白色区可消失。

3. 银屑病(牛皮癣)　表现为瘙痒及白色片状损害,常伴有其他部位皮肤损害,搔之有鳞屑脱落。

【治疗】

1. 一般治疗　保持外阴皮肤清洁干燥,注意经期卫生,不食辛辣食物及过敏食物,衣着要宽大透气,禁用刺激性药物擦洗。禁止搔抓,积极治疗糖尿病、阴道炎等原发疾病。必要时可适当使用镇静、催眠和抗过敏药物。

2. 局部治疗　主要控制局部的瘙痒。一般主张用糖皮质激素局部治疗,有较好的止痒作用。软化皮肤可用0.025%氟轻松软膏或1%~2%的氢化可的松软膏,每日涂擦局部3~4次。长期使用高效甾类药物可使局部皮肤萎缩,故瘙痒基本控制后,可用氢化可的松软膏,每日1~2次继续治疗,在涂药物前先用温水坐浴10~15分钟可暂时缓解瘙痒症状。较长时间的规范治疗,可使增生变厚的皮肤明显改善甚至恢复正常。

3. 外科治疗　外阴鳞状上皮细胞增生发生恶变的概率较低,仅5%左右,手术后对外观及局部功能有一定影响,且约半数患者术后可能复发,故目前对此病的治疗以保守为主。仅对已有恶变或恶变可能者及反复保守治疗无效者实行外科治疗,目前常采用的外科治疗有激光治疗和单纯外阴切除。

(1) 激光治疗:采用CO_2激光或氦氖激光照射治疗,破坏异常上皮组织及神经末梢,阻断瘙痒和搔抓所引起的恶性循环,止痒促进溃疡愈合。具有破坏性较小、瘢痕小、术后病率低的优点,但远期复发率在50%左右。

(2) 单纯外阴切除:病变范围较广者多需行单纯外阴切除术。但术后形成的瘢痕组织常导致性交痛,一般需同时行皮瓣移植术,以减少瘢痕挛缩。复发部位多在切口周围,再次手术仍难以避免再度复发。

第二节　外阴硬化性苔藓

案例

患者,女性,50岁,性生活困难1年。

妇科检查:外阴黏膜变薄、干燥,可见细小破裂口,皮肤无弹性,阴蒂萎缩,大、小阴唇平坦消失,阴道口挛缩狭窄,仅容指尖。

思考:请说出该妇女的医疗诊断及常用治疗方法。

外阴硬化性苔藓是以外阴及肛周皮肤萎缩变薄、色素减退为主要特征的一种皮肤疾病。

【病因】　不明。可能与以下因素相关:①有学者发现患者可合并斑秃、白癜风、甲状腺功能亢进或减退等自身免疫性疾病，似可说明此病与自身免疫有关；②此病好发于成年女性，患者血中二氢睾酮水平明显低于正常同龄妇女，对患处进行睾酮局部治疗有效，因而提示患者血中睾酮水平低下可能为发病因素之一；③基因遗传性疾病；④局部组织自由基作用。

【病理】 典型病理特征为表皮层角化和毛囊角质栓塞，基底细胞液化变性，黑素细胞减少，真皮中层有淋巴细胞和浆细胞浸润带。

【临床表现】 此病可发生于任何年龄，但以绝经后妇女最多见，其次为幼女。主要症状为病损区瘙痒，但瘙痒程度较鳞状上皮增生患者轻，个别患者无不适。病损多呈对称性，常位于大、小阴唇、阴蒂包皮、阴唇后联合及肛门周围。早期皮肤发红肿胀，可出现粉红或象牙白色的小丘疹，丘疹融合成片后呈紫癜状。进一步发展时小阴唇缩小变薄，逐渐与大阴唇内侧融合以致完全消失。晚期皮肤菲薄皱缩似卷烟纸，阴道口挛缩狭窄，仅能容指尖以致性交困难。

幼女患者瘙痒症状多不明显，可能仅在小便或大便后感外阴及肛周不适。检查时在外阴及肛周可见锁孔状珠黄色花斑样或白色病损环，但至青春期时，多数患者的病变可能自行消失。

【诊断和鉴别诊断】 初步诊断依据临床表现，确诊依据病理检查。硬化性苔藓应与老年生理性萎缩相区别。其外阴部皮肤的萎缩情况与身体其他部位皮肤同步，大阴唇变平，小阴唇退化，但患者无任何自觉症状。

【治疗】

1．一般治疗 与外阴鳞状上皮细胞增生治疗相同。

2．局部药物治疗 目前认为丙酸睾酮局部涂擦是标准的治疗方法。

（1）一般用丙酸睾酮200mg加入10g的凡士林软膏，配成2%的膏剂局部涂擦，每日2～3次，连用2～3个月。瘙痒症状好转后1～2年内，用药次数可减至每周1～2次；瘙痒严重者，可加用氢化可的松软膏。如出现毛发增多，阴蒂增大，可改用黄体酮100mg油剂加入30g凡士林软膏或油膏，局部涂擦。

（2）对于瘙痒顽固者，可用曲安奈德混悬液皮下注射。将5mg曲安奈德混悬液用2ml 0.9%氯化钠溶液稀释后，用长穿刺针在耻骨联合下方注入皮下，经过大阴唇皮下组织直至会阴，然后边回抽针头边推药，将混悬液注入皮下组织。注射后轻轻按摩以使混悬液弥散。

（3）幼女硬化性苔藓一般不宜采用丙酸睾酮局部治疗，以免出现男性化。对症状不明者可随访观察。对瘙痒症状明显者，现多主张用1%氢化可的松软膏或用100mg黄体酮油剂加入30g凡士林油膏中涂擦局部，多可获缓解。

3．外科治疗 同外阴鳞状上皮细胞增生的治疗。仅适用于局部病损组织出现不典型增生或有恶变可能者，但此病恶变机会更少，故很少采用外科疗法。

第三节　外阴瘙痒

> **案例**
>
> 患者，女性，22岁，已婚，主诉外阴瘙痒、白带增多6天。
> 查体：外阴潮湿发红、皮肤粗糙，双侧大阴唇可见抓痕和血痂；阴道检查可见稀薄脓性、泡沫状白带。白带常规检查发现滴虫。
> 思考：请说出该妇女出现瘙痒的主要原因及治疗原则。

外阴瘙痒（pruritus vulvae）是妇科患者的一种常见症状，多由外阴各种不同病变引起，外阴完全正常者也可发生。多见于中、老年妇女，瘙痒严重时，可影响工作和生活。

【病因】

（一）局部原因

1. 阴道分泌物刺激　外阴阴道假丝酵母菌病和滴虫性阴道炎是引起外阴瘙痒最常见的原因，阴虱及疥疮也可导致外阴瘙痒，蛲虫病引起的瘙痒多发生于幼女。

2. 外阴鳞状细胞增生或外阴硬化性苔藓。

3. 不良卫生习惯　由于不良的卫生习惯，从而造成皮脂、汗腺、经血、大小便的刺激而引起，应用不洁的卫生巾或穿不透气的化纤内裤也是导致瘙痒的重要原因。

4. 药物、化学品刺激及过敏　药物、肥皂、避孕套等可直接刺激或造成过敏，引起外阴皮肤瘙痒。

5. 其他皮肤病变　皮炎、湿疹、尖锐湿疣、肿瘤等均可引起外阴瘙痒。

（二）全身性原因

1. 糖尿病　糖尿对外阴皮肤的刺激，特别是伴发念珠菌性外阴炎时，瘙痒特别严重。

2. 黄疸，维生素 A、B 缺乏，贫血、白血病患者可发生外阴瘙痒，常伴其他部位的瘙痒。

3. 妊娠期、经前期，外阴局部充血，偶可导致外阴瘙痒。发生妊娠肝内胆汁淤积症时，可引起全身的皮肤瘙痒。

4. 原因不明的瘙痒　患者自诉外阴严重瘙痒，但查不出局部或全身的原因，可能与精神或心理因素有关。

【临床表现】　本病常发生于阴蒂、小阴唇，也可波及大阴唇、会阴甚至肛周等。多为阵发性瘙痒，夜间加重；瘙痒严重者坐卧不安，搔抓可造成局部皮肤破损。局部检查可见外阴皮肤潮湿发红，粗糙，有抓痕或血痂。但不明原因的外阴瘙痒者，尽管自觉症状非常严重，但全身检查常无皮肤、黏膜改变。

【诊断】　应详细询问病史，仔细进行局部和全身检查及必要的辅助检查，尽可能明确病因。

【治疗】

1. 一般治疗　保持外阴清洁干燥，禁用热水烫及局部擦洗、搔抓，内裤要宽松透气。

2. 病因治疗　积极治疗引起外阴瘙痒的局部或全身疾病，如滴虫性阴道炎、念珠菌性阴道炎、糖尿病、阴虱等。

3. 对症治疗

（1）局部治疗：急性期可用 3% 的硼酸液湿敷，然后局部涂抹 40% 氧化锌油膏，慢性瘙痒可用皮质激素软膏或 2% 苯海拉明乳膏涂擦。

（2）全身治疗：症状严重者可应用脱敏、镇静剂等，如口服氯苯那敏 4mg，苯海拉明 25mg 或异丙嗪 25mg。

（文　佳　王炜振）

第十五章 女性生殖系统炎症

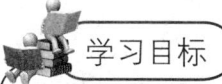

学习目标

1. 熟悉女性生殖系统炎症。
2. 了解女性生殖系统炎症。

女性生殖器炎症是妇科常见病之一。主要有外阴炎、阴道炎、宫颈炎及盆腔炎。近年来由于各类手术的增加、性传播疾病的增多、微生物检测手段的进步,以及新的抗生素不断出现,使妇产科医生对感染性疾病有了一个新的认识。炎症是病原体和机体抵抗力相互斗争的过程。只有当机体抵抗力下降、女性生殖系统的防御功能遭到破坏或致病微生物毒力较强时才会发病。

【女性生殖器的自然防御功能】

1. 解剖特点 在阴道外口,两侧小阴唇互相合拢、阴道前后壁互相紧贴、子宫内口关闭以及颈管内的黏液栓,均有防止病原体入侵的作用。

2. 生理特点 在卵巢分泌雌激素的影响下,阴道上皮增生并增加细胞内糖原含量,阴道上皮细胞分解糖原为单糖,阴道乳杆菌将单糖转化为乳酸,维持阴道正常酸性环境(pH 3.8～4.4),抑制其他病原体生长,称为阴道的自净作用。阴道内有多种微生物存在,以产生过氧化氢(H_2O_2)的乳杆菌为优势菌,维持阴道生态环境平衡。弱碱性的子宫颈黏液栓又可对某些嗜酸性细菌起抑制作用。子宫内膜的周期性脱落、输卵管黏膜上皮细胞的纤毛向宫腔方向摆动以及输卵管的蠕动均有利于阻止病原体的侵入。

【全身健康状况】 在抵御感染方面,全身健康状况起重要作用。产后、大出血后、手术后、慢性消耗性疾病、贫血、营养不良、过度疲劳、精神神经因素等,均可使全身抵抗力下降,使感染加重。

【病原体及感染途径】

(一)病原体

造成女性生殖器炎症的病原体很多,常见的有以下几种。

1. 细菌 需氧菌中以链球菌、葡萄球菌、淋病奈瑟菌、大肠埃希菌最常见;厌氧菌中主要有消化链球菌、产气荚膜梭状芽孢杆菌、脆弱类杆菌等。

2. 原虫 阴道毛滴虫及阿米巴等。

3. 真菌 白色假丝酵母菌比较多见,少数为光滑假丝酵母菌、近平滑假丝酵母菌、热带假丝酵母菌等。

4．病毒　疱疹病毒、人乳头状瘤病毒等。

5．沙眼衣原体及支原体等。

（二）感染途径

病原体在生殖器官内进行传播，主要有以下四种途径。

1．沿生殖道黏膜上行蔓延　病原体经阴道、子宫颈、子宫内膜、输卵管内膜至卵巢及腹腔，葡萄球菌、淋病奈瑟菌多沿此途径扩散。

2．经淋巴系统蔓延　病原体经生殖道创伤处侵入，经淋巴系统达盆腔结缔组织及内生殖器其他部分，是产褥感染、流产后感染的主要途径。

3．经血液循环传播　病原体先侵入人体的其他系统，再经血液循环感染生殖器，这是结核杆菌感染的主要途径。

4．直接蔓延　病原体由邻近器官的炎症病灶如阑尾炎、腹膜炎等直接蔓延到生殖器官。

【炎症的转归】

1．痊愈　多数情况下，当机体防御功能较好并得到有效治疗时，炎症反应轻、局限、消退快、恢复彻底。

2．扩散　当机体防御功能降低或遭到破坏，或病原体毒力较强且未能获得有效治疗时，感染往往严重并向周围或全身扩散，形成急性腹膜炎、败血症，甚至感染中毒性休克。

3．转为慢性　急性炎症治疗不彻底，可转变为慢性炎症。少数患者也可无急性炎症的表现，而直接表现为慢性炎症。慢性炎症在身体抵御能力增强或彻底治疗时可好转、痊愈。当身体抵御能力减弱时也可急性发作。

【预防】

1．做好卫生宣教，增强身体防御功能，杜绝感染机会。做好妇女各生理时期的卫生保健工作。

2．医务人员在做各种手术或处理分娩时应严格无菌操作。月经期必须内诊检查时，应在严密消毒下进行。分娩时及时缝合产道裂伤。对带菌或带虫者，除积极治疗外，应做好隔离工作，避免交叉感染。

第一节　外阴及阴道炎症

一、非特异性外阴炎

由物理、化学因素而非病原体所致的外阴部皮肤和黏膜的炎症，称为非特异性外阴炎（non specific vulvitis）。受到阴道分泌物、尿液、粪便的刺激，或接触卫生巾、化纤内裤等，导致邻近部位如尿道、阴道前庭及会阴部局部或同时发炎，可继发细菌感染，包括葡萄球菌、链球菌、大肠埃希菌及变形杆菌等。临床上表现为单纯性外阴炎、外阴毛囊炎、外阴脓疱病、外阴疖肿及汗腺炎等。

【诊断】

（一）症状与体征

1．外阴皮肤瘙痒、疼痛、灼热或肿胀感，于活动、性交、排尿及排便时加重。

2．病情加剧时，有浆液状、黏液状或脓性分泌物，易形成湿疹，成为湿疹性外阴炎。

3．局部充血、水肿，以小阴唇及处女膜部位最明显。由于行走摩擦，常有表皮脱落。

4．常伴有腹股沟淋巴结肿大。

5．由急性期转入慢性阶段时，局部红肿消退，黏膜及皮肤粗糙，并常有瘙痒感。

（二）辅助检查

从病变部位取标本进行细菌学检查。过敏试验及血糖检查。

【鉴别诊断】

主要除外因假丝酵母菌阴道炎继发的外阴炎症。

【治疗】

1．应尽快去除病因，避免接触刺激性物质，经常保持外阴部清洁，勤换内裤及洗涤外阴，避免搔抓。

2．可用0.1%聚维酮碘或1∶5000高锰酸钾液坐浴，每日2次；如有继发感染可涂擦抗生素软膏。

3．外阴毛囊炎时，在病灶处涂碘酊；如有脓头时，用消毒针剔出脓汁，局部涂抗生素软膏。

4．有局部疖肿形成时，敷以50%鱼石脂软膏，并加用局部热敷或红外线照射。

5．有过敏因素者，口服抗过敏药。对过敏性皮炎症状严重者可应用肾上腺皮质激素类药物。

6．慢性者可加用1%～2%苯酚炉甘石洗剂。

二、前庭大腺炎

前庭大腺位于两侧大阴唇下方，腺管开口于小阴唇中下1/3内侧近处女膜处。外阴部的葡萄球菌、大肠埃希菌、链球菌、肠球菌及外源性的淋病奈瑟菌和沙眼衣原体等病原体侵入腺体引起感染称前庭大腺炎（bartholinitis）；因腺管开口堵塞，感染脓汁不能外流时形成前庭大腺脓肿。腺腔内分泌液积存，或脓液吸收后，腺内充满黏液性分泌液，而形成前庭大腺囊肿。

【诊断】

（一）症状与体征

1．急性期

（1）患侧外阴局部红、肿、热、痛，腺管开口处充血，脓肿形成时局部有波动感，并可见脓液自腺管口流出，可出现腹股沟淋巴结肿大及胀痛。

（2）可有发热等全身症状。

（3）脓肿自行破溃时有脓液流出。

（4）脓液流出不畅时炎症持续不退或反复急性发作。

2．慢性期

（1）无明显自觉症状，或仅外阴一侧或双侧略有不适感。

（2）外阴一侧或双侧可触及圆形囊性肿物，位于前庭大腺部位，单侧多见，无压痛，可持续数年不变。

3．继发感染时再次形成脓肿，有急性期表现。

（二）辅助检查

从病变部位取标本作淋病奈瑟菌及沙眼衣原体等病原学检查。

【治疗】
1．急性期应休息。局部热敷或1∶5000高锰酸钾坐浴，并应用抗生素。
2．有脓肿时切开引流，可同时行前庭大腺造口术，放置引流条，并避免切口闭合。
3．慢性期时做囊肿造口术以利分泌物排出。

三、细菌性阴道病

> **案例**
>
> 33岁女性，因"白带量多伴异味2周"就诊，两周来感白带量多，有腥味。查体外阴及阴道壁无充血，白带灰白色，稀薄，氨实验（+）。
>
> 思考：初步诊断是什么？

细菌性阴道病（bacterial vaginosis，BV）是由多种微生物引起的无阴道黏膜炎症表现的临床综合征。过去曾称本病为非特异性阴道炎、嗜血杆菌性阴道炎及加德纳阴道炎，是育龄妇女常见的阴道感染。BV时，阴道内乳酸杆菌被抑制而其他微生物过度生长繁殖。与BV发生有关的微生物主要有阴道加德纳菌、厌氧革兰阴性菌[如拟杆菌]和革兰阳性菌[如脒链球菌及弯曲弧菌（Mobiluncus）菌属等]。生殖道人型支原体及解脲脲原体等也可能与本病发生有关。研究表明BV如不治疗可导致生殖系统其他部位感染及并发症，如盆腔炎及子宫全切后感染等。孕期BV有可能致早产、胎膜早破等。

【诊断】
（一）症状和体征
1．10%～40%的患者无任何症状，有症状者临床主要表现为伴鱼腥臭味的白带增多，呈灰白色、均一稀薄，常黏附于阴道壁。
2．检查外阴、阴道无明显炎症表现。

（二）辅助检查
用刮板自阴道上1/3采集阴道分泌物进行以下检查：
1．pH测定 用精密pH试纸（pH 3.8～5.4）直接浸于刮板上阴道分泌物中半秒，30秒钟后读取pH值（pH值＞4.5）。
2．氨试验 在阴道分泌物中加2滴10%的氢氧化钾，出现氨味者为氨试验阳性。
3．线索细胞（clue cell）检查 取阴道分泌物做0.1%亚甲蓝（美蓝）湿片，在10倍和（或）40倍显微镜下检查清洁度常为Ⅰ度、滴虫阴性及有线索细胞（即边缘不整齐的上皮细胞）。线索细胞占全部上皮细胞20%以上者为线索细胞阳性。

（三）临床诊断标准
下述4项指标中具备3项以上者诊断为细菌性阴道病：①匀质、稀薄、白色的阴道分泌物增多；②阴道pH≥4.5；③氨试验阳性；④线索细胞阳性。其中线索细胞阳性为必备。

（四）实验室诊断标准
常用标准有Nugent记分系统（表15-1）。

【鉴别诊断】 本病需与外阴阴道假丝酵母菌病、滴虫性阴道炎及子宫颈淋病奈瑟菌或沙眼衣原体感染相鉴别。

表 15-1　Nugent 计分系统

记分	A（乳酸杆菌，革兰阳性大杆菌）	B（伽特菌和拟杆菌，革兰阳性可变小杆菌革兰阴性小杆菌）	C（不动杆菌，可变弯杆菌）
0	4+（≥30/OF）	0（No/OF）	0
1	3+（5～30/OF）	1+（＜1/OF）	1+～2+（＜4/OF）
2	2+（1～4/OF）	2+（1～4/OF）	3+～4+（5～≥30/OF）
3	1+（＜1/OF）	3+（5～30/OF）	-------
4	0（No/OF）	4+（≥30/OF）	-------

总分=A+B+C，0～3分正常，4～6分为中间型细菌性阴道病，7～10分为细菌性阴道病。

【治疗】

（一）治疗原则

对有症状的患者、妇科手术前的患者及无症状的妊娠期患者进行治疗，性伴侣不需常规治疗。

（二）用药方案

推荐方案：甲硝唑400mg，口服，每日2次，共7天；或甲硝唑阴道栓（片）200mg，每晚一次，连用5～7日；或2%克林霉素软膏阴道涂布，每次5克，每晚1次，连用7日。

替代方案：替硝唑2g，口服，每日1次，连服3天。克林霉素300mg，口服，每日2次，共7天。

局部和全身应用乳杆菌制剂治疗BV有一定作用。

（三）随访

治疗后如果症状消失，无需常规随访治疗效果；对症状持续存在或症状反复出现者、孕妇患者需要随访治疗效果。

（四）复发与预防

对于反复发作的BV，应积极寻找诱因，帮助恢复阴道菌群，在此基础上适当延长疗程。

由于BV发病机制不确定，目前无有效的预防措施。屏障避孕及避免阴道冲洗有一定预防意义。

（五）妊娠期、哺乳期

孕期无需对全部孕妇进行筛查，有症状的BV孕妇及无症状早产高风险孕妇均需筛查及治疗。

首选方案：甲硝唑400 mg，口服，每日2次，共7天。

> **知识链接**
>
> 女性下生殖道为开放性腔道，是人体内重要微生态区，正常情况下是以乳酸杆菌等优势菌为主组成的微生态系统。乳酸杆菌具有分解糖原，维持阴道酸性环境；产生多种抑菌物质、竞争黏附、竞争营养物、刺激免疫系统等重要作用。在受到内源性和外源性因素影响时，阴道菌群很容易发生改变。

（六）无症状细菌性阴道病

无需常规对无症状细菌性阴道病患者进行治疗，但对拟进行手术（包括人工流产术、宫腔镜检查术、诊断性刮宫术及子宫全切术等）的无症状细菌性阴道病患者应进行治疗。

四、外阴阴道假丝酵母菌病

患者，女性，28岁。因"严重外阴瘙痒3天"就诊，3天来感外阴严重瘙痒，坐立不安，伴有排尿刺痛感，白带增多，黄绿色，无异味，无腹痛。

查体外阴及阴道壁充血，白带豆渣样。

思考：初步诊断是什么？

外阴阴道假丝酵母菌病（vulvovaginal candidiasis，VVC）系假丝酵母菌侵犯阴道上皮细胞所致的炎症过程。85%～90%为白色假丝酵母菌所致。本病是常见的阴道炎。白假丝酵母菌为条件致病菌。当阴道内糖原增多、酸度增高时，如孕妇、糖尿病患者及接受大量雌激素或糖皮质激素等治疗时，白色假丝酵母菌能迅速繁殖引起炎症；长期应用抗生素亦易使白色假丝酵母菌繁殖。25%～70%的VVC与抗生素使用有关。VVC与手足癣疾病无直接关系，因前者属酵母菌后者属癣菌，但存在于口腔、肠道与阴道三个部位的假丝酵母菌可以相互传染，在局部环境适合时发病。

VVC分为单纯性VVC和复杂性VVC。单纯性VVC是指发生于正常非孕宿主的、散发的、由白色假丝酵母菌引起的轻度VVC。复杂性VVC包括：复发性VVC（RVVC）、重度VVC和妊娠期VVC、非白色假丝酵母菌所致的VVC或宿主为未控制的糖尿病、免疫功能低下者。重度VVC是指临床症状严重，外阴或阴道皮肤、黏膜有破损，按VVC评分标准（表15-2），评分≥7分者。RVVC是指妇女患VVC后，经过治疗，临床症状和体征消失，真菌学检查阴性后，又出现症状，且真菌学检查阳性或1年内发作4次或以上者。

表15-2 VVC评分标准

症状及体征	0分	1分	2分	3分
瘙痒	无	偶有发作	症状明显	持续发作，坐立不安
疼痛	无	轻	中	重
充血、水肿	无	<1/3阴道壁充血	1/3～2/3阴道壁充血	>2/3阴道壁充血
抓痕、皲裂、糜烂	无			有
分泌物	无	较正常稍多	量多，无溢出	量多，有溢出

【诊断】

（一）症状和体征

1. 阴部瘙痒，有时奇痒致坐卧不安。
2. 白带增多，呈凝乳块或豆渣样。

3. 检查可见小阴唇内侧及阴道黏膜附着白色膜状物，擦净后见黏膜充血、水肿，甚至糜烂。

（二）辅助检查

1. 阴道分泌物涂片镜检见典型孢子及假菌丝。
2. 若症状典型而阴道分泌物未找到孢子及假菌丝时，可用培养法确诊。
3. 阴道 pH 多数正常。

【鉴别诊断】 本病需与滴虫性外阴阴道炎、老年性外阴阴道炎、下生殖道淋病奈瑟菌感染、下生殖道沙眼衣原体感染、下生殖道支原体感染、外阴皮炎及外阴白色病变相鉴别。

【治疗】

1. 外阴阴道假丝酵母菌病主要是内源性传染，少部分患者可通过性交直接传染，性伴侣无需同时治疗。有真菌性龟头炎或阴茎包皮炎的男性性伴侣可局部应用抗真菌药物治疗；RVVC 患者的性伴侣应同时检查，必要时给予治疗。
2. 去除易感因素，如避免长期全身或局部用糖皮质激素类药物及广谱抗生素，以及积极治疗糖尿病等。
3. 勤换内裤。
4. 药物治疗 可选阴道或口服抗真菌药，对未婚、月经期或 RVVC 者宜选口服抗真菌药治疗。

（一）单纯性 VVC

短疗程、低剂量治疗方案：

1. 局部治疗

（1）咪康唑：咪康唑栓 200mg，阴道上药，每晚 1 次，共 7 次；或每晚 1 粒（400mg），连用 3 日；或咪康唑栓 1200mg，阴道上药，共 1 次。

（2）克霉唑：克霉唑片 100mg，阴道上药，每晚 1 次，共 7 天。克霉唑片 500mg，阴道上药，单次剂量。

（3）制霉菌素 10 万单位，阴道上药，每晚 1 次，共 14 天。

2. 全身治疗 氟康唑 150mg，顿服。

（二）重度 VVC

重度 VVC 症状严重，可局部应用低浓度糖皮质激素软膏或唑霜剂缓解症状。短疗程治疗效果往往欠佳，需延长疗程。

（三）复发性 VVC

1. 治疗前做真菌培养及药敏试验。
2. 治疗原则 强化治疗和巩固治疗，在强化治疗达到真菌学治愈后，给予巩固治疗半年。

（1）强化治疗：氟康唑 150mg，口服，第 1、4、7 天；咪康唑栓 1200mg，阴道上药，每晚 1 次，第 1、4、7 天；克霉唑栓 500mg，阴道上药，第 1、4、7 天。

（2）巩固治疗：每月规律发作者，可在每次发作前用药 1 次，连续 6 个月。对无规律发作者，可采用每周用药 1 次，如氟康唑 150mg，每周 1 次，连续 6 个月。

3. 全身用抗真菌药期间，定期测肝功能以防肝损害。

妊娠期 VVC：早孕期权衡利弊慎用药物，以阴道用药为宜，而不选口服抗真菌药，可选择对胎儿无害的唑类药物：B 类克霉唑、制霉菌素，C 类咪康唑。

宿主为未控制的糖尿病、免疫功能低下者：此类患者对常规的短疗程疗效反应不佳，因此，需延长疗程治疗，目前没有成熟的方案。

非白色假丝酵母菌感染：首选非氟康唑类药物，疗程需延长至7～14天，真菌培养和药敏试验有助于选择药物。

（四）疗效评价和治愈标准

通常在治疗完成后1～2周及4～6周（或月经后）进行疗效评价。按涂片或培养结果将疗效分为微生物学治愈或未愈。

五、滴虫性阴道炎

患者，女性，25岁，因"外阴瘙痒伴烧灼感1周"就诊。1周来感外阴轻度瘙痒，伴有外阴烧灼感，白带增多，黄绿色，无异味，无腹痛。月经规律，工具避孕查体阴道壁充血，白带稀黄，有泡沫。

思考：初步诊断是什么？

滴虫性阴道炎（trichomonas vaginitis）是由阴道毛滴虫在阴道内生长繁殖，多以泡沫状黄白色稀薄液体为特征的阴道炎症。男性滴虫感染时大部分无症状，但女性感染滴虫时多数有症状。月经前后隐藏在腺体及阴道皱襞中的滴虫繁殖可引起炎症发作。主要由性交直接传播，也可由浴池、厕所间接交叉传播。

【诊断】

（一）症状和体征

1．白带增多，呈泡沫样灰黄色、黄白色稀薄液体；若合并其他细菌感染，则白带可呈脓性。

2．外阴瘙痒。

3．外阴、阴道黏膜充血、灼热感，可见阴道黏膜有散在红色斑点，甚至宫颈有出血点，形成"草莓样"宫颈。

（二）辅助检查

1．显微镜下阴道分泌物加0.9%氯化钠溶液，在悬液中可找到活动的毛滴虫。

2．临床可疑滴虫性阴道炎而悬滴法结果阴性时，可进一步做滴虫培养。

3．阴道pH值5～6.5。

【鉴别诊断】 本病需与外阴阴道假丝酵母菌病、老年性外阴阴道炎、下生殖道淋病奈瑟菌感染、下生殖道沙眼衣原体感染及下生殖道支原体感染相鉴别。

【治疗】

1．注意个人卫生，避免交叉感染。

2．常选用单剂量甲硝唑（灭滴灵）或替硝唑方案治疗。性伴需同时治疗。

3．内裤及洗涤用具应经常曝晒。

4．全身药物治疗

（1）推荐方案：首选甲硝唑2g，单次口服，效果最好；或替硝唑2g，单次口服。

(3) 替代方案：甲硝唑 400mg，口服，每日 2 次，连服 7 天。

治疗期间要保持外阴的清洁，避免无保护性交；患者服用甲硝唑 24 小时内或在服用替硝唑 72 小时内应戒酒。

5. 局部药物治疗　现已不用，因隐藏在尿道旁腺、阴道皱襞中的滴虫不易被杀灭。

6. 妊娠期和哺乳期　尽管滴虫阴道炎与围产期并发症（如早产、胎膜早破、低出生体重儿）存在相关性，但尚未有足够的数据表明对其进行治疗可以降低上述并发症的发病率。对感染阴道毛滴虫的妊娠期女性进行治疗，可缓解阴道分泌物增多症状，防止新生儿呼吸道和生殖道感染，阻止阴道毛滴虫的进一步传播，但临床中应权衡利弊。

推荐甲硝唑 400mg，每日 2 次，连服 7 天或单次 2g 顿服。对于服用甲硝唑的哺乳期妇女，应于治疗期间及服药后 12~24 小时内避免哺乳，以减少甲硝唑对婴儿的影响。对于服用替硝唑的哺乳期妇女，应于治疗期间及服药后 3 天内避免哺乳。

7. 疗效评价、治愈标准及巩固治疗　通常在治疗完成后 1~2 周及 4~6 周（或月经后）进行疗效评价。按显微镜检查（悬滴法）或培养结果将疗效分为微生物学治愈或未愈。

六、萎缩性阴道炎

萎缩性阴道炎（atrophic vaginitis）是因体内雌激素水平降低，阴道黏膜萎缩，乳杆菌不再为优势菌，其他病原体过度繁殖或入侵引起的阴道炎症。常见于自然绝经或人工绝经后妇女，也可见于产后闭经或药物假绝经治疗的妇女。常见病原体为需氧菌、厌氧菌或两者的混合感染。

【诊断】

（一）症状和体征

1. 妇女已绝经，或双侧卵巢已切除，或卵巢功能抑制。
2. 外阴瘙痒或灼热感，如累及尿道口，可出现尿频、尿痛甚至尿失禁。
3. 阴道分泌物增多，稀薄呈淡黄色，严重者白带呈血性，有细菌感染时白带呈脓性。
4. 阴道检查见阴道黏膜萎缩、菲薄、皱襞消失及散在黏膜下出血点。炎症严重时可形成表浅小溃疡，引起阴道上段粘连或闭锁。有时还可造成阴道和（或）宫腔积脓。

（二）辅助检查

阴道分泌物镜检清洁度差，未见滴虫或假丝酵母菌。

【鉴别诊断】　应排除阴道、宫颈或子宫的恶性病变，必要时做宫颈刮片或宫腔分段诊刮。

【治疗】　老年性阴道炎的治疗原则是补充雌激素增加外阴、阴道局部抵抗力，抗生素抑制细菌生长。常用的治疗方法包括：

1. 增加阴道抵抗力　针对病因，补充雌激素制剂是治疗萎缩性阴道炎的主要方法。可局部给药，也可全身给药，如雌三醇软膏或普罗雌烯局部涂抹，或替勃龙 2.5mg，口服，每日 1 次。

2. 抑制细菌生长　阴道局部应用抗生素抑制细菌生长，如复方甲硝唑栓阴道上药，每日 1 次，7~10 天为一个疗程。

七、婴幼儿外阴阴道炎

婴幼儿的外阴和阴道未发育完善，缺乏雌激素，阴道黏膜抵抗力低，容易感染。常因卫生不良、外阴不洁、就地而坐及大便污染而引起感染。亦可因阴道异物或蛲虫感染时瘙痒抓伤引起炎症。常见病原菌有链球菌、葡萄球菌及大肠埃希菌等。此外，淋病奈瑟菌、滴虫、白假丝酵母菌也为常见病原体。病原体通常由患病母亲、保育员及其他患儿的衣物、洗涤用具或手等间接传染。

【诊断】

（一）症状和体征

1. 有脓性、浆液脓性或血性分泌物自阴道流出。
2. 常因分泌物刺激致外阴瘙痒不适，患儿常用手抓外阴，哭闹不安。
3. 检查见外阴、阴蒂、阴道口及尿道口充血水肿，表面可出现破溃或抓痕，有时可见小阴唇粘连。

（二）体格检查

1. 肛门检查、鼻镜、宫腔镜或 B 超等检查阴道，排除阴道内异物，阴道或子宫赘生物。
2. 阴道分泌物检查，寻找病原体，必要时做分泌物培养。

【鉴别诊断】 注意与肛门及外阴寄生虫病、阴道内异物、阴道或子宫赘生物相鉴别。

【治疗】

1. 预防发病，幼女不穿开裆裤，保持外阴清洁，培养良好卫生习惯。
2. 病因治疗包括驱饶治疗、取出阴道异物等。
3. 用 0.5%～1% 的乳酸液或 0.9% 氯化钠溶液经滴管冲洗阴道。
4. 针对特异病原体选择抗生素治疗。
5. 已形成粘连者，外涂雌激素软膏后多可松解。有些需手术分离粘连，可于消毒后用手指向下外牵拉小阴唇，一般都能分开。粘连较牢固者可用弯蚊式或血管钳从小孔处伸入，随即垂直向后，将透亮的薄膜分开，分开后局部涂己烯雌酚软膏或凡士林软膏，以防再粘连。每日以硼酸溶液坐浴，坐浴后局部涂己烯雌酚软膏或凡士林软膏，直到上皮正常。

第二节　宫颈炎症及其相关疾病

案例

女，23岁，月经规律，在外院体检宫颈中度糜烂，薄层细胞检测（thinprep cytologic test, TCT）发现重度炎症，余（-），平时自觉白带偏多，有时色黄，无腹痛等其他不适主诉，体检：外阴（-），阴道壁无充血，清洁度Ⅲ，滴虫（-），宫颈Ⅱ度糜烂，宫颈口白带黄而黏稠，触血（+），子宫前位，正常大小，活动好，质地中等，无压痛，双附件（-）。

思考：该患者可能患哪种疾病？

宫颈炎症很常见，在性传播疾病的门诊人群中发病率高达 30%～45%，最常见病原体为淋病奈瑟菌和沙眼衣原体，淋病奈瑟菌感染患者中的 45%～60% 合并沙眼衣原体感染，很多则是原因未明的感染，包括支原体、细菌性阴道炎相关微生物、病毒、假丝酵母菌、滴虫、阿米巴原虫等。衣原体发病率文献报道为 11%～50%，且仅有 10%～20% 的衣原体感染者伴有典型的宫颈炎症状。而淋病奈瑟菌感染则随着人群的不同发病率有很大的不同。淋病奈瑟菌及沙眼衣原体主要侵犯宫颈管柱状上皮，如直接向上蔓延可导致上生殖道黏膜感染，亦常侵袭尿道移行上皮、尿道旁腺和前庭大腺。一般化脓菌则侵入宫颈组织较深，并可沿两侧宫颈淋巴管向上蔓延导致盆腔结缔组织炎。

【诊断】

1．大部分患者无症状。

2．有症状者阴道分泌物增多，呈脓性，并有经间期出血、性交后出血等不适。可合并尿路感染。

3．局部检查可见宫颈充血、水肿及触血，粘膜外翻，有脓性分泌物从宫颈管流出。

出现以下两个特征体征，同时显微镜检查可见白细胞增多，即可做出宫颈炎的初步诊断，随后要进行病原学检查。特征体征具备一个或两个同时具备：

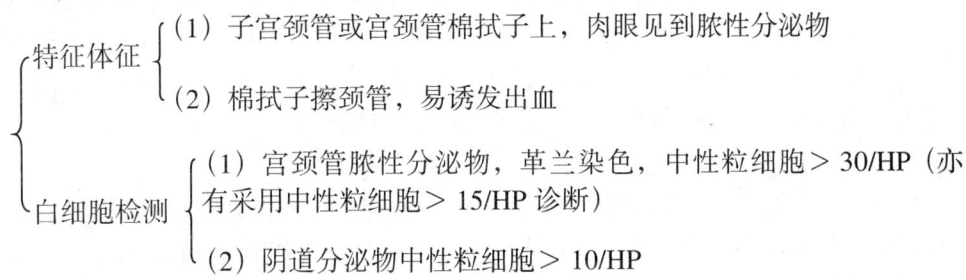

病原体检查：应做淋病奈瑟菌及沙眼衣原体检测，以及有无 BV 及滴虫性阴道炎等，可采用培养法、核酸扩增试验等实验室方法检查。

【鉴别诊断及宫颈炎的相关问题】 在以往的临床分类中，慢性宫颈炎是最常见的妇科疾病。通常认为慢性宫颈炎是急性宫颈炎治疗不彻底后转化为慢性所致，或是是分娩、流产或手术损伤后引起的感染。一般认为虽然各种病原往往是慢性宫颈炎的初始原因，但在慢性宫颈炎的治疗中，局部组织中已不再有大量病原的繁殖。慢性宫颈炎通常包括宫颈糜烂、宫颈息肉、宫颈肥大、宫颈纳囊、宫颈管黏膜炎几种情况。由于宫颈组织中已经不再有病原体繁殖，组织学上发现宫颈间质中仅存在散在的淋巴细胞，可作为免疫细胞存在，并不能作为慢性宫颈炎症的诊断。目前已放弃"慢性宫颈炎"的概念。

那么目前应如何看待宫颈糜烂、宫颈息肉、宫颈肥大、宫颈纳囊、宫颈管黏膜炎这几种情况呢？

宫颈糜烂是由于宫颈表面被覆柱状上皮及不成熟化生的鳞状上皮。只因柱状上皮菲薄，其下间质透出，故呈红色。因此宫颈糜烂并非真正的糜烂面，我们可以把"宫颈糜烂"看作是鳞柱交界外移形成的宽大转化区及内侧的柱状上皮，国外已于 20 世纪 80 年代陆续取消了"宫颈糜烂"这一术语，而将柱状上皮外移所致，肉眼呈现糜烂样改变者称为宫颈柱状上皮外移（cervical ectopy, cervical columnar ectopy），或翻译为宫颈柱状上皮异位。目前，"宫颈糜烂"这一术语仅指由于各种原因如单纯疱疹病毒、苍白密螺旋体等导致的上皮脱落的真性糜烂。

目前，临床上处理宫颈柱状上皮外移患者存在着一些不正确的观念，如忽视宫颈柱状上皮外移的生理性及宫颈炎病原体的检测，过度使用物理治疗；另一种则是认为"宫颈糜烂"

属于慢性炎症，忽视其与宫颈癌前病变的相似性，长期不进行宫颈细胞学筛查，延误了患者的治疗。这两种观念都是需要纠正的。对于宫颈柱状上皮外移患者，宫颈细胞学正常，病原体检查阴性，可定期随访，不需治疗。

宫颈肥大目前无明确诊断标准，亦不需治疗；宫颈腺囊肿是新生的鳞状上皮覆盖宫颈腺管口或伸入腺管，将腺管口阻塞所致，无特殊临床意义，可定期随访，不需治疗；宫颈息肉属宫颈的良性增生性病变，治疗首选手术摘除。以上三种情况均不属于宫颈感染性疾病。

宫颈管黏膜炎时，宫颈黏膜水肿、充血，可见宫颈异常分泌物，可检出病原体，诊断和处理等同于宫颈炎。

【治疗】 宫颈炎患者分离出的病原学微生物中，典型的是沙眼衣原体和淋病奈瑟菌。宫颈炎也可以合并感染滴虫和生殖器疱疹（特别是原发 HSV-2 感染）。然而，大多数宫颈炎的病例中，分离不出任何病原体，特别是对于那些近期感染性传播疾病（sexually transmitted disease，STD）风险相对低的女性（如年龄超过 30 岁的女性）。有限的数据显示感染生殖道支原体、细菌性阴道病以及频繁的灌洗可能导致宫颈炎。由于一些未知的原因，即使反复抗菌治疗，宫颈炎也可以持续存在。因为大多数持续性宫颈炎的病例不是由沙眼衣原体或淋菌的复发或再感染导致的，其他因素（比如阴道菌群的持续异常、灌洗或化学刺激、或柱状上皮异位区的特发性炎症）可能与其相关。

因为宫颈炎可能是上生殖道感染的征象（子宫内膜炎），对于新近感染宫颈炎而就医的女性，应评价盆腔炎性疾病的体征，并首先检测沙眼衣原体和淋病奈瑟菌。患有宫颈炎的女性也应评价细菌性阴道病和滴虫感染的情况，而且这些情况如果存在是需要治疗的。

许多因素将影响医生对宫颈炎实行既定治疗或等待诊断性试验结果的决定。明确致病原，并使用抗生素治疗是恰当的选择。

推荐以下治疗方案：

1. 治疗衣原体感染　阿奇霉素 1g 单次顿服；或多西环素 100mg 口服，每日 2 次，连用 7 天。

2. 治疗淋病奈瑟菌感染　单纯性淋病（单纯性淋病指侵犯下生殖道或咽喉、直肠等的淋病；有合并症淋病指其感染了女性盆腔脏器或播散性淋病及妊娠期淋病）

（1）首选头孢曲松 250mg，一次肌内注射。

（2）大观霉素 2g，一次肌内注射。

【复发和持续性宫颈炎】 患有持续性宫颈炎的女性应重新评估再次感染 STD 的可能性，并重新评估其阴道菌群。如果除外复发和（或）再感染特异的 STD，未患细菌性阴道病，而且性伴侣曾被评估和治疗，对于持续性宫颈炎的处理方案还不明确。对于这样的女性，针对持续性症状性宫颈炎实行重复或延长的抗生素治疗的价值还不明确。接受这样治疗的女性应在治疗后复查，从而根据其宫颈炎是否治愈制订下一步治疗方案。对于持续有症状且症状明确是由宫颈炎引起者，妇科专家可以考虑对其实行物理治疗。

【随访】 对于感染已经控制的女性，应根据推荐进行随访。如果症状持续，应建议患者返院重新评估。

【对于性伴侣的处理】 对于宫颈炎已经治疗的女性的性伴侣的处理，应针对确定的或怀疑的 STD。如果源头患者被确定或怀疑感染衣原体、淋病奈瑟菌或滴虫，性伴侣应被告知、检查及治疗该 STD。为避免再次感染，患者及其性伴侣应禁欲至治疗结束。

第三节 盆腔炎症性疾病

> **案例**
>
> 女，36岁，月经规律，诉近两月来间断下腹坠痛，3天来发热，体温最高38.5℃，腹痛较前加重伴白带增多，色黄，服用头孢拉定后发热好转，但腹痛无明显缓解，遂来院就诊。查体阴道壁无充血，宫颈Ⅱ度糜烂，宫口有较多脓性分泌物，宫颈举痛（+），子宫正常大小，前位，有压痛，双附件增厚，压痛明显。阴道分泌物涂片未见滴虫及真菌，清洁度Ⅲ，盆腔B超提示双附件低回声包块，形状欠规则，伴有盆腔积液。血白细胞13.1×10^9/L，C-反应蛋白45mg/dl。
>
> 思考：初步诊断是什么？

女性内生殖器及其周围的结缔组织、盆腔腹膜发生炎症时，称为盆腔炎症性疾病（pelvic inflammatory diseases，PID）。盆腔炎包括子宫内膜炎、子宫肌炎、输卵管炎、输卵管卵巢炎、输卵管-卵巢脓肿、盆腔结缔组织炎及盆腔腹膜炎。由于盆腔内生殖器的解剖特点，发生炎症时，往往上述部位炎症同时存在或互相蔓延。几乎所有的PID都由上行感染所致，病原体从阴道经宫颈上行到子宫及附件引起炎症。最重要的病原体为沙眼衣原体和（或）淋病奈瑟菌。引起PID的其他病原体还有需氧或兼性厌氧菌（如链球菌、大肠埃希菌及流感嗜血杆菌）、厌氧菌（如拟杆菌、消化链球菌及消化菌）、人型支原体及解脲脲原体等。PID的并发症和后遗症有：①不育症，1次盆腔炎发作者不育症发生率为10%；2次盆腔炎发作者不育症发生率为25%；3次及以上盆腔炎发作者发生率为50%。②异位妊娠，发生率为1/200～1/20。③慢性盆腔疼痛，其发生与输卵管-卵巢脓肿、大网膜及肠管粘连有关。④腹膜炎。⑤输卵管-卵巢脓肿。⑥败血症。⑦肠梗阻。⑧肝周围炎。原报告为淋病奈瑟菌感染所致，但近来报告沙眼衣原体亦可形成。病原体从输卵管扩散，沿结肠侧沟上升，达到膈下，腹膜炎和肝包膜炎因之发生，但肝表面不一定能发现淋病奈瑟菌或沙眼衣原体。

由于性传播疾病流行及宫内节育器（IUD）应用增多，盆腔炎性疾病发病率逐渐增高。与盆腔炎发病有关的因素有：盆腔炎史、性传播疾病、性传播疾病史、多性伴侣、使用IUD避孕及使用阴道棉塞等。

【诊断】

1. 症状 发热，下腹部疼痛，白带增多。
2. 体征

(1) 最低诊断标准：①宫颈举痛；②子宫压痛；③附件压痛。

(2) 附加标准：①体温超过38.3℃（口表）；②宫颈或阴道异常黏液脓性分泌物；③阴道分泌物0.9%氯化钠溶液涂片见到大量白细胞；③红细胞沉降率升高；④C-反应蛋白升高；⑤实验室证实的宫颈淋病奈瑟菌或衣原体阳性。

(3) 特异标准（specific criteria）：①子宫内膜活检证实子宫内膜炎；②阴道超声或核磁共振检查显示输卵管增粗，输卵管积液，伴或不伴有盆腔积液、输卵管卵巢肿块；③腹腔镜检查发现PID征象，腹腔镜检查对盆腔炎诊断的特异性可达100%，并可在腹腔镜下采集标本进行病原体检测。

盆腔炎临床误诊率达35%。长期以来，一直按下腹痛、附件区压痛及宫颈举痛三联症，或加发热诊断盆腔炎。最近注意到盆腔炎的症状和体征变异范围很大，有些盆腔炎患者可没有症状，延误诊断和治疗常导致盆腔炎后遗症发生。

【治疗】 PID治疗的目的包括纠正现有症状、体征及防止后遗症发生。药物治疗分门诊治疗方案和住院治疗方案。

1. 住院治疗的指征 ①诊断不明确；②外科急症表现，例如阑尾炎和异位妊娠不能排除者；③可疑为盆腔脓肿；④病情严重，不适于门诊处理者；⑤患者为孕妇；⑥患者为青春期前儿童或青少年；⑦不能遵循或耐受门诊治疗的患者；⑧经门诊治疗无效的患者；⑨抗生素治疗开始后，经临床动态观察72小时，仍不能进行分类的患者。对青少年患者，应给予特别关照，因为该年龄组的患者，对治疗的服从性难以预计，而远期后遗症（例如不育）又特别严重。

2. 支持疗法
(1) 卧床休息，取半卧位。
(2) 注意营养及液体摄入。
(3) 纠正水电解质及酸碱平衡。
(4) 高热时物理降温，缓慢滴注5%葡萄糖溶液。
(5) 避免不必要的盆腔检查及阴道灌洗。
(6) 腹胀者应行胃肠减压。

3. 抗生素治疗 最好根据药敏试验选用抗生素。然而治疗往往需在得到细菌培养结果出来之前开始，因此必须根据经验选择抗生素。治疗盆腔炎所选择的抗生素必需同时对需氧菌（包括淋病奈瑟菌）、厌氧菌及沙眼衣原体感染有效。对轻度感染可选择口服抗生素，对中重度感染应选择静脉滴注或肌内注射抗生素，临床症状改善后应继续静脉给药至少24小时，然后转为口服药物治疗，共持续14日。常需联合用药，广谱青霉素如哌拉西林、阿莫西林/克拉维酸或替卡西林/克拉维酸；头孢菌素如头孢唑林、头孢曲嗪、头孢西丁或舒巴坦/头孢哌酮（舒普深）；氨基糖苷类如庆大霉素；针对厌氧菌的抗生素包括甲硝唑或替硝唑等；针对沙眼衣原体感染的抗生素包括：四环素类如多西环素或米诺环素及大环内酯类：如红霉素等。亚胺培南/西司他丁（泰能）对常见的耐药细菌如铜绿假单胞菌、金黄色葡萄球菌、肠球菌及脆弱拟杆菌等具有杀灭作用，仅限用于严重感染。

[附] 治疗盆腔炎性疾病常用方法

1. 静脉给药A方案 第二代或第三代头孢菌素类抗菌药物静脉滴注，加用多西环素100mg，口服，1次/12小时×14天；或米诺环素100mg，口服，1次/12小时×14天；或阿奇霉素0.5g静脉滴注或口服，1次/日，1～2天后改为口服0.25g，1次/日，5～7天。

2. 静脉给药B方案 喹诺酮类联合甲硝唑。氧氟沙星0.4g，静脉滴注，1次/12小时；或左氧氟沙星0.5g，静脉滴注，1次/天。为覆盖厌氧菌感染，可加用甲硝唑0.5g，静脉滴注，1次/12小时。

3. 静脉给药C方案 青霉素与四环素类联合方案。氨苄西林/舒巴坦3g，静脉滴注，1次/6小时，加用多西环素100mg，口服，1次/12小时或米诺环素100mg，口服，1次/12

小时；或阿奇霉素 0.5g，静脉滴注或口服，1 次 / 日，1～2 天后改为口服 0.25g，1 次 / 日，5～7 天。

4．静脉给药 D 方案　克林霉素与氨基糖苷类药物联合方案　此方案对以厌氧菌为主的感染疗效较好，常用于治疗输卵管卵巢脓肿。

克林霉素 900mg，静脉滴注，1 次 /8 小时，临床症状、体征改善后继续静脉应用 24～48 小时，改为口服 450mg，4 次 / 日，14 天。加用庆大霉素负荷剂量（2mg/kg），静脉滴注，维持剂量（1.5mg/kg），1 次 /8 小时。

临床症状改善后继续静脉给药至少 24 小时，继续口服克林霉素 450mg，4 次 / 日，×14 或多西环素 100mg，口服，1 次 /12 小时 ×14。

5．患者症状轻微，也可以选用口服抗生素治疗，疗程亦应达到 14 天。

6．随诊及其他　患者（特别是门诊患者）随诊是处理的一个很重要部分，应在治疗开始 72 小时内对患者进行疗效评价。在患者病情无改善或加重时，首先应重新考虑诊断，而不是增加或更换抗生素，可进行 B 超或腹腔镜检查，并应将患者收住院治疗。对于沙眼衣原体和淋病奈瑟菌感染的 PID 患者，可在治疗结束后 4～6 周以及 3～6 月检测上述病原体，以判断是否清除病原体以及有无再感染。

7．如果患者应用宫内节育器避孕，在抗生素治疗开始后应摘除，有 STD 史妇女尽量不用 IUD 避孕。

8．需要对患者出现症状 60 日内接触过的性伴侣进行检查和治疗，如果最近一次性交发生在 60 日前，则应对最后的性伴侣进行检查、治疗。治疗期间应避免无保护性交。

9．手术治疗　在药物治疗无效、脓肿持续存在或脓肿破裂时在抗生素治疗同时行手术探查。手术原则以切除病灶为主，尽量保留生育功能。

（1）有盆腔脓肿或盆腔腹膜炎时，应选择最佳部位切开引流。可以经阴道后穹窿或腹部。

（2）当药物治疗后炎症局限致输卵管积脓或输卵管卵巢脓肿时，可于体温正常 2 周时实行腹部手术，切除病灶。

（3）治疗过程中有脓肿破裂、肠梗阻、腹膜炎或中毒性休克时，应急诊手术。

第四节　女性生殖器结核

由结核分支杆菌引起的女性生殖器炎症称为生殖器结核（genital tuberculosis），好发于 20～40 岁妇女，常继发于肺结核、肠结核或腹膜结核。结核分枝杆菌经血行传播为主，青春期正值生殖器官发育，盆腔血供丰富，故易发病；但也可以通过腹腔直接播散，极少由宫颈上行感染。盆腔结核中以输卵管结核为最多见，占 85%～95%。子宫内膜结核常由输卵管结核蔓延而来，约有半数患者的子宫内膜和输卵管均同时受到侵犯。宫颈结核很少见，常由子宫内膜结核蔓延，或经淋巴或血循环传播。

【诊断】

（一）症状和体征

1．疲劳、乏力、低热、盗汗、消瘦、食欲缺乏及白带增多等症状。

2．下腹疼痛。

3．不孕。

4. 结核性腹膜炎。

5. 月经不调、月经过少、闭经或痛经。

6. 妇科检查见子宫小，欠活动，两侧输卵管增厚成索条状或与卵巢粘连成块，表面不平或有硬结节（钙化或干酪样坏死），有压痛。

（二）辅助检查

1. 子宫输卵管碘油造影

（1）子宫腔变形、狭窄或畸形、边缘齿状。

（2）输卵管多发性狭窄，呈串珠状，或管腔细小而僵直。

（3）输卵管峡部阻塞呈牛角形或中段阻塞，碘油进入输卵管间质。

（4）碘油逸入淋巴管、血管、静脉丛。

（5）盆腔多数钙化点。

2. 子宫内膜病理检查或宫颈活检　是诊断子宫结核最可靠的依据。于经前1周或月经来潮12小时内作诊断性刮宫。刮宫前3日及术后4日行抗结核治疗，以免病灶扩散。怀疑宫颈结核时，应做宫颈活检。

3. 腹腔镜检查　能直接观察盆腔脏器浆膜面有无粟粒结节，并可取腹腔液行结核分枝杆菌检查，或在病变处取组织做培养或病理检查，但因常伴腹腔内结核粘连，可能损伤脏器，故慎用。

4. X线检查　胸部X线平片，必要时做消化道或泌尿系统X线检查，以便发现原发灶。下腹X线片可见多处钙化灶。

【鉴别诊断】　应与慢性盆腔炎、子宫内膜异位症、卵巢肿瘤、宫颈癌相鉴别。

【治疗】

1. 接种卡介苗，积极防治肺结核、肠结核、腹膜结核和淋巴结核。

2. 加强营养、注意增强体质。急性期至少应休息3个月。

3. 抗结核药物的选择原则　为减少结核杆菌对药物耐药，治疗应遵循早期、联合、规律、适量、全程的原则。采用异烟肼（H）、利福平（R）、乙胺丁醇（E）及吡嗪酰胺（Z）等抗结核药物联合治疗6~9个月。推荐两阶段疗程药物治疗方案，前2~3个月为强化期，后4~6个月为巩固期或继续期。药物的选择、用法、剂量参考肺结核病。常用治疗方案：①强化期2个月，每日异烟肼、利福平、吡嗪酰胺及乙胺丁醇四种药物联合应用，后4个月巩固期每日连续应用异烟肼、利福平（简称2HRZE/4HR）；或巩固期每周3次间歇应用异烟肼、利福平（简称2HRZE/4H$_3$R$_3$）。②强化期每日异烟肼、利福平、吡嗪酰、乙胺丁醇四种药物联合应用2个月，后4个月巩固期每日连续应用异烟肼、利福平、乙胺丁醇（简称2HRZE/4HRE）；或巩固期每周3次间歇应用异烟肼、利福平、乙胺丁醇（简称2HRZE/4H$_3$R$_3$E$_3$）。第一个方案可用于初次治疗的患者，第二个方案多用于治疗失败或复发的患者。

4. 用药剂量

（1）异烟肼：100mg，口服，每日3次，1.5~2年为一个疗程。不良反应主要是胃肠反应、肝损害。用药前及用药过程检查肝功能，肝功能不正常时及时停药。

（2）乙胺丁醇：25mg/kg，口服，每日1次；2个月后减为15mg/kg，4~6个月为一个疗程。本药和其他抗结核药物无交叉耐药性，其不良反应有胃肠道反应、下肢发麻、偶有皮疹、肝功损害，大剂量应用有球后视神经炎等。若与其他抗结核药物联合应用可减少耐药性。

(3) 利福平：每日 400～600mg，饭前 1 小时（空腹）顿服，共半年。不良反应主要是肝损害。用药前及用药过程检查肝功能，肝功能不正常时及时停药。过去认为早孕妇女用药后，可引起胎儿畸形。但现资料未证实。

(4) 对氨基水杨酸钠：4g，每日 3 次，口服，4～6 个月为一个疗程。不良反应主要是胃肠反应。

链霉素因耳毒性大，重者可致耳聋，故现已很少使用。

5．手术治疗

(1) 手术指征：①盆腔包块，经药物治疗后有缩小，但不能完全消退者。②盆腔结核肿块治疗无效或治疗后又有反复发作者。③盆腔结核形成较大肿块或包裹性积液者。④子宫内膜抗结核药物治疗无效者。⑤久治不愈的结核性瘘管患者。

(2) 手术注意事项：①手术前后抗结核治疗。为避免手术时感染扩散及减轻粘连有利于手术，术前应用抗结核药物 1～2 个月，术后根据结核活动情况，病灶是否切净，继续用药 6～12 个月以上，以期彻底治愈。②手术以全子宫及双附件切除为宜。年轻妇女卵巢如未侵及应尽量保留卵巢功能（如卵巢已有结核应在手术切除后应用激素替代治疗更理想）。③术前做肠道准备，术中避免损伤肠管、膀胱及输尿管。

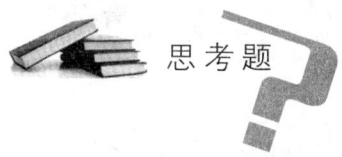
思考题

1．如何在不同条件下选用适宜的诊断方法诊断生殖道感染？
2．使用不同的避孕方式对于生殖道感染的发病有何影响？

（陈华云　张　岱）

第十六章 女性生殖系统肿瘤

> **学习目标**
>
> 掌握各种肿瘤的诊断方法及临床表现,熟悉分期,了解治疗方法。

> **案例**
>
> 患者62岁,自觉外阴瘙痒15年,发现外阴肿物10天就诊。
> 妇科检查见外阴大小阴唇皮肤、黏膜发白,粗糙,右侧大阴唇中部有一直径1cm左右结节样突起,局部有破溃。双侧腹股沟淋巴结无明显肿大。
> 思考:初步诊断是什么?需进行哪些辅助检查?治疗原则是什么?

第一节 外阴肿瘤

一、外阴良性肿瘤

外阴良性肿瘤比较少见,通常按组织来源分为两类,一类是由上皮来源的肿瘤,主要有乳头瘤、汗腺瘤、色素痣等;另一类是由中胚叶来源的肿瘤,主要有纤维瘤、脂肪瘤、平滑肌瘤等。此外,还有一类发生于外阴的并非真正肿瘤的瘤样病变,如上皮包涵囊肿、前庭大腺囊肿、皮脂腺囊肿等。

外阴良性肿瘤一般无症状,如果肿瘤体积较大,患者可感会阴部坠胀不适、行动不便或性生活困难。肿瘤长期受刺激或摩擦可出现瘙痒、疼痛、出血和感染,甚至发生溃疡。肿瘤多发生于大阴唇,一般生长缓慢,偶有恶变。根据不同肿瘤的临床检查所见,一般不难做出初步诊断。治疗方法以手术切除为主,切片送病理检查可与其他肿瘤鉴别。

二、外阴上皮内瘤变

外阴上皮内瘤变(vulvar intraepithelial neoplasia,VIN)是一组外阴病变的病理学诊断名称,包括外阴鳞状上皮内瘤变和外阴非鳞状上皮内瘤变(Paget病和非侵润性黑色素瘤),多见于45岁左右妇女。

【分类与病因】 国际外阴疾病研究会2004年将VIN分为普通型、疣型、基底细胞型、混合型、分化型和未分化型。VIN 的病因不完全清楚。目前认为大多数与人乳头瘤病毒（HPV）16 型感染有关，也可能与外阴性传播疾病、肛门-生殖道瘤病变、免疫抑制以及吸烟相关。

【病理改变】 上皮内瘤变的病理特征为上皮层内细胞分化不良、核异常及核分裂象增加。病变始于基底层，严重时向上扩展甚至占据上皮全层。

【临床表现】 VIN 的临床表现多样且无特异性，主要症状为外阴瘙痒、疼痛、烧灼感、溃疡及性交障碍等，也有部分患者无明显自觉症状。

体征为病灶可发生在外阴任何部位，可见外阴丘疹、斑点、斑块或乳头状赘疣，单个或多个，融合或分散，灰白或粉红色；少数为略高出皮面的色素沉着。

【诊断及鉴别诊断】 病理组织学检查是 VIN 诊断的主要依据。对任何可能病变应多做活检。为提高阳性率，可局部涂抹 3%～5% 醋酸或 1% 甲苯胺蓝，在阴道镜引导下取活检，取活检时要有一定深度，以免遗漏浸润癌，注意外阴的多中心性病灶。

VIN 主要依靠病理检查与非肿瘤性外阴皮肤及黏膜的疾病进行鉴别。因 VIN 可同时合并有阴道和子宫颈病变，应行子宫颈刮片检查，并仔细检查阴道、子宫颈。

【治疗】 根据患者的年龄、病变程度和病变范围进行个体化的治疗，治疗方法包括手术切除、物理疗法及药物治疗等，以手术治疗为主。近年对 VIN 的手术治疗趋于保守。术式包括：

1. 局部广泛切除 适用于病灶局限患者，切除范围应在病灶外 5～10mm，并对手术切缘行冰冻组织病理学检查确定有无残留病灶。

2. 外阴皮肤剥除术 用于病变较广泛或为多灶性。切除部分或者全部外阴和会阴皮肤的表皮和真皮层，保留皮下组织，维持外阴形态，尽量保留阴蒂。缺损区可以行皮肤移植或表层皮片植皮术。

3. 单纯外阴切除 适于年龄较大、广泛性 VIN 患者。切除范围包括外阴皮肤及部分皮下组织。

物理治疗包括 CO_2 激光汽化和激光切除，冷冻、光动力学治疗等。治疗前需对患者进行组织学评估排除浸润癌，治疗后能保留外阴的外观，多用于年轻病变广泛者的治疗。

近年局部免疫反应调节剂咪喹莫特（Imiquimod）用于 VIN 的治疗，并取得较好疗效。也可使用抗病毒药物如干扰素进行治疗。

三、外阴恶性肿瘤

外阴恶性肿瘤（vulvar malignant tumor）包括许多不同组织结构的恶性肿瘤，最常见的是外阴鳞状细胞癌（squamous cell carcinoma of vulva），其他包括恶性黑色素瘤（malignant melanoma）、基底细胞癌（basal cell carcinoma）、前庭大腺癌（bartholin gland carcinoma）、疣状鳞形细胞癌（verrucous carcinoma）以及外阴肉瘤（sarcoma of vulva）等。占妇科恶性肿瘤的 3%～5%。

（一）外阴鳞状细胞癌

外阴鳞状细胞癌是外阴癌中最常见的一种，占外阴恶性肿瘤的 85%～90%。多见于绝经期及高龄妇女，平均发病年龄 60 岁。

【病因】 确切病因尚不清楚。可能与下列因素有关：

1. 人乳头瘤病毒（HPV）16 型、18 型、单纯疱疹病毒、巨细胞病毒等感染。

2．慢性外阴营养不良，鳞状上皮有不典型增生。

3．外阴部慢性炎症，如外阴慢性皮炎、慢性溃疡、外阴瘙痒等长期刺激。

4．肥胖、高血压、糖尿病、梅毒等常与外阴癌合并存在。

【病理】 分化好的外阴鳞状细胞癌，细胞层次和排列整齐，表层有角化过度。中层为棘层，肥厚，钉脚多而乱，大小形态不一，向真皮深部伸展浸润，钉脚的边缘处细胞有异型，在浸润组织内到处可见到角化不良或角化珠存在于棘细胞间。分化差的外阴鳞状细胞癌，细胞呈梭形，体积较小，胞浆少，核深染。

【转移途径】 外阴癌的转移方式有直接浸润、淋巴转移、血行转移，以前两种较常见。

1．直接浸润 癌灶逐渐增大，沿皮肤、黏膜向内侵及阴道和尿道，晚期时可累及肛门、直肠和膀胱等。

2．淋巴转移 外阴部位淋巴管分布丰富，两侧淋巴管互相交通组成淋巴网。肿瘤一般向同侧淋巴结转移。最初转移至腹股沟浅淋巴结，再至腹股沟深淋巴结，并经此进入盆腔淋巴结，以后转移至腹主动脉旁淋巴结。但阴蒂部癌灶常向双侧淋巴结转移并可绕过腹股沟浅淋巴结直接至腹股沟深淋巴结。尿道、阴道、直肠、膀胱部分癌灶还可直接转移至盆腔淋巴结。

【临床分期】 现采用国际妇产科联盟（FIGO）2009 年修订的分期法，见表 16-1。

表 16-1　FIGO（2009 年）外阴癌分期

分期	肿瘤范围
Ⅰ期	肿瘤局限于外阴。淋巴结未转移
ⅠA	肿瘤局限于外阴或会阴。最大径线 ≤ 2 cm，间质浸润 ≤ 1.0mm
ⅠB	肿瘤最大径线 > 2 cm 或局限于外阴或会阴，间质浸润 > 1.0mm
Ⅱ期	肿瘤侵犯下列任何部位：下 1/3 尿道、下 1/3 阴道、肛门，淋巴结未转移
Ⅲ期	肿瘤有或无侵犯下列任何部位：下 1/3 尿道、下 1/3 阴道、肛门，有腹股沟 - 股淋巴结转移
ⅢA	1 个淋巴结转移（≥ 5 mm），或 1～2 个淋巴结转移（< 5mm）
ⅢB	≥ 2 个淋巴结转移（≥ 5mm），或 ≥ 3 个淋巴结转移（< 5m）
ⅢC	阳性淋巴结伴囊外扩散
Ⅳ期	肿瘤侵犯其他区域（上 2/3 尿道、上 2/3 阴道）或远处转移
ⅣA	肿瘤侵犯以下任何部位：上尿道 / 阴道黏膜、膀胱黏膜、直肠黏膜或固定在骨盆壁，或腹股沟 - 股淋巴结出现固定或溃疡形成
ⅣB	任何部位（包括盆腔淋巴结）的远处转移

注：浸润深度指肿瘤从接近最表层乳头上皮 - 间质连接处至最深浸润点的距离。

【临床表现】

1．症状 外阴瘙痒为外阴癌的常见症状，病程一般较长。少部分患者无症状。可因破溃和继发感染而有血性或脓性分泌物，常伴有外阴疼痛。如肿瘤邻近尿道或晚期病例肿瘤侵犯尿道可出现尿频、尿痛、排尿烧灼感及排尿困难。

2．体征 早期病灶为局部出现丘疹、结节或小溃疡，多位于大阴唇，其次是小阴唇、阴蒂及后联合。晚期病灶常表现为溃疡型、菜花样或乳头样肿块。有时一侧或双侧腹股沟可触及增大、质硬、固定、无压痛的淋巴结。

【诊断及鉴别诊断】 外阴鳞状细胞癌位于体表，据病史、症状和体征诊断并不困难。但早期病灶可能不明显，且常与一些慢性良性疾病和上皮内瘤变同时存在，因此，对外阴可疑病灶均需结合辅助检查以确诊。确诊需依靠在可疑癌组织的非坏死区域取活检进行病理检查。在甲苯胺蓝染色、醋酸脱色后的不脱色区取活检，有助于获得准确的诊断结果。活检应包括病灶周围的皮肤及其下间质。

外阴癌需与外阴尖锐湿疣、外阴溃疡、外阴结核、外阴乳头状瘤、外阴慢性营养不良等相鉴别。活检病理检查为唯一可靠的鉴别方法。

【治疗】 治疗以手术为主。对癌灶组织分化较差和中晚期病例可辅以放射治疗或化学治疗。手术治疗强调个体化，在不影响预后的前提下，最大限度地缩小手术范围，以保留外因的解剖结构，改善生活质量。

1. 手术治疗

Ⅰa期：行局部病灶扩大切除（切缘距肿瘤2～3cm，单侧病灶）或单侧外阴切除（多病灶者），通常不需切除腹股沟淋巴结。

Ⅰb期：行广泛性外阴切除及腹股沟淋巴结切除。手术切除范围包括癌灶周围至少1～2cm宽的外观正常的组织，深度应达尿生殖膈下筋膜。如果病变局限，行外阴根治性局部切除术，如果癌灶在阴蒂部位或其附近，则应切除阴蒂。侧位型肿瘤，行同侧腹股沟、股淋巴结切除术。对位于中线和累及小阴唇前部的肿瘤，以及病灶较大的侧位型肿瘤，行双侧腹股沟、股淋巴结切除术。术中发现可疑肿大淋巴结并经冰冻病理检查证实为阳性者，切除增大的淋巴结，术后给予腹股沟和盆腔放疗。

Ⅱ期～Ⅲ期：行广泛性外阴切除，并切除受累的尿道、阴道与肛门皮肤及双侧腹股沟淋巴结。

Ⅳ期：除广泛性外阴切除、双侧腹股沟及盆腔淋巴结切除外，分别根据膀胱、上尿道或直肠受累情况选择相应切除术。鉴于腹股沟淋巴结状态对预后影响，要求在病理报告中描述阳性淋巴结的数量、大小及包膜是否完整或破裂。

2. 放射治疗 外阴鳞癌对放疗较敏感，但因外阴对射线耐受性差，易发生明显放疗反应，一般仅作为外阴癌的辅助治疗。对晚期癌灶较大、浸润较广泛者，术前先行放射治疗以缩小病灶。术后放疗用于淋巴结阳性、切缘有癌及癌复发等情况。有手术禁忌证、晚期不宜手术者也可进行姑息性放射治疗。

3. 化学治疗 用于晚期癌或复发癌的综合治疗，常用的化疗方案有单药顺铂与放疗同期进行。也可选择FP方案等联合化疗方案，疗程数视具体情况而定，可与放疗同期进行，或在手术后、放疗后进行。常采用静脉注射或局部动脉灌注。

【预后】 预后与临床分期、病变部位、病灶大小、淋巴结是否转移、治疗方法等有关。外阴癌总的5年生存率约为70%，Ⅰ期和Ⅱ期可达90%，Ⅲ～Ⅳ期仅30%～40%。

（二）外阴基底细胞癌

外阴基底细胞癌少见，属低度恶性。病变呈局部浸润，易复发，但不发生转移。多见于55岁以上的老年妇女。约20%可伴发其他癌如外阴鳞状细胞癌、恶性黑色素瘤、宫颈癌等。

【病理】 癌组织自表皮基底层长出，呈团块状成堆伸入真皮层，周围常有收缩间隙。有时细胞排列呈腺腔样，中央为间质，有黏液变性。细胞浓染，核大，有分裂象。

【临床表现】

1．症状　初起无自觉症状。此后以外阴瘙痒、烧灼感为主要症状。有溃疡形成可出现疼痛或有出血、渗出。

2．体征　常表现为小的病灶，一般直径小于2cm。病变多位于大阴唇。有三种基本类型。

（1）结节溃疡型：表现为一实质性结节，中间形成溃疡。

（2）扁平型：病灶较表浅，扁平，表面呈蜡状、丘疹、红斑样。

（3）息肉型：呈息肉状赘生物，表面完整。

上述三种类型可单独存在，也可混合存在。

【诊断及鉴别诊断】　根据病史及检查所见可考虑本病，确诊需依靠病理检查。诊断时需与鳞状细胞浸润癌、乳头状瘤等鉴别。鉴别诊断依据病理检查结果。

【治疗】　手术治疗宜采用较广泛的局部切除，包括一部分周围正常皮肤及皮下的深部组织。一般不需做外阴根治术及腹股沟淋巴结清扫术。术后复发者，需再次手术。有外阴基底细胞癌者还应检查全身其他部位皮肤，注意有无基底细胞癌或其他原发癌。

【预后】　5年生存率为80%～95%。20%的患者局部病灶切除后可出现局部复发。复发病灶应再次切除，预后依然良好。

（三）外阴恶性黑色素瘤

外阴恶性黑色素瘤是一种少见的恶性肿瘤，占外阴恶性肿瘤的1%～3%，多数由色素痣恶变所致，恶性程度高，预后不佳。可发生于任何年龄妇女，多为50岁以上，平均年龄54岁。

【病理】　发生恶变的色素痣大多为痣细胞位于表皮与真皮交界处的混合痣。肿瘤细胞呈极度多形性改变，可为多角形含空泡、梭形及多形态的混合型，常有核分裂。瘤细胞与间质无界限。细胞排列多样，呈片状、条索状或假腺泡状，有时弥漫一片。细胞内黑色素颗粒分布不均。

【临床表现】

1．症状　患者既往多有外阴色素痣史，一般无症状，有些患者可有外阴瘙痒或疼痛、出血。

2．体征　病灶大多位于小阴唇或阴蒂，也可发生于尿道口周围、大阴唇。可单发或多发。病灶常有色素沉着，颜色可为青黑、深蓝、棕色。也可无色素沉着。表面稍隆起，呈结节状或表面有溃疡。

【诊断及鉴别诊断】　根据外阴黑痣病史、症状及外阴检查所见，特别是外阴部原有的痣迅速长大、变厚、颜色加深，或有破溃、出血者，应警惕恶变可能，确诊必须依据病理检查。近年研究结果发现，活检并不增加患者的复发率及死亡率，也不影响患者的预后。有些患者易出现转移是肿瘤本身的生物学特征所致，并非活检影响。

外阴恶性黑色素瘤主要需与色素痣鉴别。还需与鳞状细胞癌鉴别，尤其是缺乏色素的黑色素瘤，需做病理检查甚至超微结构检查以助鉴别。

【治疗】

1．病理确诊后应立即根据肿瘤侵润深度及生长扩散范围选择适当手术，早期低危者可选用局部病灶扩大切除（切缘距肿瘤＞2～3cm），晚期或高危组则应选用广泛性外阴切除及腹股沟淋巴切除。

2. **免疫治疗**　为首选的术后辅助治疗，可选用α-干扰素、白介素-2等。

3. **化疗**　一般用于晚期患者的姑息或综合治疗。

【预后】　与肿瘤侵入外阴皮肤真皮的深度以及有无淋巴结转移有关。其5年生存率为14%～50%，但有腹股沟淋巴结转移者生存率低于14%。无黑色素的皮下黑色素瘤是恶性程度极高的肿瘤。

（杨　曦　温宏武）

第二节　宫颈癌

> **案例**
>
> 患者，45岁，主因"同房后阴道出血半年"就诊，患者近半年来同房后阴道有少量出血，阴道分泌物增多，无腹痛。平素月经规律，G5P3。既往体健。
>
> 妇科检查：宫颈呈菜花状，接触性出血（+），阴道前穹窿消失，宫体大小硬度正常，欠活动，双侧穹窿增厚而硬，但未达盆壁。TCT示：HSIL。HPV16亚型阳性。
>
> 思考：该患者的临床诊断考虑是什么？应进一步做哪些辅助检查？如何处理？

宫颈癌是中国最常见的女性生殖道恶性肿瘤，其发病率有明显的地区差异。近年来，随着普查普治工作的开展，宫颈癌的发病率及死亡率已逐年下降。但值得注意的是，虽然浸润癌的发生下降了，但早期宫颈癌的发生，特别是年轻化趋势十分明显，这和人乳头瘤病毒（human papilloma virus，HPV）感染有明确关系。宫颈癌的好发年龄为50～55岁，20岁以前少见，70岁以后发病率也逐渐下降。

【病因】　子宫颈癌与人乳头瘤病毒感染、多个性伴侣、吸烟、性生活过早、性传播疾病、经济状况低下和免疫抑制等因素相关。

> **知识链接**
>
> ### 人乳头瘤病毒
>
> 99.7%的宫颈癌患者都有人乳头瘤病毒（HPV）感染。高危型人乳头瘤病毒（HPV）16、18、31、33、35、42、52、58与95%的宫颈鳞癌相关。与宫颈鳞癌关系最密切的是HPV16型、HPV18型最常见于宫颈腺癌。大多数HPV感染是一过性的，不会造成宫颈上皮改变或低度上皮内病损，后者多可自发痊愈。从高度病变到浸润性宫颈癌大概需要8～12年，由于其处于浸润前状态的时间很长，因此有很多机会可以被发现。

【病理】 宫颈癌中常见的是鳞状上皮细胞癌，占75%～80%；其次为腺癌，占20%～25%。近年来宫颈腺癌的发病率有上升趋势。鳞状细胞癌的好发部位为宫颈阴道部鳞状上皮与宫颈管柱状上皮交界处。在正常生理情况下，鳞柱交界随体内雌激素水平变化而移动，当雌激素水平高时，柱状上皮向外扩展，占据一部分宫颈阴道部，当雌激素水平低落时，柱状上皮向上移至宫颈管，这一鳞柱上下移动的区域称为移行带。在移行带形成过程中，其表面被覆的柱状上皮被鳞状上皮所代替。

鳞状上皮代替柱状上皮的机制有两种。①鳞状上皮化生（squamous metaplasia）：当鳞柱交界位于宫颈阴道部时，暴露于阴道的柱状上皮受阴道酸性影响，移行带柱状上皮下未分化储备细胞开始增生，并逐渐转化为鳞状上皮，柱状上皮随之脱落，而被复层鳞状细胞所代替。②鳞状上皮化（squamous epithelization）：宫颈阴道部鳞状上皮直接长入柱状上皮与其基底膜之间，直至柱状上皮完全脱落而被鳞状上皮替代。此时如有某些外来致癌因素刺激，或多次妊娠导致宫颈鳞柱交界反复移动，以及宫颈裂伤、糜烂感染时，移行带区活跃的未成熟细胞或增生的鳞状上皮可向非典型方向发展形成宫颈上皮内瘤样病变，并继续发展成为镜下早期浸润癌和浸润癌。

（一）宫颈上皮内瘤变

宫颈上皮内瘤变（cervical intraepithelial neoplasia，CIN）是一组病变的统称，包括宫颈不典型增生和原位癌，为宫颈浸润癌的癌前期病变。宫颈不典型增生的病理特征是：鳞状上皮细胞分化不良、排列紊乱，细胞核增大深染，有多核、核分裂象异常等。根据异常细胞及其侵犯上皮的程度，宫颈不典型增生分为轻、中、重度。轻度不典型增生病变局限在上皮层的下1/3，细胞异型性较轻，排列稍紊乱；中度为异型上皮占据上皮层的下2/3，细胞异型性明显，排列紊乱；重度为异型细胞超过上皮层的下2/3，但部分表层细胞分化尚正常，细胞显著异型，失去极性。异型细胞还可沿着宫颈腺腔开口进入腺体，代替子宫颈腺体的柱状上皮，但腺体的基底膜不被破坏，这种情况称为宫颈上皮内瘤变累及腺体。通常将CIN分为3级：Ⅰ级为轻度不典型增生，Ⅱ级为中度不典型增生，Ⅲ级为重度不典型增生及原位癌。

（二）宫颈浸润癌

1. 宫颈鳞状细胞癌

（1）镜下早期浸润癌：在原位癌的基础上，镜下发现有癌细胞小团似泪滴状，甚至锯齿状穿破基底膜，或进而出现膨胀性间质浸润，但浸润深度不超过5mm，宽度不超过7mm，且无癌灶互相融合现象，也无侵犯间质内血管迹象。

（2）浸润：癌组织侵入间质的深度超过5mm，或在淋巴管、血管中发现癌栓。根据细胞的分化程度又分为角化性大细胞型、非角化性大细胞型和小细胞型。

2. 宫颈腺癌 来源于宫颈管表面和颈管内腺体的柱状上皮，主要有以下两型。

（1）黏液腺癌：镜下见腺体结构，腺腔内有乳头状突起，腺上皮增生为多层，细胞低矮，异型性明显，见核分裂象，细胞内含黏液。根据腺体结构形态和细胞异型性程度在组织学上分为高、中、低分化，即分化Ⅰ、Ⅱ、Ⅲ级。黏液腺癌中有一种形态学上分化极其良好的腺癌，称为宫颈恶性腺瘤或偏差极小的微偏腺癌。肿瘤细胞貌似良性，其异型性极小。腺体由柱状上皮覆盖，表现为正常宫颈管黏膜腺体，腺体多，大小不一，形态多变。肿瘤侵犯宫颈壁深层，并有间质反应包绕。此癌具有高度浸润的生长过程，患者预后差。

（2）腺鳞癌：是储备细胞同时向腺癌和鳞癌方向发展而成，恶性程度高，预后差。

（三）转移途径

1. 直接蔓延　最常见，向下侵犯阴道，向上可累及子宫下段及宫体，向两侧扩散到子宫颈旁和阴道旁组织，向前后可侵犯膀胱及直肠。

2. 淋巴转移　最初受累的淋巴结有宫旁、宫颈旁、闭孔、髂内、髂外、髂总、骶前淋巴结，称淋巴转移一级组。继而受累的淋巴结有腹股沟深浅组淋巴结、腹主动脉旁淋巴结，称二级组。晚期还可出现左锁骨上淋巴结转移。

3. 血行转移　较少见，多发生在晚期。主要转移部位有肺、肝、骨等处。

【临床分期】　采用国际妇产科联盟（FIGO2009）最新修订的临床分期法，见表16-2。

表16-2　宫颈癌的临床分期

分期	描述
Ⅰ期	肿瘤局限于宫颈（无论是否浸润宫体）
ⅠA	仅指镜下浸润癌。所有大体病变，浸润最大深度不超过5mm，宽度不超过7mm
ⅠA1	间质浸润深度不大于3mm，宽度不大于7mm
ⅠA2	间质浸润深度3～5mm，宽度不大于7mm
ⅠB	临床肉眼可见病变局限于宫颈或高于ⅠA期的临床前病变。所有肉眼可见病变，即使是表浅浸润，均为ⅠB期
ⅠB1	病变最大径线≤4cm
ⅠB2	病变最大径线＞4cm
Ⅱ期	肿瘤超过宫颈但未至盆壁。肿瘤浸润阴道，但未达阴道的下1/3
ⅡA	无明显宫旁浸润
ⅡA1	临床可见肿瘤，最大径线≤4cm
ⅡA2	临床可见肿瘤，最大径线＞4cm
ⅡB	明显宫旁浸润
Ⅲ期	肿瘤侵及盆壁，直肠检查时，肿瘤和盆壁之间无空隙。肿瘤已浸润阴道下1/3。所有出现肾积水或肾无功能的病例都包括在内，除非明确为其他原因引起者
ⅢA	未至盆壁
ⅢB	浸润至盆壁和（或）肾积水或肾无功能。
Ⅳ期	肿瘤扩散至真骨盆外或临床浸润至膀胱或直肠黏膜（活检证实）
ⅣA	扩散至邻近脏器
ⅣB	远处脏器转移

【临床表现】

（一）症状

不典型增生、原位癌及镜下早期浸润癌一般无症状，多在普查中发现。Ⅰb期和以后各期最早出现的症状主要有阴道出血和阴道排液。

1. 阴道出血　当癌肿侵及间质内血管时开始出现流血，最早表现为性交后或双合诊检查后少量出血，称接触性出血。以后则可能有经间期或绝经后少量不规则出血。晚期病灶较大时则表现为多量出血，甚至因较大血管被侵蚀而引起致命大出血。一般外生型癌出血较早，血量也多，内生型癌出血较晚。

2．阴道排液　最初量不多，呈白色或淡黄色，无臭味。随着癌组织破溃和继发感染，阴道可排出大量米汤样、脓性或脓血性液体，伴恶臭。宫颈黏液性腺癌患者，由于癌灶分泌大量黏液，常诉大量水样或黏液样阴道排液。

3．晚期症状　若癌瘤侵犯盆腔结缔组织，压迫膀胱、直肠和坐骨神经以及影响淋巴和静脉回流时，可出现尿频、尿急、肛门坠胀、便秘、下腹痛、坐骨神经痛、下肢肿痛等。癌瘤压迫或侵犯输尿管，可出现肾盂积水、尿毒症。终末期因长期消耗常出现恶病质。

（二）体征

原位癌和早期浸润癌，宫颈的外观及质地可无异常，或仅见不同程度的糜烂样改变，触之易出血。随着宫颈浸润癌的生长发展，根据不同类型，局部体征亦不同。外生型见宫颈赘生物向外生长，呈息肉状或乳头状突起，继而向阴道突起形成菜花状赘生物，表面不规则，合并感染时表面覆有灰白色渗出物，触之易出血。内生型则见宫颈肥大、质硬，宫颈管膨大如桶状，宫颈表面光滑或有浅表溃疡。晚期由于癌组织坏死脱落，形成凹陷性溃疡，整个宫颈有时被空洞替代，并覆有灰褐色坏死组织、恶臭。癌灶浸润阴道壁见阴道壁有赘生物，向两侧旁组织侵犯，妇科检查扪及两侧增厚，呈结节状，质地与癌组织相似，有时浸润达盆壁，形成冰冻骨盆。

【防治和筛查】　宫颈癌是感染性疾病，可以预防，也可以治愈，这是因为：①病因已明确；②认真普查和随诊可以预防；③早期诊断可以完全治愈。

宫颈的癌前病变（cervical intraepithelial neoplasia，CIN）是个时间相对较长的过程，使干预和治疗成为可能，关键在于普查、发现和处理。三阶梯技术是在全世界范围内专门用于筛查、诊治宫颈癌与CIN的常规诊断技术，包括：宫颈细胞学（Step1：Cervical Cytology）和（或）HPV检测、阴道镜检查（Step2：Colposcopy）、宫颈病理学（Step3：Cervical Pathology）。三阶梯技术各有其长短，联合应用则可以扬长避短，减少漏诊，提高宫颈病变的检出率。

近年，防治和筛查发生了四项革命性变化：①宫颈阴道细胞涂片技术的重大进步，包括计算机辅助的断层扫描（CCT），这是细胞的识辨阅读系统，便于质控。液基薄片技术（thin prep，liquid-based monolayers TCT），这是制片系统，提供了收集细胞全面而清晰的涂片。②TBS分类（the bethesda classification system），传统的巴氏涂片及分级逐步被代替。③HPV检测的高度自动化和标准化，特别是HPV DNA分型检测或杂交捕获（hybrid capture，HC）技术。④HPV疫苗可有效地预防hpv相关的CIN发生，因此条件成熟时可行HPV疫苗注射，可阻断HPV感染预防子宫颈癌的发生。

【诊断】　宫颈癌在出现典型症状和体征后，一般已为浸润癌，诊断多无困难，活组织病理检查可确诊。早期宫颈癌往往无症状，体征也不明显，确诊需依赖下列辅助检查。

（一）阴道脱落细胞防癌涂片检查

是目前筛选和早期发现宫颈癌的主要方法。该法简便易行，准确率可达95%。必须在宫颈移行带区刮片检查。

（二）高危型HPV DNA检测

相对于细胞学检查其敏感性较高，特异性较低。可与细胞学联合应用与子宫颈癌的筛查，也可用于细胞学检查异常的分流。

（三）阴道镜检查

若细胞学检查为 ASCUS 并高危型 HPV DNA 检测阳性，或低度鳞状上皮内病变（LSIL）及以上者，应做阴道镜检查。

（四）宫颈和颈管活组织检查

是确诊宫颈癌前病变和宫颈癌的最可靠和不可缺少的方法。一般应在碘试验不着色区及阴道镜指导下，或肉眼观察到的可疑癌变部位行多点活检，送病理检查。当宫颈刮片细胞学检查可疑或阳性而活检为阴性时，应搔刮宫颈管送检。如宫颈刮片发现腺癌细胞，应行分段诊刮术，以明确腺癌是来自子宫内膜还是宫颈管。

（五）宫颈锥形切除

当宫颈刮片细胞学多次检查为阳性而活检阴性，或活检为 CINII 和 CINIII 需确诊者，或可疑微小侵润癌需了解病灶的侵润深度和宽度等情况。目前宫颈病变的检查是依据三阶梯检查的程序进行：①细胞学和（或）高危型 HPV DNA 检测。②阴道镜检查：助诊取材部位。③宫颈组织的活检：病理学检查确诊。

【鉴别诊断】

主要依据子宫颈活组织病理检查，与有类似临床症状或体征的各种子宫颈病变鉴别，包括：

1. 子宫颈良性病变　子宫颈柱状上皮异位、子宫颈息肉、子宫颈子宫内膜异位症和子宫颈结核性溃疡。

2. 子宫颈良性肿瘤　子宫颈黏膜下肌瘤、子宫颈管肌瘤、子宫颈乳头瘤等。

3. 子宫颈恶性肿瘤　原发性恶性黑色素瘤、肉瘤及淋巴瘤、转移性癌等。

【预防】

子宫颈癌病因明确、筛查方法较完善，是一个可以预防的肿瘤。

1. 通过普及、规范子宫颈癌筛查（二级预防），早期发现 CIN，并及时治疗高级别病变，阻断子宫颈侵润癌的发生。

2. 广泛开展预防子宫颈癌相关知识的宣教，提高接受子宫颈癌筛查和预防性传播性疾病的自觉性。

3. 大量临床试验显示 HPV 疫苗能有效预防 HPV 相关 CIN 的发生，并已上市。可行 HPV 疫苗注射，阻断 HPV 感染预防子宫颈癌的发生。

【治疗】

（一）CIN 的治疗

CINI：若细胞学检查为 LSIL 及以下，可仅观察随访。若在随访过程中病变发展或持续存在 2 年，宜进行治疗。若细胞学检查为高度鳞状上皮内病变（HSIL）应予治疗，阴道镜检查满意者可采用冷冻和激光治疗等，阴道镜检查不满意或 ECC 阳性者，推荐子宫颈锥切术。

CINII 和 CINIII：所有的 CINII 和 CINIII 均需要治疗。阴道镜检查满意的 CINII 可用物理治疗或子宫颈锥切术；阴道镜检查不满意的 CINII 和所有的 CINIII 通常采用子宫颈锥切术。经子宫颈锥切确诊、年龄较大、无生育要求、合并有其他手术指征的妇科良性疾病的 CINIII 也可行全子宫切除术。

（二）手术治疗

1. IA1 期　无淋巴脉管间隙侵润者行筋膜外全子宫切除术，有淋巴脉管间隙侵润者按 IA2 期处理。

2. ⅠA2期　行改良广泛子宫切除术及盆腔淋巴结切除术。

3. ⅠB1期和ⅡA1期　行广泛性子宫切除术及盆腔淋巴结切除术和腹主动脉淋巴结取样。

4. ⅠB2期和ⅡA2期　行广泛性子宫切除术及盆腔淋巴结切除术和腹主动脉旁淋巴结取样，或同期放、化疗后行全子宫切除术。也有采用新辅助化疗后行广泛子宫切除术；化疗可使病灶缩小有利于手术，减少手术并发症，但其远期疗效有待进一步验证。未绝经、<45岁的鳞癌患者可保留卵巢。对要求保留生育功能的年轻患者，ⅠA1期可行宫颈锥切术；ⅠA2期和肿瘤直径小于2cm的ⅠB1期，可行广泛性子宫颈切除术及盆腔淋巴结切除术。

（三）其他浸润癌的治疗

1. 放射治疗　适用于：①部分ⅠB2期和ⅡA2期和ⅡB～ⅣA期患者；②全身情况不适宜手术的早期患者；③子宫颈大块病灶的术前放疗；④手术治疗后病理检查发现有高危因素的辅助治疗。常用的方法有腔内照射和腔外照射两种。腔内照射多用后装治疗机，放射源有 ^{137} 铯、^{192} 铱等，主要针对局部原发病灶。腔外照射采用 ^{60} 钴、直线加速器等，主要针对原发灶以外的转移灶，包括盆腔淋巴结。

2. 化学治疗　化疗作为晚期或复发病例和同期放化疗。有效的药物有顺铂、环磷酰胺、异环磷酰胺、阿霉素、博来霉素等。多采用以顺铂为主的三联或四联化疗，经静脉或区域性动脉插管给药。

【预后】　宫颈癌的预后与临床分期、组织学类型、淋巴结转移、治疗方法等有关。据FIGO资料，宫颈癌的五年存活率Ⅰ期为78%～97%，Ⅱ期51%～54.6%，Ⅲ期27%～40%，Ⅳ期7%～12%。

（杨　曦　张　岩）

第三节　子宫肌瘤

案例

患者，34岁，因"经期延长、月经量增1年"就诊。平素月经规律，4～5天/30天，量中，近1年来月经周期规则，经期延长至10～15天，经量增多为既往的3～4倍，顺腿流。偶有痛经，白带稍多。

妇科检查：子宫增大如孕7周，均匀增大，双附件未见异常。B超发现宫腔内有一实性团块约3.5cm。

思考：该患者初步诊断是什么？应进一步做哪些处理？

子宫肌瘤（uterine myoma）又称子宫平滑肌瘤，是女性生殖器官中最常见的一种良性肿瘤，多见于30～50岁之间的妇女。据尸解资料，35岁以上妇女约20%有子宫肌瘤。但很多患者因无症状，或肌瘤较小不易发现。

子宫肌瘤确切的发病因素尚不清楚，据以下事实，一般认为主要与女性激素刺激有关。子宫肌瘤好发于 30～50 岁妇女；生育年龄，肌瘤持续生长，绝经后肌瘤则停止生长，甚至萎缩；子宫肌瘤常合并与雌激素有关的子宫内膜增生过长；妊娠期肌瘤生长迅速，子宫肌瘤组织中雌激素受体和雌二醇含量较正常肌组织高。妊娠期肌瘤生长迅速可能还与胎盘生乳素与雌激素的协同作用有关。子宫肌瘤的发生与孕激素、生长激素也有一定关系。近年来研究还发现，25%～50% 子宫肌瘤存在细胞遗传学的异常，包括 12 号和 17 号染色体长臂片断换位、重排或缺失等。

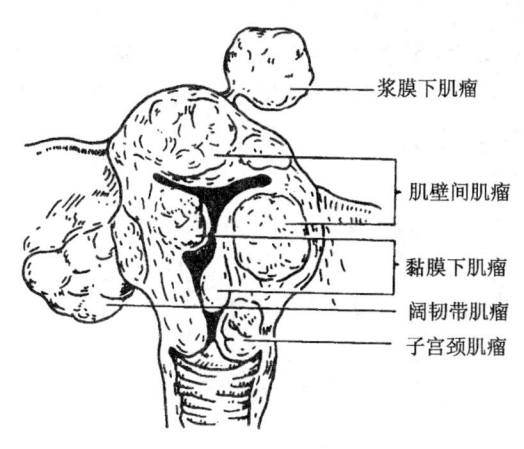

图 16-1　各型子宫肌瘤示意图

【分类】　按肌瘤所在部位可分为子宫体肌瘤和子宫颈肌瘤，前者占绝大多数。子宫肌瘤原发于子宫肌层的平滑肌细胞或子宫肌血管壁的平滑肌组织。子宫体部的肌瘤随着肿瘤的增大可向不同方向生长，根据其发展过程中与子宫肌壁的关系分为以下三类（图 16-1）。

1. 肌壁间子宫肌瘤（intramural myoma）　肌瘤位于子宫肌壁内，周围均为肌层包围，此类肌瘤最常见，占 60%～70%。

2. 浆膜下子宫肌瘤（subserous myoma）　肌瘤向子宫体表面生长突起，上面覆盖子宫浆膜层，此类肌瘤占 20%。若瘤蒂继续向浆膜面生长，仅有一蒂与子宫肌壁相连，则成为带蒂的浆膜下肌瘤。若蒂部扭转或断裂，肌瘤可附着于大网膜或其他组织，并从这些组织获得血液供应，这种肌瘤称为寄生性肌瘤。宫体侧壁肌瘤向宫旁生长突入阔韧带前后叶之间，称为阔韧带肌瘤。

3. 黏膜下肌瘤（submucous myoma）　向子宫黏膜方向生长，突出于子宫腔，表面覆盖子宫黏膜，称为黏膜下肌瘤。临床较少见，约占 10%。黏膜下肌瘤易形成蒂，在宫腔内生长刺激子宫收缩，肌瘤经宫颈被排入阴道。

子宫肌瘤可为单个，但大多数为多个，各种类型的肌瘤可发生于同一子宫，称为多发性子宫肌瘤。

【病理】
1. 巨检　典型的肌瘤为一个实质性的球形结节，表面光滑，与周围肌组织有明显界限。肌瘤可生长在子宫的任何部位，大小可自数毫米直径至重达数十千克。肌瘤虽无包膜，但由于其周围的子宫肌层受压形成假包膜。假包膜与肌瘤之间形成一疏松区域，切开假包膜后肌瘤突出于切面。肌瘤剖面呈灰白色漩涡状或编织状结构。肿瘤的硬度取决于瘤体内所含纤维组织的多少，纤维组织多者肌瘤质硬，肌细胞多者肌瘤偏软。

2. 镜检　肌瘤由平滑肌与纤维组织交叉排列组成，成漩涡状。纵切面细胞呈梭形，大小均匀，核杆状，染色较深。横切面细胞呈圆形或多边形，核圆位于中央，胞浆丰富。

【继发变性】　肌瘤失去原有典型结构时称为继发变性，可分为良性和恶性两类。

（一）良性变性

肌瘤的血运来自肿瘤的假包膜，当肿瘤生长快时血运不足，可发生中心性缺血，出现一系列退行性变。常见的变性有：

1. 玻璃样变（hyaline degeneration） 为最多见的一种。肌瘤组织水肿变软，剖面漩涡状结构消失，被均匀的透明样物质所取代，色苍白。镜下见病变区域肌细胞消失。

2. 囊性变（cystic degeneration） 多继发于玻璃样变后，组织坏死、液化，形成多个囊腔，其间有结缔组织分隔，也可融合成一个大囊腔。囊内含清澈无色液体，并可自然凝固成胶冻状。镜下见囊腔壁由透明变性的肌瘤组织构成。

3. 红色变性（red degeneration） 多发于妊娠或产褥期，因为小血管退行性变，引起血栓及溶血，血红蛋白渗入瘤组织，故剖面呈暗红色，如同半熟烤牛肉，有腥臭味。镜下见假包膜内大静脉及瘤体中小静脉有栓塞并有溶血，肌细胞减少。

其他良性变性还有脂肪变性、钙化、坏死等。

（二）恶性变性

子宫肌瘤恶变时为肉瘤变（sarcomatous change），占子宫肌瘤的 0.5% 左右，多见于年龄较大，生长较快与较大的肌瘤。恶变后肌瘤组织脆而软，与周围界限不清，切面漩涡状结构消失，呈灰黄色，似生鱼肉，与子宫肌层无清楚界限。肌瘤在短期内迅速增大或伴有不规则阴道出血者应考虑有肉瘤变可能。若绝经后妇女肌瘤增大，更应警惕肌瘤恶变。

【临床表现】

（一）症状

多数患者无症状，仅于盆腔检查时发现。如有症状则与肌瘤的部位、生长速度、有无变性关系密切；而肌瘤的大小及数量不一定与症状成比例。

1. 月经改变 为肌瘤患者的主要症状。浆膜下肌瘤及肌壁间肌瘤常无月经改变，肌壁间大肌瘤及黏膜下肌瘤可使宫腔增大，内膜面积增加，妨碍子宫收缩，血窦不易闭合，因此表现为月经量过多，经期延长。黏膜下肌瘤若伴有坏死、溃疡，则表现为不规则阴道出血。

2. 腹部包块 患者可无其他不适，而在偶然情况下扪及包块，膀胱充盈时更易在腹部触及。包块常位于下腹部正中，少数偏于一侧，质地硬，形状可不规则。

3. 白带增多 肌瘤使子宫腔面积增大，内膜腺体分泌旺盛，故白带增多。黏膜下肌瘤表面易感染、坏死，可产生大量的脓血性排液。

4. 腹痛、腰酸 肌瘤在一般情况下不引起疼痛。浆膜下肌瘤发生蒂扭转时，可出现急性腹痛。黏膜下肌瘤可刺激宫缩发生痉挛性疼痛。肌瘤红色变性时可出现剧烈疼痛伴恶心、呕吐、发热、白细胞升高。较大肌瘤压迫血管引起盆腔淤血，牵拉盆腔结缔组织、神经等，可出现下腹部坠胀及腰骶部酸痛，经期由于盆腔充血症状更为明显。

5. 压迫症状 子宫前壁和宫颈前壁肌瘤可压迫膀胱发生尿频尿急，宫颈肌瘤压迫尿道可发生排尿困难或尿潴留，后壁肌瘤可压迫直肠发生便秘。阔韧带肌瘤可压迫输尿管引起输尿管及肾盂积水而有明显腰痛。

6. 不孕 宫角部肌瘤影响精子及受精卵运行，肌瘤还可改变宫腔形态及作为异物妨碍孕卵着床，肌瘤患者也常伴有卵巢功能障碍以致不孕。

7. 全身症状 出血多可有继发性贫血表现，如头晕、乏力、心悸等。

（二）体征

1. 腹部检查 大于 3 个月妊娠子宫的肌瘤即可升至腹腔，腹部检查可扪及肿物，一般居下腹部正中，质硬，表面不规则。

2. 盆腔检查 由于肌瘤大小、数目、生长部位的不同及有无变性，检查结果亦不一样。

（1）浆膜下肌瘤：子宫不规则增大，表面呈结节状。带蒂者与卵巢肿瘤相似，可活动，阔韧带肌瘤位于子宫一侧，与子宫分不开，且常把子宫推向对侧。

（2）肌壁间肌瘤：子宫均匀性增大，肌瘤较大时，可于子宫上摸到突出的结节或球形肿块，质硬。

（3）黏膜下肌瘤：如肌瘤悬吊于阴道内，窥器暴露后可看到肌瘤，表面为充血暗红色的黏膜包被，有时有溃疡及继发感染坏死。肌瘤达到宫颈口处则宫口较松，手指进入宫颈管可触到肿瘤蒂部。如肌瘤尚在宫腔内未脱出宫颈口外，只能扪及子宫略呈均匀增大，而不能摸到瘤体。

（4）宫颈肌瘤：宫颈一唇为肿瘤所代替，另一唇则被拉平使宫颈呈鱼口状。

【诊断及鉴别诊断】 根据病史、症状及体征，一般情况下诊断多无困难。对不能确诊者可通过超声波检查、宫腔镜及腹腔镜检查等协助诊断。

子宫肌瘤易与下列疾病相混淆，需加以鉴别。

1．妊娠子宫　子宫肌瘤玻璃样变或囊性变时质地较软，可被误认为妊娠子宫；妊娠子宫如忽视病史亦可能误诊为子宫肌瘤。已婚生育年龄妇女有停经史、早孕反应，结合尿妊免、B超检查一般不难诊断。

2．卵巢肿瘤　多为囊性或囊实性，位于下腹一侧，亦可为双侧，很少有月经改变。而子宫肌瘤质硬，居下腹正中，随子宫移动，常有月经改变。但有时实质性卵巢肿瘤与带蒂的浆膜下肌瘤，肌瘤囊性变与卵巢囊肿很难鉴别。必要时可用B超、腹腔镜检查明确诊断。

3．子宫腺肌病　子宫腺肌病也有子宫增大及月经过多，但子宫常是对称性、均匀性增大，一般不超过2～3个月妊娠大小，且有经前增大、经后缩小的特征，半数以上患者有继发性渐进性痛经。B超及血清CA125检查有助于鉴别。子宫腺肌病CA125可轻度升高，而子宫肌瘤一般不高。

4．子宫畸形　双子宫或残角子宫易误诊为子宫肌瘤。但子宫畸形无月经改变。子宫碘油造影及腹腔镜检查有助诊断。

5．盆腔炎性包块　盆腔炎性包块与子宫紧密粘连需与子宫肌瘤鉴别。炎性包块常有生殖道感染史，检查包块固定有压痛，质地不如肌瘤硬，B超检查有助于诊断。

6．子宫颈癌　悬于阴道内的黏膜下肌瘤应与外生型宫颈癌鉴别。黏膜下肌瘤表面光滑、质地硬，检查者手指可绕过肿块触及扩张的宫颈口并扪及瘤蒂，而外生型宫颈癌如菜花状、质脆，易坏死脱落。最后确诊需根据病理检查。

【治疗】 应根据患者年龄、肌瘤大小、部位、有无生育要求、有无合并症及子宫出血等症状的严重程度综合考虑。

（一）随访观察

如肌瘤小无自觉症状，一般不需治疗，可暂观察，每3～6个月复查一次。

（二）药物治疗

肌瘤不超过2个月妊娠子宫大小，症状轻，近绝经年龄或全身情况不能胜任手术者可用药物保守治疗。

1．促性腺激素释放激素类似物（GnRHa）　已被运用于各种雌激素依赖性的疾病中，成功诱导低雌激素状态。连续应用GnRHa 3个月后，子宫肌瘤体积平均减小约50%。该药的治疗效果是暂时的，停药后6个月，肌瘤会恢复到治疗前的大小。

2．米非司酮　作为一种孕激素拮抗药物近年用于子宫肌瘤的治疗，一般也是作为术前的辅助治疗或近绝经患者的治疗。用法为每日5～25mg，每日一次，连用3个月。

3. 其他药物　患者月经量多时可使用子宫收缩剂及其他止血补血药物。

（三）手术治疗

1. 手术适应证　①子宫在 2.5 个月妊娠大小以上；②月经量过多造成贫血保守治疗无效；③肿瘤压迫膀胱或直肠出现压迫症状；④短期内肿瘤生长迅速或疑有恶变者；⑤特殊部位的子宫肌瘤：如黏膜下肌瘤；⑥肌瘤影响生育功能，患者又切盼生育者。

> **知识链接**
>
> GnRHa 作为围绝经期妇女的保守治疗药物或手术的辅助治疗是非常有效的。因 GnRHa 可能造成骨质疏松，所以年轻患者应用 GnRHa 不应超过 6 个月，既不可行也不需要。常见不良反应有潮热、恶心、呕吐、腹泻、便秘、皮疹、眩晕、痤疮、乳房胀痛和头痛。在 3 个月的疗程之后，如继续使用 GnRHa 对患者仍有好处，则可同时给予低剂量雌激素减少 GnRHa 的不良反应，称为反向添加疗法。术前辅以 GnRHa 治疗 3～4 个月可缩小肌瘤体积从而减少术中出血、缩短手术时间。GnRHa 能使月经过多所致的缺铁性贫血患者的血红蛋白水平在术前恢复。

2. 手术方式

（1）经阴道肌瘤摘除术：突出于阴道内的黏膜下肌瘤可经阴道摘除，蒂的根部用肠线缝扎或用血管钳钳夹 24～48 小时。对位于宫腔内的黏膜下肌瘤，部分病例可在宫腔镜下行电切术。

（2）经腹或腹腔镜肌瘤摘除术：适用于年轻需保留子宫的浆膜下、肌壁间单个或数量较少的肌瘤患者。

（3）子宫切除术：是治疗子宫肌瘤的主要手术方式，一般可经腹或经阴道或腹腔镜下行子宫全切术。对年轻或切除宫颈有困难者也可行子宫次全切除术。对年龄大于 50 岁或绝经后的患者可同时切除双侧附件。

【子宫肌瘤合并妊娠】　子宫肌瘤合并妊娠的发病率占肌瘤患者的 0.5%～1%，占妊娠的 0.3%～0.5%。肌瘤小、无症状者在妊娠分娩中易被忽略。

1. 子宫肌瘤对妊娠的影响　子宫肌瘤可引起不孕。子宫肌瘤患者妊娠后，因宫腔变形，肌瘤所在部位子宫内膜血供不足等影响孕卵的着床发育，故易发生流产、早产、胎儿发育迟缓。肌瘤可引起胎位异常，子宫下段肌瘤可阻塞产道造成难产。肌瘤还可引起子宫收缩乏力使产程延长、产后出血。

2. 妊娠对子宫肌瘤的影响　妊娠后肌瘤充血水肿，肌瘤增大，易发生变性，以红色变性为多见。

3. 处理　子宫肌瘤合并妊娠应定期做产前检查，大多数能顺利通过孕期及分娩。如有先兆流产或先兆早产需注意保胎。肌瘤红色变性者，经休息、对症治疗，疼痛多能缓解无需手术。分娩时要密切观察产程，如有产科指征可考虑行剖宫产。剖宫产时除基底部较小的浆膜下肌瘤外，一般不宜做肌瘤摘除术。

（杨　曦　张　岩）

第四节 子宫内膜癌

> **案例**
>
> 患者，56岁，因"绝经2年，水样白带半年，阴道少量不规则出血6天"就诊。患2型糖尿病10年，高血压5年。结婚30年，G0P0。
>
> 体格检查：身高152cm，体重70kg，宫颈光，宫体如孕6周大小大小，质地中等，无压痛，附件未触及肿物。诊断性刮宫，宫颈未刮出组织，宫腔8cm，刮出较厚白色糟脆的内膜。
>
> 思考：应对患者如何处理？

子宫内膜癌又称子宫体癌，发生在子宫体的内膜。其发病率在女性生殖道恶性肿瘤中仅次于宫颈癌居第二位，约占女性所有癌症的7%，占女性生殖道恶性肿瘤的20%~30%。近年来发病率有上升趋势。在欧美等发达国家，及我国北京、上海等发达城市，其发病率已跃居女性生殖道恶性肿瘤之首。其平均发病年龄为60岁左右，75%发生于50岁以上妇女，15%~20%发生在围绝经期，40岁以下少见，不超过5%。

【病因】 子宫内膜癌的病因尚不清楚，可能与下列因素有关。

1. 雌激素对子宫内膜长期持续刺激而无孕激素对抗可能是重要发病因素之一。子宫内膜癌常与内源性雌激素增高性疾病如无排卵功能性子宫出血、多囊卵巢综合征、卵巢颗粒-卵泡膜细胞瘤等合并存在。接受外源性雌激素的妇女，内膜癌的发病率也增加。

2. 体质因素 子宫内膜癌患者常伴有肥胖、高血压、糖尿病及其他心血管疾病，因此上述因素被认为是子宫内膜癌的高危因素。

3. 子宫内膜增生性病变 1987年国际妇科病理协会（ISGP）将子宫内膜增生性病变分为单纯增生、复合增生和不典型增生。单纯增生和复合增生的差异在于腺体增生程度的不同，两者腺上皮细胞均无异型性。不典型增生根据腺体增生和腺上皮细胞异型性的程度分为轻、中、重及不典型增生；复合增生与重度不典型增生在腺体增生程度上有时难以区分，唯一不同的是细胞的异型性。单纯增生、复合增生和不典型增生分别有约1%、3%和30%可发展为子宫内膜癌。但是在2014年，第4版《WHO女性生殖器官肿瘤分类》中，将有关子宫内膜增生性病变取消了单纯性及复杂性之分，将子宫内膜增生性病变由原来的4类简化为两大类；即不伴不典型性的增生（hyperplasia without atypia）与不典型增生（atypical hyperplasia，AH），同时将AH与子宫内膜样上皮内瘤变（endometrioid intraepithelialneoplasia，EIN）并列命名为AH/EIN。

4. 他莫昔芬 服用他莫昔芬的女性患子宫内膜癌的年风险为2/1000，40%的患者在停药后12个月以上仍可能致癌。

5. 患遗传性非息肉病性结直肠癌（hereditary nonpolyposis colon cancer，HNPCC）的女性70岁时患子宫内膜癌的风险达39%。

【病理】

（一）巨检

病变多见于宫底，尤其是两个宫角。一般根据病变范围分为两型。

1．弥漫型　在内膜内蔓延，可累及全部内膜，使之增厚不平或呈不规则息肉状、菜花状突起，质脆，色灰白，表面可有溃疡和坏死。弥漫型癌较少侵犯肌层。

> **知识链接**
>
> 根据临床资料及流行病学研究，子宫内膜癌发病机制分为两类：激素依赖型（estrogen-dependent）和非激素依赖型（estrogen-independent）。前者与雌激素关系密切，分化较好，预后良，多见于年轻患者，病理类型为子宫内膜样腺癌，高分化。后者与雌激素的刺激关系不大，一般分化差，可发生于萎缩内膜，病理类型多为浆液性癌或透明细胞癌，分化差，常见于年龄偏大、体瘦妇女，预后不良。

2．局限型　癌灶局限在宫腔的一小部分，多见于宫底部或宫角处，呈菜花状、乳头状或息肉状，向肌层侵犯较深。早期似内膜色泽，质脆易出血、坏死及形成溃疡。有时病灶小而浅，可于刮宫时被刮去，手术切除后的子宫标本已无癌灶存在。

（二）显微镜检查

按组织细胞学特征分为：

1．子宫内膜样腺癌　最常见，占子宫内膜癌的80%～90%。内膜腺体高度异常增生，排列紊乱，上皮复层。癌细胞异型明显，核大不规则，深染，核分裂活跃。

国际妇产科联盟（FIGO，1988）根据癌细胞的分化程度将子宫内膜样腺癌分为三级：Ⅰ级（高度分化腺癌）：非鳞状或桑葚状实性生长区域≤5%。Ⅱ级（中分化腺癌）：非鳞状或桑葚状实性生长区域占6%～50%。Ⅲ级（低分化腺癌）：非鳞状或桑葚状实性生长区域＞50%。

2．浆液性乳头状腺癌　复杂的乳头状结构，裂隙样腺体，明显的细胞复层和芽状结构，约30%病例有砂粒体形成。恶性程度高，易广泛累及肌层及腹膜扩散。

3．透明细胞癌　呈腺管状结构，内衬透明的鞋钉样细胞。癌细胞浆丰富、透亮，核居中深染异型，恶性程度高，易远处转移。

4．腺癌伴鳞状上皮分化　腺癌组织中含鳞状上皮成分，伴化生鳞状上皮成分者称为棘腺癌（腺角化癌），伴鳞癌者称为鳞腺癌，介于两者之间称为腺癌伴鳞状上皮不典型增生。

5．其他　包括黏液性癌、混合型癌、未分化癌等，均较少见。

【转移途径】　早期病变局限于子宫内膜，其特点为生长缓慢，转移较晚。转移途径主要是直接蔓延和淋巴转移，血行转移较少。

1．直接蔓延　癌灶沿子宫内膜蔓延，向上经宫角部至输卵管、卵巢以及盆腹腔；向下可侵犯宫颈和阴道，向深部可侵犯肌层甚至浆膜并可广泛种植在盆腹腔腹膜、大网膜等。

2．淋巴转移　当癌灶浸润至深肌层，或扩散到宫颈管，或癌组织分化不良时，易发生盆腔和腹主动脉旁淋巴结转移。

3．血行转移　少见。晚期可经血行转移至肺、肝、骨等处。

【临床分期】 现多采用 FIGO 2009 年修订的子宫内膜癌手术病理分期标准，见表16-3。

表16-3 子宫内膜癌手术病理分期（FIGO，2009）

分期	肿瘤范围
Ⅰ期	肿瘤局限于子宫体
ⅠA期	无或＜1/2肌层浸润
ⅠB期	≥1/2肌层浸润
Ⅱ期	肿瘤累及宫颈间质，无宫体外蔓延
	宫颈腺体受累仍为Ⅰ期
Ⅲ期	肿瘤局部和（或）区域播散
ⅢA期	肿瘤累及子宫浆膜和（或）附件，细胞学阳性不改变分期但需列出
ⅢB期	阴道和（或）宫旁受累
ⅢC期	盆腔和（或）腹主动脉旁淋巴结转移
ⅢC1期	盆腔淋巴结阳性
ⅢC2期	腹主动脉旁淋巴结阳性，无论盆腔淋巴结是否阳性
Ⅳ期	膀胱和（或）直肠黏膜转移，和（或）远处转移
ⅣA期	膀胱和（或）直肠黏膜转移
ⅣB期	远处转移，包括腹腔内转移和（或）腹股沟淋巴结转移

【临床表现】

（一）症状

极早期患者可无明显症状，一旦出现症状则可表现为：

1．阴道出血 是最重要和最早出现的症状，多表现为绝经后出血，绝经前患者可表现为月经周期紊乱，经期延长或经量增多。

2．阴道排液 早期往往为浆液性或浆液血性白带，晚期合并感染可出现脓性或脓血性排液，并有恶臭。

3．疼痛 早期一般不引起疼痛。晚期肿瘤侵犯周围组织或压迫神经可引起下腹及腰骶部疼痛，并可向腿部放射。合并感染时有宫腔积脓，可表现为下腹部坠胀。

4．全身症状 晚期患者可出现贫血、消瘦、恶病质、全身衰竭等。

（二）体征

早期患者妇科检查无明显异常，稍晚子宫可无萎缩或增大变软。偶可见癌组织自宫口脱出，质地糟脆，易出血。晚期肿瘤侵犯盆腔时可扪及转移性结节或肿块，或出现腹水。

【诊断】 对近绝经期有异常阴道出血、绝经后阴道出血或排液的妇女，特别是有高危因素者，应考虑到有子宫内膜癌的可能，需做以下检查以明确诊断。

1．分段诊断性刮宫 确诊子宫内膜癌需根据病理检查结果，分段诊刮是最常用的刮取内膜的方法。诊刮时选用小刮匙环刮颈管，再进入宫腔搔刮内膜，注意刮取双侧宫角，取得的刮出物分别送病理检查，以助鉴别子宫颈癌与子宫内膜癌，或子宫内膜癌是否累及宫颈。诊刮时操作要小心，以免引起穿孔，尤其当刮出物为豆渣样组织，高度怀疑为子宫内膜癌时，只要组织已足够送病理，应停止操作。但分段诊刮有时会漏诊，对宫颈受累的诊断也有一定的假阳性率。

2. 子宫内膜细胞学检查　用特制的宫腔吸管或宫腔刷放入宫腔吸取子宫内膜组织做细胞学检查可提高阳性率。但细胞学检查不能代替诊刮，只能作为内膜癌的筛选手段。

3. 宫腔镜检查　宫腔镜可直接窥视宫腔情况，估计肿瘤的范围，并可准确地采取标本做组织学检查。子宫显微镜还可放大 20～150 倍，能直接观察内膜组织学变化，从而有助于诊断子宫内膜癌。

4. B 型超声检查　可发现子宫内膜增厚，失去线性结构，可见不规则回声增强光团，内膜与肌层边界模糊，伴有出血或溃疡，内部回声不均。有时 B 超还可判断肌层浸润等情况。

5. 其他　有条件或必要时可选用 MRI、CA125 等检查以协助诊断及初步了解肿瘤侵犯范围。伴有鳞癌时可做 SCC 检查。

【鉴别诊断】

1. 功能性子宫出血、子宫黏膜下肌瘤、子宫内膜息肉均可有不规则阴道出血，易与子宫内膜癌混淆，诊刮及宫腔镜检查有助于鉴别。

2. 宫颈癌　可有不规则阴道出血及白带增多，通过妇科检查、阴道细胞学及活组织检查来鉴别。

3. 输卵管癌　也多见于老年妇女，可有大量浆液性或血性阴道排液，妇科检查可发现附件包块，诊刮内膜无癌变，B 超及腹腔镜检查有助于诊断。

4. 子宫肉瘤　子宫内膜间质肉瘤和恶性中胚叶混合瘤常出现不规则阴道出血及排液，宫腔镜检查及诊刮有助于鉴别。

5. 老年性阴道炎　主要表现为血性白带，妇科检查见阴道壁充血或黏膜有散在出血点，消炎治疗有效。

6. 老年性子宫内膜炎　也可表现为绝经后阴道出血，但诊刮常无或极少组织物刮出，宫腔镜检查见内膜薄，有点片状出血。

【治疗】　一般采用手术、放疗及药物治疗，单用或综合应用。

1. 手术治疗　对绝大多数子宫内膜癌患者来说，手术兼顾诊断和治疗，一举两得。内膜癌分期是手术分期，因为很多患者在诊断时为早期病变，所以一般手术是唯一且必要的干预手段。手术分期包括探查、腹腔冲洗液、全子宫、双附件切除、细胞减灭术、盆腔及主动脉旁淋巴结清扫术的结果。G_1、G_2 级且肌层侵犯小于 1/2 者，发生淋巴结转移的风险低于 10%，有下列情况之一者，应行盆腔及腹主动脉旁淋巴结活检或清扫术：①低分化宫内膜样癌；②特殊病理类型：浆液性乳头状腺癌、透明细胞癌等；③肿瘤侵犯肌层深度＞1/2；④可疑盆腔和（或）腹主动脉旁淋巴结转移；⑤癌灶累计宫腔面积超过 50%。对 Ⅱ 期癌宫颈间质侵犯，应行改良广泛性子宫切除及双附件切除术，同时尽可能行盆腔及腹主动脉旁淋巴结清扫术。对 Ⅲ、Ⅳ 期癌，也应尽量手术，切除子宫及双附件，并尽可能切除转移瘤，缩小肿瘤体积。

2. 手术加放射治疗　对 Ⅱ 期高龄、肥胖或有内科合并症不适合行广泛性子宫切除者，可先行腔内或体外照射，放疗结束 4～6 周内行子宫及双附件切除术。对术后证实肿瘤累及颈管、有深肌层浸润、淋巴结转移、组织分化不良或透明细胞癌 Ⅱ、Ⅲ 和 Ⅳ 期患者应加放射治疗以补充手术治疗的不足，消灭残存病灶，降低肿瘤复发率。

3. 放射治疗 子宫内膜癌对放射线不甚敏感，但对老年或有严重内科合并症不能耐受手术以及Ⅲ、Ⅳ期不宜手术者可考虑放射治疗，仍有一定疗效。

4. 孕激素治疗 手术后有残余癌、复发或转移癌，雌激素受体（ER）和孕激素受体（PR）阳性者宜加用孕激素治疗。近年也用于年轻、早期要求保留生育功能的患者。孕激素的作用机制尚不清楚。常用的药物：甲羟孕酮250mg或甲地孕酮160mg，每日一次口服，或己酸羟孕酮500mg，肌内注射，每周两次。

5. 化学治疗 晚期或复发以及有高危因素的患者的辅助治疗，以期缩小肿瘤延长患者生命。可用的药物有顺铂、环磷酰胺、阿霉素、紫杉醇等。

【预后】 大多数子宫内膜癌患者为早期病例，Ⅰ期及Ⅱ期病例占80%，内膜癌生长缓慢，转移较晚，总的5年生存率约为80%。

子宫内膜癌的预后主要与临床分期、组织学分级、组织学类型、肿瘤大小、治疗方式、雌孕激素受体含量、DNA倍体、年龄等有关。

（杨　曦　张　岩）

第五节　卵巢肿瘤

案例1

患者，女性，18岁，运动后左下腹痛12小时，伴恶心、呕吐。月经规律，末次月经10天前，否认性生活史。体格检查：血压100/70mmHg，脉搏92次/分，呼吸20次/分，体温37.8℃，腹部平坦，左下腹有压痛和反跳痛。肛查，子宫正常大小，子宫左前方可及一直径10cm囊性包块，触痛阳性，右附件区未及异常。

思考：患者可能的诊断是什么？需要进一步进行何种相关检查？最适合的处理是什么？

案例2

患者，女性，60岁，绝经10年，腹胀3月，阴道出血1个月。妇科检查，子宫萎缩，子宫左侧可及一囊实性包块约8cm大小，活动差，后陷凹可触及不平结节。CA125 1000 U/mL。

思考：患者可能的诊断是什么？需要进一步进行哪些检查？

卵巢肿瘤占女性生殖器肿瘤的1/3，其中10%为恶性。由于卵巢恶性肿瘤迄今尚缺少完善的早期诊断方法，就诊时60%~70%已为晚期，而晚期病例又疗效不佳。因此，虽然卵巢癌的发病率低于宫颈癌和子宫内膜癌居第三位，但死亡率却超过宫颈癌及子宫内膜癌之和，高居妇科恶性肿瘤首位，成为严重威胁妇女健康的最大疾患。

【组织学分类】卵巢由于组织学的特点，肿瘤类型之多居全身各器官首位。卵巢肿瘤的分类方法很多，目前一般采用2003年世界卫生组织（WHO）根据卵巢肿瘤的组织发生学制定的国际统一分类法，但在2014年世界卫生组织（WHO）已经又有了新的分类方法。卵巢肿瘤主要的组织学类型如下。

（一）上皮性肿瘤

1．浆液性肿瘤

2．黏液性肿瘤

3．子宫内膜样肿瘤

4．透明细胞肿瘤

5．Brenner 肿瘤

6．浆液-黏液性肿瘤

7．间叶性肿瘤

（二）性索-间质肿瘤

1．单纯性间质肿瘤

2．单纯性性索肿瘤

（三）混合性性索-间质肿瘤

1．Sertoli-Leydig 细胞瘤

2．生殖细胞肿瘤（包括无性细胞瘤、卵黄囊瘤、胚胎性癌、非妊娠绒毛膜癌、成熟型畸胎瘤、未成熟型畸胎瘤、混合性生殖细胞肿瘤）

（四）单胚层畸胎瘤和伴皮样囊肿的体细胞型肿瘤

（五）神经外胚层肿瘤

（六）皮脂腺肿瘤

（七）其他罕见单胚层畸胎瘤

（八）生殖细胞-性索-间质肿瘤

（九）杂类肿瘤

（十）淋巴和髓系肿瘤

【病理】

几种常见的卵巢肿瘤的病理特点如下（按2003年分类）。

（一）上皮性肿瘤

上皮性肿瘤是最常见的卵巢肿瘤，占50%～70%。发病年龄大多在30～60岁，青春期前罕见，绝经后妇女的卵巢肿瘤80%以上为上皮性。上皮性肿瘤分为良性、交界性和恶性。

1．浆液性囊腺瘤　常见，占卵巢良性肿瘤的25%。肿瘤多为单侧性，双侧占15%。肿瘤表面光滑，大小不一，囊内充满淡黄色清澈浆液。分为单纯性及乳头状两型，前者多为单房，囊壁光滑，后者多为多房，内可见乳头。镜下见囊壁衬以单层立方状或柱状上皮，与输卵管上皮相似。约25%的乳头状囊腺瘤间质内可见钙盐沉积形成的砂粒体。浆液性囊腺瘤的恶变率为35%，乳头型可达50%。

2．浆液性囊腺癌　为所有恶性卵巢肿瘤中最常见者，占40%～50%。1/3～1/2为双侧。肿瘤常为囊实性，体积较大，表面光滑，灰白色或有乳头生长，切面常为多房性，腔

内有乳头生长，囊液混浊，有时为血性。镜下见癌细胞呈乳头状生长，细胞异型明显，并向间质浸润。

3. **黏液性囊腺瘤** 较常见，占卵巢良性肿瘤的20%左右。95%为单侧性，体积较大或巨大，表面光滑。切面常为多房，囊腔大小不一，内含黏液性液体，囊壁可有乳头生长。镜下囊腔被覆单层柱状上皮，能分泌黏液，与子宫颈管上皮相似。恶变率为5%～10%。2%～5%因肿瘤破裂，瘤细胞广泛种植于腹膜表面，分泌大量黏液，形成腹膜黏液瘤，但瘤细胞呈良性形态，很少有细胞异型及核分裂，一般不浸润脏器实质。

4. **黏液性囊腺癌** 约占卵巢恶性肿瘤的10%。单侧居多，瘤体较大，呈囊实性，表面多无乳头。切面为多房，有实性区域或乳头，组织极脆，囊液混浊或为血性。镜下见腺体密集，间质较少，细胞异型明显，有间质浸润。

5. **交界性肿瘤** 占卵巢上皮性恶性肿瘤的15%，主要是浆液性和黏液性交界性肿瘤，其他类型交界性肿瘤少见，是一种低度潜在恶性肿瘤，在外观上与良性或恶性肿瘤不易区别。其组织学特征是：肿瘤细胞具有某些恶性形态，如上皮增生活跃、核异质，但无间质浸润，细胞复层不超过3层。

（二）生殖细胞瘤

生殖细胞瘤占卵巢肿瘤的20%，发病率仅次于上皮性肿瘤。生殖细胞肿瘤可见于任何年龄，但以年轻妇女多见。儿童和青春期妇女，60%的卵巢肿瘤为生殖细胞来源，其中1/3为恶性。

畸胎瘤是一组最常见的肿瘤，通常由两个或三个胚层组织衍化而来，偶然仅见一个胚层成分。肿瘤组织多数成熟，少数未成熟。肿瘤的良恶性及恶性程度取决于组织的分化程度。

1. **成熟性畸胎瘤** 为良性肿瘤，是最常见的卵巢肿瘤之一。其中95%以上为囊性，实性罕见。囊性成熟畸胎瘤又称皮样囊肿，占生殖细胞肿瘤的85%～97%，好发于生育年龄，约12%为双侧性。肿瘤通常为中等大小，表面光滑，或呈结节状，灰白色，壁薄质韧。切面多为单房，腔内充满油脂和毛发，有时可见牙齿和骨质。囊壁常有实质性突起如乳头，此处常含有多种组织成分。几乎全部病例均可见外胚层组织，包括鳞状上皮、皮脂腺、汗腺、毛囊、脑及神经组织，也能看到中胚层组织如脂肪、软骨或骨组织，内胚层组织少见。

2. **未成熟畸胎瘤** 多发生于青少年，几乎都是单侧性的实性肿瘤，体积较大，表面呈结节状。切面似脑组织，质脆。肿瘤由3个胚层的胚胎组织构成，也可见分化好的成熟组织。未成熟组织主要为原始神经组织。一般将未成熟组织按细胞分化程度及成熟组织与未成熟组织的比例等分为3级，分级越高，恶性程度越高。但未成熟畸胎瘤有自未成熟向成熟转化的特点，即恶性程度的逆转现象。

（三）特异性性索间质细胞肿瘤

特异性性索间质细胞肿瘤占卵巢肿瘤的5%～10%。此类肿瘤能分泌激素并出现相应症状，又称功能性卵巢肿瘤。其中颗粒和卵泡膜细胞瘤因能分泌雌激素，在女孩可引起性早熟，生育年龄可出现月经紊乱，老年妇女可发生绝经后出血。约15%伴发子宫内膜癌。而睾丸母细胞瘤多能分泌雄激素，患者出现男性化表现。

1. **颗粒细胞瘤** 是功能性卵巢肿瘤中最多见者，为低度恶性肿瘤，多发生于50岁左右妇女。肿瘤95%为单侧性，圆形或卵圆形，大小不一，表面光滑或分叶状。切面多为实性，淡黄色，部分有囊性变或出血坏死。镜下瘤细胞形态与正常颗粒细胞相似，可见典型的Call-Exner小体，即颗粒细胞围绕小囊呈放射状排列结构。颗粒细胞瘤预后较好，但部分病例在治疗多年后仍可复发。

2. 卵泡膜细胞瘤　多为良性肿瘤，常与颗粒细胞瘤合并存在。大多数为单侧，大小不一，圆形或卵圆形，表面光滑。切面实性，灰白色或略发黄。镜下见瘤细胞卵圆形或梭形，胞浆富含类脂质，细胞交错排列呈漩涡状，瘤细胞常被胶原纤维束分隔呈结节状。恶性卵泡膜细胞瘤少见。

3. 纤维瘤　占卵巢肿瘤的2%～5%，多见于中年妇女。肿瘤多为单侧性，中等大小，表面光滑或结节状，切面灰白，实质性，质硬。镜下见肿瘤由幼稚或成熟的成纤维细胞及胶原纤维组成，呈编织状排列。纤维瘤偶可伴有腹水和胸水，称梅格斯综合征（Meigs syndrome）。胸水多发生于右侧。手术切除后胸腹水自行消失。

（四）卵巢转移癌

卵巢是恶性肿瘤常见的转移部位，5%～10%的卵巢肿瘤是转移性的。最常见的是来自消化系统、乳腺和生殖系统的转移癌。转移癌常侵犯双侧卵巢，侵犯单侧卵巢者仅10%。

库肯勃瘤（Krukenberg tumor）是一种特殊类型的转移性腺癌，原发部位为胃肠道。肿瘤为双侧性，中等大小，一般保持卵巢原状。肿瘤与周围器官无粘连。切面实性，胶质样，镜下见典型的能产生黏液的印戒细胞。

【转移途径】　主要途径是肿瘤直接蔓延至周围脏器以及大网膜和腹腔各脏器表面的种植转移。淋巴道也是重要的转移途径，最初为盆腔及腹主动脉旁淋巴结转移，晚期可累及左锁骨上淋巴结。血行转移少见。卵巢癌转移的特点是扩散早且广泛。往往外观局限的肿瘤，已有腹膜、大网膜、腹膜后淋巴结、横膈等的转移。

【临床分期】　多采用FIGO分期标准，FIGO 2012年修订的手术病理分期标准见表16-4。

表16-4　卵巢癌的分期标准（FIGO，2012）

分期	具体内容
Ⅰ期	肿瘤局限于卵巢
Ⅰa	肿瘤局限于一侧卵巢，表面无肿瘤，包膜完整，腹水或腹腔冲洗液不含恶性细胞
Ⅰb	肿瘤局限于双侧卵巢，表面无肿瘤，包膜完整，腹水或腹腔冲洗液不含恶性细胞
Ⅰc	Ⅰa期或Ⅰb期，伴以下任何一种情况：卵巢表面有肿瘤；包膜破裂；腹水或腹腔冲洗液中含恶性细胞
Ⅰc1期	术中包膜破裂
Ⅰc2期	术前包膜破裂，或卵巢或输卵管表面有肿瘤
Ⅰc3期	腹水中或腹腔洗液中找到恶性细胞
Ⅱ期	一例或双侧卵巢肿瘤，伴盆腔内扩散
Ⅱa	蔓延和（或）转移到子宫和（或）输卵管
Ⅱb	侵犯到其他盆腔组织
Ⅱb1期	盆腔腹膜镜下转移
Ⅱb2期	盆腔腹膜肉眼可见转移
Ⅱc	Ⅱa或Ⅱb期，腹水或腹腔冲洗液含恶性细胞

续表

分期	具体内容
Ⅲ期	病变累及一侧或双侧卵巢、输卵管或原发腹膜癌，细胞学或组织学证实盆腔以外腹膜波及或腹膜后淋巴结转移
Ⅲa期	腹膜后淋巴结转移，伴或不伴盆腔外镜下腹膜受侵
Ⅲa1期	仅仅腹膜后淋巴结转移（细胞学或组织学证实）
Ⅲa1i期	转移淋巴结最大经线≤10mm
Ⅲa1ii期	转移淋巴结最大经线＞10mm
Ⅲa2期	镜下盆腔外（超出盆腔边缘）腹膜受侵，伴或不伴腹膜后淋巴结转移
Ⅲb期	肉眼见盆腔外腹膜转移瘤最大经线≤2cm，伴或不伴腹膜后淋巴结转移
Ⅲc期	肉眼见盆腔外腹膜转移瘤最大经线大于2cm，伴或不伴腹膜后淋巴结转移
Ⅳ期	远处转移（不包括腹膜转移）
Ⅳa	胸水形成，细胞学阳性
Ⅳb	转移至腹腔外脏器

【临床表现】

（一）症状

1. 卵巢肿瘤患者最初常无症状　部分患者无意中摸到下腹部包块或妇科检查时偶然发现。

2. 腹痛　患者常感下腹部不适，一般无明显腹痛。当出现并发症如蒂扭转、破裂、感染时可出现下腹部疼痛。

3. 月经失调　除功能性卵巢肿瘤外，多不影响月经。个别因卵巢组织均被破坏而出现月经失调或闭经。

4. 压迫症状　如肿瘤嵌顿于盆腔，可引起尿频、便秘。巨大卵巢肿瘤压迫膈肌或出现胸腹水时可出现呼吸困难、心悸。

5. 消化道症状　恶性肿瘤患者常出现食欲缺乏、消化不良等症状，有腹水时可出现腹胀。

6. 其他　随着肿瘤的增大和出现腹水，患者可感腰围增大。卵巢癌晚期可出现乏力、消瘦、贫血等恶病质表现。

（二）体征

1. 腹部检查　肿瘤增大时可见下腹部隆起，并于下腹部触及肿物。触诊时应注意肿物的大小、质地、活动度、有无压痛、表面情况等。叩诊肿瘤部位为浊音。注意有无移动性浊音。

2. 妇科检查　可摸到子宫以外的包块。良性肿瘤多为单侧，表面光滑、活动、囊性。恶性肿瘤多为双侧，表面不规则，实性或囊实性，活动差，后陷凹可触及大小不等的实性结节。但恶性肿瘤早期与良性肿瘤临床检查难以区别。

【诊断】　根据病史及检查，卵巢肿瘤一般不难诊断，诊断困难时可进一步行下列辅助检查：

1. 超声波检查　B超可明确肿瘤的大小、位置、形态、内部结构、来源等，其诊断符合率可达90%，近年来阴道彩色血流多普勒超声的应用使诊断的准确率进一步提高。

中英文专业词汇索引

B

白带（leucorrhea）224
丙型病毒性肝炎（viral hepatitis C）138
病理缩复环（pathologic retraction ring）165
玻璃样变（hyaline degeneration）260
不典型增生（atypical hyperplasia，AH）263
不全流产（incomplete abortion）89
不完全破裂（incomplete rupture of uterus）185
部分性前置胎盘（partial placental previa）99

C

残角子宫（rudimentary horn of uterus）313
侧脑室增宽（lateral ventriculomegaly）167
产道（birth canal）64
产后出血（postpartum hemorrhage）179
产力（force of labor）63
产钳术（delivery forceps）208
产褥病率（puerperal morbidity）192
产褥感染（puerperal infection）192
产褥期（puerperium）79
产褥期抑郁症（postpartum depression）197
产褥期中暑（puerperal heat stroke）199
持续性枕横位（persistent occiput transverse position，POTP）158
持续性枕后位（persistent occiput posterior position，POPP）158
处女膜闭锁（imperforate hymen）311
雌激素（estrogen）20
催产素激惹试验（oxytocin challenge test，OCT）188

D

大阴唇（labium majus）2
单纯型增生（simple hyperplasia）284
单纯性扁平骨盆（simple flat pelvis）151
单角子宫（uterus unicornis）313
单卵双胎（monozygotic twins）123
单臀先露或腿直臀先露（frank breech presentation）162
低置性或边缘性前置胎盘（marginal placental previa）99
滴虫性阴道炎（trichomonas vaginitis）238
骶耻外径（external conjugate，EC）52
第二产程延长（prolonged second stage）148
丁型病毒性肝炎（viral hepatitis D）136
动脉栓塞（transcatheter arterial embolization，TAE）282
动脉造影（arteriography，AG）281
多囊卵巢综合征（polycystic ovarian syndrom，PCOS）294
多胎妊娠（multiple pregnancy）123

E

儿童期（childhood）16

F

分娩（delivery）62
分娩机制（mechanism of labor）66
分娩先兆（delivery aura）69
粪瘘（fecal fistula）304
复合先露（compound presentation）165
复杂型增生（complex hyperplasia）284

G

高危妊娠（high-risk pregnancy）54
宫颈裂伤（cervical laceration）182
宫颈柱状上皮外移（cervical ectopy，cervical columnar ectopy）241
佝偻病性扁平骨盆（rachitis flat pelvis）151
骨盆（pelvis）10
骨盆外测量（external pelvimetry）51
骨软化症骨盆（osteomalacic pelvis）153
过期产（post-term birth）62

包块为囊性，常与周围有粘连，活动受限，后陷凹可触及触痛结节。腹腔镜检查能明确诊断，如鉴别困难需剖腹探查。

4．结核性包块　常合并腹水，极似卵巢恶性肿瘤。但结核多发生于年轻、不孕妇女，多有肺结核病史和结核中毒症状，其包块位置常较高，形状不规则，界限不清，固定不动。腹水细胞学检查、结核菌素试验、B超、腹部平片、抗结核试验治疗有助鉴别。如确诊困难，宜及早开腹探查。

5．充盈的膀胱　易误诊为卵巢囊肿，因此妇科检查前应先排尿，排尿不畅者可先导尿。

6．妊娠子宫　早孕时，子宫变软呈囊性感，且因峡部变软，子宫体颇似卵巢囊肿。但结合病史，行尿妊娠试验、B超检查不难诊断。

7．子宫肌瘤　浆膜下肌瘤、阔韧带肌瘤及肌瘤囊性变有时与卵巢肿瘤不易区别。除详细询问病史外，B超检查、探针探查宫腔方向、腹腔镜检查等有助于诊断。

8．腹水　大量腹水应与巨大卵巢囊肿相鉴别。腹水常有肝、心脏病史，平卧时腹部两侧突出呈蛙腹，叩诊腹部中间鼓音，两侧浊音，有移动性浊音。巨大卵巢囊肿平卧时腹部中间隆起，叩诊浊音，两侧鼓音，移动性浊音阴性，腹部触诊可及肿物边界。B超检查有助于鉴别。

【并发症】

1．蒂扭转　约10%的卵巢肿瘤并发蒂扭转，为常见的妇科急腹症。蒂扭转好发于瘤蒂长、中等大小、活动度大、重心偏于一侧的肿瘤，常见于囊性成熟性畸胎瘤，体位突然改变时易发生。瘤蒂由骨盆漏斗韧带、卵巢固有韧带和输卵管组成。扭转后，静脉回流受阻，瘤内高度充血或血管破裂、瘤内出血，以致瘤体急剧增大。最后动脉血流也受阻，肿瘤坏死呈紫黑色，易继发感染或破裂。急性扭转的典型症状是突发性一侧下腹痛，伴恶心、呕吐甚至休克。妇科检查可触及压痛明显、张力较大的肿块，并有肌紧张。有时扭转可自行复位，腹痛随之缓解。偶见慢性扭转，症状不明显，于手术时意外发现。蒂扭转一经确诊，宜尽快手术切除。钳夹前不可回复扭转，以防栓子脱落。

2．破裂　发生率3%左右，有自发破裂和外伤破裂。症状的轻重取决于囊肿的性质及流入腹腔的囊液量。小囊肿或浆液性囊腺瘤破裂，患者可仅感轻度腹痛。大囊肿或成熟囊性畸胎瘤破裂，常引起剧烈腹痛、恶心、呕吐，有时导致内出血及休克。检查发现腹膜刺激征，或有腹水征，原有盆腔包块摸不到或仅能摸到瘪塌的肿块。凡疑有肿块破裂，应立即剖腹探查，切除肿瘤并彻底清洗腹腔。

3．感染　少见，多因肿物扭转或破裂后与肠管粘连引起，也可来自邻近器官感染灶的扩散。临床表现为急性腹膜炎征象，可触及有压痛的肿块。治疗为适当控制感染后手术切除肿瘤。

4．恶变　卵巢良性肿瘤可恶变。如发现肿瘤生长迅速或出现腹水，要考虑恶变的可能，应尽早手术。

【治疗】

（一）良性卵巢肿瘤的治疗

卵巢肿瘤一经确诊，应尽早手术治疗，手术范围依患者年龄、有无生育要求及双侧卵巢情况而定。对生育期年龄的单侧肿瘤患者，应尽可能行卵巢肿瘤剥除术。绝经期前后妇女一般行全子宫及双附件切除术。术中应尽量避免肿瘤破裂，仔细区分肿瘤性质，除外恶性可能，必要时送冰冻切片病理检查。

（二）恶性卵巢肿瘤的治疗

以手术治疗为主，辅以化学治疗、放射治疗、免疫治疗等。

1. **手术治疗** 手术不仅是最有效的治疗，而且是确定诊断、明确分期的必要手段。一旦怀疑为卵巢恶性肿瘤，即应尽早手术。术中做包括横膈在内的全腹探查，吸取腹水或腹腔洗液做细胞学检查。手术范围原则上应做全子宫及双附件切除术、大网膜切除术，多主张常规行阑尾切除及盆腔和腹主动脉淋巴结清除或选择性切除术。对晚期癌，除尽可能行常规范围的手术外，还应尽可能地切除所有的转移灶，使瘤细胞数减少到最低限度。这是治疗卵巢癌独有的手术方法，称为肿瘤细胞减灭术。对年轻的上皮性癌患者符合下列条件者可考虑保留对侧卵巢或生育功能：①Ⅰa期；②细胞分化良好；③交界性或低度恶性肿瘤；④术中剖视对侧卵巢未发现肿瘤；⑤术后有条件严密随访。但对卵巢生殖细胞肿瘤，保留生育功能的指征可放宽。如果第一次手术很不彻底，只做了活检或部分切除，或考虑肿瘤期别太晚，手术不能达到满意的肿瘤细胞减灭，应化疗1～2个疗程后再行细胞减灭术。术后残余瘤＜2cm，特别是＜1cm者预后明显改善。对复发癌是否再次手术尚有争议，应视患者的具体情况综合考虑。

2. **化学治疗** 是卵巢癌的主要辅助治疗手段，不仅可以姑息病情，而且有可能使癌灶完全消退，患者生存期明显延长。化疗多用在术后，用于杀灭手术难以切除干净的残余病灶癌细胞。除Ⅰa、Ⅰb期恶性肿瘤及交界性肿瘤术后是否有必要化疗尚有争议外，其他患者均应加化疗。肿瘤固定估计手术困难者术前也可先用化疗以使肿瘤缩小松动，手术易于进行。大多数卵巢癌对化疗比较敏感，但目前尚无统一的化疗方案。一般主张大剂量、多疗程、多途径联合化疗。上皮性癌常用的为TP方案或CP方案，生殖细胞肿瘤和特异性性腺间质细胞肿瘤为BEP方案和VPB方案。用法及药量见表16-6。

表16-6 卵巢癌常用的化疗方案及用法

方案	药物	剂量	用法		适应证
TP	紫杉醇（T）	135mg/m²	静脉滴注，3小时滴完	每3～4周重复	上皮性癌
	顺铂（P）	70mg/m²	静脉滴注或腹腔灌注		
CP	环磷酰胺（C）	600mg/m²	静脉注射	每3～4周重复	上皮性癌
	顺铂（P）	70mg/m²	静脉滴注或腹腔灌注		
VPB	长春新碱（V）	2mg	第1～2天静脉注射	每4周重复	生殖细胞肿瘤
	顺铂（P）	20mg/m²	第1～5天静脉注射		
	博莱霉素（B）	20mg/m²	第2天静脉注射		
BEP	博莱霉素（B）	20mg/m²	第2天静脉注射	每4周重复	生殖细胞肿瘤
	顺铂（P）	20mg/m²	第1～5天静脉注射		
	依托泊苷（E）	70mg/m²	第1～5天静脉注射		

因卵巢癌多为腹腔内扩散，除常规的静脉途径给药外，也可行腹腔给药化疗。目前，复发性卵巢癌的靶向治疗也已应用于临床。

3. **免疫治疗** 尚处于研究摸索阶段，目的是提高宿主免疫功能，阻止肿瘤生长，杀伤、清除瘤细胞。免疫治疗的种类很多，近年来用于临床的有干扰素、白细胞介素-2、胸腺肽等。

【预后】 卵巢癌的预后与临床分期、组织学类型、病理分级、治疗方法、肿瘤细胞的DNA含量等有关。卵巢癌的5年存活率Ⅰ期可达70%～90%，Ⅱ期在50%左右，Ⅲ、Ⅳ期一般在20%～30%。

【妊娠合并卵巢肿瘤】 妊娠合并卵巢肿瘤以成熟囊性畸胎瘤和浆液性囊腺瘤（或黏液性囊腺瘤）最多，占90%。由于妊娠期子宫增大、位置改变以及产后腹腔空间扩大，肿瘤易发生蒂扭转。分娩时因肿瘤受压易发生破裂。妊娠期盆腔充血，还可促使恶性肿瘤扩散。肿瘤如位于盆腔内可影响胎儿先露部下降和入盆造成梗阻性难产。在治疗上，早孕合并卵巢肿瘤如为单侧、活动的囊肿，宜等待孕3个月后手术，以减少诱发流产的可能。妊娠晚期发现者，可短期等待至足月，临产后如有产科指征行剖宫产，同时切除肿瘤。如怀疑为恶性，均应及早手术，处理原则同非孕期。

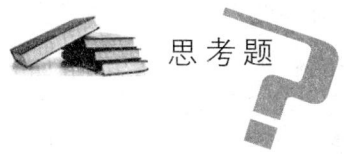

简述女性生殖系统常见肿瘤的临床表现、诊断方法及治疗。

（杨　曦　温宏武　陶　霞）

第十七章 妊娠滋养细胞疾病

学习目标

1. 掌握妊娠滋养细胞肿瘤的临床表现、诊断与鉴别诊断。
2. 熟悉妊娠滋养细胞疾病的概念及分类，葡萄胎的病理、临床表现、诊断与鉴别诊断、治疗及随访，妊娠滋养细胞肿瘤的病理、临床表现、诊断与鉴别诊断、治疗及随访。
3. 了解葡萄胎的发病相关因素。

妊娠滋养细胞疾病（gestational trophoblastic disease，GTD）是妊娠时胚胎滋养细胞发生的病变。根据滋养细胞增生程度、组织侵蚀的能力以及是否有绒毛结构等特点，将滋养细胞疾病分为葡萄胎、侵蚀性葡萄胎、绒毛膜癌、胎盘部位滋养细胞肿瘤。其中，侵蚀性葡萄胎及绒毛膜癌能侵蚀组织并发生转移，故也称为恶性滋养细胞肿瘤。胎盘部位滋养细胞肿瘤比较少见。

第一节 葡萄胎

因胎盘绒毛水肿增大，形成大小不等的水泡，故称葡萄胎也称水泡状胎块，见图17-1。葡萄胎（hydatidiform mole）是良性滋养细胞疾病。可发生在生育期的任何年龄。病因不明，可能与卵子的异常受精有关。在多数葡萄胎中，胎盘组织已全部变为葡萄胎组织，称为完全性葡萄胎。少数葡萄胎只有部分胎盘组织变为葡萄胎，称为部分性葡萄胎。

【病理】 大体观水泡样组织限局在子宫腔内，不侵蚀肌层。镜下可见滋养细胞（细胞滋养细胞和合体滋养细胞）呈不同程度的增生；绒毛间质水肿；绒毛间质血管消失。

【临床表现】

1. 停经及阴道出血　是葡萄胎最早和最常见的症状，发生率在96%以上。阴道出血通常发生在停经8~12周。阴道出血反复发作或连绵不断，患者可伴贫血或继发感染。当葡萄胎块排出时可伴大量出血。在阴道排出物中如见到透明的葡萄样物，

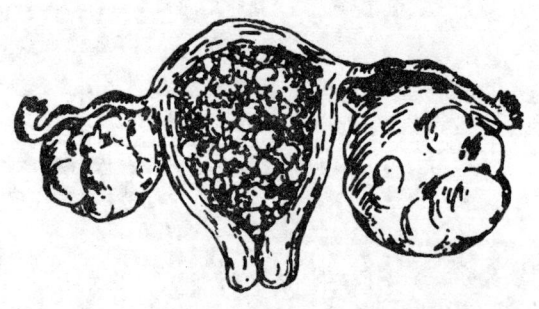

图17-1　葡萄胎及双侧卵巢黄素囊肿

则对诊断帮助很大。

2. 子宫异常增大、变软　这是由于滋养细胞增生绒毛间质水肿；宫腔积血；滋养细胞分泌雌激素使子宫肌层肥厚等原因使子宫大而软，并伴 HCG 水平的异常升高。约 1/3 患者的子宫与停经月份相符，另有少数子宫小于停经月份，原因可能与水泡退行性变有关。

3. 妊娠呕吐　多发生于子宫异常增大和 HCG 水平异常升高者，出现时间一般较正常妊娠早，症状严重且持续时间长。发生严重呕吐且未及时纠正时可导致水电解质平衡紊乱。

4. 妊娠期高血压疾病　多数发生于子宫异常增大者，可在妊娠 24 周前出现高血压、蛋白尿和水肿，但子痫罕见。若早期妊娠发生子痫前期，则要考虑葡萄胎可能。

5. 卵巢黄素化囊肿　约 25% 以上的葡萄胎患者，可触及双卵巢呈囊性增大。其原因可能是大量 HCG 刺激卵巢卵泡内膜细胞发生黄素化而造成。囊肿偶可发生扭转或破裂。黄素化囊肿常在葡萄胎清宫后 2~4 个月自行消退。

6. 甲状腺功能亢进症　大约 7% 葡萄胎患者可有轻度甲状腺功能亢进，但无突眼及手颤。

【诊断】　根据临床表现，不难诊断。常用的辅助检查有以下几种。

1. 绒毛膜促性腺激素（HCG）测定　葡萄胎滋养细胞增生，产生大量 HCG，较相应月份的正常妊娠高，利用这种差别，可作为辅助诊断。约 45% 的完全性葡萄胎患者的血清 HCG 水平在 100000U/L 以上，最高可达 240 万 U/L。但也有少数葡萄胎，尤其是部分性葡萄胎因绒毛退行性变，HCG 升高不明显。

知识链接

绒毛膜促性腺激素（HCG）的实验室检测方法

1. 免疫测定法　乳胶凝集抑制试验，敏感度差，一般仅做定性试验，对诊断葡萄胎帮助不大。羊红细胞凝集抑制试验，在正常妊娠 10 周时 HCG 达到高峰，但一般低于 16 万 IU/L；葡萄胎时 HCG 测定值常超过 16 万 IU/L，甚至达 50 万~60 万 IU/L（尿）。

2. 放射免疫测定法　因为 HCG 与垂体分泌的 LH 都有一个相同的 α 链，用一般方法很难区别这两种激素。因此，测定血中 β-HCG 更为合理。非妊娠时血中 β-HCG < 5ng/ml，而葡萄胎则处于同期妊娠的高值范围或超出正常妊娠水平。目前，已逐步应用酶放大化学发光免疫分析的方法替代放射免疫测定法。

2. 超声检查　B 型超声是诊断葡萄胎的一项可靠和敏感的辅助检查。完全性葡萄胎的典型超声图像为子宫大于相应孕周，无妊娠囊或胎心搏动，宫腔内充满不均质密集状或短条状回声，呈"落雪状"，水泡较大时则呈"蜂窝状"。常可测到双侧或一侧卵巢囊肿。彩色多普勒超声检查可见子宫动脉血流丰富，但子宫肌层内无血流或仅稀疏血流信号。部分性葡萄胎可在胎盘部位出现由局灶性水泡状胎块引起的超声图像改变，有时还可见胎儿或羊膜腔，胎儿通常畸形。

3. DNA 倍体分析　流式细胞计数是最常用的倍体分析方法。完全性葡萄胎的染色体核型为二倍体，部分性葡萄胎为三倍体。

4. 母源表达印迹基因检测　部分性葡萄胎拥有双亲染色体，所以表达父源印迹、母源印迹基因，而完全性葡萄胎无母源染色体，故不表达该类基因，因此检测母源表达印迹基因可区别完全性和部分性葡萄胎。

【鉴别诊断】

1. 流产　流产有停经及阴道出血，且妊娠试验阳性。但葡萄胎患者子宫多大于同期妊娠者，HCG 水平偏高，即使超过妊娠 12 周，HCG 水平仍高，超声检查有葡萄胎的特点而无胎囊或胎儿。

2. 双胎妊娠　子宫较单胎妊娠大，HCG 值也在正常范围的高限。但双胎妊娠无阴道流血，超声检查可确诊。

3. 羊水过多　羊水过多多见于妊娠后期。发生于中期妊娠者需与葡萄胎鉴别。羊水过多时 HCG 在正常妊娠范围内，超声显像可确诊。

【治疗】

1. 清宫　葡萄胎确诊后应及时清除宫腔内容物。由于葡萄胎子宫大而软，极易发生子宫穿孔，一般采用吸刮术，手术较安全，且能迅速排空宫腔，即使子宫增大至妊娠 6 个月左右大小，仍可使用负压吸引。注意在输液、配血准备下，充分扩张子宫颈管，选用大号吸管吸宫，待子宫缩小后轻柔刮宫，刮出物选取宫腔内及近种植部位组织分别送病理检查。术时使用缩宫素静脉滴注加强宫缩可减少失血及子宫穿孔，但需在宫口扩大后给药，以防滋养细胞被挤压入宫壁血窦，促使发生肺栓塞或转移。子宫小于妊娠 12 周可以一次刮净，子宫大于妊娠 12 周者或术中感到一次刮净有困难时，可于 1 周后行第二次刮宫，每次刮出物均需送病理检查。术后应给予抗生素预防感染。

2. 切除子宫　年龄超过 40 岁者，葡萄胎恶变率较年轻妇女高 4～6 倍，处理时可直接切除子宫、保留附件；若子宫超过孕 14 周大小，应考虑先吸出葡萄胎组织再切除子宫。然而，单纯切除子宫只能去除病变侵入局部的危险，不能防止转移的发生。

3. 卵巢黄素化囊肿的处理　因卵巢黄素化囊肿可自行消退，一般不需处理，即使并发扭转，在 B 型超声或腹腔镜下穿刺吸液后多可自然复位。若扭转时间较长，血运恢复不良而发生坏死，则需剖腹或腹腔镜行患侧附件切除术。

4. 预防性化疗　完全性葡萄胎的恶变率在我国为 14.5%，高危病例宜行预防性化疗：①年龄大于 40 岁；②葡萄胎排出前 HCG 值异常升高（>10 万 U/L）；③葡萄胎清除后，HCG 下降曲线不呈进行性下降，而是降至一定水平后即持续不降，或始终处于高值；④子宫明显大于停经月份；⑤黄素化囊肿直径>6cm；⑥第二次刮宫仍有滋养细胞高度增生；⑦无条件随访者。方案一般选用甲氨蝶呤、氟尿嘧啶或放线菌素 D 单药化疗，一般采用多疗程化疗至 HCG 阴性。部分性葡萄胎一般不做预防性化疗，除非排空宫腔后 HCG 持续升高者。

【随访】　定期随访可早期发现持续性或转移性滋养细胞肿瘤。葡萄胎清宫后每周 1 次做 HCG 定量测定，直到连续 3 次阴性，然后每月 1 次持续半年，然后改为每 2 个月一次共 6 个月，自第 1 次阴性后共计 1 年。随访内容除每次必须监测 HCG 外，应注意有无异常阴道流血、咳嗽、咯血及其他转移灶症状，并做妇科检查、盆腔 B 型超声及 X 线胸片检查或胸部 CT 检查。

葡萄胎处理后应可靠避孕 1 年，HCG 呈对数下降者阴性后 6 个月可以妊娠，但对 HCG 下降缓慢者，应延长避孕时间。最好用阴茎套或口服避孕药；不宜使用宫内节育器，因可混淆子宫出血原因。

第二节 恶性滋养细胞肿瘤

恶性滋养细胞肿瘤主要包括侵蚀性葡萄胎和绒毛膜癌。侵蚀性葡萄胎（invasive mole）是葡萄胎组织侵入子宫肌层（至少达肌层厚度 1/3 处）或转移至其他器官。发生率大约占葡萄胎的 10%，一般发生在葡萄胎刮宫后的 6 个月之内。绒毛膜癌（choriocarcinoma）是一种高度恶性的肿瘤。多数发生于葡萄胎清宫之后一年以上，约占 50%；发生于足月产或流产后各占 25%；少数可发生于异位妊娠后，甚至绝经后。

【病理】 侵蚀性葡萄胎的大体可见葡萄组织侵蚀子宫肌层或转移灶。有时大体观无葡萄样组织，但镜下仍可找到绒毛结构。镜下可见滋养细胞增生明显，并有绒毛结构。病变周围常有出血及坏死。

绒毛膜癌的大体观可见绒癌侵蚀子宫肌层或转移灶，造成明显出血及坏死。病变部位暗红色、质脆、极易出血，无水泡样组织。镜下可见成团的滋养细胞（细胞滋养细胞和合体滋养细胞）呈极度不规则增生，伴出血及坏死，没有绒毛结构。

【临床表现】

1. 不规则阴道流血　阴道流血是最主要症状，由子宫病灶侵蚀血管或阴道转移结节破溃引起。产后、流产后或葡萄胎清除后，出现阴道不规则流血，量多少不定。由于绒毛膜促性腺激素作用，可能引起闭经。子宫质软、略大，侵蚀肌层的病灶可穿透子宫引起腹腔内出血或形成阔韧带内血肿。有时在宫旁可触及卵巢黄素化囊肿。有时子宫原发灶已消失而继发灶发展，则无阴道流血症状。

2. 转移灶表现　症状、体征视转移部位而异。

（1）肺转移癌肿侵及支气管，多有咳嗽、血痰或反复咯血；阻塞支气管，则形成肺不张；转移灶接近胸膜，可出现胸痛及血胸；急性肺栓塞表现为肺动脉高压及呼吸循环功能障碍。X 线胸片的最初表现为肺纹理增粗，很快出现小结节状阴影，以后因病灶扩大呈棉球状，更大者为团块状。

（2）阴道转移为宫旁静脉逆行性转移所致，转移灶多位于阴道下段前壁，呈紫红色结节突起，破溃后可引起大出血。

（3）脑转移常继发于肺转移后，是绒癌致死的主要原因。临床病程分为 3 期，瘤栓期因脑组织缺血出现一过性症状，如猝然跌倒、失明、失语等；脑瘤期，发生头痛、呕吐、抽搐、偏瘫以至昏迷；病情逐渐加重，颅压不断升高，进入脑疝期易致死。

（4）肝转移常同时有肺或阴道转移，是预后不良因素之一。往往出现黄疸、肝区疼痛及消化道症状，通过 B 型超声等影像学检查可及时诊断。

【诊断】

（一）侵蚀性葡萄胎的诊断

1. 病史及临床表现　根据葡萄胎清除后半年内出现典型的临床表现或转移灶症状，结合辅助诊断方法，侵蚀性葡萄胎临床诊断可确立。

2. 葡萄胎清宫后 8 周以上，血 HCG 仍持续高水平，或 HCG 曾一度降至正常水平又迅速升高，临床已排除葡萄胎残留、黄素化囊肿或再次妊娠，可诊断为侵蚀性葡萄胎。

3. 超声检查　B 型超声为非侵入性检查，可以早期发现葡萄胎组织侵入子宫肌层程度，协助诊断子宫内滋养细胞肿瘤病灶。宫壁显示局灶性或弥漫性强光点或光团与暗区相间的蜂窝样病灶，应考虑为侵蚀性葡萄胎或绒癌。

4．组织学诊断　单凭刮宫标本不能作为侵蚀性葡萄胎的诊断依据，但在侵入子宫肌层或子宫外转移的切片中，见到绒毛结构或绒毛退变痕迹，即可诊断为侵蚀性葡萄胎。若原发灶与转移灶诊断不一致，只要任一标本中有绒毛结构，即应诊断为侵蚀性葡萄胎。

（二）绒癌的诊断

1．临床特点　凡流产、分娩、异位妊娠后出现症状或转移灶，并有HCG升高，可诊断为绒癌。葡萄胎流产后1年以上发病者，临床可诊断为绒癌；半年至1年内发病则侵蚀性葡萄胎和绒癌均有可能，需经组织学检查鉴别。

2．HCG测定　是诊断绒癌的最重要手段。一般在人工流产和自然流产后HCG降至正常值分别需约30日和19日，足月妊娠分娩后为12日，异位妊娠为8～9日。若超过上述时间，HCG仍持续在高值并有上升，结合临床情况，绒癌诊断可以确定。

若临床疑有脑转移，可做腰穿测定脑脊液HCG。由于HCG不能迅速通过血脑屏障，因此，当血清与脑脊液HCG值比率在20∶1以下时，应考虑为中枢神经系统转移。

3．影像学诊断　除B型超声用以诊断子宫内滋养细胞肿瘤外，彩色多普勒超声因可反映绒癌所致的低阻抗血流丰富信号，故能进一步提高子宫绒癌诊断的正确性。X线胸片作为肺转移的常规检查，胸部CT用以诊断普通X线片难以发现的早期肺部病灶。MRI主要用于诊断脑转移。

4．组织学诊断　送检标本中，若仅见大片分化不良的细胞滋养细胞和合体滋养细胞以及出血坏死，而未见绒毛结构，即可诊断为绒癌。

【临床分期】　目前，对滋养细胞肿瘤（侵蚀性葡萄胎及绒毛膜癌）的分期，我国仍采用FIGO于2000年制订的分期标准（表17-1）。

表17-1　滋养细胞肿瘤FIGO分期

分期	内容
Ⅰ期	病变局限在子宫
Ⅱ期	病变扩散，但仍局限于生殖器官（附件、阴道、阔韧带）
Ⅲ期	病变转移至肺，有或无生殖系统病变
Ⅳ期	所有其他转移

【鉴别诊断】　恶性滋养细胞肿瘤要与流产、宫外孕、胎盘部位反应（旧称合体细胞子宫内膜炎）等鉴别。转移灶需与原发病鉴别。

侵蚀性葡萄胎只发生于良性葡萄胎之后，发病多在葡萄胎清除半年之内；转移灶主要是肺、生殖道与脑，很少再发生更远隔的全身其他部位；病理检查有绒毛结构。

绒毛膜癌常在葡萄胎排除后半年以上发病，还可发生于流产、早产、足月产、异位妊娠后；转移灶除肺、生殖道、脑外，可发生肝、肠、肾等全身各部位；病理检查无绒毛结构。

【治疗】　治疗原则以化疗为主，手术为辅，尤其是侵蚀性葡萄胎，化疗几乎已完全替代了手术，但手术治疗在控制出血、感染等并发症及切除残存或耐药病灶方面仍占重要地位。

（一）化疗

化疗所用药物包括氟尿嘧啶（5-FU）、放线菌素 D（Act-D）、甲氨蝶呤（MTX）及其解救药亚叶酸钙（CF）、环磷酰胺（CTX）、长春新碱（VCR）、依托泊苷（VP-16）、顺铂（DDP）等。

1. **用药原则**　Ⅰ期通常用单药治疗；Ⅱ～Ⅲ期宜用联合化疗；Ⅳ期或耐药病例则用 EMA-CO 方案，完全缓解率高，副作用小。

2. **副作用**　以造血功能障碍为主，其次为消化道反应，肝功能损害也常见，严重者可致死，治疗过程中应注意防治。脱发常见，停药后可逐渐恢复。

3. **停药指征**　化疗需持续到症状、体征消失，HCG 每周测定一次，连续 3 次在正常范围，再巩固 2～3 个疗程，随访 5 年无复发者为治愈。

（二）手术

病变在子宫、化疗无效者可切除子宫，手术范围主张行全子宫切除及卵巢动静脉高位结扎术，主要切除宫旁静脉丛。年轻未育者尽可能不切子宫，以保留生育功能；必须切除子宫时，仍应保留卵巢。

知识链接

EMA/Co 方案

第 1 天　ACTD 500μg　静脉滴注

VP（VP 16）100mg/m^2　静脉滴注

MTX 100mg/m^2　静脉滴注

MTX 200mg/m^2　静脉滴注（持续 12 小时）

补液总量 2500～3000ml，化疗当日碳酸氢钠（小苏打）1g，4 次/日，口服共 4 天，测尿 pH，记尿量。

第 2 天　ACTD 500μg　静脉滴注

VP（VP 16）100mg/m^2　静脉滴注

CF15mg 肌内注射（于 MTX 后 24 小时开始，每 12 小时 1 次，共 4 次）

第 8 天　VCR（长春新碱）1mg/m^2　静脉滴注（小壶）

CTX 600mg/m^2　静脉滴注

补液 1000～1500ml

用药时间为第 1、2、8 天，休息 1 周，第 15、16、22 天重复。

（三）放射治疗

发生脑转移时，除全身用药外，也可经脊髓蛛网膜下腔注射 MTX，如疗效不佳也可放射治疗，肝转移及肺转移也可采取放射治疗。

（四）血管介入技术在 GTT 诊治中的应用

1. **动脉造影**（arteriography，AG）　显示肿瘤破裂内出血及动静脉瘘：子宫动脉扩张 ≥2.5mm；血管增多且紊乱；出现动静脉瘘；造影剂呈头发团样潴留；多血管中心出现无血管区；卵巢动静脉扩张。

2. **动脉栓塞（transcatheter arterial embolization，TAE）** 可控制肿瘤破裂出血；阻断肿瘤血运致瘤坏死；栓塞剂含抗癌物起缓释药作用。

3. **动脉灌注化疗（arterial infusion chemotherapy）** 可提高抗癌药疗效并降低全身毒副作用。

【预后】 预后与许多因素有关。由 Kenneth Bagshawe 教授首先提出的有关滋养细胞肿瘤预后的 WHO 评分系统，于 2000 年获得国际妇产科联盟（FIGO）承认（表 17-2）。该系统高危因素的分值包括 1、2、4 分。2002 年 FIGO 批准了低危和高危滋养细胞肿瘤的临界值。≤6 分属低危，单药化疗即可，≥7 分属高危，需联合化疗。

表 17-2　FIGO 预后评分系统（FIGO，2000）

高危因素	0	1	2	4
年龄	<40	≥40		
先行妊娠	葡萄胎	流产	足月产	
与前次妊娠间隔（月）	<4	4~6	7~12	>12
治疗前 HCG 水平（mIU/ml）	$<10^3$	$10^3 \sim 10^4$	$10^4 \sim 10^5$	$\geq 10^5$
最大病灶大小（包括子宫）		3~4cm	≥5cm	
转移部位		脾、肾	胃肠道	脑、肝
转移灶数目		1~4	5~8	>8
以前化疗失败			单药	≥两药

【随访】 侵蚀性葡萄胎预后较绒毛膜癌好，5 年生存率达 95% 以上，但治疗后仍可复发或发展成绒毛膜癌。2 年内随诊基本同葡萄胎。2 年后每半年 1 次到 5 年，5 年后每 1~2 年随访 1 次。

（马　珂　朱丽荣）

第十八章

女性生殖内分泌疾病

学习目标

1. 掌握功能失调性子宫出血的常见类型、临床特点、治疗原则;原发性闭经和继发性闭经的概念,闭经的分类;围绝经期综合征的概念、临床表现和激素补充治疗。
2. 熟悉无排卵性功能失调性子宫出血的子宫内膜病理改变、常用的诊断方法和治疗方法;闭经的病因和诊断步骤;多囊卵巢综合征的病理、临床表现、诊断和治疗;绝经综合征的内分泌变化、诊断。
3. 了解功能失调性子宫出血的病因和病理生理、鉴别诊断;闭经的治疗;多囊卵巢综合征的内分泌特征与病理生理、辅助检查方法;痛经的临床表现、诊断和治疗。

案例

患者15岁,因月经紊乱2年,经量过多1个月余就诊。患者2年前初潮,初潮后3个月开始月经紊乱,月经周期及经期均无规律,周期1~3个月不等,经期7~10天,1个月前月经来潮,持续至今,量多伴有暗红色血块,无腹痛,服用中药止血效果不佳,阴道出血仍时多时少,近10天自觉头晕、乏力。查体:发育正常,营养中等,全身皮肤、黏膜苍白。外阴发育正常,肛诊:子宫前位,正常大小,质地中等,无压痛,双侧附件区无异常。

思考:患者的初步诊断是什么?应该进一步做哪些检查?如何治疗?

第一节 功能失调性子宫出血

功能失调性子宫出血(dysfunctional uterine bleeding,DUB)简称功血,是由于下丘脑-垂体-卵巢轴功能失调引起的异常子宫出血。功血是一种常见的妇科疾病,常表现为月经周期失去正常规律,经量增多,经期延长,甚至不规则阴道出血。功血分为无排卵性和排卵性两类,约80%病例属于无排卵性功血。

一、无排卵性功能失调性子宫出血

【病因】 正常月经是由于卵巢黄体期雌、孕激素撤退后分泌期子宫内膜脱落而形成。如卵巢不排卵体内孕激素缺乏，子宫内膜只受到雌激素的影响，出现不同程度的增生，此时如卵泡退化闭锁，可导致雌激素水平急剧下降，内膜失去激素的支持而剥脱出血。功血的常见原因有：精神过度紧张、环境改变、气候改变、过度劳累、营养不良、全身或内分泌系统疾病等，通过大脑皮质影响内分泌轴的相互调节和制约，而使卵巢功能失调，性激素分泌紊乱，子宫内膜的周期性变化发生改变，导致月经周期或经期紊乱，出现子宫不规则、不正常出血。无排卵性功血主要发生于青春期和围绝经期女性，但两者的发病机制不完全相同。

1. 青春期 内分泌轴的调节功能尚未成熟，下丘脑、垂体与卵巢间尚未建立稳定的周期性调节，尤其是对雌激素的正反馈调节存在缺陷，此时期垂体分泌的FSH呈持续性低水平，无排卵前LH高峰出现，因此虽有卵泡生长，却无排卵，卵泡发育到一定程度即发生退行性变，形成闭锁卵泡。

2. 绝经过渡期 卵巢功能开始衰退，卵泡对垂体促性腺激素的反应性低下，雌激素分泌量减少，对垂体的负反馈变弱，于是体内促性腺激素水平升高，但不能形成排卵前高峰，故不能排卵，导致无排卵性功血。

3. 育龄期 可因内外环境的变化如劳累、应激、流产、手术或疾病等引起短暂的无排卵。亦可因肥胖、多囊卵巢综合征、高催乳素血症等长期存在的因素引起持续无排卵。

【病理】

1. 子宫内膜增生症

（1）单纯型增生（simple hyperplasia）：最常见，子宫内膜腺体和间质增生程度超过正常的增殖晚期，腺体数目增多，腺腔囊性扩张，大小不一，如瑞士干酪样外观，故又称瑞士干酪样增生。腺上皮细胞为高柱状，可形成假复层，无分泌现象。间质有水肿、坏死，伴少量出血和白细胞浸润。发展成子宫内膜癌的概率约为1%。

（2）复杂型增生（complex hyperplasia）：以前称腺瘤型增生过长。指腺体增生且结构复杂。子宫内膜腺体高度增生，形成子腺体或呈乳头状向腺腔突出，腺体数目明显增多，出现背靠背现象，间质明显减少。腺上皮呈复层或假复层排列，细胞核大、深染，有核分裂象。发展成子宫内膜癌的概率约为3%。

（3）不典型增生（atypical hyperplasia）：为子宫内膜癌的癌前病变。腺上皮出现异型性改变，表现为腺上皮细胞增生，复层且排列紊乱，细胞核大深染有异型性。子宫内膜无论是单纯型或复杂型增生，只要腺上皮细胞出现不典型增生改变都属于不典型增生。发展为子宫内膜癌的概率为10%~15%。此类改变已不属于功血的范围。

2. 增殖期子宫内膜（proliferative phase endometrium） 子宫内膜所见与正常月经周期中的增殖期内膜无区别，只是在月经周期的后半期甚至月经期，均无分泌期改变，仍表现为增殖期形态。

3. 萎缩性子宫内膜（atrophic endometrium） 少数情况下可见子宫内膜菲薄，腺体少而小，腺腔狭小且直。腺上皮细胞呈单层立方形，低柱状，间质少而致密，胶原纤维相对增多。

【临床表现】 最常见的症状是子宫不规则出血，出血的类型取决于血清雌激素的水平及其下降速度，临床特点为月经周期紊乱，经期长短不一，出血量时多时少，出血少时呈点滴状，多时可表现为大量出血并伴有血块。部分患者先有数周或数月的停经，然后发生阴道不规则出血，血量往往较多，持续 2～3 周或更长时间，不易自行停止。也可一开始即为阴道不规则出血。出血量多或时间长易引起继发性贫血，出血期间多无下腹痛或其他不适。盆腔检查子宫正常大小。

【诊断】 主要依据病史、体格检查及其他辅助检查。

1．详细询问病史 应包括患者的年龄、月经史、婚育史等。注意询问有无闭经史、末次月经、子宫异常出血持续时间、出血量及伴随症状。还应了解采取的避孕措施，有无口服避孕药史。有无服用抗凝药，是否有引起子宫异常出血的全身性疾病如血液病、肝病、内分泌疾病以及代谢性疾病，有无精神紧张、环境改变、情绪变动等影响正常月经周期的因素。

2．全面体格检查 包括全身检查及妇科检查，有无贫血及甲状腺疾病，注意排除多囊卵巢综合征及其他生殖器官的器质性病变。

3．辅助检查

(1) 血常规及凝血功能检查：了解贫血情况、血小板计数、凝血功能情况。

(2) 妊娠试验：有性生活史者应行妊娠试验检查，以除外妊娠及其相关疾病。

(3) 超声检查：了解子宫大小、形态、子宫内膜厚度、宫腔有无赘生物等。

(4) 诊断性刮宫：简称诊刮，可明确子宫内膜病理诊断和达到止血目的，应进行全面刮宫，必要时行分段诊刮。对年龄大于 35 岁，药物治疗无效，有子宫内膜癌高危因素的患者均应行诊刮术。刮宫时应注意宫腔大小、形态，宫壁是否平滑、有无突起、刮出物的性质和量，并注意刮取两侧宫角组织，刮出的组织送病理检查以确定出血的性质和功血的类型。为了明确是否排卵或判断黄体功能，应在经前期或月经来潮 6 小时内诊刮。

(5) 宫腔镜检查：可直视子宫内膜是否增厚、充血，表面是否平滑、有无突起。在直视下选择病变区活检可提高诊断的准确性，尤其对子宫内膜息肉、子宫黏膜下肌瘤、子宫内膜癌更有诊断价值，宫腔镜检查目前是子宫内膜检查的金标准。

(6) 激素测定：测定血清中雌激素、孕激素及促性腺激素水平，以了解垂体和卵巢功能。

【鉴别诊断】 诊断功血前必须排除生殖道局部或全身性疾病所导致的生殖道出血，应注意鉴别以下疾病：

1．妊娠相关疾病 生育年龄女性应首先排除与妊娠有关的疾病，如流产、异位妊娠、滋养细胞疾病、胎盘残留等。

2．生殖道感染及肿瘤 如子宫内膜炎、子宫颈炎、子宫肌瘤、子宫颈癌及子宫内膜癌等。

3．全身性疾病 如血液病、甲状腺功能亢进或减退、肝病等。

4．性激素类药物使用不当或宫内节育器所致的子宫异常出血。

【治疗】

一、治疗原则

青春期功血以止血、调整周期为治疗原则，对年轻有生育要求者可同时行促排卵治疗；绝经过渡期以止血、调整周期、减少经量、防止子宫内膜病变为治疗原则。注意加强营养，改善全身情况。贫血者补充铁剂治疗，贫血严重者需输血治疗。出血时间长者给予抗生素预防感染。

二、药物治疗

应用性激素治疗效果好，但对不同年龄的患者应采取不同方法。

1. 止血　对大量出血患者，要求在性激素治疗8小时内见效，24~48小时内出血基本停止，若96小时以上仍不止血，应考虑有器质性病变存在。

(1) 激素止血治疗：包括大剂量雌激素、孕激素和联合型口服避孕药（COC）止血治疗。理论上讲，对于青春期功血少女采用大剂量雌激素或孕激素止血具有合理性，但实际治疗时存在可行性、可操作性、顺应性和耐受性问题，特别是受治疗随访、剂量调整和个体反应性差异等因素的影响，因此不推荐常规应用，而推荐采用COC止血治疗。

1）联合型口服避孕药止血：目的是促进增生型子宫内膜转化为分泌型或假蜕膜型子宫内膜而止血。药物包括达英-35（Diane-35）、妈富隆（Marvelon）或优思明（Yasmin）。治疗方法是，COC 3片/天，口服7天；2片/天，口服7天；1片/天，口服7天；共21天。停药后3~5d出现撤退出血后进行调经治疗。

2）大剂量雌激素止血：目的是促进子宫内膜快速增生、修复出血创面和增强凝血功能而止血。雌激素止血可采用口服、肌内或静脉注射法。

a．静脉注射法：倍美力（Premarin）25mg，静脉注射，每4~6小时1次，出血多在24小时内停止。

b．肌内注射法：苯甲酸雌二醇每次1~2mg，每4~6小时1次，流血在24小时内停止。

c．口服法：少量出血时，给予倍美力1.25mg/d，或戊酸雌二醇（补佳乐）2mg/d，连用7~10天。中等以上出血时，给予大剂量雌激素治疗，倍美力2.5mg/d或戊酸雌二醇3mg/d，可在72小时内止血。止血后每3天减少1/3剂量，而后改为维持不流血的最小雌激素剂量20天，停药撤退月经。

(2) 孕激素：无排卵性功血由单一雌激素刺激所致，孕激素使处于增殖期或异常增生的子宫内膜转化为分泌期，停药后内膜脱落出现撤药性出血，此种内膜脱落较彻底，也可达到止血效果，故又称"药物性刮宫"。常用的的方法是：肌内注射黄体酮20mg/d，3~5天；或口服甲羟孕酮10mg/d，连用10天；或地屈孕酮20mg/d，连用10天，或口服微粒化孕酮200mg，连用10天。停药后3~5天出现撤退性出血，于撤退出血第5天开始调经治疗，合成孕激素；也可选用大剂量孕激素治疗：炔诺酮每次5.0mg或甲羟孕酮每次10~20mg，或左诀诺孕酮1.5~2.25mg/d，每6~8小时1次，流血多在2~3天止血。止血后，每3天减少1/3剂量至不流血的最小剂量，维持治疗21天停药，3~7天后出现撤退性出血，而后进行调经治疗；或甲羟孕酮（Proera，普维拉）250mg/d，或甲地孕酮（Megace，美可治）160mg/d，口服，2~3天止血。止血后逐渐减少剂量至不流血的最小剂量，而后改用小剂量孕激素片剂口服维持治疗21天停药，停药后出现撤退性出血的第5天开始调经治疗。

(3) 雌孕激素联合用药：性激素联合用药的止血效果优于单一用药。青春期功血在用孕激素止血时，配伍小剂量雌激素，可克服单一孕激素的不足，减少孕激素的用量，并防止突破性出血。可选用口服避孕药，如去氧孕烯炔雌醇片（妈富隆），每次1~2片，每日2~3次，止血3日后逐渐减量至每日1片，到止血后21日停药。绝经过渡期功血则在孕激素止血的基础上配伍雌激素和雄激素，可选用三合激素（黄体酮12.5mg，雌二醇1.25mg，睾酮25mg）2ml肌内注射，每12小时一次，血止后递减至每3日一次，共21日停药。

(4) 雄激素：雄激素有对抗雌激素、增强子宫平滑肌及子宫血管张力的作用，可减轻盆腔充血，减少出血量，适用于绝经过渡期功血，但雄激素不能立即改变内膜脱落过程，也不能使其迅速修复，故单独应用效果不佳。常用丙酸睾酮25~50mg肌内注射，每日一次连用3~5天，以后改为每周一次或口服甲睾酮5mg，每天1~2次，共用20天。注意每月总量不超过 300mg。

(5) 其他止血药：肾上腺色腙（安络血）、酚磺乙胺（止血敏）等可减少微血管的通透性，氨基己酸、氨甲环酸等可抑制纤溶酶，有减少出血量的辅助治疗作用。

(6) 刮宫术：刮宫术止血迅速，并将子宫内膜送病理检查有诊断价值。对绝经过渡期功血应首先考虑行刮宫术。

2. 调整月经周期　是治疗功血的关键步骤。其一方面可暂时抑制患者自身的下丘脑-垂体-卵巢轴，使之恢复正常月经的内分泌调节；另一方面可直接作用于生殖器官，使子宫内膜发生周期性变化，内膜脱落出血，且出血量不多。一般连续用药 3 个周期。常用的调节月经周期的方法有：

(1) 雌、孕激素序贯疗法：即人工周期。方法为模拟自然月经周期中卵巢的内分泌变化，将雌、孕激素序贯应用，使子宫内膜发生相应变化，引起周期性脱落，适用于青春期功血。常用如克龄蒙（Climen），于月经周期（或撤退出血）的第 5 天开始序贯周期治疗，连续 3 个周期；或补佳乐 1mg/d（或倍美力 0.625mg/d），连服 21 天，后 10 天加服分泌化剂量孕激素（甲羟孕酮、地屈孕酮或微粒化孕酮），于出血第 5 天重复用药，连用 3 个周期，此后多能自发排卵（图 18-1）。

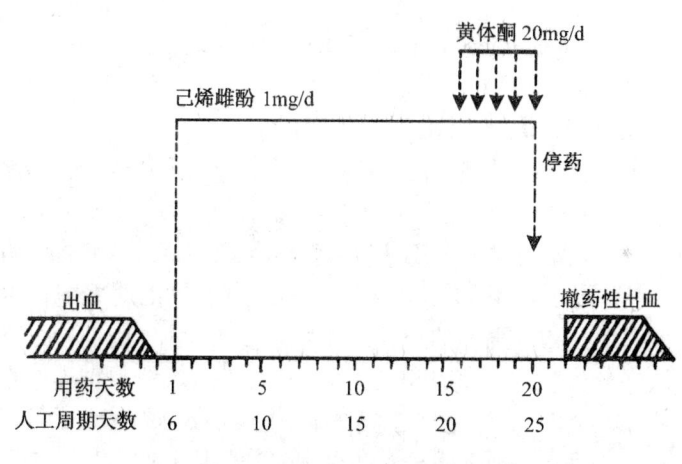

图 18-1　雌孕激素序贯疗法示意图

(2) 雌、孕激素合并应用：雌激素使子宫内膜增生修复，孕激素用以限制雌激素引起的内膜增生程度。适用于生育年龄功血和围绝经期功血且体内雌激素水平较高者，可选用口服避孕药，于月经第 5 天起，每晚 1 片，连服 21 天，停药后出现撤退性出血，出血量减少。连用 3 个周期。有血栓性疾病、心脑血管病高危因素、40 岁以上吸烟女性不宜应用。药物包括妈富隆（Marvelon）、达英-35（Daine-35）、美欣乐（Mercilon）、优思明（Yasmin）周期治疗。值得提出的是，对于年龄 ≥ 18 岁无生殖道器质性病变、月经过多、经期延长和贫血的妇女，推荐采用由戊酸雌二醇+地诺孕素（Estradiol Valerate/Dienogest，E_2V/DNG）组成的四相型口服避孕药治疗，其有良好调节周期、减少月经量和改善贫血作用，已在欧美国家广泛应用。

(3) 后半周期疗法：适用于绝经过渡期功血。于月经周期后半期口服醋酸甲羟孕酮 10mg/d，或肌内注射黄体酮 10 mg/d，连用 10 天，共 3 个周期为一个疗程。

(4) 宫内孕激素释放系统：治疗功血效果好，也常用于治疗月经过多。其原理是在宫腔内局部释放孕激素，抑制子宫内膜生长，能减少经量约80%，甚至出现闭经。

3. 促进排卵　功血患者经过上述调整周期药物治疗几个疗程后，通过雌、孕激素对中枢的反馈调节，部分患者可恢复自发排卵。青春期一般不提倡促排卵药物治疗，对育龄期有生育要求的为排卵患者，可针对病因采取促排卵治疗。

（1）氯米酚：为具有微弱雌激素作用的非甾体化合物。它竞争结合下丘脑雌激素受体而产生抗雌激素作用。通过抑制内源性雌激素对下丘脑的负反馈作用，诱导GnRH的释放而诱发排卵。适用于体内有一定雌激素水平的功血。于出血第5日起，每晚服50mg，连服5日，一般连用3个月。

（2）促性腺激素：适用于氯米酚促排卵效果不佳、要求生育的功血患者。促进卵泡发育的有尿促性素（human menopausal，HMG）和卵泡刺激素，促进成熟卵泡排卵的为绒促性素（HCG），故常用尿促性素和绒促性素联合用药促排卵。

4. 手术治疗　以刮宫术最常用，既能迅速止血，又能明确诊断并排除子宫内膜的器质性病变。子宫内膜切除术是利用宫腔镜下电切割或电凝等方法使子宫内膜凝固坏死，适用于绝经过渡期功血和无生育要求的生育年龄功血。无子宫内膜切除术条件的也可行子宫切除术。

二、排卵性月经失调

排卵性月经失调（ovulatory menstrual dysfunction）多发生于生育年龄女性。表现为虽有排卵，但黄体功能异常。常见有两种类型。

（一）黄体功能不足（iuteal phase defect，LPD）

在月经周期中有卵泡发育和排卵，但黄体期孕激素分泌不足或黄体过早萎缩，使子宫内膜分泌反应不良。

【发病机制及病理】　正常分泌的FSH和LH使卵巢发生周期性排卵，并伴有卵巢性激素分泌的周期性变化，各种因素如神经内分泌调节紊乱可导致卵泡期FSH分泌不足，卵泡发育差，雌激素分泌少，对下丘脑、垂体的正反馈作用不足；如LH脉冲式分泌缺陷，则排卵后黄体发育不良，孕激素分泌减少；LH/FSH比率异常也可造成性腺轴功能紊乱，卵泡发育不良，至排卵后黄体发育不全，维持时间短，子宫内膜分泌反应不足。子宫内膜的病理形态往往表现为腺体分泌不足，间质水肿不明显，并可观察到腺体和间质发育的不同步现象，或在内膜各个部位显示分泌反应不均。

【临床表现及诊断】　多表现为月经周期缩短，月经频发。有时月经周期虽正常，但卵泡期延长，黄体期缩短，易致不孕或孕早期流产。妇科检查生殖器官无明显异常。基础体温呈双相型，但排卵后体温上升缓慢，上升幅度低，升高时间仅维持9～10天（图18-2）。病理显示子宫内膜分泌反应不良。

【治疗】

1. 促卵泡发育　黄体功能不足卵泡期延长者，首选氯米酚治疗，氯米酚效果不佳的不孕症患者可选用HMG-HCG方案，以加强卵泡发育和诱发排卵，促使正常黄体形成。黄体功能不足伴催乳素水平升高者，宜用溴隐亭治疗。

2. 黄体功能替代疗法　一般选用天然黄体酮制剂，自排卵后每日肌注黄体酮20mg，共10～14天，用以补充黄体分泌孕酮的不足。一般用药后可使月经周期正常，出血量减少。

3. 黄体功能刺激法　应用HCG促进并支持黄体功能。于基础体温上升后开始，隔日肌内注射HCG2000～3000U，共5次，可使体内孕酮水平明显上升，随之月经周期恢复正常。

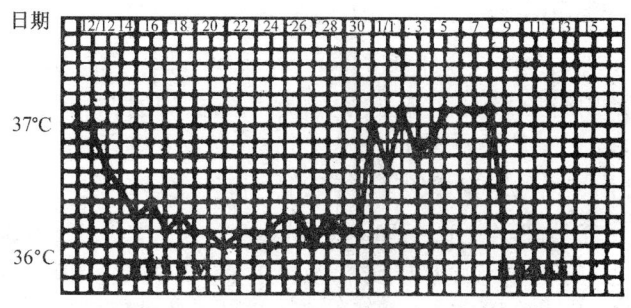

图 18-2　基础体温双相型，黄体期短

（二）子宫内膜不规则脱落（irregular shedding of endometrium）

月经周期中有排卵，黄体发育良好但黄体萎缩过程延长，导致子宫内膜不规则脱落。

【发病机制及病理】　由于下丘脑-垂体-卵巢轴调节功能紊乱，引起黄体萎缩不全，子宫内膜持续受孕激素的影响，导致不能按期完整脱落。正常月经期第 3～4 天时，分泌期内膜已全部脱落，代之以再生的增殖期内膜。但在子宫内膜不规则脱落时，于月经期第 5～6 天仍能见到呈分泌反应的内膜，子宫内膜表现为混合型，即残留的分泌期内膜与出血坏死组织及新增生的内膜共存。

【临床表现及诊断】　表现为月经周期正常但经期延长，长达 9～10 天，出血量较多。基础体温呈双相型，但高温相下降缓慢（图 18-3）。在月经期第 5～6 天行子宫内膜诊刮，病理切片上仍能见到呈分泌反应的子宫内膜，且与增殖期内膜并存。

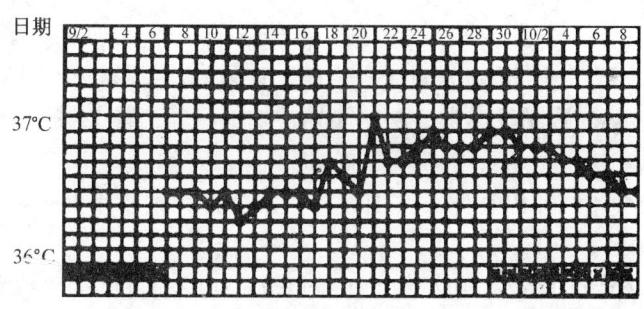

图 18-3　基础体温双相型，黄体萎缩不全

【治疗】

1．孕激素　自下次月经前 10～14 天开始，每天口服醋酸甲羟孕酮 10mg，有生育要求者肌内注射黄体酮或天然微粒化孕酮，可使黄体及时萎缩，内膜完整脱落。

2．绒促性素　用法同黄体功能不足，HCG 有促进黄体功能的作用。

第二节　闭　经

闭经（amenorrhea）是妇科疾病中常见的症状，可由多种原因引起。闭经分原发性闭经和继发性闭经两类。原发性闭经是指年龄超过 15 岁，第二性征已发育，或年龄超过 13 岁，第二性征尚未发育，无月经来潮者；继发性闭经则是指正常的月经周期建立后因某种病理性原因而月经停止 6 个月，或按自身原来月经周期计算停经 3 个周期以上者。青春期前、妊娠期、哺乳期及绝经期后闭经等属于生理性闭经。

【病因及分类】正常月经的建立和维持有赖于下丘脑-垂体-卵巢轴的神经内分泌调节，以及子宫内膜对性激素的周期性反应，其中任何一个环节发生障碍均可出现月经失调，甚至闭经。

（一）原发性闭经

较为少见，往往由于遗传因素或先天发育缺陷引起。

1. 性腺发育不全的特纳综合征（Tuner syndrome） 因缺少一个X染色体或分化不完全引起，核型为X染色单体（45，XO）或嵌合体（45，XO/46，XX或45，XO/47，XXX），表现为卵巢不发育、原发性闭经、第二性征发育不良及身体外形异常。

2. 米勒管发育不全综合征（Mullerian agenesis syndrome） 由于副中肾管发育障碍引起原发性闭经伴子宫阴道发育不全，表现为始基子宫或无子宫、无阴道，而卵巢及第二性征发育正常，染色体核型正常，为46XX。少数患者伴肾及骨骼的畸形。

3. 雄激素不敏感综合征（androgen insensitivity syndrome） 为男性假两性畸形，染色体核型为46，XY；但X染色体上存在雄激素受体基因缺陷。性腺为睾丸，位于腹腔或腹股沟，睾酮在男性正常水平，睾酮能通过芳香化酶转化为雌激素，故外表为女型，如乳房隆起，阴道为盲端但短浅，子宫及附件缺如。

4. 低促性腺素性腺功能减退 多因下丘脑或垂体内分泌不足致原发性闭经。如常见的Kallmann综合征，表现为青春期延迟、无月经、无性征发育、生殖器官发育正常，常伴嗅觉障碍及先天性耳聋；无孔处女膜、先天性无阴道、阴道横隔等。

（二）继发性闭经

临床多见，根据病变部位可分为下列几种类型。

1. 子宫性闭经 指子宫内膜失去对卵巢激素的正常反应而导致闭经。常见的如Asherman综合征：因流产或产后刮宫过度、宫腔粘连所致。结核性子宫内膜炎或宫腔放射治疗后子宫内膜遭受破坏易致闭经。内分泌功能异常如甲状腺、肾上腺等功能紊乱也能引起子宫性闭经。

2. 卵巢性闭经 闭经原因在卵巢。因卵巢分泌的性激素水平低下，子宫内膜不能发生周期性变化而导致闭经。

（1）卵巢早衰（premature ovarian failure，POF）：40岁前自然绝经者称卵巢早衰。病因不清，可能与遗传、先天性酶缺陷、自身免疫病等有关。常出现低雌激素和高促性腺激素特征及绝经过渡期症状。

（2）卵巢功能性肿瘤：如睾丸母细胞瘤，因其能分泌雄激素，抑制卵巢功能而闭经；颗粒细胞瘤、卵泡膜细胞瘤因能分泌过量的雌激素，抑制排卵并使子宫内膜增生过长而致闭经。

（3）卵巢切除或组织破坏：如手术切除双侧卵巢、肿瘤破坏卵巢的结构和功能、放化疗治疗等均可导致闭经。

（4）多囊卵巢综合征：主要特征是持续无排卵和高雄激素血症。常表现为闭经、不孕、多毛和肥胖，双侧卵巢增大，持续无排卵。

3. 垂体性闭经 主要病变在垂体。腺垂体器质性病变或功能失调可影响促性腺激素的分泌，继而影响卵巢功能而引起闭经。

（1）垂体梗死：常见的为希恩综合征（Sheehan syndrome）。由于产后大出血休克，使垂体局部的血液供应发生障碍，导致血栓形成，垂体梗死，尤以腺垂体最为敏感，不仅使促性腺激素分泌细胞发生坏死，也可累及促甲状腺素及促肾上腺素的分泌细胞，于是出现闭经、无乳、性欲减退、脱毛、第二性征衰退、生殖器官萎缩等症状，还可伴有畏寒、嗜睡等代谢率降低的表现。

（2）垂体肿瘤：由于垂体肿瘤的压迫，使促性腺激素分泌减少，出现闭经。最常见的为引起高催乳素血症的垂体催乳素瘤。

4. 下丘脑性闭经　是最常见的一类闭经。由于下丘脑功能失调可影响垂体，进而影响卵巢内分泌功能导致闭经，其病因最为复杂。

（1）精神、神经因素：由于精神创伤或过度紧张、忧虑、恐惧以及环境改变、寒冷刺激等，扰乱了中枢神经系统对下丘脑的调控，进而影响促性腺素释放激素（GnRH）的脉冲式释放，并通过下丘脑-垂体-卵巢轴，影响卵泡的发育及成熟，使排卵功能发生障碍而导致闭经。

（2）药物性闭经：长期应用避孕药，通过反馈抑制下丘脑和垂体的功能引起闭经，此种闭经是可逆的，多在停药后 3～6 个月恢复月经。长期服用抗精神失常类药及抗高血压类药，如氯丙嗪、阿片类、利血平、多巴胺等，可抑制下丘脑分泌的催乳素抑制因子（PIF），引起高催乳素血症，从而使 GnRH 分泌不足或 FSH、LH 对 GnRH 反应性差，而引起闭经，伴有持续泌乳、生殖器官萎缩。

（3）内分泌失调及其他：肾上腺功能亢进、甲状腺功能亢进或减退，均可影响激素的合成和分泌，引起闭经。体重急剧下降、营养缺乏如神经性厌食，可致 GnRH 浓度降低，促性腺激素和雌激素产生不足而闭经。此外，如贫血、肝病、结核、剧烈运动等，也影响激素的产生，出现闭经。

【诊断】闭经是一种症状，诊断的目的是寻找病因和确定准确的病变部位，应按检查步骤进行系统检查（图 18-4）。

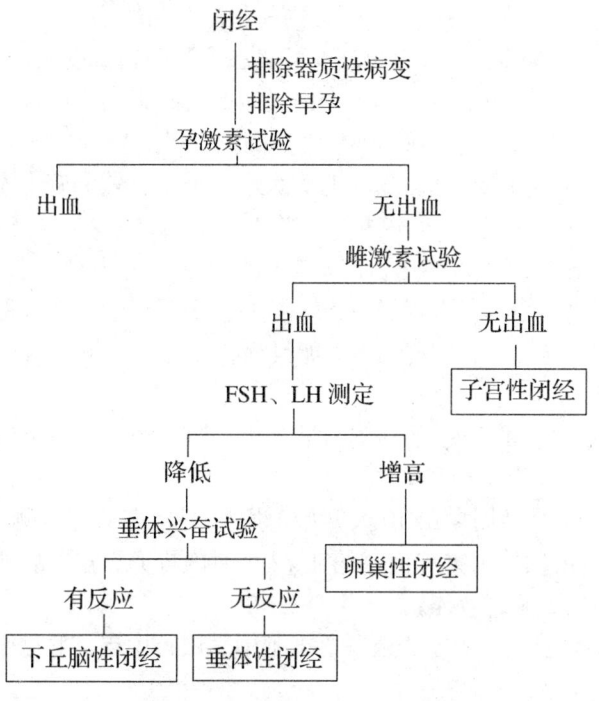

图 18-4　闭经诊断步骤示意图

（一）询问病史

1．月经史　初潮年龄，第二性征发育情况，月经周期、经量等。
2．生长发育史　幼年健康情况，有先天性缺陷或患过病毒性感染、结核性腹膜炎等。
3．有无精神刺激或生活环境改变，体重增减，剧烈运动等。
4．有无流产、刮宫、产后出血、感染及哺乳过久病史等。
5．是否服过避孕药或接受激素治疗的效果如何。
6．有无结核病、甲状腺疾病、有无头痛、视力障碍或溢乳等。

（二）体格检查

包括全身发育情况，第二性征发育情况，如毛发分布、乳房发育是否正常，是否泌乳等。有无畸形，身高、体重，四肢与躯干的比例，五官生长特征，精神状况，智力发育，营养和健康情况。妇科检查应注意内、外生殖器官的发育，有无先天性缺陷、畸形等。

（三）辅助检查

1．药物撤退试验

（1）孕激素试验：黄体酮20mg肌内注射，每日一次，连用5天；或口服醋酸甲羟孕酮，每日10～20mg，连用5天，停药3～7天出现撤药性出血为阳性反应，说明子宫内膜已受到一定水平雌激素的影响，对孕激素的反应功能正常。若孕激素试验无撤药性出血为阴性反应，说明体内雌激素水平低下，以致对孕激素无反应，需进一步做雌、孕激素序贯试验。

（2）雌、孕激素序贯试验：每日口服补佳乐2mg，连用21天，最后10天加用醋酸甲羟孕酮，每日10mg口服，停药后3～7日发生撤药出血为阳性，提示子宫内膜功能正常，即子宫内膜对雌激素有反应，闭经原因是由于缺乏雌激素，病变部位在卵巢、垂体或下丘脑。无撤药出血为阴性，则应重复试验一次，若仍无出血，提示子宫内膜有缺陷或被破坏，可诊断为子宫性闭经。

2．子宫功能检查　主要了解子宫、子宫内膜状态及功能。

（1）诊断性刮宫：适用于已婚妇女，以了解宫腔深度和宽度，宫颈管或宫腔有无粘连。刮取的子宫内膜送病理学检查，以明确子宫内膜对卵巢激素的反应及增生程度，排除子宫内膜结核等。在宫腔镜下诊刮，其诊断的准确性更高。

（2）子宫输卵管碘油造影：可了解子宫腔大小与形态、输卵管形态及通畅情况，有助于诊断子宫输卵管结核、子宫畸形、宫腔粘连等病变。

（3）内镜检查：宫腔镜可观察子宫腔及其内膜情况，并直视下取内膜组织做病理检查。腹腔镜可直接观察子宫、输卵管及卵巢形态，盆腔、腹腔病灶，并可取活组织检查，有助于诊断卵巢早衰、子宫发育不良、肿瘤及多囊卵巢综合征等。

3．卵巢功能检查

（1）基础体温测定（BBT）：基础体温呈双相，即月经周期后半期基础体温较前半期上升0.3～0.5℃，提示卵巢有排卵和黄体形成。

（2）盆腔超声：自月经周期第10天开始，用B型超声动态监测卵泡发育及排卵情况。卵泡直径达18～20mm时为成熟卵泡，约在72小时内排卵。排卵后卵泡明显缩小、卵泡边缘模糊、子宫直肠窝出现游离液体。

（3）阴道脱落细胞检查：观察阴道脱落细胞中表层、中层、底层细胞的百分比。表层细胞百分率越高提示雌激素水平越高。

（4）宫颈黏液结晶检查：雌激素使宫颈黏液稀薄、拉丝度延长，并出现羊齿植物叶状结晶。孕激素使涂片结晶呈椭圆体排列。可根据涂片上羊齿植物叶状结晶及椭圆体的周期变化，判断卵巢功能。

(5) 血甾体激素测定：血清孕酮 ≥ 15.9nmol/L 为排卵标志。若雌、孕激素浓度低，提示卵巢功能不正常或衰竭；若睾酮值高，提示有多囊卵巢综合征、卵巢男性化肿瘤或睾丸女性化等疾病可能。

4．垂体功能检查

(1) 血 FSH、LH、PRL 测定：正常月经周期中 FSH 值为 5～20 U/L，LH 为 5～25U/L，若血清 FSH > 40U/L，提示卵巢功能衰竭；若 FSH、LH 均 < 5U/L，提示垂体功能减退，病变可能在垂体或下丘脑，需进一步检查。PRL > 25μg/L 则提示高催乳素血症。

(2) 垂体兴奋试验：当 FSH、LH 水平均低时，做该项试验。将 LHRH 50～100μg 溶于 0.9% 氯化钠溶液 5ml 中，30 秒钟内静脉注射，于注射前及注射后 15、30、60、120 分钟各取静脉血 2ml，用放射免疫法测定 LH 含量变化，若注射后 15～60 分钟 LH 值较注射前高 2～4 倍，提示垂体功能正常，闭经原因在下丘脑。如 LH 不升高或升高不显著，则提示病变在垂体。

(3) 影像学检查：疑有垂体肿瘤者，可行蝶鞍 X 线摄片或 CT、MRI 检查，有助于诊断垂体肿瘤。

(4) 其他相关检查：包括染色体检查、甲状腺功能检查、肾上腺功能检查。

【治疗】

1．一般治疗 全身体质性治疗和心理学治疗在闭经中占重要地位。若闭经由于潜在的疾病或营养缺乏引起，应积极治疗全身性疾病，提高机体体质，供给足够的营养，保持标准体重。若闭经受应激或精神因素影响，则应进行耐心的心理治疗，消除精神紧张和焦虑。

2．病因治疗 治疗引起闭经的器质性病变。如结核性子宫内膜炎应积极抗结核治疗；宫腔粘连者行宫颈、宫腔粘连分离术；先天性畸形如处女膜闭锁、阴道横隔等可手术切开或成形术；卵巢或垂体肿瘤可行手术或放射治疗；口服避孕药引起的闭经应停药，月经多在半年内恢复。

3．激素治疗 适用于下丘脑 - 垂体 - 卵巢轴功能紊乱患者，还可诱发排卵，恢复生育功能。凡闭经患者经病因治疗一段时间，月经不能自然恢复者，可加用激素治疗，以促进卵巢功能迅速恢复。对性腺发育不全患者进行必要的手术后，终生用雌激素替代治疗，维持女性性征的发育。

(1) 雌、孕激素替代治疗：适用于子宫发育不良及卵巢功能衰竭者。常用雌孕激素序贯疗法替代卵巢激素。

(2) 促性腺激素治疗：对有生育要求且垂体功能不全者，可用尿促性素（HMG），自撤药出血的第 5 日起，每日肌内注射 HMG 75～150U，连用 7 天，无反应加至每日 2 支，B 超监测卵泡直径 ≥ 18mm 时，停用 HMG，加用 HCG 5000～10000U 肌内注射，诱发排卵并维持黄体。

(3) 氯米酚：适用于卵巢和垂体有正常反应，而下丘脑功能不足且有生育要求者。自月经第 5 日开始，氯米酚 50～100mg 每日口服 1 次，连用 5 天。通过促进下丘脑 GnRH 的分泌诱发排卵。

(4) 溴隐亭：为多巴胺受体激动剂，通过和垂体多巴胺受体结合抑制垂体 PRL 分泌，用于高催乳素血症及垂体微腺瘤患者。根据血 PRL 水平，每日口服溴隐亭 2.5～7.5mg，从小剂量开始。

(5) 其他激素：甲状腺功能减退引起的闭经，用甲状腺素 30～40mg，每日 1～3 次口服，连续服用，根据症状及基础代谢率调整剂量。先天性肾上腺皮质功能亢进引起的闭经，一般用泼尼松或地塞米松治疗。

第三节 多囊卵巢综合征

多囊卵巢综合征（polycystic ovarian syndrom，PCOS）是较常见的妇科内分泌紊乱疾病。多在青春期前后发病，卵巢卵泡内膜细胞良性增生，引起雄激素合成、分泌过多，而造成月经紊乱、持续性排卵障碍、高雄激素症状、卵巢多囊样改变等一系列表现，即闭经、不孕、多毛、肥胖、双侧卵巢多囊性增大等。发病可能与遗传基因及环境因素有关。

【发病机制】 PCOS 发病原因并非单一因素所引起，其雄激素过多是基于卵巢、垂体、下丘脑、肾上腺及周围脂肪的内分泌活动异常，引起 LH 的过度分泌，LH 对卵巢的卵泡内膜细胞及间质细胞的刺激，使卵巢合成大量的睾酮；肾上腺皮质的脱氢表雄酮对促肾上腺皮质激素（ACTH）的刺激呈高敏感性，也使雄激素的合成分泌增加。卵巢内高雄激素浓度抑制卵泡成熟，引起卵泡闭锁，不能形成优势卵泡，使雌激素的分泌受阻，许多小卵泡分泌雌激素；体内雄烯二酮和游离睾酮增加，经肝和周围脂肪组织转化为雌酮，故形成 PCOS 患者的高雄激素和高雌激素状态，以雄激素过多更为突出。过多的雄激素和雌激素影响下丘脑-垂体的功能，导致 LH、FSH 分泌不同步，LH/FSH 比例失调，发生一系列病理生理改变。目前认为，PCOS 的病因还可能与高胰岛素血症和胰岛素抵抗有关。

【病理】
1. 卵巢的变化 双侧卵巢增大，相当于正常卵巢的 1～4 倍，表面光滑，灰白色，白膜增厚质韧，包膜下可见许多大小不等的囊性卵泡，直径 < 1cm，呈串珠样。光镜下见皮质表层纤维化，细胞少；包膜下含有很多闭锁卵泡，无成熟卵泡及排卵迹象，有时可见卵泡内膜和卵巢间质的黄素化。

2. 子宫内膜的变化 主要表现为无排卵性子宫内膜。子宫内膜的组织学变化因卵巢分泌的雌激素水平不同而异，当卵泡发育不良时，子宫内膜呈增殖期表现；当卵泡产生较大量雌激素时，子宫内膜呈现各种增生改变；如持续不排卵，长期雌激素刺激还可导致不典型增生，甚至发生子宫内膜癌。

【临床表现】 主要由于持续无排卵和雄激素过多引起。

1. 月经失调 主要表现为月经稀发、月经过少甚至闭经，大多为继发性闭经，闭经前常有经量少或月经稀发。

2. 不孕 患者常以不孕而就诊，主要由于月经失调和持续不排卵所致。

3. 多毛 由于体内雄激素过多，体毛和阴毛呈男性分布，浓而密。

4. 肥胖 较常见，约半数患者伴有肥胖（体重指数 ≥ 25），肥胖与胰岛素抵抗、雄激素过多、游离睾酮比例增加有关。

5. 黑棘皮症 雄激素过多的另一体征是黑棘皮症，常在阴唇、颈背部、腋下、乳房下和腹股沟等处皮肤出现灰褐色色素沉着，呈对称性，皮肤增厚。

6. 双侧卵巢增大 妇科检查子宫大小正常，双侧卵巢比正常大 2～3 倍，包膜厚，质坚韧。

【诊断】

1. 基础体温测定　排卵障碍的PCOS患者表现为单相型基础体温，约有10%的PCOS患者可以自然排卵。

2. B型超声检查　近年来已成为PCOS诊断的重要手段。超声图像显示双侧卵巢均匀性增大，包膜回声增强，卵巢边缘可见12个以上2～9mm无回声区，呈轮状排列，连续监测无排卵迹象。

3. 诊断性刮宫　应于月经前数日或月经来潮6小时内行诊刮，子宫内膜呈增殖期或各种增生表现，无分泌期改变。

4. 腹腔镜检查　腹腔镜下可见双侧卵巢增大，包膜增厚，表面光滑，呈灰白色，有新生血管。包膜下可显露多个卵泡，但无排卵征象（无排卵孔、血体或黄体）。腹腔镜下可取卵巢组织活检送病理检查，明确诊断。在诊断的同时可进行腹腔镜下治疗。

5. 激素测定

(1) 血清FSH值偏低而LH值升高，LH/FSH≥2～3。

(2) 血清游离睾酮、雄烯二酮浓度升高。

(3) 尿17-酮皮质类固醇　正常或轻度升高，正常时提示雄激素来源于卵巢，升高时提示肾上腺功能亢进。17-羟皮质类固醇反应皮质醇的水平。

(4) 血清雌二醇水平恒定不变，无排卵前、后升高现象。雌酮（E_1）/雌二醇（E_2）>1。

(5) 其他检查　PCOS肥胖患者，应测定空腹血糖及口服葡萄糖耐量试验（OGTT）；必要时应测定空腹胰岛素水平及葡萄糖负荷后血清胰岛素最高浓度。

【鉴别诊断】

1. 卵泡膜细胞增殖症　卵巢间质中出现黄素化卵泡膜细胞增生，并伴有不同程度的男性化表现，临床征象与PCOS相仿但更严重。本症患者比PCOS更肥胖，男性化更明显。血清睾酮及雌酮水平高于PCOS，LH水平正常或低于正常，多在40岁以后发病。

2. 卵巢男性化肿瘤　多为单侧实性肿瘤，进行性增大。如睾丸母细胞瘤、门细胞瘤等，可产生大量雄激素。可行B超、CT或MRI定位。

3. 肾上腺皮质增生或肿瘤　肾上腺皮质增生患者对ACTH兴奋试验反应亢进，地塞米松抑制试验有反应；肾上腺皮质肿瘤患者对这两项试验均无反应。

【治疗】

（一）一般治疗

建议PCOS患者应用运动控制超重和肥胖；每天30分钟中等至剧烈运动可有效抑制糖尿病以及代谢异常；对超重/肥胖的PCOS患者，减重可能对生殖以及代谢异常均有益，但对于正常体重的PCOS患者似乎是无效的。

（二）药物治疗

1. 诱发排卵

(1) 氯米芬（CC）：为最常用的促排卵药。适用于体内有足够量的雌激素水平，且血催乳激素（PRL）正常者。于出血第5天起，每晚服50mg，连服5天。一般连用3个月。

(2) HMG/HCG或CC/HMG/HCG方案：详见本章第一节。注意预防卵巢过度刺激综合征。

2. 抗雄激素治疗

(1) 口服避孕药：口服避孕药可使卵巢和肾上腺皮质产生的雄激素浓度降低。用药

6~12个周期可抑制毛发生长，治疗痤疮。约 2/3 患者有效。

(2) 环丙孕酮：为合成 17-羟孕酮衍生物，具有较强的抗雄激素作用。目前多用达英-35 作周期疗法，于出血第 5 日开始，每日口服 1 片，连用 21 日，停药 7 日后重复用药，共 3~6 个月。

(3) 螺内酯：是人工合成的 17-螺内酯甾类化合物。其除利尿作用外，还具有抑制卵巢和肾上腺合成雄激素，并在毛囊竞争雄激素受体。常用 50~200mg/d，连用 6~9 个月，治疗多毛。

3. 改善胰岛素抵抗　对肥胖或有胰岛素抵抗者可应用二甲双胍降低血胰岛素水平，纠正体内高雄激素状态，改善卵巢功能，提高排卵率。

（三）辅助生殖治疗：

有生育要求的 PCOS 患者，如果运动和药物治疗失败可以考虑辅助生殖治疗，通过促排卵+人工授精或者 IVF-ET 的方式提高怀孕率。

（四）手术治疗

(1) 腹腔镜下双侧卵巢打孔术：适用于严重的 PCOS 对促排卵药物治疗无效者。在腹腔镜下用电凝或激光对多囊卵巢穿刺打孔，每侧打孔 4 个为宜，可获得较高的排卵率和妊娠率。

(2) 卵巢楔形切除术：剖腹探查时首先确定诊断，然后将双侧卵巢楔形切除 1/3，以降低雄激素水平，减少多毛症状，提高妊娠率，目前已较少应用。

第四节　痛　经

凡在行经前后或月经期出现下腹疼痛、坠胀，伴腰酸或其他不适，程度较重以致影响生活和工作者称痛经（dysmenorrhea）。痛经为妇科最常见症状之一，大约有 50% 妇女有痛经，其中 10% 症状严重。痛经分原发性和继发性两类，原发性痛经是指生殖器官无器质性病变者；继发性痛经则是指由于盆腔器质性病变如子宫内膜异位症、子宫腺肌病或宫颈狭窄等所致的痛经。本节讲述原发性痛经。

【病因】　原发性痛经的确切病因不十分清楚，可能与下列因素有关。

1. 全身因素　包括精神因素如精神过度紧张、抑郁、恐惧及情绪不稳定等，神经因素如对疼痛的过分敏感或痛阈较低。与遗传因素也有一定关系。

2. 内分泌因素　近年研究发现，子宫内膜和经血中前列腺素（prostaglandin，PG）含量增高，可能是引起痛经的主要原因。由于孕激素的作用，使分泌期子宫内膜合成及释放 $PGF_{2\alpha}$ 比增殖期多，已证实痛经患者子宫内膜和经血中 $PGF_{2\alpha}$ 和 PGE_2 较正常女性明显增高，且内膜中 PG 浓度越高，痛经症状越严重。前列腺素诱发子宫平滑肌收缩，产生分娩样下腹痉挛性绞痛，导致子宫腔压力增高及子宫缺血，代谢产物积储，刺激疼痛神经元而产生疼痛。

3. 子宫因素　一般认为痛经是由于子宫肌肉痉挛性收缩导致组织缺血所致，凡是引起子宫痉挛性收缩的都可以发生痛经。如子宫极度前屈或后屈及子宫颈管狭窄时，因阻碍经血外流，而引起子宫痉挛性收缩而产生痛经。过度增厚的子宫内膜呈大片剥脱时，不易经子宫颈管排出，引起子宫收缩过强，产生痛经。

【临床表现】　原发性痛经在青少年期常见，多在初潮后第 1~2 年内发病，这时排卵周期多已建立，在孕激素作用下，分泌期子宫内膜剥脱时经血 PG 含量显著高于增殖期内膜经血中浓度。主要症状为下腹疼痛，常于经前数小时开始，月经第一天疼痛最剧，多呈痉挛性疼痛，持续时间长短不一，从数小时至 2～3 天。严重者常伴有面色苍白、出冷汗、恶心、呕吐、头痛等。疼痛一般位于下腹部，也可放射至腰骶部、外阴及肛门。妇科检查无异常发现。

【诊断与鉴别诊断】 根据月经期痛经症状，妇科检查无异常发现，临床即可诊断。但需排除引起痛经的盆腔器质性病变，继发性痛经多在初潮后数年出现症状，大多有月经过多、不孕、宫内节育器史、子宫内膜异位症、子宫腺肌病或有盆腔炎病史，妇科检查易发现引起痛经的器质性病变。腹腔镜检查最有辅助诊断价值。

【治疗】 痛经在女性中是常见的症状，部分有原发性痛经的少女长大后特别是婚后生育过后，痛经自然会缓解或消失，可不必治疗，个别情况除外。但是痛经的疼痛时间长达 3 天者应当予以治疗。原发性痛经的治疗，主要是对症治疗，以止痛、镇静为主，近年来都采用综合治疗包括精神疏导、中药、西药与针灸治疗。

1. 一般治疗 加强锻炼，增强体质，经期不食生冷及刺激性食物，注意保暖，避免重体力劳动及剧烈运动。重视精神心理治疗。

2. 前列腺素合成酶抑制剂 通过抑制前列腺素合成及产生达到止痛效果，常用药物布洛芬、双氯芬酸等。布洛芬 200～400mg 每日 3 次口服。

3. 口服避孕药 通过抑制排卵，使黄体缺乏，无内源性孕酮产生，PG 合成减少，浓度降低，达到缓解痛经的作用。

4. 解痉剂和镇静剂 可用于精神因素所致痛经的辅助治疗。地西泮（安定）2.5mg，每日 3 次口服；阿托品 0.3～0.5mg，每日 3 次口服。

第五节 绝经期综合征

绝经期综合征（menopause syndrome）指妇女绝经前后出现性激素减少所致的血管舒缩障碍和精神神经症状，如潮热、出汗、情绪不稳定、烦躁失眠等称为绝经综合征。自然绝经指卵巢内卵泡生理性耗尽，人工绝经指两侧卵巢经手术切除或放射治疗而绝经。

【内分泌变化】 卵巢衰退、雌激素分泌减少是绝经综合征的主要原因。因卵巢功能逐渐衰退，排卵次数减少，雌激素产生和分泌减少，对垂体和下丘脑的反馈调节作用减弱，导致内分泌功能失调、代谢障碍以及自主神经功能紊乱等，出现一系列绝经过渡期症状。雌激素分泌减少还干扰了中枢神经递质的代谢和分泌，表现出情绪不稳定、易激动等一系列精神症状。

【临床表现】

1. 泌尿生殖系统症状

（1）月经紊乱：绝经前多数女性出现月经紊乱，如月经周期不规则，持续时间长，经量增多；或月经稀发而逐渐绝经。

（2）生殖器官萎缩：阴道、子宫逐渐萎缩，阴道分泌物减少，阴道干燥，性交困难。盆底肌肉松弛，易出现子宫脱垂和阴道壁膨出。

（3）泌尿系统症状：尿道短缩，黏膜变薄，尿道括约肌松弛。常出现尿失禁和尿路感染。

（4）第二性征：逐渐退化，乳房逐渐萎缩。

2. 心血管系统症状 如阵发性面部潮红，头颈部胀热感，烦躁不安，易出冷汗，持续时间短者 30 秒，长则 5 分钟，症状轻者每日发作数次，重者十余次或更多，夜间或应激状态易促发。此种血管功能不稳定可历时1年，有时长达5年或更长。还可出现心慌、气短、血压升高，甚至导致冠状动脉粥样硬化性心脏病（冠心病）发作。也可伴有头痛、眩晕、耳鸣等症状。

3. 精神神经症状　绝经过渡期女性往往激动易怒，焦虑不安或情绪低落，抑郁寡欢，不能自我控制。雌激素低落还影响睡眠，记忆力和认识能力减退，使生活质量和工作效率降低。近年研究发现雌激素缺乏对发生阿尔茨海默病（Alzheimer disease）可能有潜在危险，表现为老年性痴呆，记忆丧失，定向、计算、判断障碍及性格、行为、情绪改变。

4. 代谢障碍　由于雌激素减少，可影响胆固醇、钙、磷水盐等代谢障碍，出现动脉硬化、冠心病、肥胖、骨质疏松、腰腿疼痛、骨折、水肿等症状。

【诊断】　根据病史及典型临床表现容易确诊，需除外相关的器质性病变。

1. 血清FSH及E_2测定　如FSH＞10U/L，提示卵巢储备功能下降，进入绝经过渡期。如FSH＞40U/L，E_2＜10～20pg/ml，提示卵巢功能衰竭。

2. 氯米酚兴奋试验　自月经第5日起每日口服氯米酚50mg，共5日，停药第1日测定血清FSH，如＞12 U/L提示卵巢功能减退。

【治疗】

（一）一般治疗

加强绝经过渡期知识宣传，提高女性对绝经过渡期的认识，解除思想顾虑，保证充足的睡眠。适当补充钙剂预防骨质疏松。饮食中应有充分的维生素和营养物质，可适当应用镇静剂改善睡眠，如艾司唑仑1～2mg睡前服。谷维素有助于调节自主神经功能，常用量为20mg，每日2～3次。

（二）激素替代治疗（hormone replacement therapy，HRT）

1. HRT适应证

(1) 绝经症状严重影响生活质量。

(2) 需要防治绝经后骨质疏松症。

(3) 需要预防冠心病。

2. HRT禁忌证

(1) 雌激素依赖性肿瘤，近期发生的子宫内膜癌及乳腺癌、乳腺囊性纤维性疾病、子宫肌瘤、子宫内膜异位症。

(2) 原因不明的阴道出血。

(3) 严重肝肾疾病。

(4) 近6个月内血栓栓塞性疾病。

(5) 结缔组织病。

3. 常用药物

(1) 单纯雌激素：适用于已切除子宫，无须保护子宫内膜的女性。

具体用药及剂量：结合雌激素0.3～0.625 mg/d，连续应用。

(2) 单纯孕激素：适用于绝经过渡期，调整卵巢功能衰退过程中出现的月经问题。具体用药：天然孕激素包括注射用黄体酮、口服黄体酮及阴道用黄体酮；合成孕激素包括醋酸甲羟孕酮、地屈孕酮。

(3) 雌、孕、雄激素活性的甾体化合物：适用于有完整子宫的女性。联合应用孕激素的目的在于对抗雌激素所致的子宫内膜过度生长，此外，对增进骨健康可能有协同作用，替勃龙的代谢产物具有雌激素、孕激素、雄激素的活性，故无乳腺癌及子宫内膜癌发生的危险，且用药期间阴道流血率相对较小、出血量较小，是较为理想的绝经后HRT药物，推荐每日1.25～2.5mg。

激素替代治疗中的注意事项：雌激素以能缓解症状的最小有效量为宜。应用时间长短的原则是症状缓解后即应减量以至停药。需长期应用雌激素的患者，应采用雌、孕激素联合或序贯疗法，以防长期应用雌激素使子宫内膜增生甚至癌变。

4．其他药物治疗

（1）钙剂：可用氨基酸螯合钙胶囊，每日口服1粒。

（2）维生素D：适用于围绝经期妇女缺少户外活动者，每日口服400～500U，与钙剂合用有利于钙的吸收。

（3）降钙素：为作用很强的骨吸收抑制剂，可缓解骨痛，稳定或增加骨量。有效制剂为鲑降钙素，100U肌内注射，每日或隔日一次，2周后改为50U，皮下注射，每周2～3次。少数患者可出现恶心、潮热等。

5．HRT过程中的监测和注意事项

（1）接受HRT的女性应至少每年就诊一次，包括体格检查、病史的更新、相关实验室检查（肝肾功能、血糖、血脂、宫颈防癌检查）、影像学检查（盆腔超声、乳腺超声或钼靶检查、骨密度检查）以及对生活方式的探讨，进而判断激素治疗目的是否达到、有无不良反应、个体危险/受益比是否发生改变、由良好知情的激素使用者及专业医师的判断来决定评价是否需要继续激素治疗或调整方案。

（2）HRT必须个体化，根据症状、预防需要、个人史、家族史、相关检查的结果、女性的嗜好和期望等制定治疗方案。

（3）HRT开始的时间窗非常重要，在卵巢功能开始减退并出现相关症状后即可应用，治疗的时间没有强制性限制。

（4）在45岁以前，尤其在40岁以前出现自然或医源性绝经的女性患心血管疾病及骨质疏松症的风险更高，她们可以从HRT中有更多获益，治疗应该至少持续到正常的绝经年龄。

（5）在没有明确适应证的情况下不推荐使用HRT。

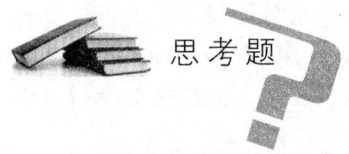

思考题

1．简述无排卵性功血的好发年龄、子宫内膜的病理变化及临床特点。
2．简述诊断性刮宫的目的、适应证及刮取时间。分段诊刮的方法和目的是什么？
3．简述雌、孕激素止血的原理，常用药物及方法。
4．闭经的诊断步骤有哪些？

（张　蕾　张玉娟）

第十九章 盆底功能障碍及生殖器官损伤性疾病

学习目标

1. 掌握盆腔器官脱垂病因、定义、临床表现、分度、治疗和预防。
2. 熟悉外阴及阴道损伤、生殖道瘘的临床表现及治疗原则。
3. 了解生殖道瘘的发病原因及预防。

第一节 外阴阴道损伤

外阴阴道损伤多发生于分娩时,也可因外伤及粗暴性交等原因引起。

一、外阴血肿

【原因及临床表现】 外阴血肿(vulvar hematoma)多发生于外伤、分娩及初次性交时,一般的外伤多因不慎跌伤或撞伤,外阴部突然触及硬物的棱角上,如硬物较尖,可伤及外阴、阴道、膀胱、直肠等。由于外阴部血管丰富,皮下组织疏松,如局部骤然受到撞击后皮下血管破裂而表皮无裂口,血液在疏松的结缔组织中迅速蔓延,形成外阴或阴道血肿。也有外阴表皮裂伤和血肿同时存在者。外阴血肿可以发展很大,表现为小阴唇极度肿胀,甚至向阴道壁方向扩展,外阴部剧烈疼痛和行动不便,甚至因巨大血肿压迫尿道而导致尿潴留,如处理不及时,可引起继发感染。检查时可见外阴或阴道内有紫蓝色块状隆起,压痛明显。

【治疗】 对外阴血肿的治疗应根据血肿的大小、是否继续增大及就诊的时间而定。

1. 血肿小,直径≤4~5cm,应卧床休息,最初24小时内局部冷敷以减少局部血流量,24小时后改用热敷、超短波或远红外线照射等治疗促进血肿吸收。

2. 血肿较大或继续增大,应及时切开血肿,清除积血,结扎出血点后予以缝合,并放置引流,术毕在血肿部位用纱布加压压迫以防继续渗血。如血肿陈旧或已经感染,应切开引流,术后应用抗生素。

3. 外阴血肿无论切开与否,在血止后,均可配合中药治疗,如内服七厘散或调敷患处,也可应用热敷、坐浴、理疗等方法治疗。

二、外阴阴道裂伤

【原因】 外阴阴道裂伤（vulvovaginal laceration）最多见于分娩时的损伤，外阴阴道发育差、粗暴的性交、外伤及药物的损伤等也可引起外阴阴道裂伤。

【临床类型】

1. 性交损伤 多见于初次性交、产后或绝经后性交。初次性交多造成处女膜的裂伤，产后及老年妇女因卵巢功能低下，阴道黏膜菲薄，组织弹性较差，粗暴的性交可造成外阴阴道裂伤，裂伤多见于处女膜、会阴体、阴道后壁及后穹窿。因外阴阴道血供丰富，损伤后立即出现疼痛及活动性出血，甚至流血过多而导致休克。

2. 外伤 常由跌伤及撞伤引起，如外阴部触及有棱角的硬物或骑车跌倒，均可导致外阴部软组织不同程度的裂伤。患者外伤后即感到外阴疼痛伴有出血。检查时可见外阴皮肤及皮下组织有明显裂口及活动性出血。

3. 分娩损伤 分娩时会阴水肿、会阴过紧弹性差、耻骨弓过低、胎儿过大、胎头娩出过快等均会导致会阴及阴道裂伤。

4. 陈旧性会阴Ⅲ度裂伤 是由于分娩时会阴Ⅲ度裂伤未及时缝合或缝合修补失败而造成。主要表现为大便失禁及不能控制排气。如肛门括约肌部分断裂，仍有一定的括约能力，能控制成形的大便，稀便则不能控制。检查可见会阴体消失，局部为陈旧性裂伤，在裂伤的两侧端，可见断缩的括约肌而形成的小凹陷，如合并直肠下段损伤，可见直肠黏膜外翻。将手指放入肛门内，嘱患者做缩肛动作，可感到局部无紧缩感。

【治疗】

1. 初次性交引起的处女膜损伤，一般损伤程度较轻，仅有少量出血，可以自愈，不需治疗。因性交、外伤或分娩引起的外阴阴道明显裂伤或伴有活动性出血时，均应及时缝合止血。缝合时将术野暴露清楚，查清解剖位置，按原解剖关系逐层缝合，缝线勿穿透直肠黏膜。

2. 分娩时造成的会阴Ⅲ度裂伤应及时修补，如产后未及时修补或修补失败，应于产后6个月再行修补术。为了减少肠道感染，术前3天服用肠道杀菌剂，进少渣饮食，手术前一日晚上给予清洁灌肠。术后保持外阴清洁，进少渣饮食，控制5日内不排便，以利伤口愈合，可口服蒙脱石散3g每日3次，或洛哌丁胺2～4mg每日3次，或复方樟脑酊2ml每日3次，连服3天，术后第5日服缓泻剂，排便后拆除会阴缝线。

3. 非意愿性性交造成的损伤 给予患者心理安慰，在检查和处理损伤时注意保护和采集证据，可顿服米非司酮25mg作为紧急避孕方法。

第二节 生殖器官瘘

生殖器官瘘是指生殖道与其邻近器官的异常通道，临床上常见的是尿瘘，其次是粪瘘，此外尚有极罕见的子宫腹壁瘘，本节仅介绍尿瘘和粪瘘。

一、尿瘘

尿瘘（urinary fistula）是指生殖道与泌尿道之间形成的异常通道。

【病因】

1. 产伤 是引起尿瘘的主要原因，多见于难产、产程延长时因胎头下降受阻，阴道壁、尿道、膀胱等软组织长时间被挤压在胎先露与耻骨联合之间，致使局部组织缺血、坏死脱落形成尿瘘。此外，难产手术如产钳术、毁胎术、剖宫产术等操作不仔细或解剖位置不清，也可直接损伤膀胱和尿道而形成尿瘘。

> **案例**
>
> 患者，女性，29岁，产后1周，阴道内有淡黄色液体流出5天就诊，患者于7天前在当地医院经胎头吸引助娩一女婴，新生儿体重4100g，第二产程2小时20分钟，产后会阴Ⅱ度裂伤，给予缝合，5天拆线，会阴伤口愈合好。5天前出现阴道内流淡黄色液体，每天需换10余片卫生巾。妇科检查：外阴、阴道呈炎性改变，阴道前壁距前穹窿约1cm处可见直径约2mm漏孔，嘱患者咳嗽，可见淡黄色液体自瘘孔溢出。
>
> 思考：请说出该患者的诊断，下一步应做的辅助检查及处理。

2. 妇科手术损伤 经腹、经腹腔镜或阴道手术时，可因解剖位置不清、组织广泛粘连、操作不仔细，而损伤输尿管、膀胱、尿道，损伤后未及时发现或修补失败，均可形成尿瘘。

3. 其他损伤 膀胱结核、宫颈癌或膀胱癌晚期，可因肿瘤侵蚀膀胱或尿道而形成尿瘘。外阴骑跨伤或骨盆骨折也可导致尿瘘。阴道内长期放置子宫托、宫旁注射硬化剂治疗子宫脱垂不当，可造成局部组织坏死而形成尿瘘。阴道内放置腐蚀性药物治疗阴道炎或其他疾病时也可造成局部组织坏死，形成尿瘘。

【分类】 根据泌尿生殖瘘发生的部位，分为膀胱阴道瘘、尿道阴道瘘、膀胱宫颈瘘及输尿管阴道瘘。其中膀胱阴道瘘临床上最多见（图19-1）。

【临床表现】

1. 漏尿 出现的时间因产生瘘孔的原因不同而有所区别。分娩时局部组织压迫及手术时组织剥离过度所致的组织坏死而形成者，多在产后或术后3~7天开始漏尿。手术直接损伤未修补者，术后即开始漏尿。漏尿量的多少因漏孔的部位、大小不同而异。尿道阴道瘘如尿道括约肌未损伤，只在膀胱充盈时才漏尿。膀胱阴道瘘及膀胱宫颈瘘瘘孔较大者，尿液完

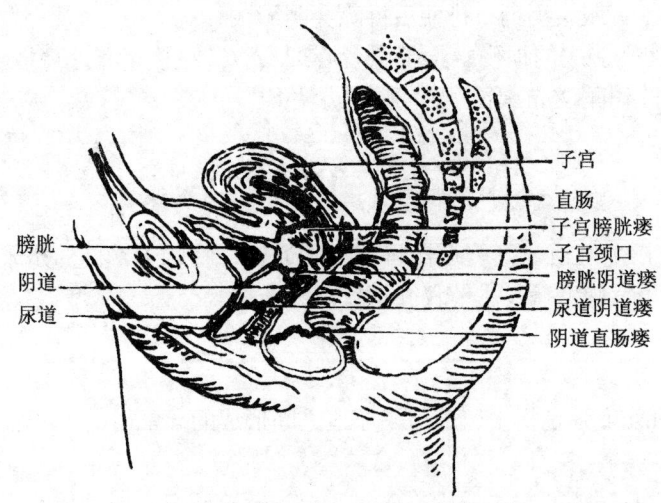

图19-1 女性生殖器官瘘

全失控，日夜自阴道流出。若瘘孔小或曲折迂回则在膀胱充盈时或改变体位时才有尿液漏出。单侧输尿管阴道瘘，因对侧输尿管正常，尿液仍可进入膀胱，在漏尿的同时仍有自主排尿。

2．感染　由于尿液长期刺激外阴、臀部及大腿内侧皮肤，局部多伴有皮炎或湿疹，表现为外阴瘙痒灼痛。因瘘孔与外界相通，易引起上行感染，故可伴有膀胱炎及肾盂肾炎。

3．其他症状　因阴道瘢痕狭窄可致性交困难，部分患者表现长期闭经或月经稀少，可能与精神创伤有关。因尿液淋漓不断、衣裤潮湿、局部皮炎或湿疹给患者肉体和精神上带来极大的痛苦，影响工作和休息。

【诊断】

1．病史　通过询问病史，不难找出尿瘘的原因，出生后即漏尿者，多为先天性泌尿道畸形。长期发热、尿急、尿痛后漏尿者考虑为结核性尿瘘。难产后漏尿者多由产伤造成。因妇科手术损伤输尿管者一般在术后数天内漏尿，除漏尿外尚能自行排尿。因肿瘤、放射、外伤及应用子宫托造成的尿瘘均有明确的病史。

2．妇科检查　仔细行妇科检查，明确瘘孔的部位、大小、数目、周围瘢痕组织的情况，有无阴道及尿道狭窄等，较大的瘘孔多可触及，用阴道窥器检查即可看到。瘘孔较小或位于耻骨联合后方难以暴露时，嘱患者取胸膝卧位，以单叶阴道拉钩将阴道后壁向上拉起，充分暴露瘘孔，嘱患者咳嗽，可见尿液自瘘孔溢出，常用子宫探针或金属导尿管插入尿道，了解尿道的长度，有无狭窄、尿道是否通畅，也可将探针插入膀胱，与阴道内的手指配合检查确定瘘孔位置。

3．辅助检查

1）亚甲蓝试验：用于鉴别尿瘘的类型。将稀释的亚甲蓝液200ml经尿道注入膀胱，观察蓝染的尿液从阴道流出的孔道，如注入亚甲蓝液后从阴道流出的为清亮的尿液，说明阴道的尿液来自膀胱以上的部位，可初步诊断为一侧输尿管阴道瘘；蓝色尿液经阴道壁小孔溢出者为膀胱阴道瘘；蓝色尿液从宫颈外口流出者为膀胱宫颈瘘。

2）膀胱镜检查：可了解膀胱内的情况，明确膀胱瘘孔的位置和数目，有无炎症、结石、憩室。必要时行双侧输尿管插管，若为输尿管瘘，该侧的输尿管导管插入受阻。

3）靛胭脂试验：亚甲蓝试验瘘孔流出清亮的尿液者，静脉推入靛胭脂5ml，5～7分钟后可见蓝色尿液自瘘孔流出即可诊断为输尿管阴道瘘。

4）肾盂输尿管造影：输尿管阴道瘘经上述检查仍不能确诊者，或者需了解双侧肾功能情况，可行肾盂输尿管造影。

5）排泄性尿路造影：在限制饮水12小时及肠道充分准备下，静脉注射76%复方泛影葡胺20ml，分别在注射后5、15、30、45分钟摄片，了解双肾功能及输尿管有无异常。用于诊断输尿管阴道瘘、结核性尿瘘和先天性输尿管异常。

【治疗】以手术治疗为主，但对结核、肿瘤所致者先行病因治疗，产后和妇科手术后7日内发生的尿瘘，经留置导尿管和输尿管导管后有自行愈合可能。对年老体弱不能耐受手术者采用尿收集器保守治疗。

1．手术时间　器械损伤所致的新鲜瘘孔立即修补，因感染、组织坏死不宜手术或手术修补失败者，待3～6个月局部炎症消失、水肿消退，局部血供恢复正常后再行手术。手术于月经干净后3～7日内进行。

2. 手术途径　经阴道或经腹部进行，膀胱阴道瘘和尿道阴道瘘绝大多数经阴道手术，输尿管阴道瘘则需经腹手术。

3. 术前准备　目的是为手术创造条件，促进伤口愈合。①术前3～5日用1：5000高锰酸钾溶液坐浴；②患外阴湿疹者先局部涂擦氧化锌软膏，痊愈后再手术；③老年妇女或闭经患者，术前先口服少量雌激素半个月，促进上皮增生，有利于伤口愈合；④术前应用地塞米松促进瘢痕软化；⑤术前行尿液检查，有感染者先控制感染，再行手术。

4. 术后护理　是保证手术成功的重要环节，应用抗生素预防感染，保证导尿管或膀胱造瘘管通畅，导尿管放置7～14天，术后多饮水，每日进液量不少于3000ml，以达到自身冲洗膀胱的目的，保持外阴清洁。

【预防】　提高产科质量及妇科手术技术，绝大多数尿瘘是可以预防的。孕期应定期行产前检查，以便早期发现异常情况，细致观察产程，正确处理异常分娩，防止第二产程延长及滞产，预防产伤所致的尿瘘。经阴道手术分娩者，术前先导尿，术后常规检查生殖道泌尿道有无损伤，对膀胱和阴道压迫过久疑有损伤可能者，产后应留置尿管，持续开放10～14日，保持膀胱空虚，改善局部血运，防止形成尿瘘。妇科手术时损伤所致的尿瘘，多因子宫全切术时损伤输尿管，对盆腔器官有广泛粘连时应充分暴露输尿管，辨清解剖关系后再行手术，以免损伤输尿管，发现损伤应立即修补防止尿瘘形成。

二、粪瘘

粪瘘（fecal fistula）是指肠道与生殖道之间的异常沟通，粪便由阴道后壁排出。粪瘘中最常见的是直肠阴道瘘。

【病因】　多因分娩时胎头长时间压迫阴道后壁及直肠，造成缺血坏死是粪瘘的主要原因。分娩时Ⅲ度会阴裂伤缝合修补后直肠未愈合，或缝合时缝线穿透直肠黏膜；会阴切开缝合时，缝线穿透直肠黏膜未被发现，均可发生粪瘘。

【临床表现】　直肠瘘孔较大者，粪便经阴道排出，量较多，稀便时持续外流，不能控制。若瘘孔小，在粪便成形时，阴道无粪便，但阴道内有阵发性排气现象，若为稀便则由阴道流出。瘘孔部位高者，大便可积于阴道内，造成感染。外阴受粪便刺激常发生外阴皮炎。

【诊断】　粪瘘一般均有明显的病因。大的瘘孔在阴道窥器检查时可直接窥见瘘孔。小的瘘孔往往在阴道后壁见到一鲜红的小肉芽样组织，若从此处插入探针，另一手示指放入直肠内能触及探针即可确诊。

【治疗】　粪瘘均需手术治疗，一般经阴道修补。由压迫坏死形成的粪瘘应等待3～6个月，炎症完全消退后再行手术。术前3日无渣饮食，1：5000高锰酸钾溶液坐浴，每日1～2次，口服诺氟沙星或甲硝唑、庆大霉素控制肠道细菌，手术前日晚及术日晨行清洁灌肠。术后保持外阴清洁，0.5%聚维酮碘（碘伏）棉球擦洗每日2次；进少渣饮食4日；口服阿片全碱10mg，每日3次，连服4日；控制不排便，术后第5天服缓泻剂，常用液状石蜡30ml口服，排便后拆线。

【预防】　正确处理难产，缩短第二产程，避免第二产程延长；注意保护会阴，防止会阴Ⅲ度裂伤，会阴切开及裂伤缝合时注意恢复其解剖关系，缝合后常规肛诊检查，如发现有缝线穿透直肠黏膜，应立即拆除重缝。

第三节 阴道壁膨出及子宫脱垂

> **案例**
>
> 患者，女性，69岁，曾生育4胎，患慢性支气管炎20年，经常咳嗽。近8年来感觉阴道口有块状物脱出，开始时，卧床休息后块状物可消失，近3年来块状物逐渐增大，平卧后也不能消失，并伴尿频、尿失禁。妇科检查：阴道前后壁均部分膨出阴道口外，宫颈及大部分宫体脱出阴道口外，双附件区未触及异常。
>
> 思考：请说出该病例的临床诊断、临床分度及该病的主要致病因素。

正常子宫的位置靠盆底肌肉和筋膜及子宫的各韧带来维持。站立时子宫呈前倾前屈位，子宫的纵轴与阴道的纵轴间呈 90°～100°，即使腹压增加，宫颈仍位于坐骨棘水平以上，子宫可因膀胱、直肠充盈或姿势不同位置稍有改变，但并不下移。当盆底支持组织因退化、创伤等因素导致其张力减低使支持功能薄弱时，发生盆底功能障碍。临床上最常见的为阴道壁膨出和子宫脱垂（图19-2）。

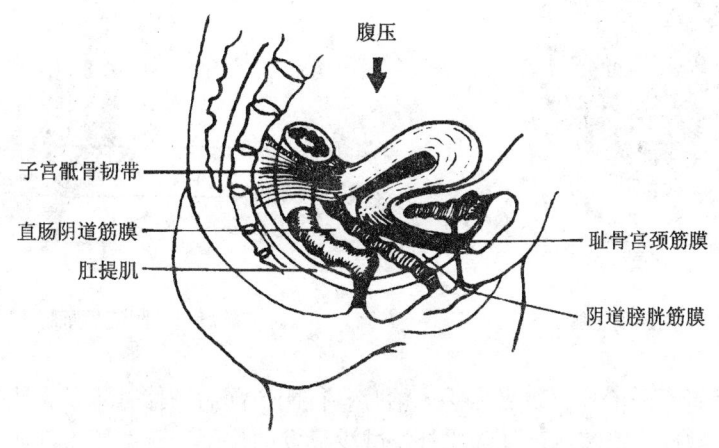

图 19-2 子宫正常位置的维持

一、阴道壁膨出

阴道壁膨出，包括前阴道壁及后阴道壁膨出，多伴有不同程度的子宫脱垂。

【病因】 阴道前壁支持组织主要是耻骨宫颈和膀胱宫颈韧带及泌尿生殖膈的深筋膜。阴道后壁主要依靠直肠阴道筋膜与耻骨尾骨肌的支持。在分娩过程中，当胎头经过阴道时，可使上述筋膜、韧带过度伸展或撕裂，或产褥期过早参加体力劳动，使阴道支持组织不能恢复正常，即可导致不同程度的阴道壁膨出。

【分度】 临床上传统分度为3度。以屏气下膨出最大限度来判定。

轻度：阴道壁形成球状物，向下膨出，已达处女膜缘，但仍在阴道内。

中度：部分阴道壁已膨出阴道口以外。

重度：阴道壁全部膨出于阴道口以外（图 19-3）。

【临床表现】

1. 阴道前壁膨出（膀胱膨出）轻者无明显症状，重者自述阴道内有肿物脱出，常有下坠感，腰酸。长久站立、向下用力或积尿时阴道内块状物增大，卧床休息、排尿后缩小。阴道前壁合并膀胱膨出时，尿道膀胱后角变锐，常出现排尿困难并发生尿潴留，甚至继发尿路感染。若膀胱膨出合并尿道膨出、阴道前壁完全膨出时，尿道膀胱后角消失，可在用力、咳嗽等腹压增加时有尿液溢出，称张力性尿失禁。

检查时可见阴道口松弛，阴道前壁呈球状膨出，阴道壁黏膜皱襞消失，用力时膨出部显著增大，若同时有尿液溢出，表明合并膀胱膨出及尿道膨出，消毒后插入金属导尿管，可在膨出部触及导尿管。根据患者屏气后膨出的程度确定分度，并确定是否存在张力性尿失禁。

2. 阴道后壁膨出　阴道后壁膨出常伴有直肠膨出。阴道后壁膨出可单独存在或合并阴道前壁膨出。轻者仅有肿物突出，重者可有下坠感、腰酸及大便困难，甚至需要用手指向后压迫膨出的阴道后壁方能排便。检查时可见阴道后壁呈半球状物膨出，用腹压时膨出增大。肛诊时如手指直接进入膨出部即可确诊（图 19-4）。

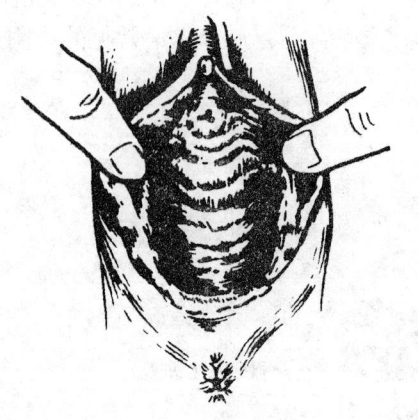

图 19-3　阴道前壁膨出

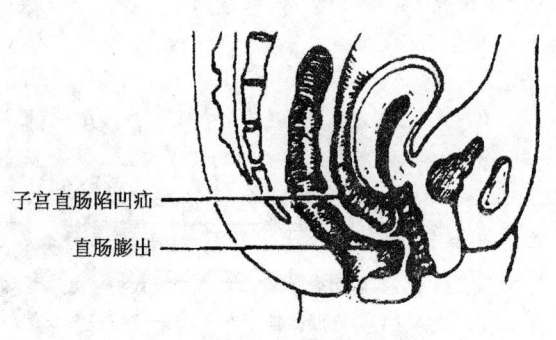

图 19-4　阴道后壁膨出

【治疗】　轻者不需治疗，重者需手术治疗，行阴道前后壁修补术及会阴修补术，加用医用合成网片或生物补片能够达到加强修补、减少复发的作用。合并压力性尿失禁者应同时行膀胱颈悬吊手术或阴道无张力尿道中段悬吊带术。

【预防】　预防和治疗腹压增加的疾病，避免重体力劳动。正确指导和处理分娩，头盆不称者及早行剖宫产手术，宫口未开全时不要过早用力向下屏气，对会阴体长、胎头较大或第二产程延长者应及时做会阴切开，发生会阴撕裂应按解剖部位缝合。产后避免过早参加体力劳动。提倡产后保健操运动，有助于骨盆底肌肉及筋膜张力的恢复。

二、子宫脱垂

子宫从正常位置沿阴道下降，子宫颈外口达坐骨棘水平以下，甚至子宫全部脱出于阴道口外，称为子宫脱垂（uterine prolapse）。子宫脱垂常伴发阴道前后壁膨出。

【病因】

1. 分娩损伤　为子宫脱垂的主要原因，在分娩时特别是经阴道手术助产或第二产程延长者，盆底肌肉筋膜及子宫韧带过度伸展甚至撕裂，张力下降，导致盆底组织松弛，失去对子宫的支撑功能。产妇过早参加体力劳动，特别是重体力劳动，影响盆底组织张力的恢复，导致未复旧的子宫有不同程度的下移。

2．盆底组织松弛　营养不良、体质虚弱、绝经后或长期哺乳的妇女，可因子宫周围结缔组织软弱或雌激素水平低下，盆底组织失去支持力而发生子宫脱垂。年轻未孕妇女发生子宫脱垂，是因盆底肌肉筋膜先天发育不良所致。

3．腹压增加　凡长期使腹压增加的疾病，如慢性咳嗽、便秘、腹水、腹部巨大肿瘤及经常超重负荷的妇女，均可诱发或加重子宫脱垂。

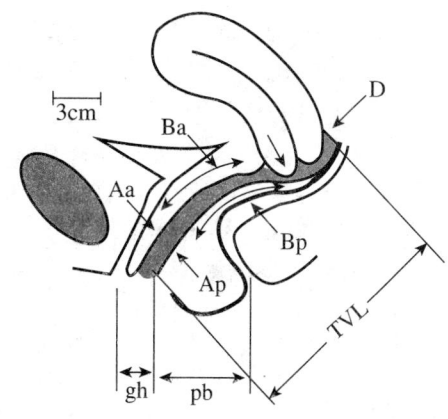

图 19-5　POP-Q 分类法

【分度】　目前国外多采用 Bump 提出的盆腔器官脱垂定量分度法（pelvic organ prolapse quantitation，POP-Q）。此分期系统是分别利用阴道前壁、阴道顶端、阴道后壁上的 2 个解剖指示点与处女膜的关系来界定盆腔器官的脱垂程度。POP 伴有临床症状是医师界定患者是否需要进行治疗干预的重要依据。其严重程度与解剖学改变不完全呈正相关关系。

1．分类　根据脱垂的部位，POP 可以分为子宫脱垂、阴道穹窿脱垂、阴道前壁膨出、阴道后壁膨出及子宫直肠窝疝等。而膀胱膨出、直肠膨出的传统提法由于应用广泛，仍然适用。

近代又将女性盆腔分为前、中、后 3 个区域，因此盆腔脏器脱垂又被分为：

（1）前盆腔缺陷：包括膀胱及阴道前壁膨出以及尿失禁；

（2）中盆腔缺陷：包括子宫及阴道穹隆脱垂（切除子宫者）；

（3）后盆腔缺陷：包括阴道后壁及直肠膨出，可同时合并有肠疝。

2．盆腔器官脱垂分度（POP-Q 分类法）见表 19-1。

表 19-1　POP-Q 分类法

分度	内容
0	没有脱垂，Aa，Ap，Ba，Bp 都是 -3cm，C 点在 TVL 和 -（TVL-2cm）之间
Ⅰ	脱垂最远处在处女膜内，距处女膜 > 1cm
Ⅱ	脱垂最远处在处女膜边缘 1cm 内，不论在处女膜内还是外
Ⅲ	脱垂最远处在处女膜外，距离处女膜边缘 > 1cm 但 < 2cm，并 < TVL
Ⅳ	阴道完全或几乎完全脱垂，脱垂最远处超过或等于 +（TVL-2cm）

【临床表现】

1．下坠感及腰骶酸痛　是由于盆腔腹膜、韧带受脱垂子宫的牵拉及盆腔充血所致，常在走路、久站或较强的体力劳动后坠痛加重。

2．阴道有块状物脱出　多在行走、站立、劳动等腹压增加时有块状物自阴道脱出，经平卧休息后可变小或消失。Ⅲ度脱垂者，即使休息后块状物也不能回缩，需用手推送才能还纳至阴道内，有的用手都不能还纳（图 19-6）。

3．大小便症状　因Ⅲ度子宫脱垂常伴有膀胱膨出及直肠膨出，故常有排尿或排便困难，因排尿困难及尿潴留，易继发感染或发生张力性尿失禁。

4．阴道分泌物增多　脱出的宫颈及阴道壁因局部血液循环障碍可表现为充血、水肿和分泌物增多，如长期摩擦还可出现糜烂、溃疡及感染，表现为脓血性渗出。

5．检查可见子宫有不同程度的脱垂，Ⅱ、Ⅲ度子宫脱垂患者的宫颈及阴道多明显增厚，宫颈肥大或糜烂，宫颈管显著延长。

【诊断】　根据临床表现诊断多无困难，通过妇科检查应明确以下几点，以决定治疗方案。

1．张力性尿失禁　取膀胱截石位，嘱事先憋尿，让患者咳嗽，观察有无尿液溢出，如有尿液溢出，检查者用示、中指分别置于尿道两旁，稍加压，再嘱患者咳嗽，如能控制尿外溢，表示有张性力尿失禁存在（图19-7）。

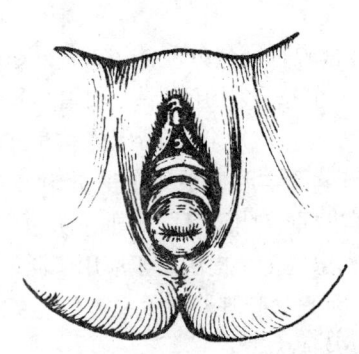

图19-6　子宫脱垂外观

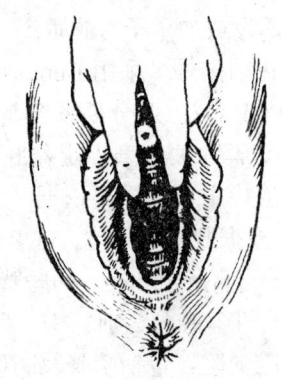

图19-7　张力性尿失禁检查法

2．子宫脱垂的程度　嘱患者向下屏气，观察有无宫颈脱出及脱出部的下降程度。

3．阴道壁脱垂及会阴情况　包括有无阴道壁脱垂及其程度，肛门括约肌紧张度，会阴裂伤及会阴松弛程度。

【鉴别诊断】

1．子宫黏膜下肌瘤　有月经过多的病史，脱出物的表面找不到宫颈口，沿肿物向上检查可触及肿物的蒂部及其周围的宫颈。

2．阴道壁囊肿　肿物在阴道壁内，固定、界限清楚。

【治疗】

原则：POP的处理可以分为随诊观察、非手术治疗和手术治疗。

对于无自觉症状的轻度脱垂（POP-Q Ⅰ～Ⅱ度，尤其是脱垂最低点位于处女膜之上）患者，可以选择随诊观察，也可以辅助非手术治疗。

治疗分为非手术治疗和手术治疗，只适用于有症状的患者，包括脱垂特异性症状以及相关的排尿、排便、性功能障碍等。

治疗前应充分了解每位患者的症状及对其生命质量的影响，确定治疗目标。对于可以耐受症状且不愿意接受治疗的患者，特别是重度脱垂（POP-Q Ⅲ～Ⅳ度）的患者，必须定期随访监测疾病进展情况以及有无排尿、排便功能障碍，特别是泌尿系统梗阻问题。

（一）非手术治疗

1．一般疗法　加强营养，增强体质，适当安排休息和工作，避免重体力劳动，积极治疗慢性咳嗽、便秘等。

2．盆底肌肉锻炼和物理疗法　盆底肌肉（肛提肌）锻炼，也称 Kegel 锻炼，可增加盆底肌肉群的张力。嘱患者做缩肛运动，用力收缩盆底肌肉3秒以上放松，每次10～15分钟，每日2～3次。可用于所有程度子宫脱垂患者，重度手术后可辅以盆底肌肉锻炼治疗。辅助生物反馈治疗效果优于自身锻炼。

3．中药和针灸　补中益气汤（丸）等有促进盆底肌肉张力恢复、缓解局部症状的作用。

4．放置子宫托　是一种支持子宫、子宫颈及盆底组织的用具，适用于Ⅰ度及Ⅱ度轻子宫脱垂、阴道壁Ⅰ度及Ⅱ度膨出、有生育要求及体质差不能耐受手术者。子宫托疗法，方法简便，安全易行，患者既可参加劳动又可支持盆底组织，达到治疗目的。子宫托有喇叭型、环型、球型等，国内常用喇叭型（图19-8）。分大、中、小号，以放入阴道无不适感及不脱出为宜（图19-9）。使用子宫托应注意，生殖道有急、慢性炎症者不宜使用，应日放夜取，以免放置过久引起溃疡，甚至局部组织缺血坏死。

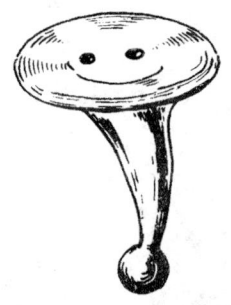
图19-8　喇叭型子宫托

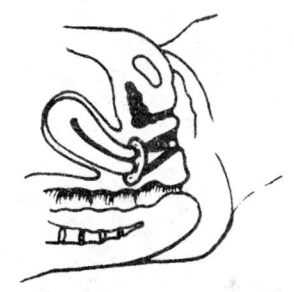
图19-9　子宫托放入阴道内

（二）手术治疗

对脱垂超出处女膜且有症状者可考虑手术治疗。根据患者的年龄、有无生育要求、脱垂的程度及全身情况，个体化治疗。手术的目的是缓解症状、恢复正常的解剖位置和脏器功能，提高生活质量并能维持效果。常选用以下手术方法，合并压力性尿失禁者应同时行尿道中段悬吊术或膀胱颈悬吊术。

1）曼氏手术，即曼彻斯特手术（Manchester operation）：包括阴道前后壁修补术加缩短主韧带及子宫颈部分切除术。适用于年轻、宫颈较长且希望保留生育功能的患者。

2）经阴道全子宫切除及阴道前后壁修补术：适用年龄较大、无需考虑生育功能的患者，但重度子宫脱垂患者的术后复发概率较高。

3）阴道封闭术：分阴道全封闭术和阴道半封闭术（又称 LeFort 手术）。该手术将阴道前后壁分别剥离长方形黏膜面，再将阴道前后壁剥离创面相对缝合以完全或部分封闭阴道。适用于年老体弱不能耐受大手术及无性生活要求者，术前应排除子宫及宫颈的恶性病变，术后失去性交功能。

4）盆底重建手术：对于复发患者或存在有手术失败高危因素的患者，可建议转上级医院行盆底重建手术治疗。

【预防】　盆底功能障碍性疾病是一种退行性疾病，应做到预防为主，防治结合。

1. 青年时期　做好计划生育，避免多产；加强孕期产褥期保健，定期做产前检查，孕期注意劳动保护，尤其怀孕晚期，应适当休息，不要参加过重体力劳动。用新法接生，及时处理滞产、难产，减少盆底损伤；产后注意休息，增加营养，做产后体操，做腹肌和提肛肌收缩锻炼。早下床活动，但不宜做过多过重的体力劳动，也应避免久站、久坐、久蹲。

2. 中老年时期　从中年开始做盆底肌锻炼，及时治疗便秘、慢性咳嗽，适当控制体重，应尽量减少提重物和增加腹压的锻炼项目。

思考题

1. 简述盆腔器官脱垂的原因及预防措施。
2. 盆腔器官脱垂的治疗方法有哪些？
3. 如何鉴别瘘的类型？

（张　蕾　王杏茶）

第二十章 女性生殖器官发育异常

学习目标

1. 熟悉处女膜闭锁的诊断和治疗,阴道发育异常的常见类型及特点。
2. 了解阴道发育异常的治疗方法,子宫发育异常的分类及治疗。

案例

患者,15岁,主因无月经来潮,周期性下腹痛6个月就诊。近6个月无诱因出现下腹痛,间隔20余天腹痛发生一次,每次持续3~4天,伴有下坠感,能自行缓解,自幼无月经来潮。查体:发育正常,外阴检查处女膜略膨隆,无阴道开口,肛诊阴道内有球状包块向直肠突出,轻压痛。子宫触诊不清,双附件区无异常。

思考:该患者的初步诊断是什么?需做哪些辅助检查?如何治疗?

女性生殖器官是由不同的始基,经过胚胎发育形成时期的一系列复杂分化演变过程而形成的。在胚胎的发育过程中若有内在的因素,如染色体、H-Y抗原、5α-还原酶及其受体的干扰,或外在因素的影响,均可造成女性生殖器官发育停滞或发育异常,称为女性生殖器官发育异常或先天性畸形。

第一节 处女膜闭锁

处女膜闭锁(imperforate hymen)又称无孔处女膜,是临床较常见的生殖器官畸形。其发生原因是由于泌尿生殖窦上皮增生的下界未能向前庭贯通所致。阴道发育正常,由于处女膜闭锁,少女在青春期初潮时,经血无法排出,潴留于阴道内,反复多次月经来潮后阴道积血增多而发展成宫腔、输卵管积血,甚至经血倒流至腹腔,造成腹腔积血,也可导致子宫内膜异位症。

【诊断】

1. 青春期无月经来潮,出现周期性进行性的下腹部坠痛,严重者伴有肛门及阴道胀痛或便秘、尿频、排尿不畅,甚至出现尿潴留等症状。

2. 妇科检查可见处女膜呈紫蓝色向外膨隆,无阴道开口。肛门指诊时可触及阴道呈长

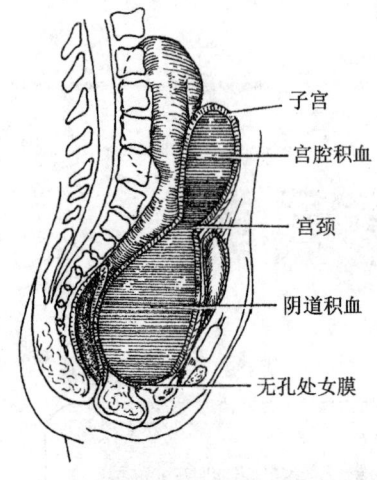

图 20-1 处女膜闭锁并发阴道和宫腔积血（矢状面）

形肿物向直肠前壁突出，有囊性感，触痛明显。宫腔积血严重者下腹部正中可触及包块，尤其行肛腹诊检查时更易触及。用力向下压迫包块时，可见处女膜向外膨隆更明显（图20-1）。

3．盆腔 B 型超声检查可发现子宫和阴道内有积液。

【治疗】

1．确诊后应在局麻下或骶麻下手术。先用粗针头于处女膜膨隆正中部穿刺，抽出褐色黏稠积血后，将处女膜行"X"形切开，清除积血并剪除多余的处女膜瓣，使切口呈圆形，再用 3-0 可吸收线间断缝合切口边缘，以防止粘连并保持引流通畅。术后检查阴道口以能容一指为好，常规检查宫颈是否正常。

2．术后保持外阴清洁，留置导尿管 1～2 天，外阴部置消毒的会阴垫，每日外阴擦洗两次至积血排净。

3．围手术期应用抗生素预防感染。

第二节　阴道发育异常

一、先天性无阴道

先天性无阴道（congenital absence of vagina）为双侧副中肾管未发育，或者副中肾管尾端发育停滞未向下延伸所致。先天性无阴道常伴发无子宫或始基子宫，但卵巢发育正常。临床症状为青春期后无月经来潮，或婚后性交困难而就诊。若子宫发育正常者，可因经血潴留引起周期性下腹坠痛。检查第二性征发育正常，染色体为 46XX。妇科检查外阴发育正常，无阴道开口或阴道外口处为一浅凹陷，也可有短浅的阴道盲端，肛查触不到子宫颈及子宫，或可能触及肌性结节。盆腔 B 超检查无子宫。

【治疗】　先天性无阴道无子宫者，应行人工阴道成形术，宜在结婚前进行。对少数子宫发育正常者，应在出现周期性下腹部疼痛时进行治疗，治疗方法为人工阴道成形术，可采用腹膜代阴道、乙状结肠代阴道等。对准备有性生活的先天无阴道患者，有短浅阴道者可先用机械扩张法，按顺序由小到大使用阴道模型局部加压扩张，可逐渐加深阴道长度，直至能满足性生活要求为止；阴道模型夜间放置日间取出，便于工作和生活，以达到满足性生活要求为目的。

二、阴道纵隔

阴道纵隔（longitudinal vaginal septum）为双侧副中肾管下段会合后，其中隔未消失或未完全消失所致。按中隔消失的程度，可分完全性及不完全性纵隔两种。完全性纵隔形成双阴道，常合并双宫颈、双子宫。有时纵隔偏向一侧则形成斜隔，致该侧阴道闭锁，可出现经血潴留形成阴道侧方包块。阴道纵隔多无症状，如双阴道宽松不影响性生活，患者无症状，双阴道窄小则引起性交困难。分娩时纵隔对胎先露的影响取决于纵隔的部位和韧度。

【治疗】　绝大多数阴道纵隔无症状，一般不需治疗，如伴有性交困难应行纵隔切开术。

临产后如纵隔影响先露下降可在纵隔中央切开，分娩后缝扎止血。因阴道纵膈影响性交导致不孕患者，切除纵膈可能提高受孕机会。

三、阴道横隔

阴道横隔（transverse vaginal septum）为双侧副中肾管会合后的尾端与泌尿生殖窦相接处未贯通或部分贯通所致。阴道横隔以阴道中上段交界处为多见，分完全性与不完全性两种：完全性横隔少见，不完全横隔较多见，多在横隔中央或侧方有一小孔，故经血可流出，横隔位置较高者，不影响性生活和受孕，常在分娩或妇科检查时发现，位置较低者，可影响性生活，或分娩时影响胎先露的下降。也有因青春期经血排出不畅而有痛经，或因横隔无孔经血潴留引起周期性下腹坠痛。

【治疗】 需行横隔切开术，剪去多余的组织，间断缝合切缘防止粘连，术后短时间放置模型，防止阴道挛缩。如在分娩时发现横隔，横隔薄者可于横隔撑薄时切开后胎儿即经阴道娩出，间断缝合切缘，横隔厚者应行剖宫产术结束分娩。

第三节　子宫发育异常

【分类】

（一）子宫未发育或发育不全

1. 先天性无子宫（congenital absence of uterus）　为两侧副中肾管中段及尾段未发育，未能在中线会合形成子宫。常合并无阴道，但卵巢发育正常，临床表现为原发性闭经，第二性征正常，肛查触不到子宫，偶尔在膀胱后触及一横行的索条状组织。

2. 始基子宫（primordial uterus）　又称痕迹子宫，为双侧副中肾管向中线横行伸展会合后不久停止发育所致。子宫极小，仅长1～3cm，无宫腔，多数因无子宫内膜而无月经。

3. 子宫发育不良（hypoplasia of uterus）　又称幼稚子宫，是因两侧副中肾管融合后在短时间内即停止发育。子宫发育小于正常，子宫颈相对较长而外口小，宫体和宫颈之比为1：1或2：3，有时子宫体呈极度的前屈或后屈。临床表现为月经量过少，婚后不孕，直肠—腹部诊可扪及小而活动的子宫。

（二）子宫发育畸形

1. 双子宫（uterus didelphys）　为两侧副中肾管完全未融合，各自发育形成双子宫、双宫颈及双阴道。左右侧子宫各有单一的卵巢和输卵管。患者多无自觉症状，不影响生育，常在产前检查、人工流产或分娩时被发现。偶有双子宫单阴道，或双子宫伴阴道纵隔，常因性交困难或经血流出不畅而就诊。妊娠晚期胎位异常率增加，产程中难产机会增多，以子宫收缩乏力、胎先露下降受阻为常见。

2. 双角子宫（uterus bicornis）及鞍状子宫（saddle form uterus）　两副中肾管中段的上部未完全融合而形成双角子宫，轻者仅子宫底部下陷而呈鞍状或弧形。一般无症状，妊娠后易发生流产及胎位异常。

3. 单角子宫（uterus unicornis）　仅一侧副中肾管发育而成为单角子宫，常偏向一侧，仅有一条输卵管及一个卵巢，未发育侧的输卵管及卵巢多缺如。单角子宫一旦妊娠，多发生流产或早产。

4. 残角子宫（rudimentary horn of uterus）　为一侧副中肾管发育正常，另一侧发育不全形成残角子宫，正常子宫与残角子宫各有一条输卵管和一个卵巢。多数残角子宫与对侧的正常宫腔不相通仅有纤维带相连，若残角子宫内膜无功能，多无自觉症状，若残角子宫内膜有功能，可因宫腔积血而引起痛经，甚至并发盆腔子宫内膜异位症。偶有残角子宫妊娠至16~20周时发生破裂，出现典型输卵管妊娠破裂的症状和体征，若不及时手术治疗可因大量内出血而危及生命。

5．纵隔子宫（uterus septum）　为两侧副中肾管融合不全，在宫腔内形成中隔所致。子宫外形正常，由宫底至宫颈内口将宫腔完全隔为两部分为完全纵隔，仅部分隔开者为不全纵隔。纵隔子宫易发生流产、早产及胎位异常。子宫输卵管造影及宫腔镜检查是诊断纵隔子宫的可靠方法（图20-2）。

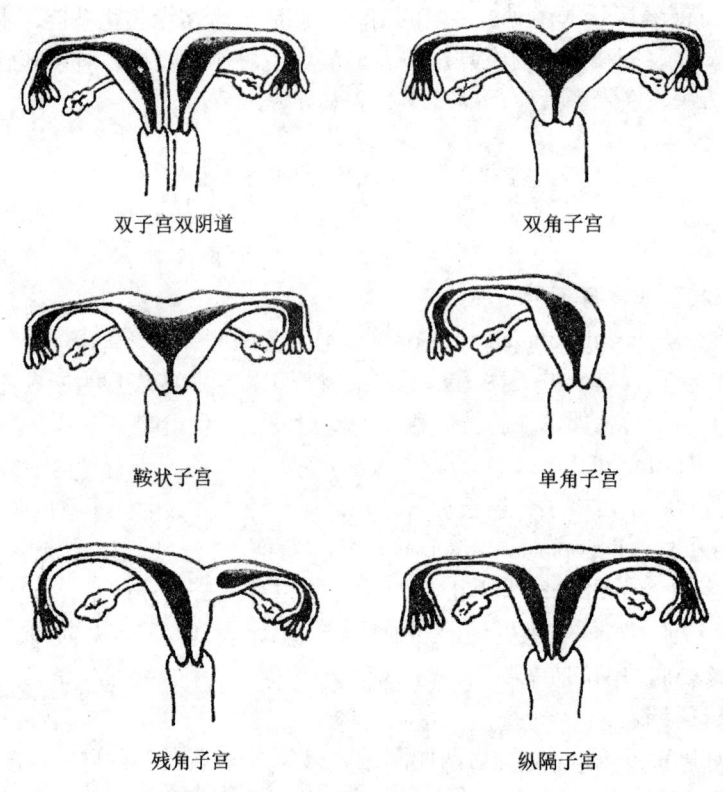

图 20-2　各种子宫发育畸形

【治疗】　可根据子宫发育的情况及临床表现采取相应的治疗措施。

1．因先天性无子宫或始基子宫引起的原发闭经不需治疗。子宫发育不良者，可于月经第5天开始，每晚口服妊马雌酮0.625mg，共21日，下次来月经第5日重复应用，共3~6个周期，以促进子宫发育。

2．如因双角子宫或纵隔子宫引起的反复流产，可行子宫整形术或宫腔镜下行纵隔切除术。妊娠分娩时，为防止子宫破裂，宜采用剖宫产术结束分娩。

3．双子宫妊娠行人工流产时，术前先做B型超声，以免误吸非孕侧的子宫或漏吸或导致子宫穿孔。因子宫发育异常引起的难产应行剖宫产术。

4．残角子宫患者确诊后应做残角子宫切除术。

第四节 性分化与发育异常

性别的分化与发育过程是一个非常复杂的过程。男女性腺及内外生殖器的发育是由多种因素决定的，任何一个因素异常都可导致性发育异常，其中最关键的因素是：性染色体、性腺与性激素。

一、性染色体异常

决定性别的根本因素是性染色体。性染色体异常包括染色体数与结构异常。常见的性染色体异常包括：

1．先天性卵巢发育不全　也称特纳综合征（Turner syndrome），其性染色体为45，X，染色体缺失一个X。也可有多种嵌合体，如45，X/46，XX等。临床特点为身材矮小，颈蹼，发育幼稚的外阴阴道，子宫小或缺如，卵巢呈条索状。

2．XO/XY性腺发育不全　此类患者染色体为45，X/46XY，有双侧发育不全的卵巢或睾丸，或一侧为发育不全的性腺伴另一侧发育不全的卵巢或条索状性腺。临床特征有Turner综合征的表现，有时可见增大的阴蒂。内外生殖器的发育依赖于性腺发育的程度。若睾丸发育不全，该侧可有部分中肾管与副中肾管两个系统的生殖器官。睾酮不足时可出现外生殖器模糊。凡有Y染色体而性腺发育不全者，发生性腺肿瘤的可能性较大。

3．超雌　女性有两个以上的X染色体，如47，XXX，称为超雌。多X的特点为智力低下，X越多，智力低下程度越严重。常伴发育差的乳房及外生殖器，卵巢常萎缩，但也有报道可有正常月经甚至生育者。

4．真两性畸形（true hermaphroditism）　此类患者性染色体可有数目异常与各种嵌合型。外生殖器可见阴蒂肥大或小阴茎。在真两性畸形中，如染色体正常，46，XX或46，XY，但性腺属真两性畸形，常归入性腺发育异常。

5．46，XX/46，XY性腺发育不全　类似于XO/XY性腺发育不全，但无Turner综合征的表现。

6．曲细精管发育不全（Klinefelter综合征）　染色体为47，XXY，性腺为睾丸，青春期睾丸与阴茎不发育，睾丸小而硬，睾酮水平低下。

二、性腺发育异常

性染色体正常，但因某些因素使性腺发育不全或退化，造成性腺发育异常。此类性腺发育异常中以单纯性腺发育不全为最常见，尤其XX单纯性腺发育不全为多见。

1．XX单纯性腺发育不全　染色体核型为46，XX，染色体正常，可能因基因突变导致性腺发育不全，性腺呈条索状。临床特点为女性，身高正常，乳房及第二性征不发育，内外生殖器发育不良，原发闭经，用人工周期可来月经。雌激素水平低下。

2．XY单纯性腺发育不全　与XX单纯性腺发育不全表现类似，但性染色体为46，XY。

3．真两性畸形　指同时具有卵巢和睾丸两种性腺组织，可能一侧为卵巢，另一侧为睾丸，也可能一侧或两侧为卵睾。其染色体核型多为46，XX，少数为46，XY或46XX/XY嵌合型，因体内有两种性腺及激素，故具有男女两性特征，生殖器官多为混合型，多数患者有阴蒂增大或小阴茎，又有子宫及输卵管，但发育不良，第二性征与占优势的激素相一致。如子宫发育较好成年后能来月经，在切除男性性腺后有生育的可能性，因此应早期诊断，认定社会性别以女性为宜。

4．睾丸退化　此类患者染色体为46，XY，胚胎发育过程中，睾丸中途退化，外生殖器有阴唇融合、阴蒂增大、尿道口在阴蒂根部等男性胚胎早期的表现。

三、性激素与功能异常

性染色体与性腺无明显异常，而主要表现为性激素的合成和（或）与功能异常。性激素的产生需要性腺分泌激素的细胞，其合成过程需要多种酶，性激素发挥作用则需要靶器官的相应受体。

1．雄激素过多

（1）先天性肾上腺皮质增生：又称肾上腺生殖综合征。性染色体为46，XX，为常染色体隐性遗传病。其原因是胎儿肾上腺合成皮质醇的一些酶缺乏，不能合成皮质醇，对下丘脑和垂体的负反馈作用消失，使垂体分泌促肾上腺皮质激素增加，肾上腺分泌大量雄激素，使女性胎儿外生殖器部分男性化。表现为出生时即有阴蒂肥大、阴唇肥厚或融合，子宫、输卵管、阴道均存在。随婴儿长大男性化更明显，至青春期乳房不发育，内生殖器发育受抑制，无月经来潮，骨骺愈合早身材矮小。实验室检查：血雄激素含量增高，尿17酮增高，血雌激素、FSH呈低值。

（2）孕妇于妊娠早期服用具有雄激素作用的药物，如人工合成孕激素、甲睾酮等，也可导致女性胎儿外生殖器男性化，出生后男性化程度不再进展，成年后可有正常生育。血雄激素和尿17酮在正常范围。

2．雄激素缺乏　雄激素合成不足可见于某些酶的缺乏，其中以17α羟化酶不足为多见。17α羟化酶存在于肾上腺和性腺。46，XY的男性患者可表现为：发育不全的睾丸，位于盆腔、腹股沟或阴唇，有发生肿瘤的可能；无子宫与输卵管，阴道呈盲端；外生殖器性别不清男性化不足，或为女性幼稚型；可伴高血压及低血钾。17α羟化酶不足，在女性患者表现为雌激素合成受阻，卵巢发育不全，外生殖器为幼稚型，身材偏高。17α羟化酶缺乏，性染色体为46，XY者应注意与单纯性腺发育不全及完全型雄激素不敏感综合征鉴别。

3．雄激素不敏感综合征　染色体为46，XY，旧称睾丸女性化，是性连锁隐性遗传病，与雄激素受体的异常有关。雄激素反应的缺陷与雄激素和受体的结合障碍密切相关。由于患者体内睾酮能通过芳香化酶转化为雌激素，故患者显示出某些女性特征，分为完全型及不完全型两种。完全型无男性化表现，表现为乳房发育，外阴为女性，阴道为短浅盲端，无子宫，两侧睾丸正常大小，位于腹腔内、腹股沟或大阴唇内。血睾酮、尿17酮值符合正常男性，雌激素略高于正常男性。不完全型有男性化表现，表现为两性畸形，如阴蒂肥大或阴茎短小，有短浅阴道，青春期后可出现阴毛、腋毛增多，阴蒂继续增大等男性改变。

【诊断】

1．病史和体检　详细询问病史及仔细检查内外生殖器是诊断本病的重要环节。应询问家族史，并注意胚胎期其母亲是否有应用高效孕激素及雄激素史。仔细进行体格检查，注意内外生殖器发育状况。

2．实验室检查　染色体核型为46XX，血雌激素及FSH呈低值，血雄激素及尿17酮呈高值者为先天性肾上腺皮质增生。染色体核型为46XY，血睾酮及尿17酮值在正常男性范围，雌激素高于正常男性值但低于正常女性值者，为雄激素不敏感综合征。

3. 活检　真两性畸形多需通过腹腔镜或剖腹探查对性腺进行活检，方可获得正确的诊断。

【治疗】　诊断明确后应根据原社会性别、本人的要求及畸形的程度给予矫治。原则上除阴茎发育良好者外，均应矫治为女性。

1. 先天性肾上腺皮质增生　终生服用可的松类药物，以抑制垂体促肾上腺皮质激素的大量分泌，使雄激素降至正常水平，以防外阴进一步男性化，并促进女性生殖器官发育，可手术切除增大的阴蒂。

2. 17α羟化酶缺乏的男性患者也应切除发育不全的睾丸，以防止肿瘤的发生，辅以糖皮质激素替代治疗，青春期后行雌激素替代治疗。

3. 雄激素不敏感综合征　睾丸易在青春期后恶变，应切除睾丸并给以雌激素治疗以维持女性第二性征，阴道短浅者可在结婚前后用圆棒压迫法扩张阴道，或阴道成形术重建阴道。

4. 真两性畸形　除阴茎粗大能勃起外，一般矫治为女性为妥，可切除睾丸及阴茎，行阴道成形术，青春期后行雌孕激素替代治疗，促进第二性征发育。

5. 特纳综合征　长期用雌激素刺激乳房和生殖器官发育，对有子宫的患者应采用雌孕激素周期疗法。

6. XX单纯性腺发育不全　不需手术，青春期后应给予雌孕激素周期性替代治疗，促进第二性征发育并可来月经。

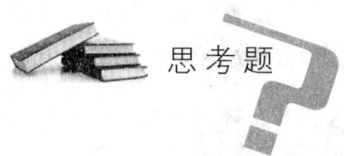思考题

1. 简述处女膜闭锁的典型临床表现和治疗方法。
2. 常见的阴道发育异常有哪些？
3. 子宫发育异常的类型有哪些？

（王晓茜　张玉娟）

第二十一章

子宫内膜异位症及子宫腺肌病

 学习目标

1. 掌握子宫内膜异位症及子宫腺肌病的病因和诊断要点。
2. 熟悉子宫内膜异位症及子宫腺肌病的临床特点和治疗原则。
3. 了解子宫内膜异位症及子宫腺肌病的病理。

具有生长功能的子宫内膜组织出现在子宫腔被覆黏膜以外的部位时称为子宫内膜异位症（endometriosis，EMT）。子宫内膜腺体及间质出现和生长在子宫肌层时称为子宫腺肌病（adenomyosis）。子宫内膜异位症与子宫腺肌病虽同为子宫内膜异位生长所引起的疾病，且两者亦可合并存在，但它们在发病机制和临床表现等方面均有不同之处，故分别介绍。

第一节 子宫内膜异位症

 案例

43岁，G3P2，进行性痛经10年。近3年发现右下腹有一逐渐增大的包块，有性交痛及月经期发热。

查体：阴道后穹窿可触及2个直径约为1.0cm的痛性结节；子宫体稍大、后位、固定；双侧骶韧带增粗，有触痛；子宫右后方有一12cm×10cm×12cm大小的囊实性包块，触痛明显。

思考：该患者可能的诊断是什么？主要的治疗措施是什么？

子宫内膜异位症是育龄期妇女的多发病、常见病，近年来其发病率呈明显上升趋势，达5%～15%，占普通妇科手术的30%以上。腹腔镜检查时发现：所谓慢性盆腔疼痛患者，71%是子宫内膜异位症；25%～35%的不孕患者有子宫内膜异位症的存在。

【发病部位】 异位子宫内膜可出现在身体的不同部位，其发生最多的部位为卵巢、子宫骶韧带、子宫直肠陷凹以及盆腔腹膜的各个部位和盆腔脏器的表面，绝大多数病变出现在盆

腔内，故临床常称盆腔子宫内膜异位症。也有累及宫颈、阴道、外阴者。此外，脐、膀胱、肾、输尿管、肺、胸膜、乳腺、淋巴结，甚至手、臂、大腿等处均可发病，但极少见（图21-1）。

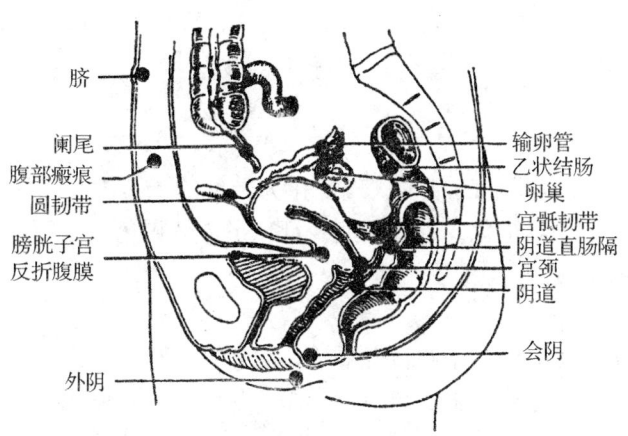

图 21-1 子宫内膜异位症的发生部位

【病因】 子宫内膜异位症的发病机制尚未完全阐明，较为公认的有以下几种学说。

1. 子宫内膜种植学说　Sampson 在 1921 年最早提出，经期时经血中所含内膜腺上皮和间质细胞可随经血逆流，经输卵管进入腹腔，种植于卵巢和邻近的盆腔腹膜，并在该处继续生长和蔓延，以致形成盆腔子宫内膜异位症。大量的临床资料和实验资料均支持该学说：①经血潴留患者常并发子宫内膜异位症。②剖宫取胎术后继发腹壁切口子宫内膜异位症或分娩后会阴切口出现子宫内膜异位症。③猕猴实验亦证实其经血可在盆腔内形成典型的子宫内膜异位症。种植学说虽然已为大多数人所接受，但无法解释盆腔外子宫内膜异位症的发生。

2. 淋巴及静脉播散学说　不少学者通过光镜检查在盆腔淋巴管和淋巴结中发现有子宫内膜组织，有学者在盆腔静脉中也发现有子宫内膜组织，因而提出子宫内膜可通过淋巴或静脉播散学说，并认为远离盆腔部位的器官如肺、胸膜、手臂或大腿的皮肤和肌肉发生的子宫内膜异位症可能是通过淋巴或静脉播散的结果。

3. 体腔上皮化生学说　卵巢表面的生发上皮和盆腔腹膜都是由胚胎期具有高度化生潜能的体腔上皮分化而来。由体腔上皮分化而来的组织，在慢性炎症、反复的经血和卵巢激素持续刺激下，均可被激活而衍化为子宫内膜样组织，形成子宫内膜异位症。此学说尚无充分的临床或实验依据。

4. 免疫学说　已知多数妇女在月经来潮时均有经血逆流至腹腔，但仅少数发生盆腔子宫内膜异位症。近年来动物实验和临床研究也进一步证实，子宫内膜异位症患者有免疫系统的异常变化，既有体液免疫的改变，也有细胞免疫的异常。因而目前认为此病的发生可能与患者免疫力异常有关。

其他还有诱导学说、遗传学说等。尽管学说众多，但目前尚无一种学说可以解释全部内膜异位症的发生机制，因而有可能不同部位的内膜异位症有不同的发病原因，各种学说相互补充。

> **知识链接**
>
> 最新的研究发现，内膜异位症患者的子宫内膜（"在位内膜"）在很多方面与正常女性的不同，外观上似无差别，但在超微结构、免疫特性和分子水平的功能活性方面都存在源自基因水平的差异。有学者提出：在位内膜是异位症的种子，内膜异位症病变的源头在宫腔内。这种推测被称为"在位内膜决定论"。

【病理】 子宫内膜异位症的基本病理变化为异位的子宫内膜随卵巢激素的变化而发生周期性出血及周围组织的纤维化。以致在病变部位形成紫褐色斑点或小泡，甚至发展为大小不等的紫蓝色结节或实质性包块。

（一）大体病理

1. 卵巢 最多见，约80%患者病变累及一侧卵巢，双侧约为50%。病变早期在卵巢的浅表皮层形成红色、紫蓝色或紫褐色斑点，属微小病灶型。随着病变的发展，异位子宫内膜侵犯卵巢皮质并在其内生长、有周期性出血使卵巢增大而形成单个或多个囊肿的典型病灶，称为卵巢子宫内膜异位囊肿。因囊液状似巧克力，故称巧克力囊肿。病变可累及一侧或双侧卵巢，囊肿直径一般为5～10cm，较大的可达10～20cm。囊腔压力增高时囊壁可出现小的裂隙及少量血液渗漏，导致卵巢与邻近器官紧密粘连，这种粘连是卵巢子宫内膜异位囊肿的临床特征之一。

2. 子宫骶韧带、直肠子宫陷凹和子宫后壁下段 子宫直肠陷凹处于盆腔最低处，与经血中的内膜碎屑接触机会最多，所以为子宫内膜异位症好发部位。早期在宫骶韧带、子宫直肠陷凹有散在紫褐色出血点或颗粒状散在结节。随着病变的进展，子宫后壁与直肠前壁粘连，子宫直肠陷凹变浅甚至消失。异位的子宫内膜还可在直肠阴道隔内形成坚实的触痛结节。

3. 盆腔腹膜 按照腹腔镜检查有无色素沉着可分为两种类型。无色素沉着型属早期病灶，但更具有活性。色素沉着型呈紫蓝色或黑色结节，为典型病灶。这些无色素异位灶发展为典型的色素灶需要6～24个月。

4. 输卵管 子宫内膜异位累及输卵管黏膜者少见，偶可在其浆膜层见到紫褐色斑点或小结节，输卵管常与其周围病变组织粘连，但管腔多通畅。

5. 宫颈 内膜异位累及宫颈者罕见，多系子宫内膜直接种植所致。

（二）镜下所见

在病灶中可见到子宫内膜上皮、内膜腺体或腺样结构、内膜间质及出血。早期异位病灶镜下病检时一般可见到典型的异位内膜组织，但异位内膜反复出血后，上述典型的组织结构可能被破坏而难以发现，以致出现临床和镜下病理所见不一致的现象，即临床表现极典型，但内膜异位的组织病理特征极少。由于内膜异位的出血是来自间质内血管，而不是来自腺上皮或腺体，故在镜检时能找到少量内膜间质细胞即可确诊本病。若临床表现和手术时肉眼所见病理改变十分典型，即使镜检仅能在卵巢的囊壁中发现红细胞或含铁血黄素的巨噬细胞等出血证据，亦应视为子宫内膜异位症。

【临床表现】
（一）症状

因病变部位不同、程度不同而出现不同的症状，多为周期性发作，25%患者可无症状。

1. 下腹痛和痛经　继发性、进行性痛经是子宫内膜异位症的典型症状。痛经产生的原因是异位病灶受卵巢激素的影响而出现的局部增生及出血，且呈周期性。疼痛的程度与病灶大小并不一定成正比，但可随局部病变加重而逐年加剧。如较大的卵巢子宫内膜异位囊肿可能无痛经或疼痛较轻，而散在的盆腔腹膜小结节病灶反可导致剧烈痛经。疼痛多位于下腹部及腰骶部，常伴有性交痛或肛门坠痛，可放射至阴道、会阴、肛门或大腿。痛经常于经前1～2天开始，经期第一天最重，以后逐渐减轻，至月经干净后消失，偶有周期性腹痛出现稍晚而与月经不同步者。但有27%～40%的患者无痛经，因此痛经不是内异症诊断的必须症状。

2. 月经失调　15%～30%的患者有经量增多、经期延长或经前点滴出血。月经失调可能与卵巢无排卵、黄体功能不足或同时合并有子宫腺肌病或子宫肌瘤有关。

3. 不孕　已婚女性不孕率约为15%，内膜异位症患者可高达40%。造成不孕的原因可能和以下几个因素有关：①盆腔微环境改变影响精卵结合及运送、免疫功能异常抗子宫内膜抗体增加。②卵巢功能异常造成排卵障碍和黄体功能异常。③盆腔广泛粘连，子宫位置的改变，卵巢输卵管粘连甚至输卵管伞端闭锁。

4. 性交不适　一般以月经前性交痛更为明显。性交时由于子宫颈受到碰撞及子宫收缩提升而引起疼痛，多见于子宫直肠陷凹有异位病灶或局部粘连导致子宫后倾固定者。

5. 其他特殊症状　子宫内膜异位病灶在盆腔外其他部位种植生长时均可引起相应症状。腹壁切口及外阴瘢痕处的子宫内膜异位症，可在瘢痕深处扪到痛性结节，经期明显增大伴疼痛。肺部、肠道、膀胱的子宫内膜异位症，可发生周期性咯血、便血、血尿等症状。除上述症状外，卵巢巧克力囊肿破裂时，黏稠血流入腹腔引起突发性剧烈腹痛，伴恶心、呕吐和肛门坠胀，疼痛多发生在经期前后、性交后或其他腹压增加的情况，症状类似输卵管妊娠破裂，但无腹腔内出血。

（二）体征

一般腹部检查均无明显异常。典型的盆腔子宫内膜异位症在盆腔检查时，可发现子宫多后倾固定，在直肠子宫陷凹、宫骶韧带或子宫后壁下段等部位扪及触痛性结节。卵巢子宫内膜异位症时，在子宫一侧或双侧附件区可扪及与子宫相连的囊实性不活动包块，有轻压痛，囊壁较厚且有月经期增大，经后缩小的特点；囊肿破裂时可出现腹膜刺激征。若病变累及直肠阴道隔，可在阴道后穹隆处扪及甚至看到隆起的紫蓝色结节，有触痛。其他表浅部位的异位病灶，在经期也可触及痛性的结节或包块。

【诊断】
（一）病史及体格检查

育龄妇女有继发性、进行性痛经和不孕病史，妇科检查发现子宫后倾固定，盆腔内有触痛性结节或子宫旁有不活动的囊性肿块，应考虑为子宫内膜异位症。但确诊尚需进行相关的辅助检查。

（二）辅助检查

1. B型超声检查　超声检查是诊断卵巢异位囊肿和膀胱、直肠内异症的重要方法，可确定子宫内膜异位结节或囊肿的位置、大小和形态。囊肿呈圆形或椭圆形，与周围特别是子宫粘连，囊壁厚，囊内有细小的絮状光点。因囊肿回声图像无特异性，不能单纯依靠B型超声图像确诊。盆腔CT及MRI对盆腔内异症有诊断价值，但费用昂贵，不作为初选的诊断方法。

2. 腹腔镜检查　是目前诊断子宫内膜异位症的金标准。可以对可疑病灶活检，也可进行手术治疗。下列情况下应首选腹腔镜检查：疑为内异症的不孕症患者，妇科检查及B超检查无阳性发现的慢性腹痛及痛经进行性加重者，有症状特别是血清糖类抗原（CA125）水平升高者。只有在腹腔镜检查或剖腹探查直视下才能确定内异症临床分期。

3. CA125测定　子宫内膜异位症患者CA125可能升高，其浓度变化与病灶和病变的严重程度成正相关，临床上用于监测疗效和复发。

4. EMAb测定　有60%以上子宫内膜异位症患者的血清抗子宫内膜抗体（EMAb）呈阳性，对子宫内膜异位症诊断的特异性较高。

【鉴别诊断】　子宫内膜异位症应与以下疾病相鉴别。

1. 卵巢恶性肿瘤　一般情况差，病情发展快，呈持续性的腹痛及腹胀。检查时发现肿块且常伴有腹水，B超图像可见不规则的实性或混合性肿块，血清CA125明显升高。诊断不明时，应尽早进行剖腹探查。

2. 盆腔炎性包块　有盆腔感染及反复发作病史，腹痛无周期性，但经期加重，可伴有发热，抗炎治疗有效。

3. 子宫腺肌病　继发性进行性痛经且更为剧烈；检查发现子宫呈均匀性增大且质地较硬，活动良好。有时子宫内膜异位症和子宫腺肌病并存。

【预防】

1. 防止经血逆流　及时治疗可以引起经血潴留的先天性生殖道疾病，以免经血逆流入腹腔。

2. 防止医源性异位内膜种植

（1）月经来潮前及经期禁做各种输卵管通畅试验，经期一般不做盆腔检查，以防将内膜碎片送入盆腔。

（2）宫颈及阴道疾病的治疗，应在月经干净后3～7天进行，以免在下次月经来潮时手术创面尚未愈合，脱落的内膜种植其中。

（3）人工流产负压吸宫术时，应避免带负压的吸管突然拔出，导致子宫腔内外压差过大，将宫腔内血液和内膜碎片推入腹腔。

（4）凡进入宫腔的经腹手术，均应注意保护好子宫切口周围术野；缝合子宫壁时，应避免缝针穿透子宫内膜层；缝合腹膜后，需反复冲洗腹壁切口，以防子宫内膜碎屑的种植。

3. 药物避孕　长期服用避孕药物抑制排卵，可促进子宫内膜萎缩和经量减少，以减少经血及内膜碎屑逆流入腹腔的机会。

【治疗】　治疗应根据患者的年龄、婚育状态、症状、病变程度和范围以及既往的治疗情况等个性化制订治疗方案。临床上常根据手术中所观察到的异位病灶的部位、数目、大小、粘连程度等进行评分，依据评分来评估疾病的严重程度、选择治疗方案。

（一）随访观察

适用于无症状或症状轻微的患者。可3～6个月随访一次，轻微痛经者，可给予布洛芬等止痛药物治疗。

（二）促进受孕

要求生育者，采取必要措施促使尽快妊娠，妊娠后病变组织可萎缩、坏死，甚至消失后永不复发。首先选择自然受孕，必要时实行促排卵等助孕技术，也可采用体外授精 - 胚胎移植术（IVF-ET）。

（三）药物治疗

适用于有生育要求的轻度患者。使用抑制排卵的性激素药物，造成患者长期闭经，促使异位内膜萎缩、坏死、吸收，缓解临床症状。

1. **短效避孕药** 为高效孕激素和炔雌醇的复合制剂，每日 1 片，连续服用 6～9 个月。可抑制排卵，使子宫内膜和异位内膜萎缩，造成类似正常妊娠的人工闭经，称为假孕疗法。尤其适用于暂无生育要求，有痛经症状的轻度子宫内膜异位症患者。副作用主要有恶心、呕吐，并警惕血栓形成风险。

2. **达那唑（Danazol）** 为合成的 17α-乙炔睾酮的衍生物，在下丘脑-垂体水平抑制 FSH、LH 峰，抑制卵巢甾体激素的合成，与子宫内膜雌、孕激素受体相结合抑制子宫内膜增生，从而使各个部位的子宫内膜萎缩导致患者短暂闭经，故称假绝经疗法（pseudomenopause therapy）。应用方法为从月经第一天开始，每次 200mg，每日 2～3 次口服，连续用药 6～9 个月。绝大多数患者于疗程结束后症状完全消失，停药 4～6 周可恢复排卵和月经。常见的不良反应有体重增加、痤疮、情绪急躁、食量增加、潮热、性欲减退和肝功能异常等，但患者一般能耐受。达那唑大部分在肝内代谢，肝功能有损害者不宜应用。要求受孕者，应在恢复 2 次月经后再考虑。

3. **孕三烯酮（Gestrinone）** 为 19-去甲睾酮衍生物，有抗雌激素和抗孕激素作用，能增加游离睾酮含量，减少性激素结合球蛋白水平，抑制 FSH、LH 峰值并减少 LH 均值，使体内雌激素水平下降，异位内膜萎缩、吸收，也是一种假绝经疗法。其疗效和达那唑相相似，但不良反应较轻，对肝功能影响较小且可逆，很少因转氨酶过高而中途停药。用法：从月经第一天开始，每次 2.5mg，每周两次，连续用药 6 个月。

4. **促性腺激素释放激素激动剂（GnRH-a）** 为人工合成的十肽类化合物，长期连续应用 GnRH-a，垂体 GnRH 受体被耗尽，可使垂体分泌 FSH 和 LH 减少，从而导致卵巢分泌的性激素水平显著下降，出现暂时性闭经，故此疗法称为"药物性卵巢切除"。常用药物有戈舍瑞林，3.6mg/ 支皮下注射，或醋酸亮丙瑞林 3.75mg/ 支皮下注射。用法：月经第 1 天皮下注射，每 4 周一针，共 3～6 个月。用药第二个月可出现闭经，痛经的症状缓解。此药的不良反应主要为雌激素过低所引起绝经症状。一般认为骨质丢失可在停药后逐渐恢复正常，为了预防雌激素过低带来的影响，可给予"反加疗法"，即在应用 GnRH-a 的同时适量补充雌孕激素。一般给予结合雌激素（妊马雌酮）0.625mg 加甲羟孕酮 2mg，每日 1 次；或替勃龙 1.25mg 每日 1 次，以防止骨质丢失。

5. **曼月乐节育器** 拥有孕酮缓释系统，可以恒定释放少量的孕酮，使子宫内膜暂时性的萎缩，有效控制月经流量、缩短经期出血时间，缓解痛经，达到治疗的目的，尤其适用于有避孕要求的生育期女性。一般需 5 年更换一次。

（四）手术治疗

主要适用于局部病变加剧或生育功能未完全恢复者，卵巢巧克力囊肿直径＞5～6cm，特别是迫切要求生育者，盆腔粘连严重合并有子宫肌瘤及子宫腺肌症者，药物治疗无效者。腹腔镜手术具有创伤小、恢复快、粘连少等优点，目前已广泛地应用于子宫内膜异位症的手术治疗。

1. **保留生育功能手术**　适用于病变较重但年轻、有生育要求的患者。尽量切除异位病灶，保留子宫和卵巢，至少保留一侧卵巢或部分卵巢等。

2. **保留卵巢功能手术**　适用于病变严重，无生育要求的年轻患者。将盆腔病灶和子宫同时切除，至少保留一侧卵巢或部分卵巢功能，术后辅以激素治疗，复发机会减少。

3. **根治性手术**　适用于病变严重、无生育要求、45岁以上近绝经的患者。将子宫双侧附件及盆腔所有异位病灶同时切除，可根治子宫内膜异位症状。

（五）药物与手术联合治疗

先用药物治疗2~3个月，可使内膜异位病灶缩小、软化，可能缩小手术范围、减少术中出血、降低手术难度。术后给予药物治疗2~3个月，可以使残留的内膜异位灶萎缩退化，从而降低术后复发率。

（六）其他特殊治疗

根据内膜异位症发病的"在位内膜决定论"，抗黏附、抗侵袭、抗血管生成药物可能会逐步应用于临床，细胞因子调控、受体干预和基因治疗也有望成为新的治疗方法。

第二节　子宫腺肌病

> **案例**
>
> 患者，女性，40岁，G6P2，近6年来月经量逐渐增多，呈黑色，有血块；痛经进行性加重，并经期低热。
>
> 查体：子宫体均匀增大如孕8周大小，质硬，活动度良好，轻度压痛；双侧附件未触及包块。
>
> 思考：请说出该患者的医疗诊断及主要的治疗措施。

当子宫内膜腺体及间质侵入子宫肌层时，称为子宫腺肌病。多发生在40~50岁的经产妇，约15%的患者合并盆腔子宫内膜异位症，约50%患者同时合并子宫肌瘤。

【病因】　发病机制尚不十分明确。此病多见于经产妇，通过对子宫腺肌病标本进行的病理检查，发现异位的子宫内膜腺体与子宫内膜基底层相通，因此，认为分娩时损伤子宫壁是导致该病的主要原因。子宫内膜基底层下没有黏膜下层而是与子宫肌层相连，当子宫内膜及浅肌层受到损伤时，子宫内膜侵入子宫肌层生长而形成子宫腺肌病。子宫腺肌病常合并有子宫肌瘤和子宫内膜增生过长，故有人认为基底层子宫内膜侵入肌层与高雌激素刺激有关。

【病理】　异位内膜在子宫肌层形成的病灶可为两种类型，即弥漫型和局限型。

1. **弥漫型**　多数异位内膜弥漫性生长在子宫肌层，且多累及后壁，子宫呈均匀性增大，呈球形，很少超过12周妊娠大小。剖开子宫壁可见肌层明显增厚且硬，有散在的紫褐色斑点和小囊腔，腔内偶见陈旧血液（图21-2）。

2. **局限型**　少数异位内膜在子宫肌壁间呈局限性生长，形成类似子宫肌瘤样结节或肿块，故名子宫腺肌瘤。与子宫肌瘤区别之处在于其周围无包膜样组织存在，与四周肌层界限不清，难以将腺肌瘤剥出，结节内可见陈旧性出血灶。

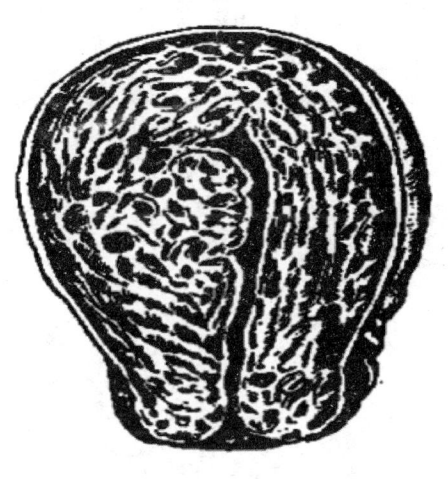

图 21-2　子宫腺肌病（子宫矢状切面）

镜检可见子宫肌纤维中有岛状分布的子宫内膜腺体和间质，腺体多呈增生期，偶呈分泌期改变。

【临床表现】　本病多见于 40～50 岁的中年经产妇女，典型的症状为继发性进行性痛经，经量增多，经期延长，重者可出现贫血。年轻患者可伴有不孕。妇科检查可见：子宫呈均匀性增大，质硬有压痛，经期压痛明显。

【诊断】　根据典型的症状和体征多可做出初步诊断，约 30% 的患者无任何临床症状，还要依靠 B 超或磁共振等辅助检查才能明确诊断，必要时行组织病理学检查，可以达到确诊的目的。

【治疗】　由于异位内膜属基底层内膜，对卵巢激素不敏感，高效孕激素和假孕疗法对此病无效，所以对于长期剧烈腹痛者，主要的治疗方法是子宫切除术。一般止痛药物治疗能明显缓解症状。对于接近绝经期者，可以保守治疗。对年轻有生育要求者，可试用促性腺激素释放激素类似物或激动剂，有停药后妊娠和分娩的报道。有人认为达那唑和 GnRH-α 均能导致人工绝经和缓解症状，但对异位子宫内膜的生长是否有抑制作用，目前尚无定论。

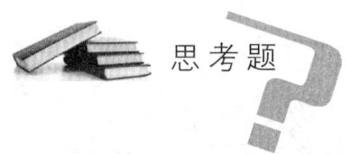

思考题

1．子宫内膜异位症有哪些临床特点？治疗原则是什么？
2．子宫腺肌病的病理类型有哪些？

（马　珂　王炜振）

第二十二章

女性性功能障碍

> **学习目标**
>
> 掌握女性性功能障碍的分类。

> **案例**
>
> 患者，32岁，结婚5年无成功性交。丈夫勃起功能正常。既往5岁时外伤外阴血肿手术治疗。
>
> 妇科检查：外阴外观正常，触碰大阴唇即觉疼痛，不自主并腿躲避检查，无法检测小阴唇及阴道。
>
> 思考：患者可能的诊断和进一步治疗方案。

根据《人类性反应》，将女性性反应周期划分为性兴奋期/性唤起期、平台期、性高潮期和性消退期。这种性反应周期过程的划分是人为界定的，主要依据的是生殖器官和躯体的变化，事实上女性之间以及女性个体的每次性活动过程之间均可出现不同的性反应。女性性功能障碍是指女性个体在性反应周期中的一个或几个阶段发生障碍或出现与性交有关的疼痛，而不能参与或不能达到其所预期的性关系，造成心理痛苦，包括性欲障碍、性唤起障碍、性交疼痛障碍和性高潮障碍。女性性功能障碍的诊断无金标准和客观指标，主要依靠临床判断。

一、性欲障碍

性欲是指机体向往满足自身性需求、完成与性伴侣身心结合的一种本能冲动，是性的激发和准备状态，可自发产生或受到外界刺激后反应性产生。

女性性欲障碍包括性欲低下、性厌恶、性欲亢进，其中性欲低下最为常见。性厌恶属于焦虑症，性欲亢进罕见，往往见于有肾上腺肿瘤、甲状腺功能亢进症等器质性疾病患者。以下仅详述性欲低下。

性欲低下是指对性的欲望和兴趣缺乏或下降，缺乏性期望或性幻想以及缺乏反应性性欲，导致本人的精神痛苦。

【病因】 大多是由社会心理因素引起；也可见于器质性病变如性腺功能不足、高泌乳素血症、甲状腺功能减退症，以及长期服用某些治疗慢性病药物、酗酒等。

【临床表现】 对性活动缺乏主观愿望，与配偶的性欲出现冲突产生精神痛苦。

【诊断】 主要依据患者的主观感受，而与性活动的频率无关。应行内分泌检查，了解激素水平，除外内分泌异常。

【治疗】 如有内分泌异常，应根据检查所发现的异常进行针对性治疗，对绝经期妇女，可采用激素治疗，以替勃龙首选；如与长期用药或酗酒有关，则应戒酒或尽量减少酒精摄入量，并在专科医师指导下调整用药；如除外器质性疾病，考虑为精神因素所致，则可转至心理门诊。

二、性唤起障碍

性唤起是女性在性兴奋中的生殖器官生理变化和性兴奋的主观体验。性唤起障碍指持续和反复地不能达到或维持充分的性兴奋，引起个人痛苦，可能表现为缺乏主观的性兴奋，或缺乏生殖器性唤起（外阴润滑、肿胀）或其他躯体反应。

【病因】 常由精神紧张、焦虑等心理社会因素引起；年龄、绝经或手术导致的雌激素水平下降、长期服用如抗组胺药、抗乙酰胆碱药、降压药和心理精神疾病药物也是常见病因。

【临床表现】 根据临床表现分为主观型性唤起障碍、生殖器型性唤起障碍、混合型性唤起障碍和持续型性唤起障碍。

1. 主观型性唤起障碍　通过各种性刺激方式后，尽管阴道润滑等生殖器充血反应正常，但主观性兴奋和性快感缺乏或明显降低。

2. 生殖器型性唤起障碍　生殖器性唤起（外阴肿胀、润滑）的缺乏或降低。虽然主观性唤起存在，但是包括高潮在内的所有生殖器反应强度都明显减弱。

3. 混合型性唤起障碍　通过各种性刺激方式后，主观缺乏性兴奋和性快感，或性兴奋和性快感明显降低，同时伴有生殖器性唤起（外阴肿胀、润滑）的缺乏或降低。混合型性唤起障碍最为常见，患者常以性欲低下为主诉。

4. 持续型性唤起障碍　在缺乏性兴趣和性欲的情况下出现自发、意外的生殖器唤起，伴典型的主观性唤起，有时可有性快感，性唤起的感受一次或多次的性高潮后仍不能缓解，甚至持续数小时至数日。临床少见。需要头颅 MRI 扫描除外神经系统异常，但多无异常发现。

【诊断】 主要依据患者的主观体验。

【治疗】 对生殖器型性唤起障碍、混合型性唤起障碍可外阴局部应用润滑剂；心理因素导致者可采用性感集中训练疗法，辅以心理治疗；对绝经期妇女，可阴道局部应用雌激素或全身使用雌激素治疗（首选局部治疗）。持续型性唤起障碍尚无有效治疗方法。

三、性交疼痛障碍

性交疼痛障碍是指在试图或完成阴道进入和（或）阴茎阴道性交时持续或反复出现疼痛，分为阴道痉挛、性交疼痛和非性交性疼痛。非性交性疼痛障碍是指在非插入性刺激下引起持续或反复地生殖器疼痛，往往由器质性疾病所致。以下仅介绍阴道痉挛。

阴道痉挛是指在除外解剖结构或其他身体异常后，女性尽管有性交的欲望，但持续或反复出现盆腔肌肉不随意收缩，导致阴茎、手指和（或）任何物体进入阴道困难，常伴有对性行为恐惧性回避和对疼痛的预期、畏惧的体验。

【病因】 主要为心理因素，往往有对性交的负面认识如幼年时不正确的性教育、创伤性性经历或对初次性交疼痛的恐惧；性交时性唤起不足、男性动作粗暴等，可能因造成性交疼痛而产生保护性反射引起阴道痉挛。

【临床表现】 性交困难或失败。

【诊断】 通过问诊做出初步判断，然后进行妇科检查，无器质性病变，无局部发育异常，因盆底肌肉收缩造成阴道外 1/3 狭窄。检查时必须耐心轻柔，在检查过程中应就疼痛部位一直与患者持续交流。首次检查时如因盆底肌肉收缩无法指诊或窥器检查时切忌强行操作。

【治疗】 一方面鼓励夫妇双方共同学习性知识，另一方面行阴道扩张的脱敏治疗，通过训练逐渐消除对阴茎插入的紧张和焦虑。合并局部软组织异常如可矫正应在手术治疗后再开始脱敏治疗。

四、性高潮障碍

性高潮障碍是指女性性欲正常，在充分的性刺激和唤起后，持续或反复地难以达到、推迟甚至不能获得性高潮，并引起个人痛苦。

【病因】 女性性高潮障碍的常见病因有器质性原因、心理因素。

1. 器质性原因　泌尿生殖系统疾病如炎症、外伤、肿瘤、解剖位置的异常等，引起性交疼痛或不适，抑制性高潮的产生；脊髓的某些疾病可以破坏神经反射通路；全身性疾病如慢性肝、肾疾病，内分泌失调，精神疾病，长期饮酒或服用抗抑郁药物（尤其是选择性 5-羟色胺再摄取抑制剂）等，均可能抑制性高潮。

2. 心理因素　社会文化影响所致性的压抑认识、人际关系和婚姻冲突、负性生活事件、环境因素引发对性交的紧张情绪均可影响性高潮的出现。

【临床表现】 在性活动中无性高潮，引起精神痛苦。

【诊断】 根据患者的主诉和妇科检查做出综合判断。需要注意的是性高潮障碍与其他性功能障碍可能互为因果。

【治疗】 如为器质性原因引起，应针对器质性疾病进行治疗；如为药物所致，可在专科医师指导下调整药物；如为心理因素所致，除进行心理治疗外，指导患者自我手淫刺激或振荡器训练达到性高潮，增强自我信心，还可指导进行盆底肌肉锻炼增强阴道对刺激的感受性。

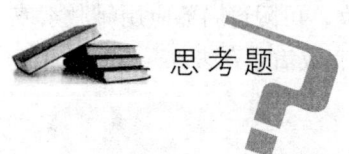
思考题

1. 女性性功能障碍分哪几类？
2. 性唤起障碍的临床表现有哪些？

（陈　锐　张　渺）

第二十三章 不孕症

学习目标

1. 掌握不孕症的定义。
2. 熟悉不孕症的病因和诊断方法；体外授精与胚胎移植的指征。
3. 了解不孕症的治疗；体外授精与胚胎移植的基本过程和风险。
4. 能够对问诊及检查得来的资料进行分析整理并撰写出住院病历；了解不孕症检查和治疗程序及要求。
5. 学会医患沟通的技巧，培养正确的医学伦理观、责任感、同情心和正直、严谨的科学态度。

案例

患者，女，28岁，13岁初潮，平时月经一直不规律，2~5个月来一次，每次持续时间长短不一，曾服中药治疗，效果不显著。现已结婚2年余无避孕而未孕。

妇科检查：无阳性发现。

思考：请说出该患者可能的医疗诊断，并结合案例为解决生育问题，请给出最佳检查方案。

【概念与分类】 生育年龄妇女，未采取避孕措施，婚后有正常性生活，同居1年而未妊娠者称原发不孕症。曾有过妊娠，又未避孕，连续1年以上不孕者，称继发不孕症。

【病因】 据统计我国已婚夫妇不孕率占7%~10%，其中男方因素约占30%，女方因素占60%，属男女双方因素占10%。

（一）女方因素

1. 排卵障碍

（1）卵巢本身疾病：如先天性卵巢发育不良、卵巢早衰、多囊卵巢综合征、卵巢炎、卵巢肿瘤、卵巢子宫内膜异位症等可致无排卵或排卵障碍。

（2）下丘脑-垂体-卵巢轴功能紊乱：性轴的任何一个环节发生障碍，均可导致排卵异常，如垂体肿瘤、全身性疾病、精神刺激、焦虑以及环境和气候的骤然改变等均可导致内分泌失调和排卵障碍。

2．输卵管疾病　是不孕症最常见的原因。输卵管炎（淋病奈瑟菌、结核菌、衣原体等）或子宫内膜异位症引起输卵管扭曲、粘连、阻塞或受周围瘢痕组织的牵引，输卵管屈曲改变，或炎症影响内膜细胞的纤毛运动，从而影响精子和卵子的相遇和运送而致不孕。输卵管先天发育不良虽少见也可引起不孕。

3．子宫疾病　先天性无子宫或子宫发育不良、畸形、子宫内膜炎、宫腔粘连、子宫内膜结核、子宫内膜息肉、子宫黏膜下或肌壁间肌瘤等均可影响受孕。

4．子宫颈疾病　重度宫颈炎时，宫颈黏液黏稠不利于精子通过，或子宫颈口狭窄、宫颈肌瘤或宫颈局部免疫性反应等可影响精子生存与穿过。

5．外阴及阴道疾病　先天性无阴道及外阴畸形、处女膜闭锁、阴道横隔、阴道炎等均可影响精子生存与通过。

6．全身疾病　如甲状腺和肾上腺皮质功能亢进或减退、重症糖尿病、过度肥胖或严重营养不良、慢性中毒等均可影响卵巢的正常排卵功能而致不孕。

（二）男方因素

男性不育的病因较多，也较复杂，可分为以下几类。

1．精子生成障碍　常见原因有：①先天性无睾或隐睾症、睾丸发育不全、雄激素不敏感综合征、染色体异常；②各种疾病引起的睾丸炎、睾丸结核、睾丸局部高温刺激、精索静脉曲张；③维生素及蛋白质的缺乏和肝硬化、慢性肾衰竭等造成的营养障碍，长期大量接触X线，应用抗高血压药、利尿药、镇静药、麻醉剂及肿瘤化疗，慢性中毒（吸烟、饮酒），精神过度紧张或性生活过频等。以上原因均可影响精子生成而致无精症或少精症，从而引起不育。

2．精子运送障碍　正常精液需排射到阴道内才能与卵子结合形成孕卵，如因附睾结核及输精管因炎症阻塞，可阻碍精子通过。各种原因引起的阳痿、逆向射精或不射精等影响精子进入阴道，或前列腺精囊疾病改变精液成分并影响精子活力，均能造成不育。

3．免疫因素　正常情况下精子被血睾屏障隔离，但在炎症、损伤时屏障受损，可在体内产生对抗自身精子的抗体，使射出的精子发生自身凝集，不能穿过子宫颈管而导致不育。

4．内分泌功能障碍　垂体、甲状腺、肾上腺功能障碍可影响男性下丘脑-垂体-睾丸轴的调节功能而影响精子的生成，造成不育。

（三）男女双方因素

1．性生活因素　男女双方缺乏性知识或夫妇精神过度紧张。

2．免疫因素　免疫不相容性是导致不孕不可忽视的因素。近年来对免疫因素的研究认为，有两种免疫情况影响受孕：①同种免疫反应：精子、精浆或受精卵，是抗原物质，被阴道及子宫内膜吸收后，通过免疫反应产生抗体物质，使精子与卵子不能结合或受精卵不能着床。②自身免疫反应：认为不孕妇女血清中存在卵透明带自身抗体，可以与透明带起反应，封闭精子受体，干扰精子穿透卵子，因而阻止受精。

【检查方法与诊断】　查找不孕的原因是诊断的关键，应详细询问病史并分别对男女双方进行检查。

（一）男方检查

了解男方的职业、嗜好、性功能情况、是否有生殖器的畸形、感染或其他有关疾病。除全身检查外，还应重点检查外生殖器有无畸形或病变。精液检查是男方检查的首要环节，正常精液量为 2～6ml，平均为 3～4ml，pH 为 7.2～7.8，在室温中放置 5～30 分钟完全液化，精子数 2000 万/毫升以上，精子前向活动度应高于 40%，且以直线活动为主，正常形态者应高于 4%。

（二）女方检查

1. **病史** 包括月经史、婚姻史、生育史，性生活情况，如夫妇相聚时间、性交频率、有无性交障碍等；注意有无结核及其接触史，有无宫颈炎、盆腔感染、内分泌疾病及外科手术或其他急慢性病史。

2. **一般体格检查** 除注意发育、营养状况外，尤其应注意第二性征发育、甲状腺、体型、体重、毛发分布、有无乳汁、有无结核等。

3. **妇科检查** 注意内外生殖器发育情况，有无畸形，阴道分泌物性状及量，有无严重的阴道炎、宫颈炎、盆腔感染及肿物。

4. **化验及其他检查** 包括血尿常规、血沉、胸透、腹平片等。疑有脑垂体病变，做蝶鞍 X 线摄片检查；疑有肾上腺疾病者作尿 17 羟、尿 17 酮及血皮质醇测定；疑有其他内分泌疾病，如甲状腺功能亢进或减退应检测血 T_3、T_4 和 TSH。

5. **特殊检查**

（1）卵巢功能检查：目的是了解卵巢有无排卵。其方法有基础体温测定、宫颈黏液检查、阴道细胞学检查、月经来潮前取子宫内膜组织学检查及女性激素测定等。

（2）输卵管通畅试验：常用的方法有输卵管通液术、子宫输卵管造影，包括 X 线下子宫输卵管造影术和超声子宫输卵管造影。

（3）性交后试验：用以了解宫颈黏液对精子的可接受性及精子对宫颈黏液的穿透性。在预测的排卵期性交后需卧床 2 小时检查，吸取宫颈管黏液，置玻片上高倍镜下每视野内有 20 个以上活动较好的精子为正常。若精子穿过黏液能力差或精子不活动，应疑有免疫问题。若宫颈管有炎症，黏液黏稠并有白细胞时不宜做此实验。

> **知识链接**
>
> ### 正常受孕条件
>
> 受孕是一个复杂而又协调的生理过程，实现这一生理过程必须具备以下条件：一是需要有正常的卵子与精子细胞生成功能；二是精子能顺利通过宫颈进入子宫腔并到达输卵管同卵子结合形成受精卵；三是受精卵借助输卵管蠕动和纤毛活动功能再进入子宫腔内，并在适合其生长发育的内膜上着床。若以上任何一个条件欠缺，均将影响受孕。

（4）内镜检查：宫腔镜检查可了解宫腔内情况，对子宫畸形、宫腔粘连、子宫内膜息肉、黏膜下肌瘤等病可提供明确的诊断。对各项检查无明显异常的不孕或输卵管通畅性检查失败者，可行腹腔镜检查，进一步了解盆腔内情况，直接观察子宫、输卵管、卵巢有无粘连或病变，必要时取活检。约 20% 的患者通过腹腔镜检查，可发现术前未诊断的疾病。根据病情也可以做宫腔镜和腹腔镜联合下亚甲蓝输卵管通液检查。

【女性不孕的治疗】 经详细检查后，针对病因进行治疗。但首先要增强体质和增进健康，积极治疗全身性慢性疾病，纠正营养不良和贫血；戒烟、不酗酒；应进行性生活指导，掌握性的知识，学会预测排卵日期，只有在排卵前 2～3 天或排卵后 24 小时内性交才可能受孕，性交次数应适度，从而增加受孕机会。消除思想顾虑，保持生活规律及良好的情绪，对促进生育也是有益的。

（一）器质性病变的治疗

1．治疗生殖器质性疾病　妇科肿瘤、生殖器炎症、生殖器先天发育异常、宫颈口狭窄、宫腔粘连等应积极治疗。

2．输卵管炎症及阻塞的治疗

（1）一般疗法：口服活血化瘀中药，中药保留灌肠，同时配合超短波、离子透入等促进局部血液循环，有利于炎症消除。

（2）输卵管成形术：输卵管严重阻塞者经腹腔镜或子宫输卵管造影证实其阻塞部位，可行输卵管粘连分离术、造口术或宫腔镜下输卵管导丝疏通术。

（二）调整卵巢功能的治疗

1．氯米芬（CC）　用于体内有一定雌激素水平，无排卵性不孕者。从月经周期第5天起，每日1次，每次服50mg，连服5天，3个周期为一个疗程。一般停药后7天左右可排卵，若无排卵下一周期可增加药量，每日100～150mg。3～6个周期为一个疗程，应用氯米芬后排卵率高达60%～80%，但受孕率为30%～40%，可能与氯米芬抗雌激素作用导致宫颈黏液黏稠，影响精子上行，可少量应用天然雌激素对抗。若用药后有排卵但黄体功能不全，可在排卵后加用绒毛膜促性腺激素，隔日或每日连用1日，3～5次，每次肌内注射1000～2000IU。

2．绒毛膜促性腺激素（HCG）　具有类似LH作用。于卵泡发育接近成熟时肌内注射HCG 5000～10000IU。超声监测排卵情况，如注射后卵泡不破裂，于用药后的第2天至第3天再肌内注射5000～10000IU或GnRha0.2mg皮下注射。若为黄体功能不全，于基础体温上升后第3天肌内注射HCG 1000～2000IU，每日或隔日1次，共5日。

3．氯米芬与HCG合并治疗　于服完氯米芬后B超监测卵泡的大小，在卵泡成熟时，肌内注射HCG 5000IU，1次。

4．尿促性素（HMG）治疗　含有FSH和LH各75IU，有促使卵泡生长发育成熟的作用，用于对氯米芬反应较差或体内雌激素水平过低的不孕症患者。从月经周期第5日起，每天1支，连用7～10日。用药期间应检查宫颈黏液，测血雌激素水平及B超监测卵泡发育，一旦卵泡发育成熟停用HMG。停药后24～36小时，加用HCG 5000～10000IU一次肌内注射，促进排卵及黄体形成。

5．黄体生成激素释放激素（LHRH）脉冲治疗　适用于下丘脑性无排卵。采用微泵脉冲式静脉注射，频率为90分钟1次，剂量1～5μg/脉冲较佳（排卵率91.4%，妊娠率为85.8%）；大剂量为10～20μg/脉冲（排卵率93.8%，妊娠率40.6%），用药17～20日。

6．溴隐亭治疗　溴隐亭为多巴胺受体激动剂，能抑制垂体分泌催乳激素。适用于无排卵伴有高泌乳素血症或垂体泌乳素腺瘤等症。从月经周期第5日起，由小剂量（1.25mg/d）开始，如无反应，一周后改为每日2.5mg，分2次口服，共服22日，可用3个疗程，妊娠率可达50%～60%，服药期间测基础体温观察有无排卵。

7．促进或补充黄体分泌功能治疗　适用于黄体功能不全者。于基础体温上升1～3日（月经周期第15日）开始肌内注射HCG1000～2000IU，每周2～3次，或于月经周期第20日开始，每日肌内注射黄体酮10～20mg，连用5日。

（三）人工授精

指用器械将精液注入宫颈管内或宫腔内，取代性交使女性妊娠的方法。精液来源分为两类。

1. **丈夫精液人工授精（AIH）** 适用于男方患性功能障碍（阳痿、尿道下裂、阴茎过短、性交后试验异常经治疗仍无显效者）和女方阴道狭窄、宫颈管狭窄、宫颈黏液异常、抗精子抗体阳性以及不明原因不孕的夫妇。需要男方有一定数量的活动精子和女方至少一条通畅的输卵管。

2. **供精者精液人工授精（AID）** 适用于男方无精症、不良遗传基因携带者（白化病、黑矇性家族痴愚等）。女方 Rh 阴性男方 Rh 阳性的夫妇，多次妊娠均因新生儿溶血死亡，可选用 Rh 阴性男性精液行人工授精。但 AID 易造成后代近亲结婚和遗传性疾病，故不能滥用。

（四）体外授精与胚胎移植（IVF-ET，即试管婴儿）

促排卵后从妇女体内取出卵子，将卵母细胞和精子放在试管中受精（试管内有模拟输卵管环境的培养液），待发育成早期胚泡（8～16 个细胞）时，形成卵裂期或囊胚期胚胎，移植到妇女宫腔内使其着床发育成胎儿的全过程。主要适用于女性不可逆性输卵管损坏，如输卵管切除术或输卵管阻塞功能障碍者。

IVF-ET 主要步骤为：①促进与监测卵泡发育：采用药物诱发排卵以获取较多的卵母细胞供使用。采用 B 型超声测量卵泡直径及测定血 E_2、LH 水平，监测卵泡发育。②取卵：于卵泡发育成熟尚未破裂时，在 B 超指引下经阴道穹窿处以细针穿刺成熟卵泡，抽取卵泡液获取卵母细胞。③体外受精：取出的卵母细胞放入培养液中培养，使卵子进一步成熟，达到与排卵时相近状态，以提高受精率与卵裂率。培养 5 小时后与经过处理的精子混合在一起，受精后培养 15 小时取出，用显微镜观察如有两个原核，即表示卵子已受精。④胚胎移植：受精卵发育到 8～16 个细胞时，将胚泡以导管注入宫腔内部。⑤移植后处理：黄体酮支持治疗，移植后第 14 日测定血 β-HCG，明显增高提示妊娠成功，按高危妊娠加强监测管理。

（五）配子输卵管内移植（GIFT）

适用于输卵管正常的女性。在开腹或腹腔镜直视下，用导管将培养液中的卵子与经过处理的精液 0.5ml 一起注入双侧输卵管壶腹部。此法省略实验室培养阶段，方法简单。但 GIFT 有卵子受精和胚胎发育情况不明及移植配子时需全身麻醉或用腹腔镜等缺点，成功率为 20%～30%，目前已很少被采用。

（六）宫腔内配子移植

适用于输卵管异常的女性。将多个成熟卵子与经获能处理的精液和适量培养液用导管送入宫腔深部，即直接将配子移植在宫腔内受精后着床。

（七）供胚移植

适用于卵巢功能不良或有严重遗传病的女性。供胚来源于 IVF-ET 中多余的新鲜胚胎或冻存胚胎，要求受者与供者的月经周期同步。

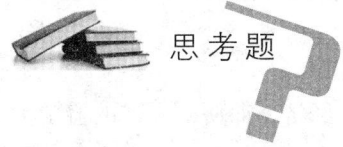
思考题

1. 女性不孕症的主要病因有哪些？
2. 卵巢功能检查的方法有哪些？

（张 蕾 李玉兰）

第二十四章 计划生育

学习目标

1. 掌握各种避孕方法的适应证、禁忌证及并发症。
2. 熟悉人工流产术、输卵管结扎术、节育器放置及取出术的操作要领。
3. 了解各种避孕方法的避孕原理。

计划生育是妇女生殖健康的重要内容，包括晚婚、晚育、节育及优生优育。避孕和节育是计划生育的重要组成部分，常用的女性避孕方法有工具避孕和药物避孕，男性避孕主要是阴茎套避孕。

第一节 工具避孕

案例

某女性，29岁，G1P1，现月经干净后第4天，要求放环。
询问病史：月经周期规律，经期延长伴白带增多3个月。
妇科检查：宫颈光滑，黄色泡沫样白带；子宫后位，右附件区有压痛。
思考：该患者现在是否适合放置宫内节育器？

利用工具阻止精子进入阴道，或阻止进入阴道内的精子进入宫腔，或通过改变宫腔内环境达到避孕目的。包括宫内节育器、避孕套等避孕工具。

一、宫内节育器

宫内节育器（intrauterine device，IUD）是一种安全、有效、经济、简便、可逆的避孕工具，有效率可达90%左右，是我国育龄妇女的主要避孕措施。

（一）种类

目前国内外使用的宫内节育器有几十种，大致可分为两大类：

1. 惰性宫内节育器（第一代IUD） 由惰性原料如金属、硅胶、塑料等制成。由于环脱落率和带器妊娠率高，金属单环已于1993年停止生产和使用。

2. 活性宫内节育器（第二代IUD） 内含活性物质，如铜离子、激素或药物等，以提高避孕效果，减轻不良反应。包括含铜IUD和含药IUD两类：①含铜IUD：目前在我国使用最广泛，形态上有T形、V形、宫形等多种形态。一般放置5～7年，避孕有效率达90%以上。②含药IUD：通过每日微量释放储存于节育器内的药物来提高避孕效果，降低不良反应。目前临床上主要使用的为含孕激素IUD和含吲哚美辛IUD，放置时间为5年。

（二）避孕机制

大量研究认为IUD避孕作用是多方面的，主要包括以下几个方面：

1. 吞噬细胞及炎细胞的作用 节育器在宫腔内可引起无菌性炎性异物反应，白细胞及吞噬细胞增多，可吞噬精子，子宫腔液体的改变可抑制受精卵着床。

2. 前列腺素的作用 宫内节育器引起的异物反应，可以损伤子宫内膜而产生前列腺素，前列腺素可加速输卵管的蠕动，使受精卵的发育、运输与子宫内膜的变化不同步，从而影响其着床。

3. 免疫作用 宫内节育器可使血中免疫球蛋白增多，因而可对抗机体对囊胚着床的免疫耐受性，达到抗着床的效果。

4. 活性物质的作用

（1）带铜宫内节育器：铜离子可增加子宫内膜的异物反应及前列腺素的生物合成，铜离子还干扰许多含锌酶的活性，妨碍着床。

（2）带孕酮宫内节育器：孕酮使子宫内膜的腺体萎缩和间质蜕膜化，影响受精卵着床，同时孕激素可以使宫颈黏液减少、变黏稠，不利于精子穿透。

（三）放置宫内节育器的适应证和禁忌

1. 适应证 凡已婚育龄妇女自愿采用宫内节育器避孕而无禁忌证者。

2. 禁忌证 ①生殖器官炎症；②月经频发、过多或不规则出血者；③生殖器官肿瘤；④子宫畸形；⑤宫颈内口过松、重度宫颈裂伤或子宫脱垂；⑥妊娠或可疑妊娠者；⑦严重全身性疾病；如心力衰竭、重度贫血或各种疾病的急性期；⑧各期妊娠终止术后有胚胎组织残留、子宫收缩不良或有潜在感染可能者；⑨宫腔＜5.5cm或＞9.0cm；⑩有铜过敏史者，不放置带铜IUD。

（四）宫内节育器的放置

1. 放置时间 ①月经干净后3～7天；②人工流产后如宫腔深度＜10cm，子宫收缩好，出血不多可同时放置；③自然流产、引产及足月产后月经恢复后3～7天后可放置。④剖宫产后6个月后放置。哺乳期闭经者排除早孕后方可放置。

2. 节育器的选择

（1）金属单环：应根据宫腔深度及宽度来选择节育器。宫腔深＜7cm者，选18～20号环，7～8.5cm者，选择21～22号环，＞8.5cm者，用24号环。

（2）T形IUD：依其横臂宽度（mm）分为26、28、30号三种。宫腔深＞7cm者，选28号环，≤7cm者，选26号环。

3. 放置方法

（1）排空膀胱，取膀胱截石位，检查子宫大小、位置及附件情况。

（2）用阴道窥器暴露宫颈后，再次消毒宫颈及阴道穹窿。

(3) 用探针顺子宫屈向探宫腔深度。宫颈管较紧者用宫颈扩张器扩至 6 号。

(4) 用放环叉或用放环钳将节育器送至宫底后缓慢退出。带有尾丝者在距宫颈外口 2cm 处剪断（图 24-1）。观察无出血即可取出宫颈钳和阴道窥器。

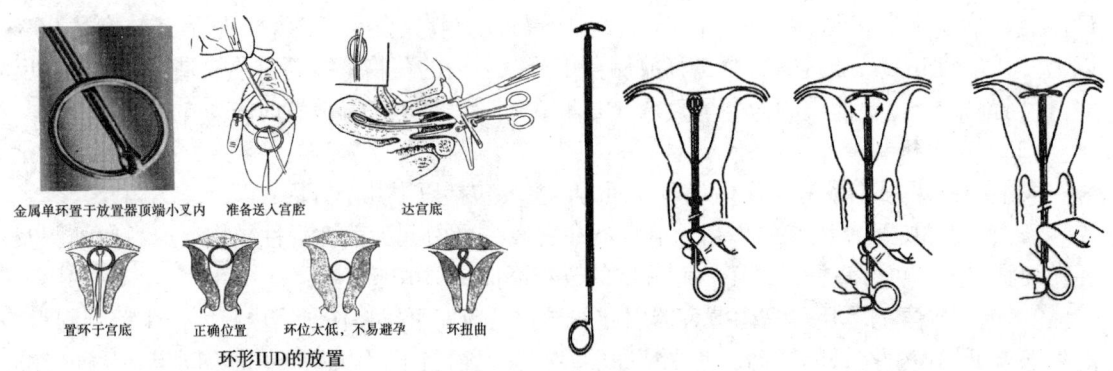

图 24-1　宫内节育器的放置

4．术后注意事项　①术后休息 2 天，一周内避免重体力劳动，两周内禁止性交和盆浴；②个别妇女放环后会有少量阴道出血及下腹不适，一般持续 2～3 天，最长时间不超过 7 日；如腹痛明显、出血多且持续时间超过 7 日时应及时复诊；③术后 3 个月内注意月经期、排便时有无节育器脱落；④术后定期复查。

（五）宫内节育器取出术

1．取器适应证　①放置期限已满或改用其他避孕措施者；②因不良反应治疗无效或出现并发症者；③带器妊娠者；④绝经一年者；⑤计划再生育者。

2．取器时间　一般在月经干净后 3～7 天，阴道流血多或伴感染者可随时取出，带器妊娠者可在行人工流产术时取器。

3．取器方法　带尾丝节育器可用长止血钳夹住尾线牵出，不带尾丝者取器前先确认 IUD 位置，再用取环钩或长钳牵引取出，取器困难者可在 B 型超声、X 线监测下操作，或行宫腔镜取出（图 24-2）。

（六）宫内节育器的不良反应及并发症防治

1．子宫异常出血　常发生在放环后 1 年内，尤其是最初 3 个月内。少量出血无需治疗；

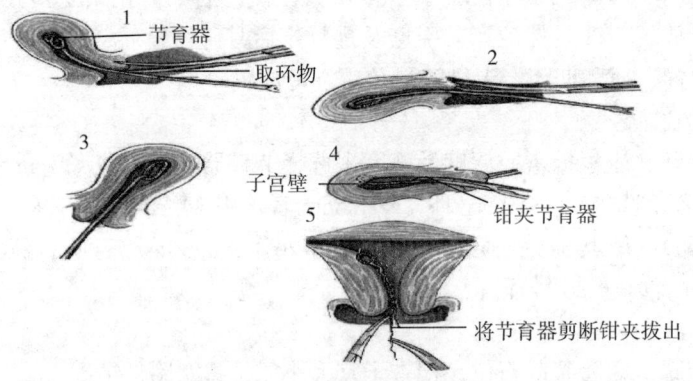

图 24-2　宫内节育器的取出

出血量多的可以给止血和抗炎药；治疗无效者应将环取出。

2．腰酸、腹坠　可能因节育器过大或位置偏低，导致子宫收缩引起，可先试用解痉药，必要时应更换IUD。

3．感染　一旦发生感染，应取出宫内节育器并给予广谱抗生素。

4．宫内节育器脱落　脱落的原因可能为宫颈口过松、节育器大小不合适，或未放置于子宫底部。

5．带器妊娠　由于IUD未放置到宫底部，或型号偏小而IUD位置下移引起。一旦发生带器妊娠，应行人工流产术，同时取出节育器。

6．宫内节育器嵌顿　由于放置节育器时损伤宫壁或选用节育器过大致使节育器部分或全部嵌入宫壁内称为节育器嵌顿。一经确诊应及时取出。

7．子宫穿孔、节育器异位　可由于违反操作规程、子宫位置检查错误、哺乳期子宫薄而软等引起。

二、阴茎套

也称避孕套，每次性生活时套在阴茎上，精子不能进入宫腔而达到避孕目的。阴茎套是筒状优质薄乳胶制品，其顶端呈小囊状，每次性交时均要更换新的阴茎套，检查证实无漏孔后，排去小囊内空气再使用。排精后在阴茎尚未软缩时，即捏住套口和阴茎一并取出。阴茎套还能起到防止性病传播的作用，故应用广泛。

第二节　药物避孕

目前国内应用的避孕药为人工合成的甾体激素避孕药，其特点为安全、简便、经济、有效。其避孕原理为：①抑制排卵；②改变宫颈黏液的性状，使其黏稠度增加，不利于精子穿透；③改变子宫内膜的功能和形态，不适于受精卵着床；④改变输卵管的功能，影响受精卵在输卵管内的正常运送，干扰受精卵着床。

（一）避孕药的种类

避孕药的制剂主要有三类：①睾酮衍生物，如炔诺酮等；②孕酮衍生物，如甲地孕酮等；③雌激素衍生物，如炔雌醇等。

（二）适应证

育龄期健康妇女。

（三）禁忌证

1．严重心血管疾病，如原发性高血压、冠心病。

2．血液病、血栓性疾病：雌激素有促凝作用，静脉栓塞发生率增高。

3．急、慢性肝炎或肾炎。

4．恶性肿瘤、癌前期病变、子宫或乳房肿块患者。

5．内分泌疾病，如糖尿病、甲状腺功能亢进症者。

6．哺乳期、产后未满6个月或月经尚未来潮者。

7．月经稀少或年龄大于45岁者。

8．患精神病需长期服药者。

9．有严重偏头痛，反复发作者。

10. 年龄＞35 岁的吸烟妇女应用避孕药可增加心血管疾病的发生率，不宜长期应用。

（四）不良反应及处理

1. 类早孕反应　雌激素刺激胃黏膜可引起食欲缺乏、恶心、呕吐等症状。轻者无需处理；较重者遵医嘱服维生素 B6、甲氧氯普胺及山莨菪碱等。

2. 不规则阴道出血（突破性出血）　服药期间发生不规则少量阴道出血称突破性出血。多发生在漏服药后，少数人发生在规律服药者。如发生在服药前半周期，为雌激素量少不能维持子宫内膜的完整性而致，可每晚加服炔雌醇 1 片（0.005mg）。在服药后半周期出血，多为孕激素不足所致，可每晚加服避孕药 1/2～1 片，加服药物均与避孕药同时服至第 22 日停药。接近月经期出血或出血量多如月经量时，可停药，在流血第 5 日，开始服用下一个周期的药物。

3. 月经改变　一般服药后月经周期规律，但避孕药可使一些妇女下丘脑-垂体轴抑制过度，出现闭经，此时应停药观察或用人工周期治疗。

4. 体重增加　可能由于孕激素成分的弱雄激素活性促进体内合成代谢引起，也可因雌激素使体内水钠潴留所致。

5. 色素沉着　少数人颜面部发生色素沉着，停药后一般能自行消退。

6. 其他　出现乳房胀痛、皮疹、瘙痒、食欲增加等。

（五）注意事项

1. 有些片剂避孕药的主要成分在糖衣上，糖衣溶化或脱落会影响药效，应注意保存在阴凉、干燥处。另外，要妥善放置，防止儿童误服。

2. 停用长效避孕药，应在下月开始服用短效避孕药 2～3 个月经周期作为过渡，否则可发生月经失调。

3. 计划妊娠者应在停用短效避孕药后可立即怀孕，不会引起胎儿畸形。

4. 定期随访。研究表明，长期使用甾体避孕药物是安全的。既不增加乳腺癌发病率，也不增加生殖器官恶性肿瘤的发生率，且对于宫内膜癌、卵巢癌有一定预防作用；避孕药对机体代谢的影响是暂时性、可逆的，停药后即可恢复。

第三节　其他避孕方法

一、紧急避孕

是指在无防护性生活后或避孕失败后几小时或几日内，妇女为防止妊娠而采取的避孕方法。常用的方法有宫内节育器和避孕药物。

1. 宫内节育器　用带铜宫内节育器，适用于希望长期避孕且符合宫内节育器放置条件者。放置时间为无防护性生活 120 小时（5 日）内。

2. 避孕药物（即紧急避孕药）　激素类：如左炔诺孕酮（毓婷）首剂 1 片，相隔 12 小时再服 1 片；或用 53 号避孕药，性生活后立即服 1 片，次晨加服用 1 片即可。

二、安全期避孕

妇女排卵多数在下次月经来潮前 14 天，卵子排出后可存活 1～2 天，而精子在女性生殖道内可存活2～3天，因此排卵前后4～5天内为易受孕期，其余的时间不易受孕故称安全期，采用安全期进行性生活而达到避孕目的，称安全期避孕。但是安全期避孕并不十分可靠，失败率20%。

> **知识链接**
>
> 新婚夫妇一般短期避孕选择男用避孕套、女性外用避孕药与自然避孕相结合；哺乳期夫妇选避孕套或宫内节育器；已生育夫妇首选宫内节育器；两个以上子女夫妇最好选择绝育措施；围绝经期女性继续宫内节育器避孕或外用避孕药，不宜口服或注射避孕药；探亲夫妇可男用避孕套或女用探亲避孕药。

第四节 人工流产

> **案例**
>
> 患者，女，未婚，19岁，20天前，因停经36天，做尿妊娠试验阳性，未查B超，于私人门诊购买打胎药后服用，用药后，未见孕囊排除，但阴道不规则出血伴有下腹痛持续至今，现来求治。
>
> 思考：该患者的诊断是什么？如何治疗？

在妊娠14周前用人工方法终止妊娠称为人工流产。根据孕周的不同可采用药物流产、吸宫术及钳刮术。

一、药物流产

药物流产（medical abortion）是用药物终止早孕的一种方法。目前临床上应用米非司酮（RU486）和米索前列醇配伍，完全流产率90%～95%。

（一）作用机制

1. 米非司酮（Mifepristone） 具有甾体结构，对子宫内膜孕激素受体的亲和力比孕酮高3～5倍左右，可与孕激素竞争受体，从而产生较强的抗孕酮作用，使早孕的蜕膜、绒毛组织变性，妊娠不能继续。

2. 米索前列醇（或卡前列甲酯） 为前列腺素类似物，与由蜕膜、绒毛组织变性所产生的内源性前列腺素共同作用，引起子宫收缩，扩张和软化宫颈，促使胚胎组织自宫腔排出，达到流产的目的。

（二）适应证

1. 7周内宫腔妊娠，年龄＜40岁的健康妇女。

2. 哺乳期、宫颈发育不良、子宫畸形、严重的骨盆畸形等人工流产的高危人群。

3. 有多次人工流产史，并对此有恐惧和顾虑者。

（三）禁忌证

1. 有米非司酮或米索前列醇使用禁忌证者。

2. 过敏体质者。

3. 其他：带器妊娠、疑为宫外孕、妊娠剧吐，长期应用抗结核药、抗抑郁药、抗癫痫药、前列腺素生物合成抑制剂等。

（四）用法与用量

米非司酮25mg，每日2次，口服，共用3日，第4日上午米索前列醇0.6mg，一次顿服。服以上药前后2小时空腹。第四天服药留医院观察6小时，注意观察有无用药物不良反应及胚囊是否排出。

（五）注意事项

1. 药物流产应当在正规有抢救条件的医院施行。

2. 选择药物流产前必须确诊宫内妊娠，检查问诊有无禁忌证。

3. 告知患者正确用药方法，注意药物流产的不良反应。

4. 用药后要严密观察随访，若发生不全流产，出血量多时需急诊刮宫。

5. 对于药流出血时间长的或清宫术的患者要注意预防感染。

6. 保持外阴清洁干燥；指导正确避孕，并注意随访月经复潮情况。

二、人工流产术

是指妊娠14周以内用手术方法终止妊娠的，可分为负压吸引术（妊娠10周内）和钳刮术（妊娠10~14周）两种。

1. 适应证　因避孕失败自愿终止妊娠或因各种疾病不宜继续妊娠者。

2. 禁忌证　①各种疾病的急性期；②急性生殖器官炎症；③妊娠剧吐酮症酸中毒尚未纠正者；④手术当日有2次体温达到或超过37.5℃者；⑤全身情况不良，不能耐受手术者。

（一）术前准备

1. 询问病史，进行全身检查和妇科检查。

2. 填写人工流产记录表和手术知情同意书，且与患者及家属交代并签字。

3. 阴道分泌物多者应取分泌物检查滴虫、真菌。

4. 精神紧张、害怕疼痛者可酌情考虑做无痛人流。

（二）手术步骤

1. 负压吸引术　妊娠10周内，利用负压将妊娠物从宫腔内吸出的方法。

（1）受术者排空膀胱，取膀胱截石位，检查子宫位置、大小及附件情况。

（2）扩开阴道，暴露宫颈，探宫腔，扩宫颈。

（3）根据孕周大小选择吸管型号及负压大小。将吸管与负压吸引器接好，将吸管送入宫腔，开放负压，往返抽动，将胚胎组织吸光。当感觉到子宫缩小，子宫壁由光滑变粗糙时表示已吸净。再用小号刮匙轻轻扫刮宫腔一周，尤其是宫底和两宫角处。

（4）注意吸出物的量，并将所有吸出物用纱布过滤，仔细检查有无绒毛及胎儿组织，并注意和孕周是否相符，必要时应送病理检查。

2. 钳刮术　指用机械方法或药物扩张宫颈，钳取胎儿及胎盘的手术。适用于终止

10～14周妊娠。术中宫颈应充分扩张，先用卵圆钳夹破胎膜吸出羊水，然后钳夹胎儿和胎盘，术中可辅助吸宫、刮宫术。因胎儿较大，易造成并发症，如大量出血、宫颈裂伤、子宫穿孔等，应尽量避免大月份钳刮术（图24-3）。

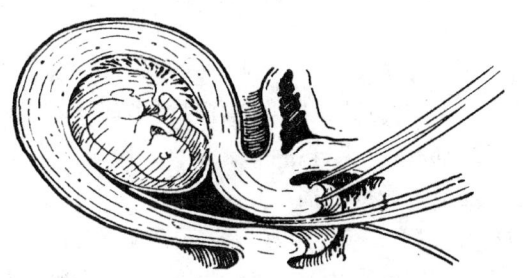

将橡皮导管放入子宫颈管和宫腔

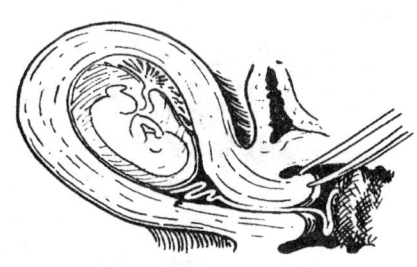

外露在阴道内的导管用纱布包好

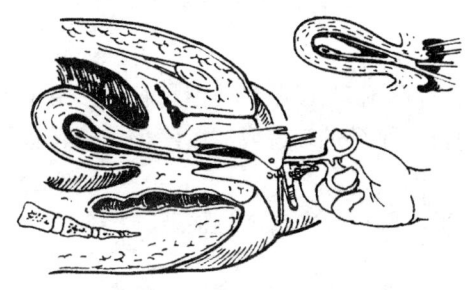

将卵圆钳伸入子宫腔底部夹取胎盘胎儿组织

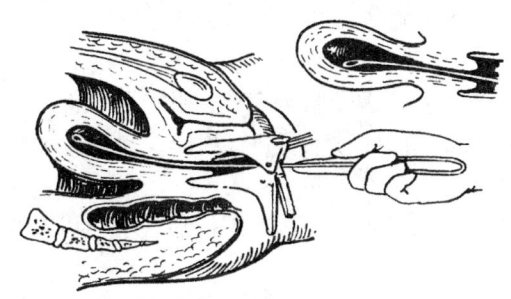

将刮匙伸入宫腔，搔刮子宫壁

图24-3　妊娠钳刮术

（三）术后处理

1. 留院观察1～2小时，注意观察腹痛及阴道流血情况。
2. 术后适当应用抗生素预防感染。
3. 术后有腹痛、发热、阴道出血量增多或出血持续10天以上者应随时来诊。
4. 吸宫术后休息2周；钳刮术后休息2～4周，术后半个月内禁止盆浴，1个月内禁止性交以免感染。
5. 术后1个月复查并指导指导夫妻双方采用安全可靠的避孕措施。

（四）人工流产并发症

1. 子宫穿孔　为人工流产严重并发症之一。

（1）原因：①术者技术不熟练，操作粗暴。②术前未清查子宫大小及位置。③子宫畸形、瘢痕子宫、子宫过度屈曲、哺乳期子宫薄而软等。

（2）症状：①操作者可感觉手术器械超过子宫应有深度及（或）有无底感。②穿孔大或损伤大血管时，术中术后可出现下腹疼痛甚至发生内出血、休克。③若经子宫破口，夹出或吸出大网膜、肠管等，受术者可有牵引痛或撕裂样痛。

（3）预防及处理：术者必须具有高度的责任心和娴熟的技术。术前查清子宫位置、大小、屈度，对哺乳期子宫、瘢痕子宫及畸形子宫要提高警惕；术中操作轻柔，必要时术前先给予宫缩剂。一经发现子宫穿孔，应立即停止手术。穿孔小、无明显内出血症状，妊娠物已清除，可卧床休息，注射宫缩剂及抗生素，住院严密观察。确诊宫内有妊娠物，可由有经验的医生避开穿孔部位或在腹腔镜下清宫；也可先应用宫缩剂和抗生素，一周后再行清宫。对穿孔大，有内出血或怀疑脏器损伤者或合并感染经用药不能控制者，均应剖腹探查，根据损伤与感染的程度决定行穿孔修补或子宫切除术；对其他脏器损伤，视损伤程度决定做修补或切除术。

2．人工流产综合反应

（1）原因及临床表现：人工流产时因扩张宫颈、负压吸引等刺激，有时可引起受术者一系列迷走神经兴奋的临床表现，患者面色苍白、四肢厥冷、大汗淋漓、头晕、胸闷、恶心、呕吐、心动过缓、心律不齐、血压下降等，重者可发生晕厥或抽搐。

（2）预防和处理：术前给予精神安慰，术时操作要轻柔，扩张宫颈应按顺序进行，忌暴力扩张，吸宫负压不要过大，大块组织吸出后应减小负压至 100～200mmHg。有心肺疾患者术前可静脉注射阿托品 0.5～1mg，预防其发病。轻者手术停止后自行恢复，症状重者应静脉推注阿托品 0.5～1mg 进行治疗。

3．吸宫不全

（1）原因及临床表现：吸宫不全指人工流产术后有部分胚胎或胎盘残留宫腔。多由于子宫过度屈曲或技术不熟练引起。表现为术后出血时间长、血量过多，或流血停止后又有多量出血。

（2）处理：确诊后需行刮宫术，刮出物送病检，术后应用抗生素预防感染。

4．术中出血

（1）原因及临床表现：妊娠月份较大时，因子宫较大，子宫收缩不良造成术中大量出血，严重者可导致失血性休克。

（2）处理：术中出血多，应迅速钳夹出或吸出大块胚胎组织，同时肌内注射缩宫素 10～20 单位促进子宫收缩。

5．感染

（1）原因和临床表现：手术消毒不严格，或原有生殖系统的炎症未经控制即行手术，或术后过早开始性生活或盆浴；不全流产、长时间出血均易引起术后感染。常见的感染是子宫内膜炎、子宫肌炎、盆腔炎，严重感染可引起败血症。

（2）预防及处理：严格掌握手术适应证和禁忌证；术中严格执行无菌操作；术后做好卫生宣教；有感染可能者，应用抗生素预防感染。一旦发生感染，应积极应用抗生素控制感染。

6．漏吸　人工流产时未能吸出或刮出胚胎及绒毛组织，使妊娠继续。多由于重度前屈子宫，妊娠时间过短，胚胎组织过小，以及子宫畸形等。一旦发生以上情况，应重新检查子宫情况，吸出组织送病理，排除宫外孕可能。

7．羊水栓塞　宫颈裂伤、胎盘剥离使血窦开放，此时如果宫缩过强，可将羊水挤入血循环引起羊水栓塞。由于妊娠早期和中期，羊水成分主要是母体血浆渗出液，有形成分少，所以一般症状较足月产发病患者为轻。

8．宫颈或宫腔粘连　由于术中过度吸刮宫壁，造成宫颈管及子宫内膜损伤，发生局部或全部粘连。表现为人流后闭经或月经过少，周期性腹痛。处理：用探针或小号宫颈扩张器扩张宫颈内口，对子宫腔做粘连分离术，术后宫腔放置 IUD，可加用人工周期 2～3 个月，促进子宫内膜恢复。

9．远期并发症　月经失调、慢性盆腔炎、继发不孕等。

第五节 中期妊娠引产术

乳酸依沙吖啶是最常用的中期妊娠引产药物，将其注入羊膜腔内，可使胎儿中毒死亡，同时使胎盘组织变性、坏死而增加前列腺素合成，并引起宫颈软化、成熟、扩张及子宫收缩，促使胎儿及其附属物排出。乳酸依沙吖啶安全性较高，引产成功率一般为90%～100%。

1. 适应证　因各种原因而不宜继续妊娠者。
2. 禁忌证　①严重心脏病、血液病等全身疾病；②各种疾病的急性期、慢性疾病急性发作期；③生殖器官急性炎症；④术前体温两次超过37.5℃者；⑤有乳酸依沙吖啶过敏史的。
3. 并发症

(1) 全身反应：偶有体温升高，一般不超过38℃，常在用药后24～48小时内发生，胎儿娩出后短时间内可自行恢复。

(2) 产后出血：约有80%受术者出现出血，一般不超过100ml，如有出血应及时清宫。

(3) 产道损伤：受术者可因软产道扩张不充分而有不同程度的损伤。

(4) 胎盘胎膜残留：发生率较低，引产后疑有胎盘胎膜残留者可行清宫。

4. 术前准备　①术前三日禁止性交；②术前三日每日以消毒液擦洗阴道1次；③查血常规、肝肾功能；④B型超声胎盘定位。

5. 手术操作　受术者排空膀胱，取仰卧位，常规消毒，于子宫底下2横指、中线旁开1～2cm为穿刺点（避开胎盘附着处，取胎儿肢体侧）。用7号腰穿针经局麻处垂直刺入腹壁，经子宫前壁刺入羊膜腔，穿过腹壁及宫壁有两次落空感。拔除针芯有羊水流出为穿刺成功，将依沙吖啶100mg注入羊膜腔内。

6. 手术注意事项

(1) 注药过程中，注意观察生命体征、有无呼吸困难、胸痛、发绀等症状，给药后观察并记录宫缩出现的时间、宫缩强度、破膜时间及阴道流血等情况。

(2) 引产期间，应卧床休息，并注意有无胃肠道不良反应及皮疹，观察尿量及颜色，警惕毒性及过敏反应的发生。

(3) 产后仔细检查软产道及胎盘胎膜的完整性，同时要注意观察宫缩、阴道流血、排尿功能的恢复情况及体温。

(4) 产后预防感染并采取回奶措施，嘱其术后6周内禁止性交及盆浴，避免过劳，并为产妇提供相应的避孕措施指导。

此外，中期妊娠还可采用水囊引产，前列腺素等甚至剖宫取胎术。

第六节 输卵管绝育术

输卵管绝育术（tubal sterilization operation）是一种安全、永久性女性绝育术。常用方法有经腹输卵管结扎术和腹腔镜下输卵管结扎术。

一、经腹输卵管结扎术

是目前国内应用最广的绝育方法，其优点为操作简易、切口小、组织损伤小、安全方便等。

1. **适应证** 自愿绝育或不宜生育且无禁忌证者
2. **禁忌证** ①各种疾病的急性期；②健康情况不佳，不能胜任手术者；③腹部皮肤有感染或患有急、慢性盆腔炎者；④严重的神经官能症者；⑤24小时内有2次体温达到或超过37.5℃者。
3. **手术时间的选择** ①首选月经干净后3～4天；②人工流产、中期妊娠引产、分娩后宜在48小时内实施手术，剖腹手术时进行；③哺乳期或闭经妇女应排除早孕后，再行手术。
4. **术前准备** ①询问病史、全身检查及妇科检查；②化验血常规、凝血试验，胸透及肝肾功能；③腹部及外阴备皮；④普鲁卡因皮试（若欲用普鲁卡因做局部浸润麻醉）；⑤手术前排空膀胱。
5. **麻醉方法** 局部浸润麻醉或硬膜外麻醉。
6. **手术步骤** 受术者排空膀胱，取仰卧位，安放导尿管并保留。取下腹正中线耻骨联合上方3～4cm处作约2cm长的纵切口，产后则在宫底下2～3cm处作切口；沿宫底后方滑向一侧宫角处，到达输卵管后方，右手持卵圆钳将输卵管轻轻夹住并提到切口外，之后用鼠齿钳夹持输卵管并结扎，目前我国多采用抽芯包埋结扎法（图24-4）。检查无出血后将输卵管送回腹腔。清点纱布、器械无误，关腹。

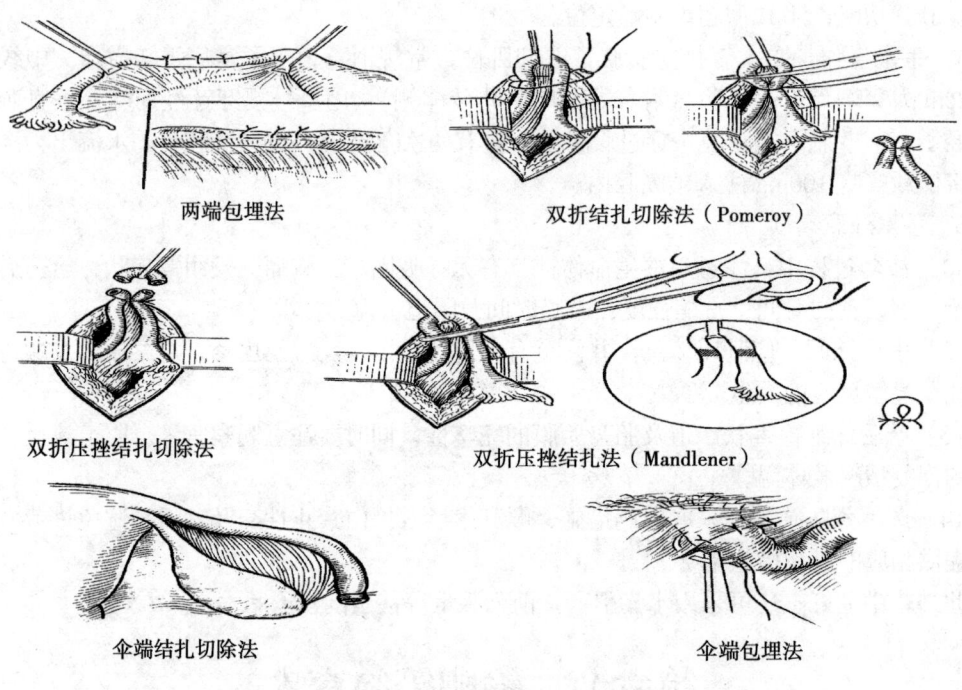

图 24-4 经腹输卵管结扎术

二、经腹腔镜输卵管结扎法

1. **禁忌证** ①同经腹输卵管结扎术；②腹腔粘连、膈疝、心肺功能不全等。
2. **麻醉方法** 局部浸润麻醉、硬膜外麻醉或全身麻醉。
3. **手术步骤** 受术者取头低臀高仰卧位，于脐孔下壁作1cm切口，将气腹针插入腹腔，并冲入2～3L二氧化碳,之后插入套管针放置腹腔镜,直视下在输卵管峡部放置硅胶管或弹簧夹,也可用双极电凝法在输卵管峡部烧灼1～2cm,以阻断输卵管。

4．术后处理　①术后卧床休息数小时。②可进食半流食或普通饮食。③术后4天拆线。④术后休息1个月,1个月后复查。⑤术后若有发热、腹痛,可疑合并感染时应用抗生素控制之。

5．手术并发症及防治

(1)腹腔内出血:术中损伤输卵管系膜或其他部位的血管,或断端结扎不紧均可造成腹腔内出血。术中发现出血情况,应充分暴露出血部位进行止血;术后若可疑大量腹腔内出血应剖腹探查。

(2)脏器损伤:多因手术操作粗暴、解剖关系不清所致。术中发现应及时行修补术;术后可疑脏器损伤时应剖腹探查。

(3)感染:手术器械、敷料、无菌操作措施不严格,或受术者机体内有感染灶,均可引起术后感染。手术应严格无菌操作规程,一旦发生感染,及早应用抗生素治疗。

(4)手术失败:可能因施术时误扎或输卵管再通。

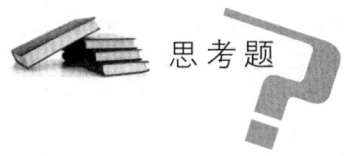思考题

1．试述宫内节育器避孕原理及放置的注意事项。
2．简述避孕药的作用机制和用药禁忌证。
3．人工流产的并发症有哪些?

(张　蕾　牛英华)

第二十五章

妇产科常用特殊检查

学习目标

1. 了解阴道及宫颈脱细胞学检查的操作方法和意义，宫颈黏液检查的临床应用，羊膜腔穿刺术的适应证和操作过程。
2. 熟悉垂体促性腺激素、催乳素、人胎盘生乳素的正常值，诊断性刮宫和分段刮宫的适应证。
3. 掌握早、中、晚孕期的超声诊断。

第一节 阴道及宫颈脱落细胞学检查

生殖道脱落上皮细胞包括阴道上段、宫颈阴道部、子宫、输卵管上皮细胞，其中以阴道上段、宫颈阴道部的上皮细胞为主。生殖道上皮细胞受卵巢激素的影响发生周期性变化。因此，检查生殖道脱落上皮细胞既可反映体内性激素水平，又可协助诊断生殖道不同部位的恶性肿瘤，是一种简便、经济、实用的辅助诊断方法。

一、操作方法

1. 阴道脱落细胞检查　主要目的是了解卵巢或胎盘功能。对已婚妇女，一般在阴道侧壁上 1/3 处轻轻刷取细胞，薄而均匀地涂于玻片上，置于 95% 乙醇内固定 15 分钟。对未婚妇女用卷紧的无菌棉签先在 0.9% 氯化钠溶液中浸湿后，伸入阴道侧壁上 1/3 处涂抹，取出棉签，薄而均匀地涂抹于玻片上，置于 95% 乙醇溶液中固定 15 分钟。

2. 宫颈脱落细胞检查　是筛查宫颈癌前期病变和宫颈癌的重要方法。在检查盆腔前应先行宫颈脱落细胞学检查，窥器可蘸 0.9% 氯化钠溶液，忌用油类及肥皂水。取材要全面，应在宫颈转化区内取材，如宫颈表面分泌物过多或有出血，应先用干棉球将分泌物或血液轻轻擦拭后再取材。如使用木质刮板，以宫颈外口为圆心，在宫颈表面轻轻刮取一周，并迅速将刮出物均匀涂抹于载玻片上，立即将载玻片置于 95% 乙醇中固定至少 15 分钟。如用细胞刷取材时，将中间长刷头部分放入宫颈管内，周围毛刷部分与宫颈紧密贴合，顺时针或逆时针顺序旋转 3~5 圈，用力要适中。然后将细胞刷洗入有细胞保存液的小瓶中，经薄层液基细胞学技术制片，进行巴氏染色，最终由细胞学医师用肉眼在显微镜下阅片，按 TBS 法作出诊断报告。

3. 吸片　用吸管吸取后穹窿积液,将其均匀涂抹于载玻片上并固定。可用于阴道、宫颈、子宫内膜及输卵管病变的诊断,子宫内膜病变者可用专门制备子宫内膜细胞取样器,伸入子宫腔,刷取子宫内膜细胞,制备细胞涂片进行阅片诊断。

二、注意事项

1. 标本采集前24小时内禁止性生活、阴道检查、阴道冲洗及上药。
2. 宫颈黏液较多或出血时应使用干棉球将其轻轻拭去后再取材。
3. 月经期避免取材。

三、阴道脱落细胞检查的意义

(一)评价体内性激素水平

阴道鳞状上皮细胞的成熟程度与体内雌激素水平成正比。雌激素水平越高,阴道上皮细胞分化越成熟。临床上常用4种指数代表体内雌激素水平,即成熟指数、致密核细胞指数、嗜伊红细胞指数和角化指数。

(二)阴道脱落细胞在妇科肿瘤筛查中的应用

1. 癌细胞特征　主要表现在细胞核、细胞及细胞间关系的改变。

(1) 细胞核改变:表现为细胞核增大,核浆比例失常,核大小不等,形态不规则;核深染且染色质分布不均,粗颗粒状或团块状,可见双核及多核;核膜增厚、不规则;核仁增大或增多等。

(2) 细胞形态改变:细胞大小不等,形态各异,胞浆减少。

(3) 细胞间关系的改变:癌细胞可单独或成群出现,排列紊乱。早期癌涂片背景干净清晰,晚期癌涂片背景较脏,可见成片坏死细胞、红细胞及白细胞等。

2. 阴道细胞学诊断的报告形式　报告形式主要有分级诊断(巴氏5级分类法)及描述性诊断(TBS)两种。近年来TBS诊断分类法得到越来越多的推广应用,已逐步取代巴氏5级分类法。

(1) 阴道细胞学巴氏5级分类法诊断标准如下:

巴氏Ⅰ级:正常。为正常阴道细胞涂片。

巴氏Ⅱ级:炎症。细胞核增大,淡染或有双核,也可见核周晕或胞浆内空泡。一般属良性改变或炎症。临床分为ⅡA及ⅡB。ⅡB是指个别细胞核异质明显,但又不支持恶性;其余为ⅡA。

巴氏Ⅲ级:可疑癌。主要是核异质,表现为核大深染,核形不规则或双核。对不典型细胞,性质尚难肯定。

巴氏Ⅳ级:高度可疑癌。细胞有恶性特征,但在涂片中恶性细胞较少。

巴氏Ⅴ级:癌。具有多量的典型的癌细胞。

因巴氏分类法诊断无严格的客观标准,诊断主观因素较多,且未能与组织病理学诊断名词相对应,也未包括非癌的诊断,对临床处理无明确的指导意义,因此已逐步被TBS分类法所取代。

(2) TBS分类法及其描述性诊断内容:为了使宫颈/阴道细胞学的诊断与组织病理学术语一致,并与临床处理紧密结合,1988年美国制定了阴道细胞TBS(The Bethesda System)命名系统。国际癌症协会于1991年对宫颈/阴道细胞学的诊断报告正式采用了TBS分类法,于 2001 年进行修订，并于 2014 年再次对相关内容进行修订。TBS 描述性诊断的细胞病理学诊断报告中，为临床医师提供有关涂片质量的信息、对病变的描述、给予细胞病理学诊断及提出临床处理建议。TBS 描述性诊断报告的主要内容包括：

（1）未见上皮内病变细胞和恶性细胞

①病原体：有无假丝酵母菌、细菌、滴虫、单纯疱疹病毒、人乳头瘤病毒（HPV）等感染。

②反应性细胞改变：与炎症有关的反应性细胞改变；与宫内节育器有关的细胞反应性改变；与放疗有关的反应性细胞改变。

③子宫切除术后的腺细胞。

④萎缩。

⑤其他：子宫内膜细胞出现在 45 岁以上妇女的涂片中。

（2）上皮细胞异常

1）鳞状上皮细胞异常：

①不典型鳞状细胞（ASC）包括不典型鳞状细胞无明确诊断意义（ASCUS）和不典型鳞状细胞-不除外高等级鳞状上皮内病变（ASC-H）。

②低度鳞状上皮内病变（LSIL）：包括 HPV 感染、宫颈上皮内瘤样病变 1 级。

③高度鳞状上皮内病变（HSIL）：包括宫颈上皮内瘤样病变 Ⅱ 级和 Ⅲ 级。

④鳞状上皮细胞癌（SCC）。

2）腺上皮细胞异常：

①不典型腺上皮细胞，无明确指定（AGC-NOS）。

②不典型腺上皮细胞，倾向瘤变（AGC-FN）

③宫颈原位腺癌。

④腺癌。

（3）其他恶性肿瘤细胞：原发于宫颈和子宫体的不常见肿瘤及转移癌。

阴道/宫颈细胞学检查位于宫颈病变三阶梯诊疗程序的第一阶梯，是 CIN 和早期宫颈癌筛查的初级筛查方法，且不能定位，需要通过阴道镜及组织病理学等进一步检查才能明确诊断。建议女性从 21 岁开始进行细胞学筛查。

第二节　基础体温测定

基础体温（basal body temperature，BBT）是指机体在静息状态下的体温。反映机体在静息状态下的能量代谢水平，在一段时间内是恒定的。成年女性卵巢排卵后可分泌孕酮，孕酮有致热作用，可使体温升高。因此，基础体温可反映成年女性卵巢功能状况。

1．测量方法　每晚睡前将体温表水银柱调至 36℃ 以下，置于伸手可取到的地方。第二日清晨醒后，不起床、不进行任何活动，取体温表置于舌下，测口腔温度 5 分钟，将温度标记于基础体温表上。并记录生活中可能影响体温的情况如月经、性生活、失眠、感冒等。每日连续测量，将每日体温连成曲线即为基础体温曲线，且每天测体温时间最好固定不变。一般需连续测量，至少 3 个月经周期以上。

2．典型的基础体温曲线　卵巢功能正常的成年女性，在其月经周期中，随不同时期雌、孕激素分泌量的不同，基础体温呈周期性变化。在月经后及卵泡期基础体温维持在较低水平，约36.5℃，排卵后因卵巢有黄体形成，产生的孕酮作用于下丘脑体温调节中枢，可使体温上升0.3～0.5℃，一直持续到经前1～2日或月经第一日，体温又降至原来水平。因此，正常月经周期，将每日测得的基础体温连成曲线呈双相型波动曲线。若无排卵，基础体温无上升改变而呈单相曲线。正常排卵妇女，体温升高后应持续12～14日。

3．临床应用

（1）判断排卵时间：生育年龄妇女，排卵期约在下次月经来潮前的14日左右。基础体温上升4日后可肯定已排卵，此时至月经来潮前的10日称安全期，一般不会受孕。基础体温上升前后2～3日是排卵期范围，易受孕称易孕期。可依此法指导避孕及受孕。

（2）诊断早孕：妊娠后卵巢黄体持续分泌孕酮，基础体温于排卵后持续升高，直到妊娠4～5个月后才开始下降。因此，如基础体温上升持续18日即有怀孕可能，若超过20日，则可诊断为早孕。

（3）了解卵巢功能：基础体温可如实反映卵巢功能状况，是了解卵巢功能可靠、简便、有效的手段。①无排卵型功能性子宫出血的基础体温为单相。经促排卵药物治疗后，也可用基础体温监测治疗效果。②排卵型月经失调，由基础体温上升持续时间、体温高低、下降方式等，来推断黄体功能状态。若黄体期短于11日，属黄体过早萎缩，月经周期缩短；若持续时间虽正常，但体温上升幅度＜0.3℃，可能是黄体发育不良，孕酮分泌不足；若基础体温虽为双相，但下降缓慢，可能是黄体萎缩过程延长，导致子宫内膜不规则脱落，月经期延长。

第三节　宫颈黏液检查

宫颈黏液是由宫颈管内腺细胞分泌的黏液性液体构成，其主要成分为水、蛋白质和电解质。其主要成分的比例受卵巢分泌的雌激素及孕激素的影响，宫颈黏液可直接反映卵巢的功能状态。月经前和增殖早期黏液量最少；随雌激素增加，黏液量也增加，宫颈黏液水分及电解质含量增大时，黏液稀薄、透明、延展性强，干燥后呈羊齿植物叶状结晶；排卵后在孕激素作用下，宫颈黏液分泌量减少，黏液稠厚，延展性差，干燥后呈椭圆形颗粒。

1．宫颈黏液延展性检查　患者取膀胱截石位，用阴道窥器暴露宫颈，先观察宫颈黏液性状，用棉球拭净宫颈及阴道穹窿的分泌物。用干燥长钳或镊子伸入宫颈管内1cm夹取黏液，缓慢分开钳尖，观察黏液延展性。排卵期宫颈黏液延展性强，拉丝度可达10cm以上，而黄体期黏液黏稠如胶冻状，拉丝度仅为1～2cm。

2．宫颈黏液结晶试验　将黏液置于玻片上，待其干燥后，低倍光镜下观察黏液结晶形态。根据结晶形态将宫颈黏液结晶分为四种类型。

Ⅰ型：典型羊齿状结晶，主干直粗，分支细且长。

Ⅱ型：羊齿状稀疏，主干细且曲，分支疏而短。

Ⅲ型：羊齿状结构已解体，主干短而残缺不全，分支稀疏。

Ⅳ型：无羊齿状结晶，仅见排列成行的椭圆形结晶。

3．临床应用

（1）预测排卵期：排卵期宫颈黏液结晶呈典型的羊齿状结构，宫颈黏液检查可明确卵巢排卵时间，用以指导避孕及受孕。

（2）诊断早孕：月经延期者，宫颈黏液出现椭圆体持续2周以上，可能为妊娠。

（3）诊断闭经：若闭经患者宫颈黏液出现羊齿状、椭圆体结晶周期性变化，说明卵巢功能良好，可能为子宫性闭经；若无周期性变化，则闭经原因在卵巢或卵巢以上部位。

（4）诊断功能失调性子宫出血：月经间期检查宫颈黏液结晶，如始终呈羊齿状，说明卵巢未排卵，为无排卵型功血。

（5）促排卵治疗疗效观察：使用促排卵药物治疗时，可连续检查宫颈黏液，从而监测患者有无排卵。

第四节　常用激素测定

女性生殖内分泌系统激素包括下丘脑、垂体、卵巢分泌的激素。各器官间分泌的激素相互制约、相互调节，发挥正常的生理功能。下丘脑分泌的促性腺激素释放激素通过调节腺垂体促性腺激素来调控卵巢的功能，同时卵巢分泌的激素又可反馈调节下丘脑和垂体的功能。女性内分泌激素的测定对妇产科某些疾病的诊断、疗效观察、预后评估，以及生殖生理和避孕药物的研发，具有重要意义。

一、垂体促性腺激素

（一）来源及生理变化

在下丘脑促性腺激素释放激素（Gn-RH）控制下腺垂体促性腺激素细胞分泌促性腺激素，包括卵泡刺激素（follicle stimulating hormone，FSH）和黄体生成激素（luteinizing hormone，LH）。在生育年龄妇女，促性腺激素随月经周期出现周期性变化。FSH 和 LH 在卵泡早期维持较低水平，随着卵泡发育成熟，雌激素水平逐步升高并达峰值，在 E_2 的正反馈作用下，FSH 和 LH 出现一过性排卵高峰，FSH 和 LH 共同作用，引起排卵，排卵后 FSH 和 LH 分泌下降，并维持至下次排卵之前。排卵期出现的 LH 陡峰是预测排卵的重要指标。绝经期女性卵泡耗竭，FSH 和 LH 维持在较高水平。FSH 的生理作用主要是促进卵泡生长、发育、成熟及分泌雌激素。LH 的作用主要是促进卵巢排卵和黄体生成。

（二）正常值

FSH 和 LH 正常值见表 25-1 和表 25-2。

表 25-1　血 FSH 正常范围

测定时间	正常范围（U/L）
卵泡期、黄体期	1～9
排卵期	6～26
绝经期	30～118

表 25-2　血 LH 正常范围

测定时间	正常范围（U/L）
卵泡期、黄体期	1～12
排卵期	16～104
绝经后	16～66

（三）促性腺激素测定的临床应用

1．闭经原因分析　FSH 及 LH 水平低于正常值，提示闭经原因在腺垂体或下丘脑。但需除外高催乳激素血症及口服避孕药的影响。FSH 及 LH 水平高于正常，提示闭经原因在卵巢。此外，围绝经期、绝经后期、双侧卵巢切除术后、卵巢发育不良、卵巢早衰等均表现为促性腺激素水平升高，卵巢功能不足。

2．协助诊断多囊卵巢综合征　测定 LH/FSH 值，如 LH/FSH ≥ 2～3，有助于诊断多囊卵巢综合征。

3. 监测排卵　测定 LH 峰值，可以估计排卵时间及了解排卵情况，有助于不孕症的治疗及研究避孕药物的作用机制。

4. 诊断性早熟　有助于区别真性和假性性早熟。真性性早熟由促性腺激素分泌增加引起，FSH 及 LH 呈周期性变化。假性性早熟的 FSH 及 LH 水平较低，且无周期性变化。

二、催乳素

（一）来源及生理变化

催乳素（prolactin，PRL）主要由腺垂体催乳素细胞分泌。血中 PRL 分子结构有四种形态：小分子 PRL、大分子 PRL、大大分子 PRL 以及异型 PRL。仅小分子 PRL 具有激素活性，占分泌总量的 80%，临床测定的 PRL 是各种形态的总和，因此 PRL 测定水平与生物学作用不一定平行。PRL 的主要功能是促进乳房发育及泌乳，与卵巢类固醇激素共同作用促进分娩前乳房导管及腺体发育。PRL 还参与机体的多种功能，特别是对生殖功能的调节。PRL 水平于睡眠、进食、哺乳、性交、服用某些药物、应激等情况下升高。一般以上午 10 时取血测定的结果较稳定。

（二）正常值

不同时期血 PRL 正常范围为：非妊娠期 < 1.14mmol/L；妊娠早期 < 3.64mmol/L；妊娠中期 < 7.28 mmol/L；妊娠晚期 < 18.20 mmol /L。

（三）临床应用

1. 闭经、不孕及月经失调者，无论有无泌乳，均应测 PRL，以除外高催乳激素血症。

2. 垂体肿瘤患者伴 PRL 异常增高时，应考虑有垂体泌乳素瘤。

3. PRL 水平升高还见于性早熟、原发性甲状腺功能减退、卵巢早衰、黄体功能欠佳、长期哺乳、神经精神刺激、某些药物作用如氯丙嗪、避孕药、大量雌激素、利血平等抗血压药等；PRL 降低多见于垂体功能减退，单纯性催乳激素分泌缺乏症。

4. 监测垂体微腺瘤治疗疗效指标之一。

三、人胎盘生乳素

（一）来源及生理变化

人胎盘生乳素（human placental lactogen，HPL）由合体滋养细胞产生、贮存及释放。主要促进胎儿生长发育及母体乳腺腺泡发育等。自妊娠 5 周时即能从孕妇血中测得，随妊娠进展 HPL 水平逐渐升高，于妊娠 39～40 周时达峰值，维持至分娩，分娩后迅速下降，7 小时内消失。

（二）正常值

见表 25-3。

表 25-3　不同时期血 HPL 正常范围

测定时间	正常范围（mg/L）
非孕期	< 0.5
孕 22 周	1.0～3.8
孕 30 周	2.8～5.8
孕 40 周	4.8～12

(三)临床应用

1. 监测胎盘功能　妊娠晚期连续动态监测 HPL 可以监测胎盘功能。于妊娠 35 周后,多次测定血清 HPL 值均在 4mg/L(4μg/ml)以下或突然下降 50% 以上,提示胎盘功能减退。

2. 协助诊断糖尿病合并妊娠　HPL 水平与胎盘大小成正比,如糖尿病合并妊娠时胎儿较大,胎盘也大,HPL 值可能偏高。但临床应用时还应再配合其他监测指标综合分析,以提高判断的准确性。

四、雌激素

(一)雌激素来源及生理变化

雌激素(E)可分为雌酮(E_1)、雌二醇(E_2)、雌三醇(E_3)。雌激素主要由卵巢、胎盘产生。雌激素中以雌二醇活性最强,是卵巢分泌的主要性激素之一,对维持女性生殖功能及第二性征有重要作用。而雌三醇则是雌二醇和雌酮的代谢产物。常用 E2 代表卵巢的功能状态,E2 水平与卵泡发育状态密切相关。在正常月经周期中,E2 随着卵巢周期性变化而波动。早卵泡期 E2 水平较低,随着卵泡发育成熟,E2 水平逐渐上升,卵泡发育到成熟时 E2 水平上升更为明显,排卵前达峰值,排卵后 E2 水平迅速下降,但在黄体形成后,E2 水平再次上升,达第二峰值,并维持约 1 周左右,随后黄体萎缩黄体功能下降,E2 降至早卵泡期水平。妊娠期间,胎盘产生大量雌三醇,测血或尿中雌三醇水平,可反映胎儿胎盘功能状态。各种雌激素均可从血、尿及羊水中测得。

(二)雌激素正常值

见表 25-4。

表 25-4　血 E_2、E_1 正常范围(pmol/L)

测定时间	E_2 正常范围	E_1 正常范围
青春前期	18.35 ~ 110.10	62.9 ~ 162.8
卵泡期	92.0 ~ 275.0	125 ~ 377.4
排卵期	734.0 ~ 2200.0	125 ~ 377.4
黄体期	367.0 ~ 1100.0	125 ~ 337.4
绝经后	< 100	

(三)雌激素测定的临床应用

1. 监测卵巢功能　测定血雌二醇或 24 小时总雌激素水平。

(1) 判断闭经原因:①激素水平符合正常的周期变化,表明卵泡发育正常,应考虑为子宫性闭经;②雌激素水平偏低,闭经可能因原发或继发性卵巢功能减退或受药物影响抑制卵巢功能;也可见于下丘脑 - 垂体功能失调、高催乳素血症等。

(2) 诊断有无排卵:雌激素无周期性变化,常见于无排卵性功能失调性子宫出血、多囊卵巢综合征、某些绝经后子宫出血。

(3) 检测卵泡发育:应用药物诱导排卵时,测定血中雌二醇作为监测卵泡发育、成熟的指标之一,用以指导治疗及确定取卵时间。

(4) 性早熟的诊断:临床多以 8 岁以前出现第二性征发育诊断性早熟,血 E2 水平 > 275pmol/L 为诊断性早熟的指标之一。

(5) 某些功能性肿瘤的诊断与监测：如卵巢颗粒细胞瘤、卵泡膜细胞瘤等，雌二醇水平升高。

2. 监测胎儿-胎盘单位功能　正常妊娠29周尿雌激素迅速增加。妊娠36周后尿中雌三醇排出量连续多次均在37nmol/24h尿（10mg/24h尿）以下或骤减30%～40%，提示胎盘功能减退。雌三醇在22.2nmol/24h尿（6mg/24h尿）以下，或骤减50%以上，提示胎盘功能显著减退。

五、孕激素

（一）孕激素来源及生理作用

女性孕激素由卵巢、胎盘和肾上腺皮质产生。育龄期女性及妊娠6周内黄体酮主要来自卵巢黄体，妊娠中晚期主要由胎盘分泌。黄体酮含量随月经周期性变化而波动，在月经期及卵泡期黄体酮水平较低，排卵后黄体酮水平升高，至排卵后1周达峰值，以后逐渐下降。血浆中的黄体酮通过肝脏代谢，最后形成孕二酮，主要由尿液及粪便排出。

（二）孕激素正常值

见表25-5。

表25-5　血黄体酮正常范围

时期	正常范围（nmol/L）
卵泡期	＜3.2
黄体期	9.5～89
妊娠早期	63.6～95.4
妊娠中期	159～318
妊娠晚期	318～1272
绝经后	＜2.2

（三）孕激素测定临床应用

1. 监测卵巢有无排卵　血黄体酮＞15.9nmol/L（5ng/ml），提示有排卵。原发性或继发性闭经、无排卵性月经或无排卵性功能失调性子宫出血、多囊卵巢综合征、口服避孕药或长期使用Gn-RH激动剂，均可使黄体酮水平下降。

2. 评价黄体功能　黄体酮水平低于生理值，提示黄体功能不足；月经来潮4～5日黄体酮仍高于生理水平，提示黄体萎缩不全。

3. 观察胎盘功能　自妊娠第7周开始，胎盘分泌黄体酮在数量上超过卵巢黄体。妊娠期胎盘功能减退时，血中黄体酮水平下降。若单次血清黄体酮水平≤15.6nmol/L（5ng/ml），提示为死胎。先兆流产时，黄体酮值若有下降趋势，有发生流产的可能。

4. 辅助诊断异位妊娠　异位妊娠，黄体酮水平较低，如黄体酮水平≥78.0nmol/L（25ng/ml），基本可除外异位妊娠。

六、雄激素

（一）来源及生理变化

女性体内雄激素由卵巢及肾上腺皮质产生。雄激素分为睾酮和雄烯二酮。睾酮主要由卵巢和肾上腺分泌的雄烯二酮转化而来；雄烯二酮50%来自卵巢，50%来自肾上腺皮质，其生物活性介于活性很强的睾酮和活性很弱的脱氢表雄酮之间。血清中的脱氢表雄酮主要由肾上腺皮质产生。绝经后肾上腺皮质是产生雄激素的主要部位。

（二）正常值

见表25-6。

表25-6 血总睾酮正常范围

测定时间	正常范围（nmol/L）
卵泡期	< 1.4
排卵期	< 2.1
黄体期	< 1.7
绝经后	< 1.2

（三）雄激素测定的临床应用

1. 卵巢男性化肿瘤 短期内出现进行性加重的雄激素过多症状，血清雄激素水平升高。
2. 多囊卵巢综合征 血清雄激素可以正常，也可能升高，通常不超过正常范围上限的2倍。若治疗前雄激素水平升高，治疗后应下降。因此可作为评价疗效的指标之一。
3. 肾上腺皮质增生或肿瘤 血清雄激素异常升高。
4. 两性畸形 男性假两性畸形及真两性畸形，睾酮水平在男性正常范围内；女性假两性畸形则在女性正常范围内。
5. 女性多毛症 血清睾酮水平正常时，多考虑毛囊对雄激素敏感所致。
6. 用睾酮或具有雄激素作用的内分泌药物如达那唑等，用药期间有时需做雄激素测定。

七、人绒毛膜促性腺激素

（一）来源及生理变化

人绒毛膜促性腺激素（human chorionic gonadotrophin，HCG）主要由胎盘绒毛膜滋养层细胞产生，少数情况下妊娠滋养细胞疾病、生殖细胞肿瘤及其他恶性肿瘤如肺、肾上腺及肝脏肿瘤也可产生HCG。近年研究提示HCG由垂体分泌，因此临床分析应考虑垂体分泌HCG的因素。

正常妊娠的受精卵着床时，即排卵后的第7～8日受精卵滋养层形成时开始产生HCG，约1日后能测到血浆HCG，以后每1.7～2日上升1倍，在排卵后14日约达100U/L，妊娠8～10周达峰值（50 000～100 000U/L），以后迅速下降，在妊娠中晚期，HCG仅为高峰时的10%。由于HCG-a链与LH-a链有相同结构，为避免与LH发生交叉反应，在测定其浓度时，常测定特异的β-HCG浓度。

（二）正常值

见表25-7。

表 25-7　不同时期血清 β-HCG 浓度

期别	范围（U/L）
非孕期	< 3.1
孕 7～10 日	> 5.0
孕 30 日	> 100
孕 40 日	> 2 000
滋养细胞疾病	> 100 000

（三）临床应用

1. 诊断早期妊娠　血 HCG 定量免疫测定 < 3.1μg/L 时为妊娠阴性，血浓度 > 25U/L 时为妊娠阳性。可用于早早孕诊断，迅速、简便、价廉。目前应用广泛的早早孕诊断试纸方便、快捷。具体操作步骤：留被检妇女尿（晨尿更佳），将带有试剂的早早孕诊断试纸条标有 MAX 的一端插入尿液中，尿的液面不得越过 MAX 线。1～5 分钟即可观察结果，10 分钟后结果无效。结果判断：仅在白色显示区上端呈现一条红色线为阴性；在白色显示区上下呈现两条红色线为阳性，提示妊娠。试纸反应线因标本中所含 HCG 浓度多少可呈现出颜色深浅的变化。试纸条上端无红线出现，提示试纸失效或测试方法失败。此法可检出尿中 HCG 最低量为 25U/L。另外，也有利用斑点免疫层析法的原理制成的反应卡进行检测。

2. 异位妊娠　血尿 β-HCG 维持在低水平，间隔 2～3 日测定无成倍上升，应怀疑异位妊娠。

3. 妊娠滋养细胞肿瘤的诊断和监测

（1）葡萄胎和侵蚀性葡萄胎：血 β-HCG 浓度经常 > 100kU/L，且子宫 ≥ 妊娠 12 周大，HCG 维持高水平不降，提示葡萄胎。在葡萄胎块清除后，HCG 应呈大幅度下降，且在清除后的 16 周应为阴性；若下降缓慢或下降后又上升，或 16 周仍未转阴者，排除官腔内残留组织则可能为侵蚀性葡萄胎。

（2）绒毛膜癌：β-HCG 是绒毛膜癌诊断和活性滋养细胞监测唯一的实验室指标，β-HCG 下降与治疗有效性一致，尿 β-HCG < 50U/L 及血 β-HCG < 3.1μg/L 为阴性标准，治疗后临床症状消失，HCG 每周检查一次，连续三次阴性者视为近期治愈。

（陈　锐　廖秦平）

第五节　超声检查

超声检查（ultrasonography）是利用超声波的良好指向性和反射、散射、衰减及多普勒效应等物理特性对人体软组织的物理特性、形态结构和功能状态作出判断的一种非创伤性检查方法，具有实时显示、操作简单、无创、费用低廉等优点。根据超声成像模式不同，分为 A 型、M 型、B 型及 D 型。其中应用最广泛的是以光点灰度不同为成像基础的 B 型及利用多普勒原理显示血流情况的 D 型。超声技术在妇产科临床的应用已经有近 50 年的历史，是妇产科首选检查方法。尤其是因其妊娠期特有的安全性、廉价性及超声仪器、技术的不断改进，超声对于胎儿及其附属物的检查具有无可替代的地位。随着技术的进展，介入性超声还用于多种妇产科诊断及治疗性的手术中。

知识链接

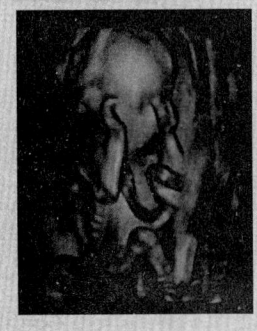

随着计算机技术的飞速发展,二维超声进一步发展为三维乃至四维超声,不仅可显示动态立体图像,更重要的是通过各种软件技术为疾病的诊断提供了很多重要的信息。

一、妇产科常用超声检查方法

根据超声检查的途径不同,检查方法可分为经腹检查、经阴道检查、经直肠检查及经会阴检查。最常用的是经腹超声和经阴道超声。随着技术的进展,目前三维及四维超声在妇产科临床也得到了广泛应用。

二、妇产科超声的临床应用

(一) B 型超声的临床应用

1. 产科方面的应用　可通过 B 型超声确定胎龄、评价胎儿的发育是否正常,有无胎儿畸形,胎盘位置、成熟度及羊水量等。

(1) 正常妊娠

1) 早孕期妊娠:受孕至第 12 周末。子宫随孕龄的增加而增大,孕囊一般在停经后 4～5 周显示,呈较强环状回声。妊娠 6 周时孕囊内可见点状或小片状强回声,为胚芽回声,妊娠 6 周后可发现胎心搏动,约 7 周后出现胎动,8 周后可辨出胎头与躯干,10～12 周胎儿成形。

妊娠 6～7 周胎盘开始形成,表现为附于孕囊壁局部增厚的半月形高回声。妊娠 9～10 周可检出较为典型的胎盘图像。以头臀长可以较准确的确定胎龄。

2) 中晚期妊娠

①胎儿生物测量:胎儿各生长径线的测量是确定胎龄的重要参考,是评价胎儿生长发育的主要指标。主要的测量径线包括:双顶径(BPD)、头围(HC)、腹围(AC)、股骨长(FL)、肱骨长(HL)等。根据胎儿生长的各种参数,如双顶径、头围、腹围、股骨长以及各参数间的比例关系,连续动态观察,即可诊断胎儿生长受限(FGR)。

②胎儿结构观察:根据国际妇产科超声协会要求,在孕 18～24 周要对胎儿各系统结构进行系统筛查,除外重要的胎儿结构异常,如无脑儿、脑膨出、严重的开放性脊柱裂、单腔心、胸腹壁缺损内脏外翻、致死性成骨发育异常等。但是胎儿很多疾病在孕期均有进行性进展,所以在孕晚期也需要尽可能的观察胎儿各部位。但是胎儿的观察受到孕妇腹壁厚度、羊水、胎位等多种因素的影响,不可能检出胎儿的所有异常。

③胎儿附属物观察

胎盘:胎盘成熟度的评价和定位都具有重要的临床意义。0 级为未成熟,多见于中孕期;Ⅰ级为开始趋向成熟,多见于 29～36 周;Ⅱ级为成熟期,多见于 36 周以后;Ⅲ级为胎盘已成熟并趋向老化，多见于38周以后。也有少数Ⅲ级胎盘出现在36周前。反之，也有Ⅰ级胎盘出现在36周者。因此，从胎盘分级判断胎儿成熟度时，还需结合其他参数及临床资料，做出综合分析。

羊水量：妊娠早、中期羊水量相对较多，为清亮的无回声区。妊娠晚期羊水中有胎脂，表现为稀疏的点状回声漂浮。至妊娠晚期羊水量逐渐减少。评价羊水量常用的方法分为羊水最大深度法和羊水指数法。单一最大羊水暗区垂直深度＞7cm时为羊水过多，＜2cm为羊水过少。若用羊水指数法，则为测量四个象限的最大羊水深度相加之和，如＞20cm为羊水过多，＜5cm为羊水过少。

(2) 异常妊娠

1) 葡萄胎：子宫增大，常大于孕周；宫腔内充满小圆形无回声区，呈蜂窝状、葡萄状或落雪状，大小约数毫米至2cm不等；宫腔内未探及胎儿及羊膜附属物；1/3患者可伴有卵巢黄素囊肿。

2) 死胎：胎儿变形，脏器不清，胎心消失，胎体变小，羊水减少。

3) 多胎妊娠：可见两个以上的胎芽、胎体回声等。由于多胎妊娠的预后很大程度上取决于其绒毛膜性和羊膜性，所以要在早孕期超声中明确。

4) 胎儿多种结构异常

①无脑儿：大部分脑组织脱落后，胎儿头部无颅盖骨、无大脑，仅见颅底或颅底部分脑组织。胎儿颈项短，冠状面见双眼眶位于最高处且无前额，称为"青蛙"面容。

②脑膜膨出和脑膜脑膨出：胎头旁见包块回声，并可显示相应的颅骨缺损。单纯脑膜膨出者呈无回声包块，脑组织同时膨出时，包块内可见实质性不规则回声。颅内可见系列的超声异常。

③脊柱裂：声像图表现：开放性脊柱裂脊柱纵切面显示双排串珠状强回声不对称，呈"八"字样或成角。横切面，呈"V"形分叉。皮肤连续性中断，可见脊膜膨出。

5) 前置胎盘：正常胎盘附着于子宫前、后壁或侧壁，其下缘距宫颈内口有一定距离。妊娠末期根据胎盘位置与子宫颈内口关系，前置胎盘分为三种类型：完全性前置胎盘：胎盘组织完全覆盖宫颈内口；部分性前置胎盘：胎盘下缘部分覆盖宫颈内口；边缘性前置胎盘：胎盘下缘刚达宫颈内口。

2．B型超声在妇科方面的应用

(1) 生理功能评价：通过子宫内膜及卵巢卵泡的观察、评价女性生殖功能。

(2) 先天畸形的诊断：超声对于诊断幼稚子宫、双子宫、子宫纵隔、双角子宫等都有较高的准确性。三维超声的应用使准确性进一步提高。

(3) 盆腔占位性病变的定位定性：常见的疾病如子宫肌瘤、子宫腺肌症、卵巢囊肿、卵巢癌、输卵管积水等都有相应不同的超声诊断特点。

(4) 盆腔异物的定位：准确评价宫内节育器的位置。节育器嵌顿最好在超声引导下取出。

(二) 彩色多普勒血流显像 (CDFI) 在妇产科的应用

彩色多普勒血流显像可以实时动态显示脏器的血流状态并做具体测量，所以在妇产科评价血流功能方面有着广泛而重要的应用。

1．CDFI在妇科的应用　良性肿瘤一般血流信号很少或者无血流信号，脉冲多普勒偶尔可探及高阻力动脉血流频谱。卵巢恶性肿瘤实性区血流常丰富，RI一般较低，多＜0.45。

2．CDFI在产科的应用　CDFI对于评价胎盘功能及胎儿宫内储备状况有着重要的作用。

(1) 脐动脉：脐动脉反映胎盘血供状况。舒张末期血流信号反流提示胎盘病变处于晚期阶段，意味着70%以上的胎盘动脉阻塞。所以舒张末期反向血流提示胎儿情况危急。

(2) 大脑中动脉：大脑中动脉的多普勒测定常用于评估胎儿宫内生长受限的宫内状况。目前，应用大脑中动脉PSV评价因RH同种免疫和细小病毒B19感染所致的胎儿贫血程度已为国内外广泛接受。

(3) 静脉导管：胎儿静脉导管血流信号的测定对于评价胎儿心功能、预测心衰有重要意义。孕11～14周测量静脉导管还可以用于评价胎儿发生染色体异常及心脏畸形的风险。

（三）介入性超声

介入性超声是指在超声引导下，对病变进行穿刺活检、明确诊断，并可行一定的治疗。在妇科对于盆腔肿物的诊断和治疗方面有一定的应用。在产科方面，由于产前诊断的广泛开展，胎儿宫内手术的蓬勃发展，介入性超声有着更加广阔的应用天地。

1. 介入性超声在妇科方面的应用　诊断方面可进行超声引导妇科疾病穿刺活检、抽吸，并可注入药物。治疗方法可进行超声引导下的高频超声治疗或射频治疗、主要针对子宫肌瘤等实体性病变。

2. 介入性超声在产科方面的应用

(1) 诊断方面：目前的所有产前诊断的手术如绒毛活检、羊水穿刺、脐血穿刺都是在超声引导下进行的。通过这些手术可以诊断胎儿染色体疾病、基因病变、宫内感染、胎儿溶血等多种胎儿疾病。

(2) 治疗方面：目前所有的胎儿治疗手术都必须在超声引导下进行，如胎儿宫内输血、减胎术、胎儿镜、胎儿分流术等。这些手术的手术难度高、风险大，但是胎儿医学发展的方向之一，所以对超声医生和产科医生来说都是较高的挑战。

（陈　锐）

第六节　诊断性刮宫与分段刮宫

诊断性刮宫简称诊刮，其目的是刮取宫腔内容物做病理检查协助诊断。若同时疑有宫颈管病变时，需对宫颈管及宫腔分步骤进行刮宫，称分段刮宫。

【适应证】　①异常子宫出血；②异常阴道排液；③子宫腔内占位病变；④功能失调性子宫出血及闭经；⑤不孕症；⑥宫腔内组织残留或异物残留；⑦子宫内膜结核。

【方法】　一般不需麻醉。对宫颈内口较紧者，酌情给予镇痛剂、局麻或静脉麻醉。

1. 排尿后取膀胱截石位，外阴、阴道常规消毒，铺无菌巾。做双合诊，了解子宫大小及位置。用阴道窥器暴露宫颈，再次消毒宫颈与宫颈管，钳夹宫颈前唇或后唇，用子宫探针探子宫方向及宫腔深度。若宫颈内口过紧，可用宫颈扩张器扩张至小刮匙能进入为止。

2. 阴道后穹窿处置盐水纱布一块，以刮匙按顺时针或逆时针顺序刮取宫腔内组织，特别注意刮宫底及两侧宫角处。取下纱布上的全部组织送病理检查。查看无活动性出血，术毕。

3. 为排除子宫内膜癌，应做分段刮宫。先不要探查宫腔深度，以免将宫颈管组织带入宫腔混淆诊断。先以小刮匙自宫颈内口至外口顺序刮一周，刮取宫颈管组织后再探宫腔深度并刮取子宫内膜。刮出宫颈管及宫腔组织分别装瓶、固定，送病理检查。

4. 术后观察半小时，注意血压、脉搏、呼吸、阴道流血情况，酌情给予抗生素预防感染。

【注意事项】

1．不孕症或功能性失调子宫出血患者，应选在月经前或月经来潮12小时内刮宫，以判断有无排卵或黄体功能不良。

2．如可疑为子宫内膜癌等宫体恶性肿瘤，应进行分段诊刮。

3．诊刮目的如果是为了止血，则刮宫应力求彻底；如果是为了明确诊断，当宫腔内容物多、高度怀疑子宫内膜癌时，为避免肿瘤扩散、出血及子宫穿孔，当刮取组织物足够行病理检查即可，不可搔刮过度。若肉眼观察未见明显癌组织时，应全面刮宫，以免漏诊。

【并发症】

1．子宫穿孔　因手术器械穿透子宫壁引起。哺乳期、子宫体手术史、绝经期妇女、多次人工流产史者，子宫壁薄弱，极易导致穿孔。

2．子宫出血　因子宫收缩不良或子宫内膜血管损伤所致。

3．感染。

4．宫腔、宫颈管粘连。

（陈　锐）

第七节　输卵管通液术

输卵管通液术是通过通液导管向宫腔内注入一定的液体，判断输卵管是否通畅的一种方法，并具有一定的治疗作用。因其没有影像学证据留存，结果有一定主观性，现多被子宫输卵管造影取代。

【适应证】

1．原发或继发不孕症，男方精液正常，疑有输卵管阻塞者。

2．检验和评价输卵管绝育术、输卵管再通术或输卵管成形术的效果。

3．对输卵管黏膜轻度粘连有疏通作用；输卵管再通术后经宫腔注入药液，可防止吻合处粘连，以保证手术效果。

【禁忌证】

1．生殖器急性或亚急性炎症。

2．月经期或有不规则阴道流血者。

3．严重全身性疾病，如心、肺功能异常等不能耐受手术者。

【操作步骤】

1．患者排尿后取膀胱截石位。常规外阴、阴道消毒，铺无菌巾，双合诊了解子宫位置、大小。放阴道窥器暴露宫颈，再次消毒阴道及宫颈，以宫颈钳夹持宫颈前唇向外牵拉，沿宫腔方向置入通液导管，并使其与宫颈外口紧密相贴。

2．将通液器与压力表、注射器用Y型接管相连。压力表应高于接管水平，以免注射液进入压力表。

3．注射器内装有20ml无菌生理盐水溶液（内含庆大霉素8万单位），缓慢注射，压力不可超过160mmHg。若输卵管通畅，注入无菌0.9%生理盐水溶液20ml毫无阻力，压力维持在60～80mmHg以下，患者并无腹胀不适。若输卵管闭塞，注入4～5ml时，患者即感到下腹部胀痛，此时见压力持续上升无下降。也可不用压力表，直接用注射器向通液导管内推注。凡经缓慢注入 20ml 无菌 0.9% 生理盐水溶液又无阻力，患者也无不适感者，证明输卵管通畅。若勉强注入 5～10ml 即感有阻力，患者下腹胀痛，停止推注后液体又回流至注射器内，表示输卵管闭塞；若再经加压注射又能推进，说明原有轻度粘连已被分离。

4．检查完毕后取出通液器，消毒宫颈、阴道，取出阴道窥器。

【注意事项】

1．输卵管通液术选择在月经干净后 3～7 日进行。

2．所用无菌 0.9% 生理盐水溶液温度以接近体温为宜，以免液体过冷刺激输卵管发生痉挛。

3．通液压力不可过高，以防引起患者严重的迷走神经反射而导致休克，必要时可肌内注射阿托品 0.5mg 预防。

4．术后 2 周内禁性交及盆浴，酌情应用抗生素。

第八节　子宫输卵管造影

子宫输卵管造影是用造影剂将子宫、输卵管充盈，在 X 线下观察子宫、输卵管显影情况。用于对子宫形态、输卵管形态、输卵管通畅情况等疾病的辅助诊断。近年来，随着超声造影剂和超声造影技术的发展，4D 超声下子宫输卵管造影技术逐渐成熟，已经开始广泛开展。

【适应证】

1．不孕症　可疑输卵管阻塞、不通畅，如子宫内膜及输卵管结核等。

2．子宫发育异常　如子宫纵隔、双子宫、双角子宫等。

3．子宫腔占位性病变　如子宫内膜息肉、子宫黏膜下肌瘤等。

【操作步骤】

1．如果使用含碘造影剂，应首先进行造影剂过敏试验，结果阴性方可进行。

2．患者排空膀胱，取膀胱截石位，常规消毒铺巾，检查盆腔，确认子宫位置。

3．暴露宫颈，消毒后宫颈钳夹持宫颈，探针探查子宫腔深度，确认子宫屈度及深度。通液器充盈造影剂后置入宫腔。

4．透视盆腔并摄片，缓慢注入造影剂观察子宫输卵管显影情况并摄片，24 小时后再次摄片，以观察腹腔内有无造影剂。

5．如果使用 4D 超声造影，将造影剂缓缓推入宫腔，在 4D 超声下动态观察子宫输卵管情况，必要时可重复推注。观察子宫输卵管通畅情况、盆腔弥散和卵巢包绕情况。

4．取出通液器及宫颈钳，消毒宫颈，取出窥器，术毕。

【结果判断】

1．正常子宫及输卵管　宫腔呈倒置三角形，边缘光滑圆润，双侧输卵管充盈，形态柔软，24 小时后见盆腔内造影剂涂抹。

2．宫腔占位性病变　可见宫腔内有充盈缺损，提示有子宫黏膜下肌瘤或子宫内膜息肉等占位性病变。

3．子宫内膜结核、输卵管结核　宫腔粘连变形，宫腔形态不规则，边缘屈曲不平甚至呈锯齿状，输卵管形态不规则、僵化或呈串珠状。

4．输卵管不通畅　输卵管部分显像、完全不显像，或输卵管膨大呈囊状，造影剂不向盆腔弥散。

5. 子宫发育异常可见双子宫、双角子宫、单角子宫、子宫纵隔等相应形态。

【注意事项】

1. 手术时间在月经干净后 3～7 天内进行，避免于月经期、子宫出血期间进行。
2. 术前应注意除外生殖道感染，术后 2 周内禁盆浴及性生活。
3. 注意避免因宫腔操作而造成的宫颈及子宫损伤。
4. 造影剂一般选择 40% 碘化油，也可选用泛影葡胺等水溶性造影剂。
5. 造影剂推注压力不可过高，防止引起迷走神经反射及造影剂栓塞。
6. 造影剂进入血管或患者发生呛咳时，有造影剂栓塞可能，应立即停止推注，取出造影管，患者取头低脚高位，严密观察生命体征，必要时按肺栓塞处理，给予血管扩张剂，甚至辅助呼吸，抢救生命。
7. 出现碘过敏者应立即给予糖皮质激素，进行抗过敏治疗。

第九节　腹腔穿刺

妇科病变多集中在盆腔及下腹部，故可通过经腹壁与经阴道后穹窿两种途径进行腹腔穿刺，以明确盆、腹腔积液性质或查找肿瘤细胞。

一、经腹壁腹腔穿刺

【适应证】　①明确腹腔积液的性质。②鉴别贴近腹壁的肿物性质。③腹水过多者，可通过腹腔穿刺放出腹腔积液减轻腹胀，必要时可向腹腔内注药行腹腔内化疗。

【操作步骤】

1. 排尿后取半卧位或侧卧位。取脐与髂前上棘连线中外 1/3 交界处为穿刺点，常规消毒下腹部后铺无菌洞巾。
2. 用 1% 利多卡因 2ml，在穿刺点及其周围做局部浸润麻醉。
3. 持腰椎穿刺针从选定的穿刺点垂直刺入，通过腹膜时有抵抗消失感，拔去针芯，即有液体溢出，连接注射器，抽取足够数量的液体送常规化验或病理检查。
4. 若需持续放液引流或减压者，可应用腹腔穿刺器。选好合适的套管与导管，在局部麻醉下用穿刺器穿刺后，拔去针芯，再由套管插入导管，使液体缓慢外流并送检。取下套管，将导管与引流袋相连。放液量及导管放置时间依病情决定。
5. 穿刺结束后垂直拔出穿刺针，局部敷以无菌纱布。

【注意事项】

（1）移动性浊音阴性、腹腔积液较少、腹腔经多次手术或疑有广泛粘连者均不宜行腹腔穿刺。

（2）腹腔积液量较多时，放液过程中应注意患者血压、脉搏、呼吸，控制放液速度不可太快。

（3）穿刺液应首先观察其性状，再做常规生化及细胞学检查。疑为炎性腹水者，应做细菌培养及药敏试验。

二、经阴道后穹窿穿刺术

子宫直肠陷凹是体腔最低的位置。盆、腹腔液体最易积聚于此，亦为盆腔病变最易累及的部位。通过阴道后穹窿穿刺（图25-1），吸取标本，可协助明确诊断。

【适应证】 ①明确直肠子宫陷凹积液性质，或贴近后穹窿的肿块性质。②超声介导下可经后穹窿穿刺取卵。

【方法】

1．患者排尿后取膀胱截石位。常规消毒外阴阴道，铺无菌巾，盆腔检查了解子宫、附件情况，注意后穹窿是否膨隆。

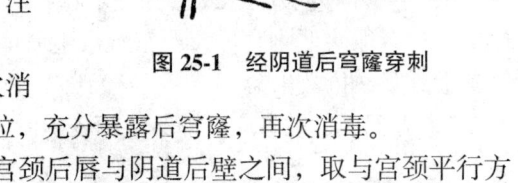

图25-1 经阴道后穹窿穿刺

2．放阴道窥器暴露宫颈及阴道后穹窿，再次消毒阴道及宫颈，以宫颈钳钳夹宫颈后唇，向前提拉，充分暴露后穹窿，再次消毒。

3．用18号腰椎穿刺针接10 ml注射器，于宫颈后唇与阴道后壁之间，取与宫颈平行方向刺入2～3 cm有落空感，然后抽吸，做到边抽吸边拔出针头。若为肿物，则选择最突出或囊性感最明显部位穿刺。

4．抽吸完毕，拔针。若穿刺点渗血，用无菌纱布填塞压迫止血，待血止后连同阴道窥器取出。

【注意事项】

1．抽吸物如为鲜血，放置4～5分钟，血液凝固为血管内血液；若放置6分钟以上仍为不凝血，则为腹腔内出血，多见于异位妊娠、滤泡破裂、黄体破裂等引起的血腹症。若抽出为不凝固的陈旧血或有小血块，可能为陈旧性宫外孕。若抽吸的液体为淡红、微混、稀薄甚至脓液，多为盆腔炎性渗出液。

2．穿刺时针头进入直肠子宫陷凹不可过深，以免超过液平面吸不出积液。穿刺时一定要注意进针方向，避免伤及子宫或直肠。怀疑肠管与子宫后壁粘连时，禁止使用后穹窿穿刺术。

第十节 阴道镜检查

阴道镜是一种介于肉眼和低倍显微镜之间、具有6～40倍放大功能的光学窥镜。利用阴道镜可将宫颈、阴道、外阴部上皮的病变放大后进行观察，可发现肉眼无法分辨的微小病变，在可疑部位行定位活检，可提高确诊率，这种诊断方法称为阴道镜检查。

【设备和器械】 主要有双目光学阴道镜及电子阴道镜两种，检查中常用3%～5%醋酸溶液及复方碘溶液协助检查。

【适应证】

1．宫颈可疑病变如宫颈上皮内瘤变、白斑、出血、息肉、可疑癌变。

2．宫颈细胞学检查出现意义未明的不典型鳞状细胞（ASCUS）及以上异常报告者，HPV16、18型阳性者。

3．宫颈锥切术前明确切除范围。

4．外阴和阴道可疑病变。

5．宫颈病变治疗后随访。

【检查方法】

1．检查前应有宫颈脱落细胞检查和／或 HPV 检查结果，并除外阴道毛滴虫、假丝酵母菌、淋病奈瑟菌等感染。检查前 24 小时避免阴道冲洗、双合诊和性生活。

2．患者取膀胱截石位，用阴道窥器充分暴露宫颈，用棉球轻轻擦净宫颈分泌物。为避免出血，不可用力涂擦。

3．打开照明开关，将物镜调至与被检部位同一水平，调整好焦距（一般物镜距被检物约为 20cm），调至物像清晰为止。先在白光下用 10 倍低倍镜粗略观察被检部位。以宫颈为例，可粗略观察宫颈外形、有无肿物及血管等。

4．用 3% 醋酸棉球涂擦宫颈表面，使上皮净化并细胞核肿胀，对病变的境界及其表面形态观察更清楚。需长时间观察时，每 3～5 分钟应重复涂擦 3% 醋酸。精密观察血管时应加绿色滤光镜片，并放大 20 倍。最后涂以复方碘液（碘 2g，碘化钾 4g，加蒸馏水至 100ml），若为碘试验阴性，在碘试验阴性区或可疑病变部位，取活检送病理检查。

【结果判断】

1．正常阴道镜所见　宫颈呈粉红色，表面光滑，可见正常鳞状上皮及鳞状上皮与柱状上皮交错区域，醋酸白试验不变色，碘试验着色。

2．不正常的阴道镜图像，碘试验均不着色，包括：

（1）醋白上皮：涂 3% 醋酸后色白，可淡薄或致密浓厚。病理学检查可能为化生上皮或上皮内瘤变。

（2）白斑：又称白色斑片，表面粗糙稍隆起且无血管。不涂 3% 醋酸时也可见。病理学检查为角化亢进或角化不全，有时为 HPV 感染。在白斑深层或周围可能有恶性病变，应常规取活检。

（3）点状血管：是血管异常增生的早期变化，表现为醋白背景下红色小点，可为细小或粗大点状血管。病理学检查可能为上皮内瘤变。

（4）镶嵌：不规则的血管将涂 3% 醋酸后增生的白色上皮分割成边界清楚、形态不规则的小块状，犹如红色细线镶嵌的花纹，可为细小均匀或粗大不均镶嵌。若表面呈不规则突出，将血管推向四周，提示细胞增生过速，应注意癌变。病理学检查常为上皮内瘤变。

（5）异型血管：指血管口径、大小、形态、分支、走向及排列极不规则，如螺旋形、逗点形、发夹形、树叶形、线球形、杨梅形等。病理学检查多为宫颈癌或高级别上皮内瘤变。

3．早期宫颈浸润癌　强光照射下表面结构不清，呈云雾、脑回、猪油状，表面稍高或稍凹陷。局部血管异常增生，管腔扩大，失去正常血管分支状，相互距离变宽，走向紊乱，形态特殊，可呈蝌蚪形、棍棒形、发夹形、螺旋形或绒球等改变。涂 3% 醋酸后表面呈玻璃样水肿或熟肉状，常并有异形上皮。碘试验不着色或着色极浅。

（陈　锐）

第十一节　宫腔镜检查

宫腔镜检查采用膨宫介质扩张宫腔，通过光导玻璃纤维窥镜，直视下观察宫颈管、宫颈内口、宫内膜及输卵管开口生理及病理情况，比传统的刮宫、子宫造影、B 型超声等更直观、准确、可靠，能更准确地取材并做病理检查；也可在直视下行宫腔内的手术治疗。宫腔镜分硬镜和软镜两种。

【适应证】 ①异常子宫出血；②子宫内占位性病变或影像学检查有异常回声；③子宫发育异常；④反复自然流产和妊娠失败的不明原因的不孕；⑤宫腔内异物及节育器定位；⑥宫腔粘连；⑦经宫颈输卵管插管；⑧宫腔手术后随访。

【禁忌证】 尚无明确的绝对禁忌证。以下为相对禁忌证：①生殖道急性或亚急性感染；②严重心、肺、肝、肾等脏器疾患及血液病无后续治疗；③大量子宫活动性出血；④近期有子宫穿孔或子宫手术史，宫腔过度狭小；⑤生殖道结核未经抗结核治疗；⑥希望继续妊娠；⑦宫颈恶性肿瘤或宫颈过度狭窄难以扩张。

【检查前准备】 详问病史，行全身检查、盆腔检查及宫颈脱落细胞学检查、阴道分泌物检查。带宫内节育器者，B型超声估计节育器位置。检查时间应选月经干净7日内，不规则阴道出血患者，止血后随时可以。

【操作步骤】

1．术前准备 排空膀胱后，取膀胱截石位。外阴、阴道的消毒，铺单同人工流产术。双合诊复查子宫大小、位置及附件情况。

2．麻醉 宫腔镜检查无需麻醉或行宫颈局部麻醉；宫腔镜手术多采用硬膜外麻醉或静脉麻醉。

3．膨宫介质 常用5%葡萄糖溶液和0.9%氯化钠溶液，糖尿病患者可选用5%甘露醇膨宫。

4．手术 放置阴道窥器，消毒外阴、阴道、宫颈，钳夹宫颈。探明子宫屈度及宫腔深度，用宫颈扩张器扩张至大于检查镜镜体外套直径半号。缓慢置入宫腔镜，打开光源，注入膨宫液，待宫腔充盈后，视野明亮，可转动镜体并按顺序全面观察宫颈内口和宫颈管、宫底和宫腔前、后、左、右壁，再检查子宫角及双侧输卵管开口。注意宫腔形态、有无子宫内膜异常或占位性病变，必要时定位活检，最后再缓慢退出镜体。退镜时，再次仔细检查宫颈内口和宫颈管。宫腔镜检查所见病变示意见图25-2。

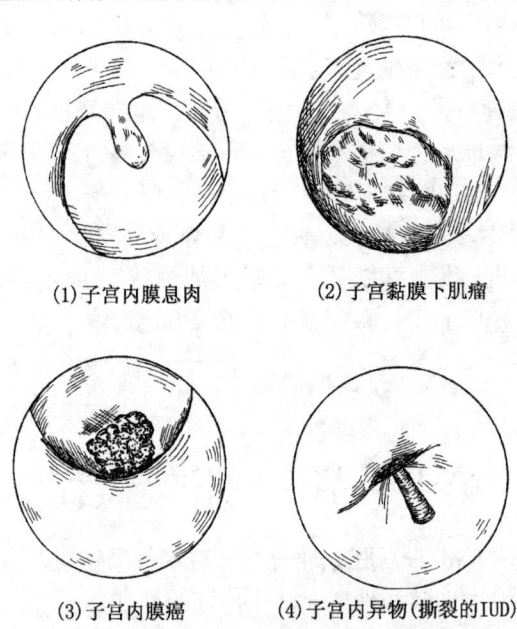

(1) 子宫内膜息肉　　(2) 子宫黏膜下肌瘤

(3) 子宫内膜癌　　(4) 子宫内异物(撕裂的IUD)

图25-6　宫腔镜检查所见病变示意图

5. 检查后处理　卧床观察30分钟；流血、腹痛及生命体征情况；酌情给予抗生素预防感染；术后两周内禁性生活。

【术中及术后并发症】　主要包括子宫穿孔、脏器损伤、出血、低钠血症、宫腔积血及粘连、盆腔感染。罕见有气体栓塞的发生。

第十二节　腹腔镜检查

腹腔镜检查是将连接冷光源照明的腹腔镜自腹壁插入腹腔内将腹腔、盆腔的情况显示于监视屏幕上，医生通过显示屏观察盆腹腔病变的形态、部位，必要时取有关组织行病理学检查以明确诊断。

【适应证】　①子宫内膜异位症诊断；②不孕症的病因学探查和相关操作；③计划生育及其合并症的诊断；④原因不明的急、慢性盆腔痛；⑤盆腔肿物的诊断与鉴别诊断；⑥腹腔镜监视阴道或宫腔手术；⑦生殖器官畸形的诊断。

【禁忌证】

1. 绝对禁忌证　由于腹腔镜检查需行人工气腹，检查时又需取头低臀高位，患有严重心、肺疾患，绞窄性肠梗阻，膈疝、腹壁疝，非囊性巨大盆腹腔包块，急性内出血失血性休克，严重盆腹腔粘连及手术医师未经过腹腔镜检查和手术培训者禁做此项检查。

2. 相对禁忌证　既往有腹部手术史或感染性肠道疾病，过度肥胖与消瘦，器官移位或扩大，妊娠16周以前，麻醉药物过敏及出血性疾病史（稳定期）。

【操作步骤】

1. 麻醉　局麻或硬膜外麻醉。
2. 体位　患者取膀胱截石位，在进行检查时需头低臀高位倾斜15°～25°。
3. 常规消毒后，建立人工气腹，插入套管针链接气腹机，使腹腔内压力达12～15mmHg。
4. 放置腹腔镜后依次按顺序观察子宫及各韧带、卵巢及输卵管、直肠子宫陷凹等。可同时宫腔注入亚甲蓝了解输卵管通畅情况，必要时可取可疑病灶组织送病理检查。
5. 术毕，检查无内出血及脏器损伤，方可取出腹腔镜，排出腹腔内气体后拔除套管，缝合腹部切口，覆以无菌纱布，胶布固定。
6. 腹腔镜检查后的处理　观察患者一般情况，监测血压、脉搏、呼吸及血氧饱和度等，应给予抗生素预防感染。

【并发症】

1. 皮下气肿、气胸及气体栓塞　皮下气肿多是由切口太大或套管针多次进入腹壁所致，多在24小时内消失。
2. 脏器损伤　主要是膀胱、输尿管及肠管损伤。严格掌握适应证及仔细操作常可避免。一旦发生损伤，可视情况采取腹腔镜下修补或开腹手术。
3. 出血　小血管出血可采用压迫、电凝、缝扎等方法止血。若发生大血管出血，应在输血同时立即行开腹手术。
4. 感染　术后常规给予抗生素预防感染。
5. 切口疝　检查完毕，取出腹腔镜及拔除套管后应全层缝合腹壁切口，以预防切口疝的发生。

（陈　锐）

第十三节　羊水检查

经腹羊膜腔穿刺抽取羊水的技术始于1930年。我国开展羊水检查始于1977年。

【适应证】

1．先天异常的产前诊断。

2．检测胎儿有无宫内感染。

3．胎儿成熟度的测定。

> **案例**
>
> 患者，女性，36岁。末次月经16周前。一年前顺产一男婴，后诊断为先天性智力低下（21-三体综合征）。今日来门诊就诊。
>
> 思考题：列出患者下一步诊治计划。

【检查方法——羊膜穿刺术】

1．穿刺时间　产前诊断胎儿染色体核型分析，应选在妊娠16～22周进行。为测定胎儿成熟度，应在妊娠末期进行。宫内感染现大多已改为采用脐血穿刺直接检测胎儿血液的方法。

2．术前准备　因有并发症危险，术前需得到孕妇及家属的完全理解和同意。

3．穿刺步骤　排空膀胱后取仰卧位。穿刺全程由B型超声引导。穿刺点应避开胎盘。腹部消毒以穿刺点为中心向外围扩大，半径不小于10cm。铺无菌孔巾。持7号无菌腰穿针垂直刺入。经腹壁及子宫壁两次阻力，进入羊膜腔时有组织抵抗突然消失的落空感。拔出针芯即有羊水流出，用注射器抽取羊水，按需要立即送检。随后拔除穿刺针，用棉球和纱布盖住针孔，加压5分钟后胶布固定。

4．穿刺并发症

（1）母体损伤：穿刺针刺伤血管引起腹壁血肿、子宫浆膜下血肿。偶见羊水由穿刺孔进入母体血循环引起羊水栓塞。穿刺前未排空膀胱可刺伤膀胱，患肠粘连者有刺伤肠管的报道。

（2）损伤胎儿、胎盘及脐带：穿刺针损伤胎儿时可发生出血，刺伤胎盘与脐带也可发生出血或形成血肿。故抽出血性羊水时应鉴别出血来源。

（3）羊水渗漏：术后羊水自针孔渗漏，造成羊水过少，影响胎儿发育，甚至引起流产或早产。

（4）流产或早产：流产或早产的发生率为0.1%～0.2%，常发生于术后一周内，偶于穿刺后出现胎膜早破导致早产。

（5）宫内感染：术后可有母体发热。宫内感染可致胎儿发育异常，甚或胎死宫内。故羊膜腔穿刺应严格无菌操作。

5．羊水标本的判断和处理

（1）羊水标本的判断：正常羊水于妊娠早期多呈无色澄清液体。于妊娠晚期羊水因混有胎脂、脱落上皮等有形成分而呈乳白色。若混有胎粪，则呈黄绿色或深绿色，为胎儿窘迫征象；若呈金黄色多为羊水内胆红素过高，来自母儿血型不合；若羊水呈黄色黏稠能拉丝，提示胎盘功能减退或妊娠过期；若羊水混浊呈脓性有臭味表示羊膜腔内有明显感染。

（2）羊水标本的处理：抽出的羊水应立即送检。若不能立即送检，应放在4℃冰箱内保存，但不得超过24小时。属中期妊娠的羊水细胞，做染色体核型分析或先天性代谢缺陷病检查；属晚期妊娠的羊水沉渣，多做含脂肪细胞及其他有形成分的检查。

【临床应用】

1. 胎儿成熟度的检查　羊水振荡试验又称泡沫试验。其原理是取羊水上清液经振荡后，在试管液面上出现的泡沫物为不饱和磷脂酰胆碱族物质，可被乙醇除去。本法用不同稀释度的羊水加入等量乙醇，消耗乙醇越多，表示羊水中的磷脂类物质含量越多。在2管以上出现完整的泡沫环，则为胎肺成熟。

2. 先天异常的检查

（1）染色体异常：主要指染色体（常染色体及性染色体）数目或结构异常。如常染色体异常有先天愚型（21-三体）；性染色体异常有先天性卵巢发育不全症（45，XO）等。通过羊水细胞培养作染色体核型分析或FISH检查进行确诊。

（2）先天性代谢异常：其基本病因是由于遗传密码发生突变而引起某种蛋白质或酶的异常或缺陷。遗传性代谢病涉及各代谢系统，如脂代谢病、黏多糖沉积病、氨基酸代谢病、糖类（碳水化合物）代谢病等。

（3）基因病：目前已能用重组DNA技术做遗传病的基因诊断。从羊水细胞提取胎儿DNA，针对某一基因做直接或间接分析或检测。如诊断地中海贫血、苯丙酮尿症、血友病、进行性肌营养不良等。

3. 检测宫内感染　孕妇有风疹病毒等感染时，可测羊水中特异免疫球蛋白，今年来越来越多的检测机构开始使用PCR法检测病原体的核酸，PCR法能更加准确的发现宫内病原体感染。如羊水中白细胞介素-6升高，可能存在亚临床的宫内感染，可导致流产或早产。目前以脐血穿刺结果为准。

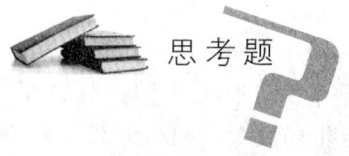
思考题

1. 简述中孕期超声检查的意义。
2. 羊膜腔穿刺术的适应证是什么？
3. 宫颈黏液检查的临床应用有哪些？

（陈　锐　田小英　张　蕾）

第二十六章 妇女保健

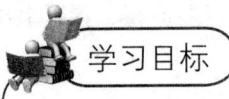
学习目标

1. 掌握 WHO 关于生殖健康的定义。
2. 熟悉妇女保健的工作内容。
3. 了解妇女保健的工作方法、统计指标。

妇女保健是以预防为主，针对妇女不同生理阶段开展青春期、生育期、围产期、孕产期、围绝经期及老年期等方面的保健服务；控制孕产妇和胎儿、围产儿常见病的发生，最大限度地降低孕产妇和围产儿死亡率，提高出生质量；定期开展妇女常见病的普查普治，减少发病率和患病率，控制性传播疾病；提供和指导安全有效的避孕措施；对妇女进行健康教育，提高妇女自我保健意识和自我保健能力；从而促进妇女身心健康，提高妇女的整体健康水平。

妇女保健工作是我国人民卫生事业的重要组成部分，保护妇女的身心健康是关系整个中华民族素质提高，我国四化建设顺利进行的大事，同时也关系着千家万户的幸福。妇女担负着建设社会主义和哺育后代的双重任务，同时她们与下一代的健康和智力发育都有非常密切的关系。

【妇女保健工作组织机构】

（一）行政机构

国家卫生和计划生育委员会设妇幼健康服务司，各省、直辖市、自治区卫生厅（局）设妇幼与精神卫生处，地市卫生局设妇幼卫生科（组），县、区卫生局设专职妇幼干部。各级行政机构，业务上受上一级的领导。各妇幼卫生行政机构要制定本地区妇幼卫生工作计划，检查和总结本地区妇幼保健工作，当好参谋，做好资料统计工作。

（二）业务结构

包括妇幼保健院、所、站、队四种。设有床位的为"院"；不设床位，但有门诊业务的为"所"；无床位无门诊业务，只是到基层进行业务指导的为"站"；在地广人稀的地方，设流动的妇幼保健专业队称为"队"。妇产医院、儿童医院、妇幼保健院（所）、儿童保健院（所）等，都是防治结合的卫生事业单位，受同级卫生行政部门领导，受上一级妇幼保健专业机构的业务指导。各级妇幼机构应承担保健、临床、科研、教学和宣传任务。

（三）基层组织

各乡镇卫生院妇女保健组织为妇幼保健的基层组织，要经常深入村或街道卫生室，进行妇幼保健业务指导，对卫生室的医生、接生员、保健员进行培训。开展科学接生、妇女病普查普治、儿童健康普查等业务指导工作。

【妇女保健工作任务】

妇女保健工作的服务对象是从青春期开始至老年期的妇女,工作量大而广,涉及每个家庭,群众性强,现阶段重点需要贯彻下列工作。

(一)提高产科质量、开展围产期保健

对孕产妇的并发症,特别是危害胎儿的各种疾病,进行防治;对胎儿的成长和健康进行预测和监护。其目的是降低孕产妇、围产儿的死亡率和病残儿出生率。围产期保健是在孕产妇系统保健的基础上,增加了新的工作内容,采用新的方法和技术,对母儿进行监护和管理。目的是提高产科工作质量,降低孕产期合并症和孕妇死亡率;加强对胎儿生长发育及高危妊娠的监护,防止产伤与新生儿并发症。

(二)定期进行妇女病普查普治

这是妇女保健机构的经常性工作,是保障妇女健康的重要措施。建立健全妇女防癌保健网,制定预防措施,定期进行普查、普治工作,对35岁以上妇女每1~2年普查一次。对危害性极大的恶性肿瘤做到"三早",即早发现、早诊断、早治疗,是提高治愈率、降低死亡率的关键。

(三)做好劳动保护

我国法律对月经期、孕期、产褥期、哺乳期的妇女均有规定的相应保护措施,根据妇女生理特点,确保女职工在劳动中的安全与健康。

(四)开展妇女保健咨询工作

达到宣教的目的,同时也可帮助妇女正确认识和对待本身的生理性或病理性问题,促进身心健康发展。

(五)做好计划生育技术指导

开展计划生育技术咨询,大力开展以避孕为主的综合节育措施,保证夫妇能对避孕方法知情选择,使用安全有效的避孕方法,降低非意愿妊娠的发生。

(六)做好妇女各期保健

1.青春期保健 青春期是指12~18岁之间的阶段,此时卵巢已开始发育,有排卵并有分泌激素的功能。因而此时开始出现女性第二性征;生殖器官逐渐发育成熟,并出现周期性的子宫内膜脱落而月经来潮,月经的来潮是青春开始的标志。由于此期卵巢功能及女性生殖器官尚未完全发育成熟,而往往容易受内界、外界各种因素的影响而致月经失调。青春期保健措施的目的是保护发育的正常进展,其内容包括青春期卫生宣教以及在这一阶段常见疾病的防治。要使青春期少女了解女性器官的解剖、生理、病理和其他一些必要的知识,认识月经是一种正常生理现象,懂得如何正确保持经期卫生,消除对月经不必要的恐惧心理,减少情绪波动,避免发生妇科疾病。加强青春期营养的指导。

2.婚前及生育期保健 为了能在婚后生活融洽、美满,应做好婚前检查,以了解是否有法律上规定的不宜结婚的某些疾病。对有些有遗传倾向的疾病,则应劝其不要结婚或婚后不要生育。婚前应授给男女双方一些性生活及有关怀孕、生育及避孕的知识,双方共同做好计划生育。

3.孕期保健 孕期保健要从早开始,对孕妇宣传优生、少生、产前检查的重要性,孕期营养、烟酒、医疗、农药等对胎儿的影响,以及放射性物质对母婴的影响等。自妊娠开始定期做产前检查,发现问题及时处理,减少高危妊娠的发病率。妊娠早期及晚期要避免性生活,对有遗传病家族史或分娩史者,应进行遗传咨询,以确定是否继续妊娠。

4. 产时保健　在分娩过程中,要普及科学接生,密切观察产程,提高接产质量,近年卫计委针对分娩期保健提出"五防、一加强"。

（1）五防：

1）防滞产：注意胎儿大小、产道情况、产妇精神状态,严密观察产程,推广使用产程图。

2）防感染：严格执行产房消毒隔离制度及无菌操作,院外未消毒分娩者应用破伤风抗毒素注射防新生儿破伤风,防产妇产褥感染。

3）防产伤：严格掌握三产程处理常规,正确处理难产,严格掌握剖宫产指征。

4）防出血：积极做好产后出血的防治,及时纠正宫缩乏力,及时娩出胎盘,注意产后2小时的出血量。

5）防窒息：预防胎儿宫内窘迫,接产时做好新生儿抢救准备,处理好新生儿的第一次呼吸,加强出生时保暖工作。

（2）"一加强"：加强产时监护和产程处理。

5. 产褥期保健　产褥期是指产妇在分娩后生殖器和全身逐渐恢复的时期,为6~8周。观察产妇有无感染（尤其乳腺及生殖道感染）、子宫复旧情况、手术伤口情况,嘱产妇进行科学饮食,注意乳头乳房清洁卫生,预防乳腺炎；为了使腹壁及盆底肌肉及早恢复,应指导产妇在床上做产褥期体操。应常规做产后检查并落实避孕措施,指导哺乳及育儿。

6. 哺乳期保健　哺乳期是指产后产妇用自己乳汁喂养婴儿的时期,通常为10个月。哺乳期保健内容有：①帮助并具体指导哺乳姿势,增强母亲母乳喂养信心。②教会母亲了解母乳喂养状况及婴儿情况。正常情况下婴儿每月体重增长不少于600g,婴儿昼夜排尿至少6~8次。③保持室内空气清新。④产妇用药需慎重,以免药物通过乳汁影响胎儿。⑤指导避孕,最好采用工具避孕。

知识链接

女职工劳动保护特别规定部分内容摘录

1. 女职工禁忌从事矿山井下作业、负重及高劳动强度作业,经期禁忌从事低温及冷水作业等。

2. 怀孕女职工在劳动时间内进行产前检查,所需时间计入劳动时间；对怀孕7个月以上的女职工,用人单位不得延长劳动时间或者安排夜班劳动,并应当在劳动时间内安排一定的休息时间。

3. 女职工生育享受98天产假,其中产前可以休假15天；难产的,增加产假15天；生育多胞胎的,每多生育1个婴儿,增加产假15天。

4. 对哺乳未满1周岁婴儿的女职工,用人单位不得延长劳动时间或者安排夜班劳动,每天的劳动时间内为哺乳期女职工安排1小时哺乳时间。

7. 绝经过渡期保健　绝经过渡期是指妇女开始出现内分泌、生物学与临床的症状表现至最后一次月经的一段时期。①合理安排生活,保持舒畅心情,适当锻炼身体；②防治绝经前期月经失调,重视绝经后阴道流血；③保持外阴部清洁,进行肛提肌锻炼,以防治子宫脱垂及张力性尿失禁；④普及防癌知识，定期进行防癌普查；⑤在医师指导下应用激素替代疗法、钙剂及维生素D防治绝经综合征、骨质疏松、心血管疾病等，可明显提高围绝经期妇女的生活质量；⑥绝经后12个月以内仍应采取适当避孕措施。

8．老年期保健　内容同绝经过渡期，尤应注意以下内容：①在预防骨质疏松方面，可采取诸如加大补充钙剂、激素替代治疗、日光浴等多方面措施；②激素替代治疗可在妇科医师指导下连续应用8～10年，此期间应加强随访。

【妇女保健统计指标】

（一）妇女卫生健康指标

1．孕产妇死亡率＝年内孕产妇死亡数/年内产妇数×10万/10万

2．早期新生儿死亡率＝出生后一周内新生儿死亡数/期内活产数×1000‰

3．围产儿死亡率＝（孕28足周以上之死产、死胎数＋生后7天内新生儿死亡数）/（孕28足周以上死胎、死产数＋活产数）×1000‰

（二）产科工作质量

1．妊娠期高血压疾病发病率＝期内患妊娠期高血压疾患者数/期内产妇数×100%

2．产后出血率＝期内产后出血例数/期内产妇数×100%

3．产褥感染率＝期内产褥感染例数/期内产妇数×100%

（三）妇科疾病防治工作

1．普查率＝期内实查人数/期内应查人数×100%

2．患病率＝期内某一疾病患病妊娠/期内受检查人数×100%（或‰、1/10万）

（四）计划生育统计指标举例

1．人口出生率＝同年出生人数/同年平均人口数×1000‰

2．计划生育率＝符合计划生育要求的活胎数/同年活产总数×100%

3．人口死亡率＝某地同年死亡人口数/某地同年平均人口数×1000‰

思考题

1．简述青春期保健的内容。

2．简述妇女保健工作内容有哪些？

（文　佳　李玉兰）

中英文专业词汇索引

B

白带（leucorrhea）219
丙型病毒性肝炎（viral hepatitis C）138
病理缩复环（pathologic retraction ring）165
玻璃样变（hyaline degeneration）260
不典型增生（atypical hyperplasia, AH）263
不全流产（incomplete abortion）89
不完全破裂（incomplete rupture of uterus）185
部分性前置胎盘（partial placental previa）99

C

残角子宫（rudimentary horn of uterus）313
侧脑室增宽（lateral ventriculomegaly）167
产道（birth canal）64
产后出血（postpartum hemorrhage）179
产力（force of labor）63
产钳术（delivery forceps）208
产褥病率（puerperal morbidity）192
产褥感染（puerperal infection）192
产褥期（puerperium）79
产褥期抑郁症（postpartum depression）197
产褥期中暑（puerperal heat stroke）199
持续性枕横位（persistent occiput transverse position, POTP）158
持续性枕后位（persistent occiput posterior position, POPP）158
处女膜闭锁（imperforate hymen）311
雌激素（estrogen）20
催产素激惹试验（oxytocin challenge test, OCT）188

D

大阴唇（labium majus）2
单纯型增生（simple hyperplasia）284
单纯性扁平骨盆（simple flat pelvis）151
单角子宫（uterus unicornis）313
单卵双胎（monozygotic twins）123
单臀先露或腿直臀先露（frank breech presentation）162
低置性或边缘性前置胎盘（marginal placental previa）99
滴虫性阴道炎（trichomonas vaginitis）238
骶耻外径（external conjugate，EC）52
第二产程延长（prolonged second stage）148
丁型病毒性肝炎（viral hepatitis D）136
动脉栓塞（transcatheter arterial embolization, TAE）282
动脉造影（arteriography, AG）281
多囊卵巢综合征（polycystic ovarian syndrom, PCOS）294
多胎妊娠（multiple pregnancy）123

E

儿童期（childhood）16

F

分娩（delivery）62
分娩机制（mechanism of labor）66
分娩先兆（delivery aura）69
粪瘘（fecal fistula）304
复合先露（compound presentation）165
复杂型增生（complex hyperplasia）284

G

高危妊娠（high-risk pregnancy）54
宫颈裂伤（cervical laceration）182
宫颈柱状上皮外移（cervical ectopy, cervical columnar ectopy）241
佝偻病性扁平骨盆（rachitis flat pelvis）151
骨盆（pelvis）10
骨盆外测量（external pelvimetry）51
骨软化症骨盆（osteomalacic pelvis）153
过期产（post-term birth）62

H

HELLP 综合征（hemolysis, elevated liver enzymes, low platelets syndrome, HELLP syndrome）115
横径狭窄骨盆（transversely contracted pelvis）152
红色变性（red degeneration）260
忽略性横位或嵌顿性横位（neglected shoulder presentation）165
患遗传性非息肉病性结直肠癌（hereditary nonpolyposis colon cancer, HNPCC）263
黄体功能不足（luteal phase defect, LPD）288
黄体生成素（luteinizing hormone, LH）19
会阴切开缝合术（episiotomy）201
活跃期停滞（protracted active phase）148
活跃期延长（prolonged active phase）147

J

肌壁间子宫肌瘤（intramural myoma）259
稽留流产（missed abortion）90
激素替代治疗（hormone replacement therapy, HRT）298
急产（precipitous labor）149
甲型病毒性肝炎（viral hepatitis A）138
假绝经疗法（pseudo menopause therapy）323
肩先露（shoulder presentation）164
浆膜下子宫肌瘤（subserous myoma）259
经腹部超声检查（transabdominal sonography, TAS）102
经阴道超声检查（transvaginal sonography, TVS）102
巨大胎儿（fetal macrosomia）166
均小骨盆（generally contracted pelvis）152

K

空腹血糖（fasting plasma glucose, FPG）142

L

老年期（senility）17
联体儿（conjoined twins）168
临产（in labor）69
鳞状上皮化（squamous epithelization）253
鳞状上皮化生（squamous metaplasia）253
流产（abortion）88
流产合并感染（septic abortion）90
漏斗骨盆（funnel pelvis）152

卵巢（ovary）6
卵巢早衰（premature ovarian failure, POF）290
卵巢周期（ovarian cycle）18

M

面先露（face presentation）160
末次月经日期（last menstrual period, LMP）49

N

难产（dystocia）146
难免流产（inevitable abortion）89
囊性变（cystic degeneration）259
黏膜下肌瘤（submucous myoma）259
尿促性素（human menopausal, HMG）288
尿瘘（urinary fistula）301
女性内生殖器（internal genitalia）2
女性外生殖器（external genitalia）1

P

排卵（ovulation）19
盆腔炎症性疾病（pelvic inflammatory diseases, PID）243
偏斜骨盆（obliquely contracted pelvis）153
剖宫产瘢痕部位妊娠（cesarean scar pregnancy, CSP）97
葡萄糖耐量试验（oral glucose tolerance test, OGTT）143
葡萄胎（hydatidiform mole）276

Q

脐带帆状附着（cord velamentous insertion）178
脐带脱垂（prolapse of umbilical cord）176
脐带先露（presentation of umbilical cord）176
髂嵴间径（intercristal diameter, IC）51
髂前上棘间径（interspinous diameter, IS）51
前不均倾位（anterior asymmetry）160
前庭大腺炎（bartholinitis）233
前置胎盘（placenta previa）99
潜伏期延长（prolonged latent phase）147
强直性子宫收缩（tetanic contraction of uterus）150
青春期（adolescence or puberty）16

R

人乳头瘤病毒（human papilloma virus, HPV）253

妊娠剧吐（hyperemesis gravidarum）86
妊娠期糖尿病（gestational diabetes mellitus, GDM）141
妊娠滋养细胞疾病（gestational trophoblastic disease, GTD）276
绒毛膜癌（choriocarcinoma）279
肉瘤变（sarcomatous change）260

S

始基子宫（primordial uterus）313
输卵管（fallopian tube）5
栓塞（embolism）219
双角子宫（uterus bicornis）313
双卵双胎（dizygotic twins）123
双胎输血综合征（twin to twin transfusion syndrome, TTTS）126
双子宫（uterus didelphys）313
死产（stillbirth）128
死胎（fetal death）128
四步触诊法（four maneuvers of Leopold）50

T

胎产式（fetal lie）41
胎动（fetal movement, FM）39
胎儿窘迫（fetal distress）186
胎儿纤连蛋白（fetal fibronectin, fFN）117
胎儿心音（fetal cardiac sound）40
胎方位（fetal position）42
胎膜早破（premature rupture of membrane, PROM）174
胎盘早剥（placental abruption）103
胎盘滞留（retained placenta）181
胎头下降停滞（protracted descent）148
胎头下降延缓（prolonged descent）148
胎先露（fetal presentation）41
特纳综合征（Tuner syndrome）290
痛经（dysmenorrhea）296
推算预产期（expected date of confinement, EDC）49
臀先露（breech presentation）161

W

外阴瘙痒（pruritus vulvae）230
外阴上皮内瘤变（vulvar intraepithelial neoplasia, VIN）248
外阴血肿（vulvar hematoma）300
外阴阴道假丝酵母菌病（vulvovaginal candidiasis, VVC）236
外阴阴道裂伤（vulvovaginal laceration）301
完全流产（complete abortion）89
完全臀先露（complete breech presentation）162
完全性前置胎盘（complete placenta previa）98
完全性子宫破裂（complete rupture of uterus）185
晚期产后出血（late puerperal hemorrhage）195
围绝经期（menopause）224
围绝经期（perimenopausal period）17
围生期心肌病（peripartum cardiomyopathy）133
围生医学（perinatology）46
萎缩性子宫内膜（atrophic endometrium）284
无应激试验（non-stress test, NST）188
戊型病毒性肝炎（viral hepatitis E）138

X

希恩综合征（Sheehan syndrome）290
习惯性流产（habitual abortion）90
细菌性阴道病（bacterial vaginosis, BV）234
先天性无阴道（congenital absence of vagina）312
先天性无子宫（congenital absence of uterus）313
先兆流产（threatened abortion）89
先兆子宫破裂（threatened uterine rupture）185
小阴唇（labium minus）2
心肌炎（myocarditis）134
新生儿颅内出血（intracranial hemorrhage）171
新生儿期（neonatal period）15
新生儿窒息（asphyxia neonatorum）169
性成熟期（sexual maturity）16
凶险性前置胎盘（pernicious placenta previa）100
雄激素（androgen）20

Y

羊水过多（polyhydramnios）119
羊水过少（oligohydramnios）121
羊水栓塞（amniotic fluid embolism）188
羊水指数法（amniotic fluid index, AFI）121
乙型病毒性肝炎（viral hepatitis B）138
异常分娩（abnormal labor）146
异位妊娠（ectopic pregnancy）92
阴道（vagina）2
阴道横隔（transverse vaginal septum）313
阴道前庭（vaginal vestibule）2

阴道纵隔（longitudinal vaginal septum）312
阴蒂（clitoris）2
月经（menstruation）17
孕激素（progesterone）20

Z

早产（premature delivery）62
早产儿（premature infant）116
增殖期（proliferative phase）22
滞产（prolonged labor）148
子宫（uterus）3
子宫发育不良（hypoplasia of uterus）313
子宫颈的癌前病变（cervical intraepithelial neoplasia，CIN）254
子宫痉挛性狭窄环（constriction ring of uterus）150
子宫内膜不规则脱落（irregular shedding of endometrium）289
子宫内膜异位症（endometriosis，EMT）318
子宫破裂（rupture of uterus）184
子宫收缩乏力（uterine inertia）146
子宫脱垂（uterine prolapse）306
子宫腺肌病（adenomyosis）318
纵隔子宫（uterus septum）314
总产程（total stage of labor）69
足月产（term birth）62

参考文献

1. 廖秦平．妇产科学．3版．北京：北京大学医学出版社，2008．
2. 王泽华．妇产科学．5版．北京：人民卫生出版社，2004．
3. 颜丽青．产科学．3版．北京：高等教育出版社，2005．
4. 秦浩．产科学．3版．北京：山东科学技术出版社，2008．
5. 颜丽青．产科学．3版．北京：高等教育出版社，2005．
6. 谢幸，苟文丽．妇产科学．8版．北京：人民卫生出版社，2013．